作業で創るエビデンス
作業療法士のための研究法の学びかた

執筆

友利幸之介
東京工科大学医療保健学部リハビリテーション学科作業療法学専攻・准教授

京極 真
吉備国際大学保健医療福祉学部作業療法学科・教授

竹林 崇
大阪公立大学医学部リハビリテーション学科作業療法学専攻・教授

執筆協力

長山洋史
神奈川県立保健福祉大学リハビリテーション学科作業療法学専攻・准教授

医学書院

作業で創るエビデンス
――作業療法士のための研究法の学びかた

発　行　2019年3月1日　第1版第1刷Ⓒ
　　　　2022年12月15日　第1版第2刷

著　者　友利幸之介・京極　真・竹林　崇

発行者　株式会社　医学書院
　　　　代表取締役　金原　俊
　　　　〒113-8719　東京都文京区本郷1-28-23
　　　　電話　03-3817-5600（社内案内）

組　版　明昌堂
印刷・製本　リーブルテック

本書の複製権・翻訳権・上映権・譲渡権・貸与権・公衆送信権（送信可能化権を含む）は株式会社医学書院が保有します．

ISBN978-4-260-03662-7

本書を無断で複製する行為（複写，スキャン，デジタルデータ化など）は，「私的使用のための複製」など著作権法上の限られた例外を除き禁じられています．大学，病院，診療所，企業などにおいて，業務上使用する目的（診療，研究活動を含む）で上記の行為を行うことは，その使用範囲が内部的であっても，私的使用には該当せず，違法です．また私的使用に該当する場合であっても，代行業者等の第三者に依頼して上記の行為を行うことは違法となります．

JCOPY 〈出版者著作権管理機構　委託出版物〉
本書の無断複製は著作権法上での例外を除き禁じられています．複製される場合は，そのつど事前に，出版者著作権管理機構（電話 03-5244-5088，FAX 03-5244-5089，info@jcopy.or.jp）の許諾を得てください．

著者略歴

友利幸之介（ともり こうのすけ）【東京工科大学 准教授，作業療法士，博士(体育学)】

　沖縄県宮古島出身．沖縄リハビリテーション福祉学院作業療法学科卒業後，長崎北病院，神奈川県立保健福祉大学，青潮園(宮古島)を経て，2017年より現職．2011年に臨床家とともに目標設定のためのアプリであるADOCを開発．現在，アプリを活用した国際共同研究，加速度計やICTによるアウトカム開発などを手がけている．「日本臨床作業療法研究」編集委員長，「日本作業療法研究学会雑誌」副編集長，日本作業療法士協会学術委員会副委員長，定義改定委員，学術誌「作業療法」編集委員を兼任．主な著書は，『作業で語る事例報告』(第2版，医学書院，2022)，『作業で結ぶマネジメント』(医学書院，2016)など．趣味はコーヒー豆の焙煎．twitter(@miyakosoba)

ブログ

京極　真（きょうごく まこと）【吉備国際大学 教授，作業療法士，博士(作業療法学)】

　大阪府出身．滋賀医療技術専門学校作業療法学科卒業後，湊川病院，放送大学，東京都立保健科学大学大学院修士課程，首都大学東京大学院博士後期課程などを経て，2010年より現職．4条件メソッド，信念対立解明アプローチなどの新理論を体系化し，現在はOBP2.0という新作業療法理論を共同開発中．主な著書は『医療関係者のための信念対立解明アプローチ』(誠信書房，2011)，『信念対立解明アプローチ入門』(中央法規出版，2012)，『医療関係者のためのトラブル対応術』(誠信書房，2014)，『5W1Hでわかりやすく学べる 作業療法理論の教科書』(メジカルビュー社，2020)，『5つの理論で整理して学ぶ 作業療法リーズニングの教科書』(メジカルビュー社，2022)など．twitter(@MaKver2)

ブログ　　　You Tube

竹林　崇（たけばやし たかし）【大阪公立大学 教授，作業療法士，博士(医学)】

　大阪府出身．川崎医療福祉大学医療技術学部リハビリテーション学科作業療法専攻卒業後，兵庫医科大学病院リハビリテーション部入職．2012年Alabama大学にてCI therapy(CI療法) training courseに参加・修了し，同年11月JAICAの短期専門家として，ベトナムホーチミンにて勤務．2018年，兵庫医科大学大学院医科学専攻高次神経制御系リハビリテーション科学修了後，2020年4月より大阪府立大学(現 大阪公立大学)教授．脳卒中後の上肢麻痺の回復についてロボット療法やCI療法をはじめとしたアプローチのエビデンスの構築について研究を行っている．代表著書に『行動変容を導く！上肢機能回復アプローチ』(医学書院，2017)，『上肢運動障害に対する作業療法』(文光堂，2018)，『作業で紡ぐ上肢機能アプローチ』(医学書院，2021)がある．twitter(@takshi_77)

note

序

　作業療法という仕事は雲のように掴みどころがありません．

　われわれのように他の専門職から「なにをやっているのか」と突っ込まれ，自分たちでも「私たちの専門性はなんだろう」と自虐的に問い続けている専門職もそうは多くないと思います．しかし作業療法理論によってわれわれのアイデンティティは紡がれ，2018年の定義改定で今後の方向性も定まりました．

　これからの作業療法のありかたは，研究によって示されるべきです．

　もちろん臨床・教育現場，どこも多忙であることは重々承知していますが，すべての臨床家と研究者が手を取り合い，作業療法のエビデンスを共創していく時代です．その使命感を持って本書を執筆しました．

　「日々の臨床で精一杯なのに研究なんてできません！」という方もいらっしゃると思いますが，まず研究を「使う」ことから始めてみてはどうでしょうか．研究を「する」こと自体は確かにオプショナルかもしれませんが，最新の研究結果を臨床に取り入れることは専門職としての責務です．本書は第3章でエビデンスに基づいた実践（EBP）について触れており，このEBPを理解するだけで研究が身近に感じられるかもしれません．

　日々エビデンスを調べるなかで，既存の研究だけではわからないことが出てきたときが研究を「する」絶好の機会です．そこで第1章の研究法概論に戻り，研究仮説の作りかたや，研究デザインなどを調べてみるとよいかもしれません．特に本書では，研究活動を始めるまでの初期摩擦をできるだけ少なくする目的でマンガを採用してみましたので，そちらも参考になれば幸いです．

　また，新人教育プログラムや学会などで発表し，なんとなく研究に興味は持っているけれども，次にどうすればいいかわからず足踏みをされている方も多いと思います．そういう方が次のステップに進むために，本書のなかの現場に根ざした観察研究（4章），効果を検証する介入研究（5章），臨床の実態を丁寧に分析する質的研究（6章）などが参考になると思いますし，自分で新しい何かを開発したいときには，理論研究（7章）や尺度研究（8章）も役立つでしょう．

研究のコツは，まずやってみることです．

　研究方法や統計がわからないので自分には無理，と誤解されがちですが，私たちも最初はよくわからないままスタートし（倫理的に問題のない範囲で），実際に研究しながら理解してきました．研究にはスマートなイメージがあると思いますが，実際には泥臭いものです．

　断言してもいいですが，本書もただ読むだけではいつまでも理解できないでしょう．もちろん本書は業界では類を見ない最新の研究手法も多々扱っていますが，そもそも研究法を学ぶという行為自体が「知行合一」的な性格を持っていることも理解していただき，実際に研究を運用しながら本書を"活用"してみてください．まずやってみることが大切です．

　研究を学ぶには，それなりの時間と努力を要します．研究を始めるには多少ストレスがかかることでしょう．しかし，ストレスが「人生のスパイス」とたとえられるように，作業療法研究が皆さまにとっての「スパイス」となり，不確実な作業療法を味わう機会につながるなら筆者らも望外の喜びです．

　10年後を「今日から」創りましょう．

　使命感に突き動かされた人へ贈ります

2019年2月　筆者を代表して

友利幸之介

目次

序 v

第1章 研究法概論　　友利幸之介　8

- 作業療法研究 10
- 研究のプロセス 14
- 文献検索 16
- 研究のアイデアを得る 22
- 臨床疑問を研究疑問へ変換する 24
- 研究デザイン 26
- 研究計画書 28
- 研究倫理 30
- 学会・論文発表 33

第2章 統計　　京極 真　46

- 統計学はなぜ必要なのか 48
- 仮説検定モデルと統計モデリング 50
- 母集団とサンプル,そしてパラメータの推定 53
- 尺度水準とデータのまとめかた 56
- サンプルサイズ設計 61
- パラメトリック検定とノンパラメトリック検定 64
- 相関分析 66
- カットオフ値,リスク比,オッズ比 68
- 研究仮説が正しい確率 70
- 確率分布 73
- 欠損値処理 76
- 統計モデルの評価 78
- 推定法 80
- 一般化線形モデル 83
- 一般化線形混合モデル 86
- 構造方程式モデル 88
- 潜在ランク理論 94

第3章 EBP(evidence-based practice)　120

- エビデンスとは？ .... 竹林 崇　122
- 介入研究結果をまとめた診療ガイドライン 126
- EBPのためのコミュニケーション 128
- EBPの5ステップ 130
- EBP事例(脳卒中) 132
- EBP事例(精神障害) .... 京極 真　136

第4章 観察研究　京極 真　138

- 臨床の実態を調べる観察研究 140
- 観察研究の基本過程 142
- 観察研究の評価 144
- サンプリング法と調査方法 148
- 誤差とその対処 150
- 相関と因果 154
- 記述的研究と生態学的研究 156
- 横断研究 158
- ケースコントロール研究 160
- コホート研究 162
- 統計的因果探索という新しい方法 166

第5章 臨床介入研究　168

- 介入研究の種類 .... 竹林 崇　170
- 介入研究のポイント 172
- 介入研究における倫理 174
- 事例報告からエビデンスを紡ぐ 176
- 事例報告・事例研究とは？ 178
- 事例報告―新しいニューロモデュレーションとCI療法の併用― 180
- ケースシリーズ 184
- シングルシステムデザイン 186
- 群内前後比較研究 188
- ランダム化割付けとは 190
- CONSORT声明 192
- 偽・非ランダム化比較試験 194
- ランダム化比較試験 198
- 傾向スコアによる効果推定 .... 長山洋史　202
- システマティックレビュー 205
- メタ・アナリシス 210
- 医療技術の経済的評価（費用対効果評価）研究 214

第6章 質的研究　京極 真　228

- クライエントの心境の変化を知りたい 230
- 質的研究の評価基準と質 232
- 質的研究のサンプリング 234
- インタビューの注意点 236
- 観察の注意点 238
- 構造構成的質的研究法（SCQRM） 240
- 複線径路等至性アプローチ（TEA） 242
- SCAT 244
- コンセンサスメソッド 246
- 事例コードマトリックス 249

修正版グラウンデッドセオリーアプローチ（M-GTA） ……………………………………… 252
　　KJ 法 …………………………………………………………………………………………… 254
　　混合研究法 ……………………………………………………………………………………… 256
　　質的研究は科学なのか ………………………………………………………………………… 258
　　事例報告の質を高めるには …………………………………………………………………… 260

第7章 理論研究　　京極　真　262

　　作業療法独自の理論を作りたい ……………………………………………………………… 264
　　理論研究の事始め ……………………………………………………………………………… 266
　　理論研究に必須の知識 ………………………………………………………………………… 268
　　原理的思考 ……………………………………………………………………………………… 270
　　論証の技術 ……………………………………………………………………………………… 272
　　歴史分析法 ……………………………………………………………………………………… 274
　　概念分析法 ……………………………………………………………………………………… 276
　　理論統合法 ……………………………………………………………………………………… 278
　　理論修正法 ……………………………………………………………………………………… 280
　　理論継承法 ……………………………………………………………………………………… 282
　　理論研究の質の吟味と理論論文の書きかた ………………………………………………… 284

第8章 尺度研究　　京極　真　286

　　評価尺度を作りたい …………………………………………………………………………… 288
　　尺度研究の手順 ………………………………………………………………………………… 290
　　潜在変数と観測変数 …………………………………………………………………………… 292
　　尺度項目の作りかた …………………………………………………………………………… 294
　　項目反応理論 …………………………………………………………………………………… 296
　　妥当性 …………………………………………………………………………………………… 302
　　信頼性 …………………………………………………………………………………………… 308
　　反応性 …………………………………………………………………………………………… 310
　　解釈可能性 ……………………………………………………………………………………… 312
　　頑健性 …………………………………………………………………………………………… 314
　　開発した評価尺度と実践をつなぐ …………………………………………………………… 316

あとがき …………………………………………………………………………………………………… 319
索引 …… 320

Column

VPN	20
研究の壁	21
事例研究における倫理と個人情報	32
プレゼンのコツ	35
サンプリングの重大さ	54
検定力に基づくサンプルサイズの設計の例	63
統計を勉強するコツ	72
平均への回帰	75
統計と人工知能と機械学習と…	82
統計学が世界を変える	98
ソフトウェア・初級(HAD, JASP)	99
ソフトウェア紹介・中級(R と Rstudio)	104
ソフトウェア紹介・上級(Stan)	107
臨床と研究	125
介入研究と基礎研究	135
リアルワールドデータ	147
レスポンスシフト	173
臨床上の意味のある最小重要差(MCID)	183
最小化法	191
交絡とは	197
盲検化とは	201
作業に焦点を当てた実践をテーマに介入研究に取り組む際のポイント	205
トライアンギュレーション	248
作業機能障害の種類と評価(CAOD)	301
尺度研究で使用する統計モデルの一覧	307

装丁デザイン:糟谷一穂
マンガ:たちばないさぎ

本書に登場する略語（一部抜粋）

略語	英語	日本語
CTT	classical test theory	古典的テスト理論
CFA	comfirmatory factor analysis	確認的因子分析
COSMIN	consensus based standards for the selection of health measurement instruments	
CSA	covariance structure analysis	共分散構造分析
DIF	differential item functioning	特異項目機構
EBP	evidence-based practice	根拠に基づいた実践
EFA	exploratory factor analysis	探索的因子分析
GLM	generalized linear model	一般化線形モデル
GLMM	generalized linear mixed model	一般化線形混合モデル
ICER	incremental cost effectiveness ratio	増分費用効果比
ICC	intraclass correlation coefficients	級内相関係数
M-GTA	modified grounded theory approach	修正版グラウンデッドセオリーアプローチ
MCID	minimal clinically important difference	臨床上の意味のある最小重要差
MDC	minimal detectable change	最小可検変化量
QALY	quality adjusted life year	質調整生存年
RMSEA	Root Mean Square Error of Approximation	
SCAT	Steps for Coding And Theorization	
SCQRM	Structure- Construction Qualitative Research Method	構造構成的質的研究法
SEM	standard error of measurement	測定の標準誤差
SEM	Structural Equation Model	構造方程式モデル
SMD	standard mean difference	標準化した平均値の差
TEA	trajectory equifinality approach	複線径路等至性アプローチ

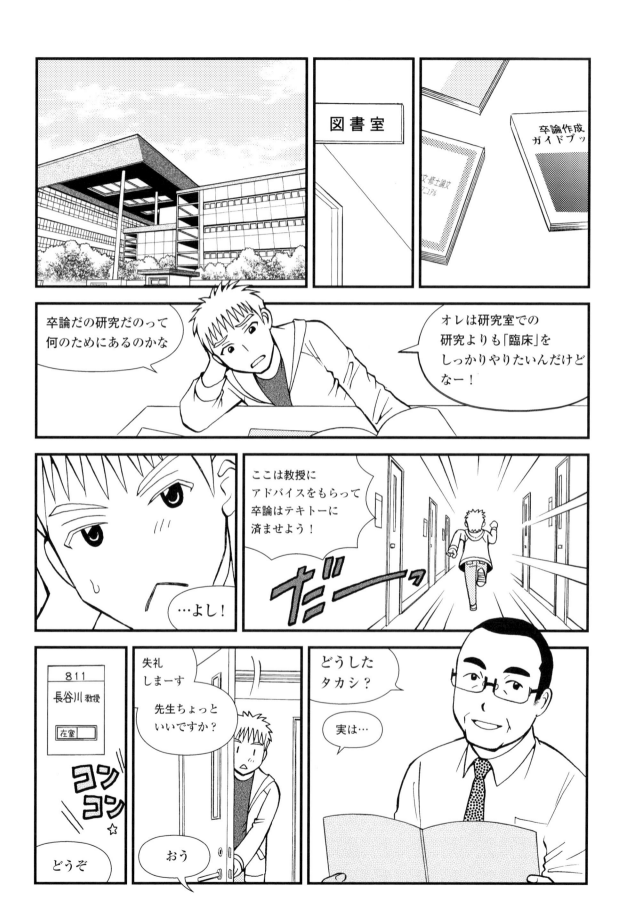

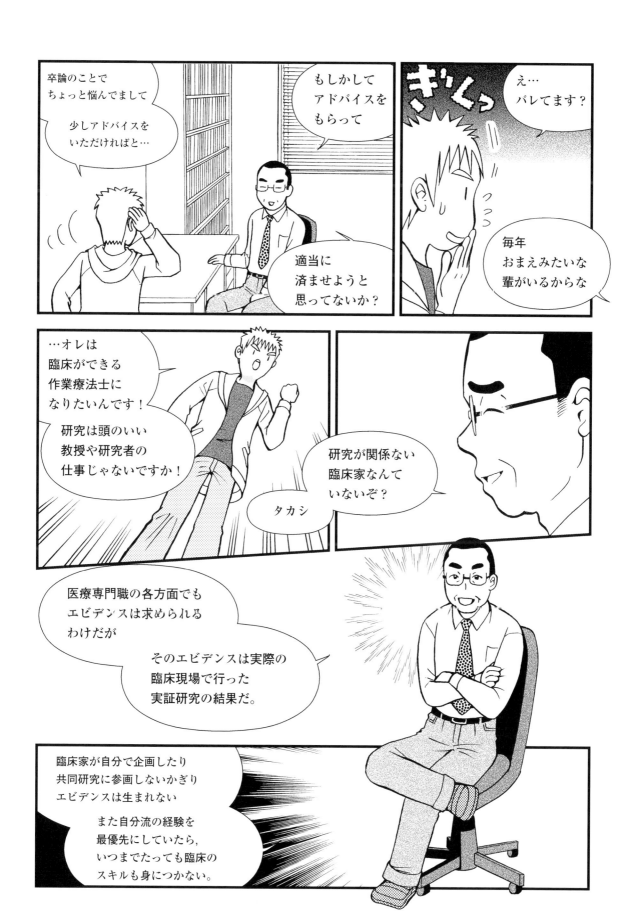

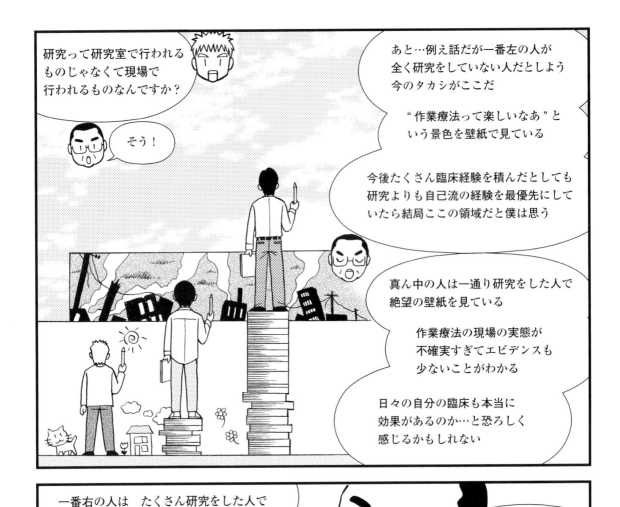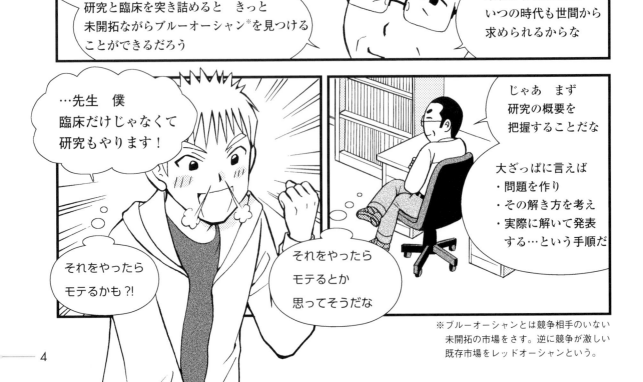

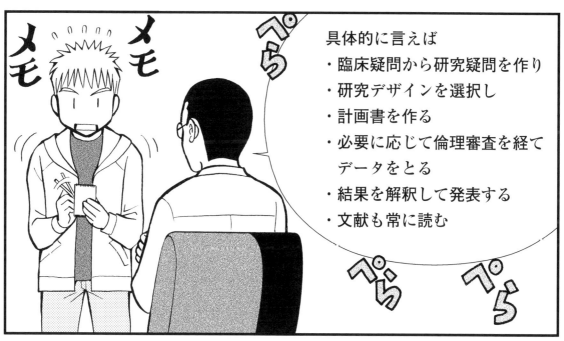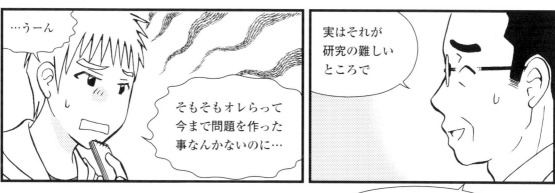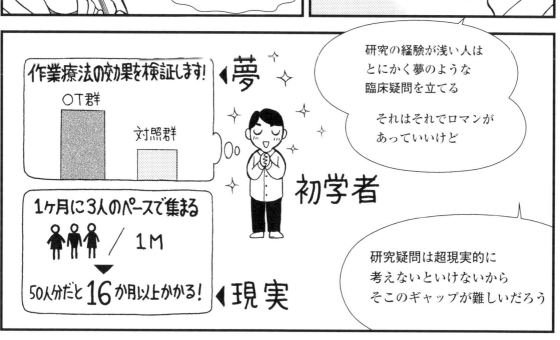

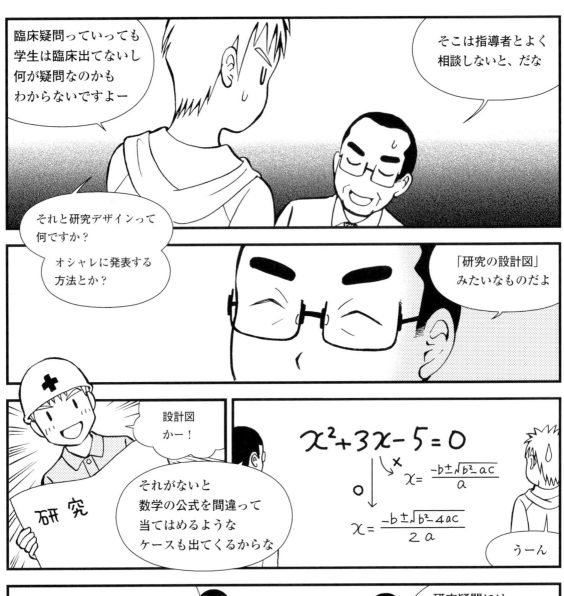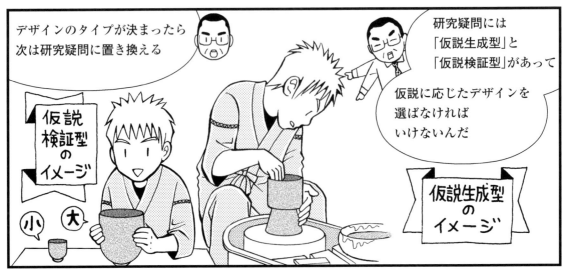

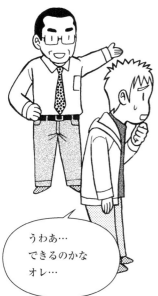

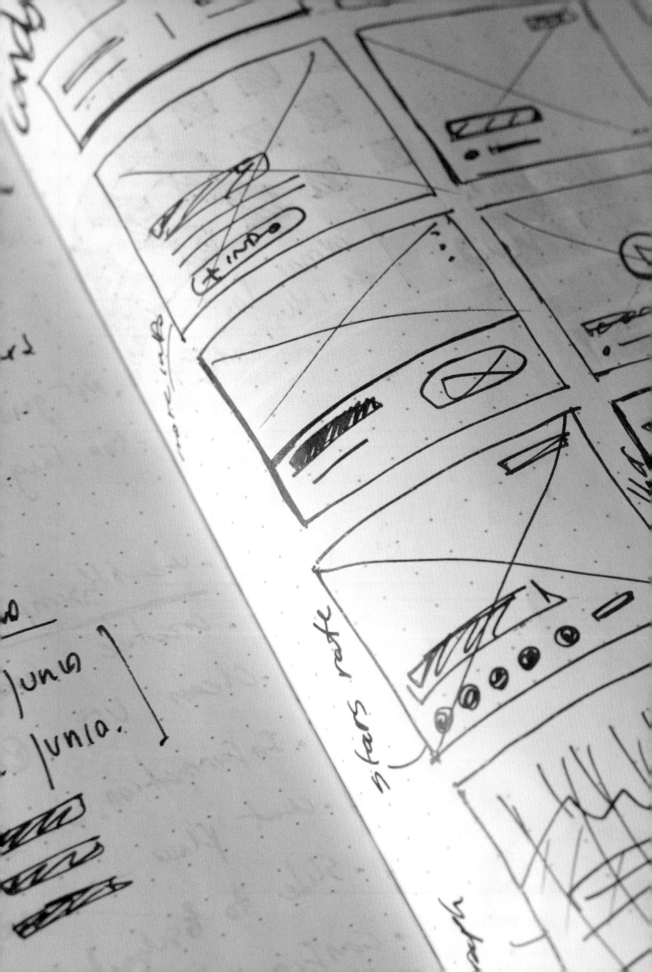

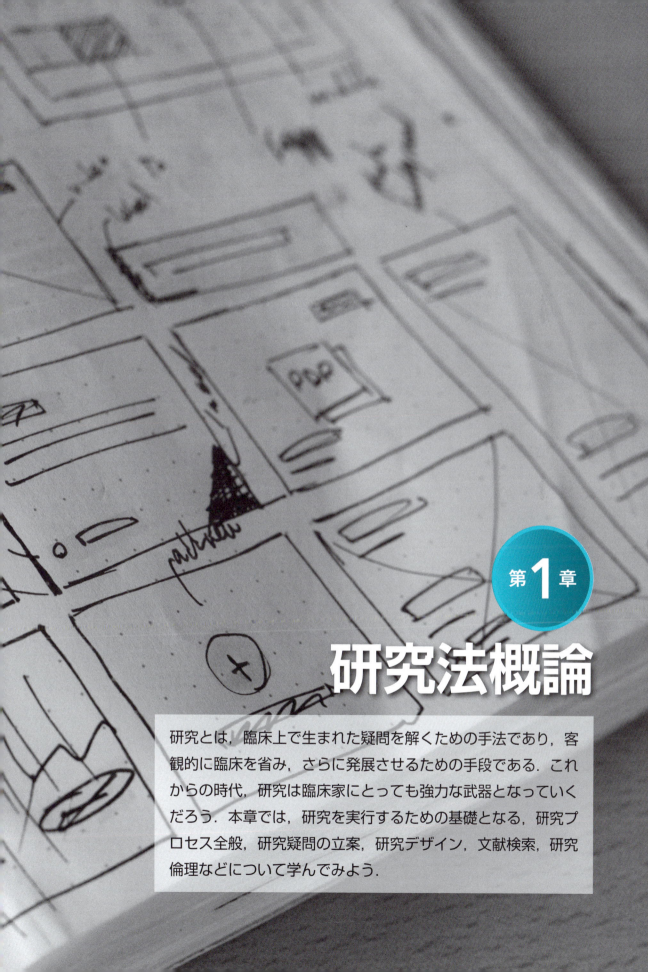

第1章 研究法概論

研究とは,臨床上で生まれた疑問を解くための手法であり,客観的に臨床を省み,さらに発展させるための手段である.これからの時代,研究は臨床家にとっても強力な武器となっていくだろう.本章では,研究を実行するための基礎となる,研究プロセス全般,研究疑問の立案,研究デザイン,文献検索,研究倫理などについて学んでみよう.

作業療法研究

1 これからの作業療法

　2018年，日本作業療法士協会による作業療法の定義が33年ぶりに改定された(表1)[1]．今回の定義では，「作業療法は『人は作業を通して健康や幸福になる』という基本理念と学術的根拠に基づいて行われる」と明記されている．医療職として1965年にスタートしたわが国の作業療法は，長い間自らの基本理念についての論争が絶えなかったが，今回の改定により，作業療法の方向性は，「作業に焦点を当てた実践」であることが示された．これに併せて，作業療法は「学術的根拠に基づく」と記されており，作業療法の実践が経験と理念だけに基づくものでもないという覚悟と責任が読み取れる．

　地域生活移行・継続支援の中核を担う作業療法は，生活行為向上マネジメントを皮切りに，社会の要請を受けて一層拡大していくだろう．領域拡大とともに問われるのはその質であり，質を担保するのが実証研究である．多様化する実践の学術的根拠を一つひとつ実証していくことが，作業療法研究の役割である．研究の目的や方法も，必然的に多様になり，かつ時勢に遅れないためのスピードも必要である．よって作業療法研究も，一つの研究手法，一つの研究テーマに固執することなく，多様な現場で生じる疑問を解くための柔軟な姿勢が求められる．

2 研究とは

　研究という作業について，作業科学の視点である，形態，機能，意味から述べる．

1) 研究の形態

　まず研究の形態(研究とは何か?)は，「ある特定の物事について，人間の知識を集めて考察し，実験，観察，調査などを通して調べて，その物事についての事実を深く追求する一連の過程のことである」とされている．現在の作業療法研究では，リアルな臨床から研究までの一連の過程を意識するようにしたい．なぜなら，作業療法は多様な事象を取り扱うがゆえに，方法論も多様になり，しまいにはリアルな作業療法実践からかけ離れて，何のための研究なのかという本質をよく見失いがちになるからである．

　そもそも研究とは，普段の学習の一直線上に置

表1　日本作業療法士協会による作業療法の定義

作業療法は，人々の健康と幸福を促進するために，医療，保健，福祉，教育，職業などの領域で行われる，作業に焦点を当てた治療，指導，援助である．作業とは，対象となる人々にとって目的や価値を持つ生活行為を指す．

・作業療法は「人は作業を通して健康や幸福になる」という基本理念と学術的根拠に基づいて行われる．
・作業療法の対象となる人々とは，身体，精神，発達，老化による障害や環境への不適応により，日々の作業に困難が生じている，またはそれが予測される人や集団を指す．
・作業には，日常生活活動，家事，仕事，趣味，遊び，対人交流，休養など，人が営む生活行為と，それを行うのに必要な心身の活動が含まれる．
・作業には，人々ができるようになりたいこと，できる必要があること，できることが期待されていることなど，個別的な目的や価値が含まれる．
・作業に焦点を当てた実践には，心身機能の回復，維持，あるいは低下を予防する手段としての作業の利用と，その作業自体を練習し，できるようにしていくという，作業の目的としての利用，およびこれらを達成するための環境への働きかけが含まれる．

(日本作業療法士協会：作業療法の定義．2018 より)

かれた身近なものである．臨床では，「Aさんの手はなぜ動かないのだろう」，「なぜBさんはやる気がでないんだろう」と，普段から様々な疑問が生じるだろう．その事例単位の疑問に対して，既存の知見を学習して解決できればよいが，それだけでは解決できない場合がある．そこで学習から一歩前に踏み出して，既存の知見に新しい知見を付け加える行為が研究である．研究は事例の延長線上にあり，むしろ延長線上にないものは，真の意味で研究ではないかもしれない．

ただし学習とは，患者個人の問題を解決できればよいが，研究とは社会にとっての問題の解決や，よりよい社会を創ることに寄与しなければいけない．臨床で浮かんだ疑問がすべて研究として成立するわけではない．学習も研究も，基点は事例の問題であるにせよ，研究として扱うのは社会の問題である．ここの違いはよく認識しておきたい．

2）研究の機能

作業療法研究にはさまざまな機能（何の役に立つか？）がある[2]．表2に挙げた作業療法研究の機能のなかで，臨床家として重要なものは，「臨床家の上手な研究の活用を可能にする」であろうか．昨今インターネットの普及により，さまざまな情報を簡単に入手できるようになった．その反面，不確かな情報も普及するようになった．情報の正確さは，発信者の権威よりも，どういう研究を経ているのかが重視される．研修会で雄弁に語られていることや，教科書に書いてあることも，実は研究に基づいていないことが多い．研究手法を理解することでこの情報はどういう研究に基づいているのだろうかと考えるクセができたらよいだろう．

3）研究の意味

最後に「なぜ研究するのか？」という研究の意味である．それは，学校や職場で課せられたり，キャリアアップのためだったり，学位を取得するためだったり，目立つためだったり，といったように理由は人それぞれである．筆者個人の意見としては，「研究とは作業療法の臨床をよりよくするために行うもの」と考えている．臨床家が自分の研究結果を知り，普段の臨床がよりよいものとなるように振り返る．その結果として，筆者一人

表2　作業療法研究の機能

- 作業療法介入の有効性を測定する
- 諸官庁や資金提供源へ作業療法介入の有効性を説明する
- 作業療法介入や戦略の違いを比較・探索する
- 臨床家が特定の環境において研究（行動）を計画するのに役立つ
- 臨床家の上手な研究の活用を可能にする
- 作業療法介入，教育戦略，測定機器などを開発する
- 最新の治療の基礎理解のための先行研究を整理する
- 介入の改善／失敗の理由を検証する（後ろ向き研究）
- 関連しそうな要因の関係性を検証する
- 母集団の特性を検証する

（Martin R, et al : Clinical Research in Occupational Therapy. 5th ed, Cengage Learning, 2012 より改変）

がクライエントを直接診るよりも大きな成果が得られることを期待して，研究を行っている．逆に言えば，臨床に影響をもたらさない研究は，著名な雑誌に載っても，最新の方法論を使っていたとしても，筆者にとっての価値は低い．もちろん本書も，作業療法の臨床をよりよくするために書いている．

3　作業と健康との関連性

作業療法研究の本質は，作業を通して健康を促進するための手段の探求である．これをシンプルに図式化すると図1のとおりになる．作業が健康に影響を及ぼすことは，「作業」というワードは用いられていないものの，疫学研究にて明らかにされている．

例えばTakataら[3]は，80代の高齢者に対し12年間追跡調査を行い，IADLの自立度が高いほど種々の疾患の発症率や死亡率が低下することを報告した．Ishizakiら[4]も，65歳以上の高齢者において，無職である，社会的役割に乏しいと申告した者は，そうでない者に比べて6年後の死亡率が高かったと報告している．Soneら[5]は，2型糖尿病患者を約8年間追跡し，趣味的身体活動が15.4 MET時間／週以上だと，死亡率や脳卒中発症率が低下すると報告した．Matsunagaら[6]は，64～65歳の高齢者に対し約12年間の追跡調査を行い，18.1 MET時間／週の趣味的身体活動は男性の認知症発症率を半減させると報告した．Soneら[7]は，40.79歳の成人に8年間追跡調査を

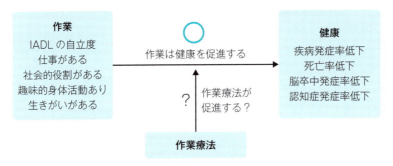

図1 作業療法研究の本質

行い，生きがい（人生の価値）がないと回答した者は死亡率が高くなると報告した．

このようなコホート研究は国内外で多数報告されており，生活活動量や社会的役割，生きがいの有無と健康との関連性など，つまり生活における作業と健康との関連性が指摘されている．

4 作業療法は健康を促進するのか？

作業は健康を促進する不可欠な要素であることは，おそらく正しい．これは作業を扱う健康関連専門職としてかなりのアドバンテージであるが，ただ作業療法が健康を促進するのかどうか，質の高い研究手法で実証した研究が少ない．つまり作業療法のエビデンスはまだまだ不足している．医療界全体が根拠に基づいた実践（evidence-based practice; EBP）へシフトしつつあるなか，この10年余で作業療法は少々出遅れた感がある．

筆者が，2006～2015年の10年間において日本作業療法士協会学術誌「作業療法」と「作業療法ジャーナル」（三輪書店）で掲載された約400編の研究論文を調査した際には，ランダム化比較試験が1.3%，非ランダム化比較試験が2.8%であった[8]．10年前の0%，1%と比べて微増しており，質の高い研究は積極的に国際誌へ投稿されるようにもなってきた．しかし国内のランダム化比較試験の多くが小規模で，なかには国際基準であるCONSORT（192頁参照）の水準を十分に満たしていないものもあり，エビデンスが不足していることには変わりない．つまり，確かに人は作業をすることで健康になれるが，それを作業療法が促進するのかどうかは，現在のところエビデンスが不足しているといえる．

5 作業療法のエビデンスが少ない理由

そもそも作業療法では，エビデンスを構築していこうという機運がなかなか盛り上がらない．実際，1970年代から作業療法でも科学の必要性が求められていたが，その方向性は，個人を丁寧に観察して記述していく事例研究や，インタビューや観察によってクライエントの視点を明らかにする質的研究，実験的な基礎研究に向けられた．また作業療法がアイデンティティ・クライシスに陥ったときに，実証的研究ではなく，作業療法独自の理論を拠り所としてきたことも，エビデンスの蓄積が遅れている原因になるのかもしれない．

もちろん筆者は事例研究，質的研究，作業療法理論を否定しているわけではない．これらはいわば臨床実践の「土台」であり，土台なくしてその上に何か建てることはできない．問題は，土台の上に何も建っていないことである．つまり，事例研究，質的研究，理論研究といった記述的研究が単発的に終わり，次の分析的研究，比較試験へと発展していないことにある．実際，東らの報告[9]にもあるとおり，臨床介入研究の8割が事例レベルである．

6 作業療法研究のロードマップ

長い間続いた作業療法批判や，アイデンティティの危機を乗り越え，ようやく作業療法の方向性も定まってきた．作業療法実践理論の構築，事例報告の蓄積により，作業療法実践の「土台」も完成した．あとは，その上にエビデンスを蓄積できる段階に入ってきた．

近年，少しずつではあるがエビデンスレベルの

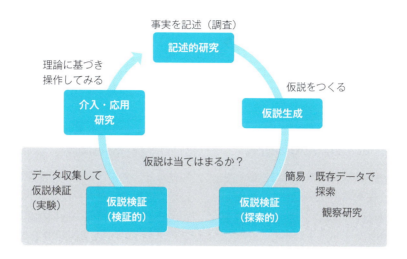

図2 研究フェーズによる分類

(近藤克則:研究の育て方—ゴールとプロセスの「見える化」. p6, 医学書院, 2018より一部改変)

高い実証研究で作業療法の効果が示されている.これらの研究は共通して作業療法介入の基盤となる仮説や概念を事例研究,質的研究,理論研究などの記述的研究にて明確化し,実際の臨床での探索的・分析的研究を経て,最終的に比較試験へと移行している.そう考えると,現在の作業療法研究は次の探索的・分析的研究への発展を考えていない記述的研究や,エビデンスが少ないからと焦って記述的研究が不十分なまま実証研究を行ったりと,反省すべき点が多い.記述的研究 → 探索的・分析的研究 → 介入研究といった地道な流れが,時間はかかるが結局一番の近道なのかもしれない(図2)[10].

文献

1) 日本作業療法士協会:作業療法の定義. 2018
2) Martin R, et al:Clinical Research in Occupational Therapy. 5th ed, Cengage Learning, 2012
3) Takata Y, et al:High-level activities of daily living and disease-specific mortality during a 12-year follow-up of an octogenarian population.CIA. June 2013:721-728. doi:10.2147/CIA.S43480
4) Ishizaki T, et al:Self-rated health and social role as predictors for 6-year total mortality among a non-disabled older Japanese population. Archives of gerontology and geriatrics 42:91-99, 2006
5) Sone H, et al:Leisure-time physical activity is a significant predictor of stroke and total mortality in Japanese patients with type 2 diabetes:analysis from the Japan Diabetes Complications Study (JDCS). Diabetologia 56:1021-1030, 2013
6) Matsunaga T, et al:Leisure-time physical activity and risk of disability incidence:A 12-year prospective cohort study among young elderly of the same age at baseline. J Epidemiol 27:538-545, 2017
7) Sone T, et al:Sense of life worth living (ikigai) and mortality in Japan:Ohsaki Study. Psychosom Med 70:709-715, 2008
8) 友利幸之介:作業療法研究・理論的枠組みのこの10年. OTジャーナル 50:1108-1115, 2016
9) 東 登志夫,他:日本作業療法士協会におけるエビデンスの集積状況と今後の展望. 作業療法31:4-12, 2012
10) 近藤克則:研究の育て方—ゴールとプロセスの「見える化」. p6, 医学書院, 2018

研究のプロセス

1 使う，作る，伝える，ための研究

　よりよい作業療法実践を行うためには，研究を「使う」，「作る」，「伝える」という3つの側面から考えていかなければいけない[1]（図1）．研究を作るとは，調査や実験によって未解明な点を明らかにすること，研究を使うとは，根拠に基づいた実践（evidence-based practice; EBP）として研究結果を臨床場面に応用すること，研究を伝えるとは，研究の成果をわかりやすく公表すること，である．

　作業療法研究を考えるうえで，これらの3つを包括的に捉えることを強調したい．なぜなら，医療においてはEBPが年々強調されているにも関わらず，作業療法では研究する側が臨床で自分の結果がどう使われるのか「意識しなさすぎ」で，作業療法のエビデンスが不足している．研究成果をシステマティックにまとめるガイドラインの制作も遅れている．さらに臨床現場でもエビデンスに「関心がなさすぎ」で，まだまだ経験や勘に依存した実践が行われている．この悪循環を断ち切るためにも，そろそろ臨床と研究がタッグを組み，臨床現場に必要な研究を作り，その研究成果をわかりやすいカタチで世間に伝え，臨床現場でも研究が適切に使われるような良循環へ変えていかなければならない．

　このように，研究は「使う」，「作る」，「伝える」のどれが欠けても作業療法実践には繋がらず，研究のための研究に終わってしまうだろう．よって，研究のプロセスとは，単に研究を実施するということにとどまらず，使う，作る，伝える，の少し大きなフレームで捉えたい（表1）．

2 研究を使う

　臨床現場では，クライエントの評価や介入の方法など迷うことばかりである．クライエントの意向，自分の経験，先輩の経験，そして文献による知見など，さまざまな情報を駆使して，何をするのかの意思決定をクライエントと一緒に行っていく．その際に，情報の適切な活用法について整理したのがEBPである．EBPと聞くと，エビデンスが最優先されるとか，エビデンスがないことをしてはいけないなどといった印象を受けるが，それは誤解である．あくまでエビデンスは意思決定を判断する一つの材料であり，クライエントの意向，置かれている状況，医療者の経験などを統合して何をするのか決めていく．以前は，EBPの対立概念として，narrative based medicine とか，作業療法独自のEBPとしての evidence based occupational therapy などの主張もなされたが，これらの主張はすでにEBPの中に内包されており，EBPについて正しく学べばよい．

3 研究を作る

　研究は日頃の学習の延長線上にある．特に作業療法実践に根ざした研究を行うには，日頃の実践で生じた疑問を解決するようなテーマが望ましい．その疑問を研究仮説に落とし込み，研究デザインの設計，研究計画書の作成，研究倫理の審査を経て，研究を実行する．データを収集したら，その解析を行い，知見の一般化を考察する．

4 研究を伝える

　研究を公表する手段には，学会発表，論文発表，インターネットへの掲載などがあるが，まず研究の成果を正しく公表しなければいけない．近年，話題になった研究で剽窃，盗用が報道され，そのぶん規制なども一層厳しくなってきたので注意が必要である（30頁）．

　また，研究の成果はわかりやすく伝えなければ

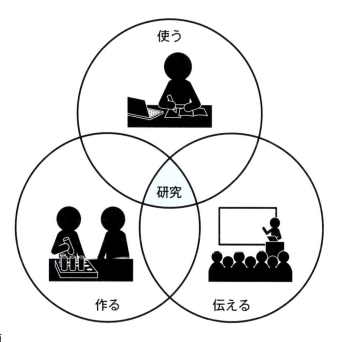

図1 研究の3側面

表1 使う，作る，伝える，ための研究

研究を使う	研究を作る	研究を伝える
・作業療法実践において，経験では解決し難い疑問が生じる ・過去の文献を調べる ・より具体的に研究を臨床に応用するならEBPの5ステップを用いる 　1. クライエントの問題を定式化する(PICO/PECO) 　2. 問題についてのエビデンスを収集する 　3. エビデンスの批判的吟味を行う 　4. エビデンスをクライエントへ適応する 　5. エビデンスが見つからなければ研究を作ることも検討する(臨床疑問) ・臨床実践で，新しい発見があった場合には研究発表を検討する	・クリニカルクエスチョンを作る ・先行研究を検索し，研究の必要性や新規性を調べる ・師匠，仲間に相談する ・クリニカルクエスチョンをリサーチクエスチョンに置き換える ・研究の実現可能性をチェックする（試験的にデータを収集してみる，研究協力を依頼する，研究費を申請する，など） ・研究計画書，倫理審査申請書，臨床研究登録，利益相反等を作成し，倫理審査委員会へ審査を依頼する ・承認されたら，研究計画書に従って研究を開始する ・データを収集する．変更のある場合には倫理審査委員会へ変更申請する ・データを整理して，解析する ・結果を解釈する	・学会発表をする ・抄録を書き，登録する ・発表の準備をする（スライド/ポスター，読み原稿の準備，質問対策，予演会など） ・発表，交流する ・論文を発表する ・データ，文献を揃える ・論旨を共同研究者と相談する ・図表 → 方法 → 結果から書く ・投稿する ・査読に対応する ・論文が受理され校正を終えたら掲載される ・ガイドライン，二次資料を作成する

いけない．プレゼンテーションや論文執筆上の工夫については35頁に記した．最後に，臨床実践するうえでエビデンスに基づき推奨される行為とグレードが示された診療ガイドラインがある．このガイドラインの作成と使用も普及させていく必要がある．

文献

1) 中山健夫：エビデンス―つくる・伝える・使う．体力科学 59：259-268，2010

文献検索

1 なぜ文献を読まなければいけないのか

文献を読む理由は，これまでの知見をインストールし，新しい知見をアウトプットするためである．筆者が学生の頃，質問すれば何でも答えてくれた先生から「私とあなたの知識の違いは1％しかない．この1％を実感できるかどうかが大切」と言われたことがある．当時，知識量は雲泥の差もあると思っていたので，その意味が全く汲み取れなかったが，経験を積むなかであるときそのことに気づいた．そのくらい学ぶことが膨大にあるということだ（図1）．作業療法はわからないことだらけだが，裏を返せばそれだけ奥が深く，好奇心を一生刺激してくれる学問である．

知識を効率的にインストールするには，文献を読むことが基本になる．文献には著者の「時間」が凝縮されている．文献を読むという行為は，著者が何か月〜何年もかけて調べたことを，わずか数時間で自分に取り込んでいることになる．本書も著者らの十数年分の血のにじむような努力で得られたことが記されており，読者はそれを数日で学べることになる．そう考えると，いかに文献が貴重なものか実感できるだろう．読者は文献から他者の経験を取り込むことで，自分の実体験以上のことを学べることになる．

では，文献を読むことで生じた時間的余裕をどうするか？ その空いた時間は，ぜひ新しい知見をアウトプットするために使っていただきたい．先人たちが築いた知見の上に，自分なりの新しい知見をほんの少しでも積み重ね，また文献を通して多くの後人に伝えていく．それが研究であり学問の継承とも言える．すなわち，文献は，単に知識を取り入れるだけでなく，「後進が新しい知見を生み出す時間を作るために読む」という知の継承も意識してほしい．

2 文献の種類

文献の定義は，本書内では学術研究に参照・引用できるものとしている．論文や著書を執筆する際に，引用する文献として適格なのは，学術誌（journal），本（book），政府など信頼できる機関から発刊された資料などである．それらは，①査読という論文の質の審査を受けているか，②実績のある執筆者へ依頼しているかによって，その内容が担保されている，という暗黙のルールがある．査読とは，同分野の研究者で，論文に関係ない第三者が，投稿論文が学術誌への掲載に値するか審査することである．研究結果をまとめたメモ，ブログ，ソーシャル・ネットワーキングの記事などは，この査読を受けておらず，引用文献としては不適格とされている（今後変わるかもしれないが）．ただ引用しないにしても，アイデアを得たり，文献を読む前の基礎知識を身につけたりと，インターネット上の情報も状況に応じて使い分けるとよい．もちろん，雑誌や本に掲載されているからといって確実に質が保証されているとは限らない．見た目や体裁に惑わされず，文献も内容で判断するように心がけたい（表1）．

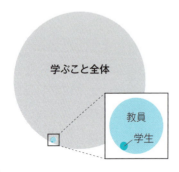

図1 学生と教員の知識の差
ミクロ的視点では学生と教員の知識の差は大きいが，マクロ的視点では学生と教員との差は小さい．

表1　文献として参照・引用する情報の種類

情報の種類	引用可能かどうか	公開までの期間	情報の信頼度（査読）
ブログ等	×：基本禁止	◎：時間差なし	×：査読なし（基本低い）
ホームページ	△：信頼できる発信元のみ	◎：時間差なし	△：信頼できる発信元のみ
学会抄録	△：原著がない場合のみ	○：試行段階	△：抄録は文字数が少ない
原著論文	◎：原著引用が基本	○：近年早くなった	◎：査読有＋データ確認可
総説	○：可（序論などで）	△：論文集積後	△：査読なし（著者に依存）
教科書	○：可（序論などで）	×：論文集積後	○：査読なし（著者に依存）

雑誌に掲載されている論文の種類は，雑誌によっても異なるが，基本的には「原著論文（研究論文）」，「短報」，「実践報告（事例報告）」，「総論（レビュー）」，「その他」に分類される．そのうち，「原著論文」，「短報」，「実践報告」は査読を受けて掲載されており，一定の質は保証されていると判断される．学会発表の抄録は，査読を受けているが，基本的に抄録の文字数は少なく誤解が生じる可能性も高い．抄録を引用文献にするのは，学会発表以外に論文が見つからない場合のみに限定するほうが無難である．

また，研究発表である原著論文や短報などを一次資料といい，総説や教科書など，他人の研究をあるテーマに沿ってまとめたものを二次資料と呼ぶ．基本的に関連領域全般の知識を得るには，二次資料から読むとよい．ただし二次資料は，文献の選択や研究論文の解釈など，二次資料を執筆した著者の考えに大きく依存してしまう．しかも査読もされていない．よって自分の研究の参考にしたい場合，あるいは論文執筆で引用する場合には，原則として一次資料を入手して読むようにする．

3　どこから文献を入手するのか？

近年では，本も研究論文も資料もインターネット上で検索するようになっている．特に研究論文は，冊子体を図書館でコピーして読むより，データベースからダウンロードして読むほうが多い．よく使われるデータベースを表2に示す．基本的に無料で閲覧できるのは，論文のタイトル，抄録，キーワード，引用文献などで，全文を閲覧するのは有料である．オープンアクセスという無料

表2　文献検索のためのデータベース

和文
　J-STAGE
　CiNii
　医中誌Web（本文閲覧有料）
　メディカルオンライン（本文閲覧有料）
　メディカルファインダー（本文閲覧有料）
蔵書検索
　Webcat
　CiNii Books
英文
　PubMed
　Google Scholar
　OT seeker
ガイドライン
　Mindsガイドラインライブラリ

で全文を閲覧できる論文も増えてきたので，全く閲覧できないわけではない．有料の論文は，個人で課金してネット上で購入もできるが，安価ではないため，図書館が購読契約しているデータベースからダウンロードするほうが現実的である．学生であれば，所属する養成校の図書館が利用できる．臨床家であれば，近くの大学図書館を利用できるか確認したい．国立系大学，医学部のある大学の図書館では，比較的多くの医療系データベースと購読契約を結んでいるため，近くの図書館の蔵書や電子ジャーナルが少ない場合には確認してみてもよいだろう．VPN（ヴァーチャルプライベートネットワーク）が利用できれば，自宅からでも図書館のネットワークに接続してデータベースへアクセスできる．インターネットでも図書館の蔵書でも該当する文献が入手できなければ，その図書館を通じて紙ベースで文献複写を依頼する．

書籍もインターネットで検索可能である．近くの図書館のWebサイトに，Online Public Access Catalog（OPAC）があれば，その図書館内での蔵書検索が可能であり，またCiNii Booksでは欲しい書籍が全国のどこの図書館で扱っているか調べることができる．これは和雑誌，洋雑誌いずれも検索可能である．またGoogleブックスは本の一部をプレビューすることが可能で，特に洋書を閲覧したい場合に参考になる．

4 研究の新規性の見つけかた

研究する際，文献を検索して新規性を調べるようにと指導されるだろう．新規性とは，過去に同じ内容で研究されていないかどうかを調べることと考えている研究者が意外と多い．そう指導された学生は，「類似するテーマの論文がありませんでした！」と堂々と報告するが，新規性が主張できるのは，その必要性があるにも関わらず，明らかになっていない場合に限る．文献検索をショートカットしてもよい研究にはならない．その証拠に，論文の緒言で「この研究がなされていないので実施した」という研究目的をよく見かけるが，こういった主張では「する必要性がないので研究が実施されていない」もしくは「自分以外の人は興味がない」という可能性を否定できない（むしろその可能性が高いと筆者は考える）．

したがって，文献を調べる際には，研究されていない事実を検索するよりも，類似する研究を積極的に拾い集めるほうがよい．類似する研究が多いほど世間の関心が寄せられ，研究の必要性が高い証拠である．そして，類似する研究を比較していくなかで，新規性が生まれてくる．そもそも比較もなしに新規性など知るよしがない．研究で文献を調べるときには，類似する研究をできるだけ多く集めて，それらを比較したうえで新規性を見出すようにしたい．

5 文献検索の基本

文献はインターネットで検索するが，気づけばネットサーフィンと化していることがよくある．よって検索を始める前に，まず自分が何の情報が欲しいのかを書き出すようにする．書き出した内容が，もし「作業と健康の関係について調べる」などと抽象的な段階では，まず書籍やレビュー論文などの二次資料を中心に目を通し，基礎知識を固めるようにしたい．この段階で使用する検索エンジンは，さまざまな種類の学術情報を一度に検索できるGoogle Scholarがよいだろう．書き出した内容が，例えば「就労継続支援が片麻痺患者の身体的および精神的な健康状態に及ぼす影響」といったようにやや具体的であれば，Google Scholarに加えて，医学雑誌に特化したPubMedや医学中央雑誌などで検索するのもよい．

検索式は，基本的にインターネットの検索エンジンと同じで，キーワードを検索窓に入力して，論理演算子であるAND，OR，NOTや，""（ダブルクオーテーション）を用いて，複数のキーワードを組み合わせながら検索する．文献検索の鉄則として，最初からピンポイントで検索するよりも，まず大まかに検索して，関連性の低いワードをNOT検索で除外していくほうがよい．例えば，Google Scholarで，「作業 AND 健康」もしくは「occupation AND health」と入力して，ヒットした書籍やレビュー論文にひと通り目を通す．このキーワードでは産業医学関連の文献も多数ヒットするので，「（作業 and 健康）-産業-労働-災害-事故…と，関連性の薄いワードを除外していく（Google Scholarでは，NOT検索は単語の前に「－」マイナスを付ける）（図2）．

また，二次資料，レビュー論文で満足せずに，一次資料，原著論文まで検索することが鉄則である．原著論文では，作業と健康の関連について，どのような方法と結果に基づいて主張しているのかを中心に調べる．その原著論文の研究デザイン，研究対象，統計処理，結果などを書き出してみるとよいだろう．

6 PubMed

主要な医学系雑誌が収録されており，英語論文を無料で検索できる（図3）．全文を閲覧するのは基本有料だが，近年では無料で閲覧できるオープンアクセスの文献も増えてきた．検索は，基本的に検索窓にキーワードを入力する．その際，検索語候補を提示したり，スペルチェックも自動的に

行ってくれる．小文字と大文字の区別はなく，2ワード以上の場合はダブルクオーテーション("")でくくるとよい．検索場所を指定したい場合は，後ろにタグを付けるとよい（タイトルと抄録内の検索→[tiab]，著者名検索→[au]，雑誌名検索→[ta]，出版年検索→[dp]）．例えば，"occupational therapy"と検索すると，所属のみ"occupational therapy"と記載されている論文もヒットするので，"occupational therapy"[tiab]と検索する（図3-①）．検索結果のタイトル（図3-②）をクリックすると抄録が読める．そのページにFreeと書いてあるボタンがあると，全文無料で読むことができる．文献が並ぶ順番（図3-③）を，キーワードにマッチ順か，日付順か選べる．

また PubMed には，MeSH（Medical Subject Headings）（図3-④）と呼ばれるキーワードの概念と階層性がデータベース内で整理されている．例えばADLと入力すると，通常はADLという文字が含まれている文献のみがヒットするが，MeSHで同義語が整理されているので，"Activities of Daily Living" も自動的に一緒に検索してくれる．また，MeSHには階層性がある．ADLの上位概念はRehabilitationで，ADLと同じ階層には，Occupational therapy，Physical therapy，Music therapy など15のキーワードが含まれる．Rehabilitation と入力すればこの15のキーワードと，それらの下位概念も含めて検索がなされる．各用語にはSubheadings という副標目もあり，より目的に沿った検索が可能となっている．絞り込み機能もあり（図3-⑤），研究方法（Meta-Analysis, Randomized Control Trial, Systematic Review など）や，発行日が直近5～10年，フリーで全文閲覧できる論文，などについて絞りこめる．その他，「Similar articles（図3-⑥）」をクリックすると，当該論文に深く関連する

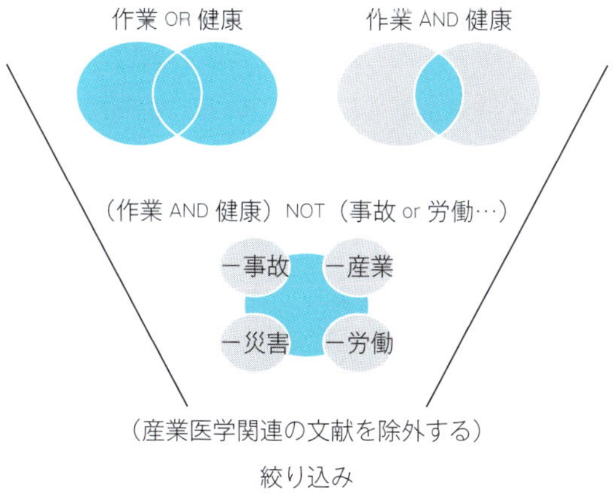

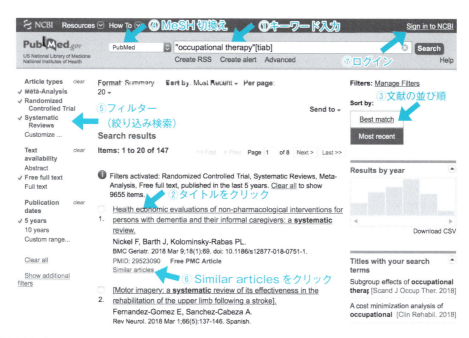

図2　検索ワードの絞り込み

図3　PubMed

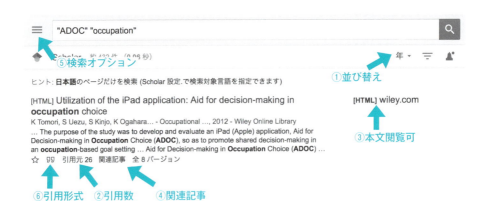

図4 Google Scholar

論文を PubMed が判断して表示してくれるので，「まさに欲しかった文献」が見つかった際には活用することをお勧めする．

最後に，検索以外の機能について，PubMed は登録した検索式でヒットした研究を定期的にメールで配信してくれる（図3-⑦）．My NCBI からメールや氏名などを登録した後，検索式を入力すれば，それに従って常に最新の研究が自動的に送られてくるので，非常に便利である．

7 Google Scholar

Google が提供する無料の学術情報検索ツールである（図4）．PubMed の検索対象が医学雑誌のみであるのに対して，Google Scholar は，学術出版社，専門家団体，大学，ウェブサイトから，論文，記事，書籍，要約など，幅広い分野の情報を検索できるのが特徴である．もちろん和文も検索可能である．さまざまな情報を入手できるが，逆にそれがノイズになることもある．ただしキーワードに関連の深い順番や（図4-①），引用数（図4-②）で表示してくれるため，その領域での重要な文献を検索するのに適している．右側にリンクがあれば本文を閲覧できる（図4-③）．自分の興味関心に近い文献を見つけたら，「関連記事」（図4-④）というリンクから，より関連性の高い原著論文（一次資料）を検索していく．「引用元」（図4-②）のリンクで被引用論文も孫引き検索が可能である．具体的な絞り込みは，「検索オプション」（図4-⑤）を活用すれば，著者，出典，日付などを限局して検索できる．予め入手したい文献が決まっている場合には，ここから検索するのがよい．

また，文献検索以外でも，論文執筆時の引用文献のスタイルを作ってくれることと（図4-⑥），Google のアカウントを作れば，メールアラート機能，自分の論文の被引用数の管理（引用数，h 指標，i10 指標）などといった，便利な機能も活用できる．

Column VPN

VPN（Virtual Private Network）とはインターネットの接続方法の種類である．例えば，学生や教員は図書館や学内のネットワークから電子ジャーナルで文献検索を行う機会があると思われるが，利用が学内に制限され，不便な思いをすることもあるだろう．もし図書館に VPN 接続対応の電子ジャーナルがあるなら，VPN 接続することで自宅や学外からも利用可能となるため，ぜひ早い段階で登録しておきたい．

Column 研究の壁

研究や発表をしていない者に対して，研究をするうえでの障壁は？（複数回答可）

1）時間がない

勤務先の業務が忙しい	42%
タイムスケジュールを組むのが大変	16%
プライベートの時間を優先したい	32%
まず目の前の業務を行うのに精一杯	63%

　意見：研究者でない限り，研究よりも，実質的に給料に直接関係のある業務，つまり臨床や教育などが優先される．プライベートの時間も多少犠牲にしない限り，研究はできないだろう．ただ，研究は臨床と別物ではない．新しい介入方法をクライエントに試したり，病院のデータをまとめたりすることも，広義の意味では研究になりうる．つまり臨床家は毎日のように研究のようなことを行っているといえる．それに少しの研究的な統制を加えることで，発表できるレベルに達することができると筆者は考えている．

2）研究方法がわからない

どのような患者を対象としたらいいのかわからない	28%
誰に相談したらいいのわからない	35%
結果からどう解釈するのかわからない	26%
何をテーマに研究したらよいのかわからない	45%

　意見：簡単そうで難しいのが研究テーマの設定である．作業療法はわからないことだらけなので，逆にテーマには困らないと筆者は考えている．「課題指向型訓練はどう進めるほうがいいのか？」「歯磨きのやりかたに違いはあるのか？」など，現場で感じる「なぜ？」を書き出すとよい．またアンケートの質問項目にはないが，研究の方法論が分からないという意見もあるだろう．ただ方法論は，すべて理解する必要もなく，研究疑問を明らかにするものを理解しておけばよい．研究しながら最適な方法を模索するほうが身につく．

3）研究環境が整っていない

勤務先が研究に対する理解がない	3%
勤務先で研究を行っている人がいない	17%
参考文献や先行研究を探す環境が整っていない	16%
一人で研究するのは心細い	37%
共同研究してくれる人が周りにいない	13%
研究に必要な資金や器具がない	11%

　意見：研究環境に関する制約因子は少ないというのが率直な感想である．確かに初学者が一人で研究するのは難しいが，そこに何らかのサポートがあれば比較的研究はしやすい状況にあると思われる．

4）研究に対する意識

参考文献や先行研究を探すことや読み込むことが大変	37%
統計が苦手	53%
研究したものを発表するのが大変そう	39%
よくわからないが大変そう	18%
研究をすることが必要と思わない	1%

　意見：筆者も統計は手計算では全くできない．ただ統計処理はソフトがやってくれるので，この場合にはこの統計を使うという目的と，統計手法のマッチングを正しく理解していれば，そう難しいものではない．文献の読み込みは確かに大変だが，普段から必要なことであり，発表についても慣れるとできるものである．

文献

1) 犬飼法子，他：一般社団法人 東京都作業療法士会会員の研究に関する意識調査 学術部調査報告．東京作業療法6：8-10, 2018

研究のアイデアを得る

1 研究テーマのアイデアをどう得るのか

研究テーマはあまり時間をかけずに決めてしまうことも多いが，実は研究のなかで最も重要なプロセスである．筆者は目標設定のためのiPadアプリであるADOCを開発したが，その着想を得たのが研究を始めて10年目の頃だった．それまでは主に動物実験による筋生理の研究に取り組み，研究の基礎をしっかり学ぶことはできたが，当時その研究を作業療法学会で発表しても質問は一切なかった．それがADOCを発表した年，会場は人で溢れるほどとなり，一緒に研究したいという仲間も増えた．業績も増えた．この経験を振り返り，よい研究テーマの着想が生まれる「6つの行動」についてまとめてみたので，以下に解説する．

1)センスを磨く

研究のアイデアを発想するにはある種のセンスが必要である．このセンスとは，筆者の場合，社会にどうやって貢献できるか考える「利他的な姿勢」を指している．今思えば，筆者も動物実験に取り組んでいた頃は，とにかく自分の論文数を増やすために研究をしていた．先行研究でまだ明らかにされていない「穴」を探すために文献を読み，重箱の隅をつつくようなテーマを選択した．もちろん論文になるための研究をするので，一応コンスタントに業績は増える．しかし，研究結果が現場や他の研究でどう活かされるのかはさておき，自分のために，あるいは研究のために，研究をしていた．これは研究テーマとして最もセンスが悪い例である．

ADOCを開発した後は，とにかく臨床家に役立つ研究を心がけるようにした．いつしか「作業に焦点を当てた実践を広めたい」という使命感を持つようになった．すると，不思議と周囲に仲間が集まり始めた．よい研究テーマとは「意義」があるかどうかで決まる．その意義とは，多くの人々がその解決を望んでいる事柄である．社会には解決が望まれている事柄はごまんとあるが，本当に取り組まなければいけない事柄は，ごくわずかである．

2)対話する

筆者は研究テーマをほんの少しでも思いついた時点で，まず身近な仲間やメンターに積極的に相談するようにしている．普段の会話からアイデアが出てくることもあるし，対話によってアイデアが深まる．仲間やメンターとの対話は，よいテーマを得るためには欠かせない．聞き手がサッと理解できるかどうかも，よいテーマの基準の一つといえる．

研究テーマも，研究者本人の興味によって決まるというより，本人の置かれている状況によって決まってくる．特に学生や研究生であれば，指導する立場にある研究代表者と相談してテーマを決めることになる．もし本人の興味を尊重する指導者であれば，学生や研究生自身が自由にテーマを決めることになるが，大きな研究プロジェクトがある研究室に入門すれば，その一角を担うためのテーマが予め決められていることもある．

指導者がテーマを決めることは，ネガティブに考える必要はない．特に初学者の場合には，よいテーマかどうかの取捨選択が難しい．選んだテーマが既に明らかにされているテーマであったり，とても実現できないようなテーマを掲げることもあるにも関わらず，当事者本人はそのことに気づいていないことが多い．

3)現場に出向く

よい研究テーマとなるためのアイデアを得るには，とにかく自分の足を使う．臨床研究であれば現場に出向き，作業療法士やクライエントの声を

聞く．新しいテーマに取り組む際には，その一線で活躍する研究者へ話を聞きにいく．研究テーマを決めてから動くのではなく，動きながら研究テーマをより洗練させていく．

論文を読んでさまざまな情報を集めるほうが効率がよいと思われるだろうが，そういう研究者に限ってリアルさに欠ける研究テーマになってしまう．論文を読むだけでは現場の熱感を感じ取ることはできない．現場に出て，例えば第一線の研究者と話してみると，論文に書かれている情報は研究者が考えているほんの一部であることに気づくだろう．現場に赴くと，移動も含めて1～3日潰れてしまうかもしれないが，よくないテーマで研究が一旦動いてしまうと，半年～1年も無駄な時間を使ってしまう可能性もある．フットワークは軽いほうがよい．

4）継続する

研究のアイデアを生む力を上達させるのは，必ずしも経験年数に比例しない．ここでの経験とは，研究テーマは過去に自分が行った先行研究で明らかにできなかった事柄を基点に，新しいテーマを考えるほうがよいということである．思いつくまま，さまざまな研究に取り組む研究者をよく見かけるが，多くの場合，それが表面的な仕事になってしまうことは言うまでもない．1つ研究をすれば，研究の限界や今後の展望がいくつか出てくる．「石の上にも3年」というとおり，一度テーマを決めたら，しばらく同じテーマを継続的に取り組んでいくことが望ましい．

ただし，うまくいかなかったときの保険のために，サブテーマを複数持つのはよい．メインテーマ以外の研究は一旦寝かせておく．メインテーマに取り組みつつ，熟成させる．そのなかで育ってきたテーマに取り組むとよい．

5）ロマンを持つ

よい研究テーマにはロマンがあり，人を惹きつける．この研究によって作業療法が大きく進歩するかもしれない，これまでの常識が変わるかもしれない，そういった期待を抱かせてくれる．もちろん研究1本で常識はそう変わらない．ただよい研究は，この研究がどういった理想のひとかけらとなっているのかが明確にわかる．

表1　筆者のテーマの着想の変化

反響がないころのテーマの着想	反響があるころのテーマの着想
一人で論文をコツコツ読み，先行研究で明らかになっていないことをテーマに選び，作業療法との関連性はあまり考えていなかった	現場に出向き，臨床家や研究者の悩みを聞き，その課題の解決のために臨床家や研究者を巻き込みながら共同研究を行う
自分の業績を増やすために，論文になりやすいテーマを選ぶ	作業療法実践のためになることをテーマとする
とりあえずそのテーマで研究してみる	本当に意義のあるテーマなのか，研究する前に十分吟味する
夜中まで長時間考える	早朝など頭がクリアな時間，発想を刺激する場所で考える

ある三人の石切り工の話がある．建築現場で何をしているのかと聞かれたとき，第一の男は「これで暮らしを立てている」と答えた．第二の男は，「国中でいちばん上手な石切りの仕事をしているのさ」と答えた．第三の男は，その目を輝かせ夢見心地で空を見上げながら「大寺院をつくっているのさ」と答えた[1]．研究は，時に単調で意味がないように思える作業が続くことがあるが，このたとえ話のように，自分の研究のロマンを理解していればきっと乗り越えられるだろう．

6）発想を刺激する

思いがけずよいテーマを思いつくことがある．それがいつやってくるのかわからないため，こちらでできることといえば，発想が刺激される環境に身を置くことぐらいである．筆者の場合，発想が刺激されるには2種類あり，一つはルーチンワークとして朝活を行っている．朝の4時ごろに起きて，スッキリとした頭で，紙とペンを使って研究テーマやその他の仕事のデザインを行う．もう一つはノマドワーキングである．騒がしいファストフード店へ行き，アップテンポな曲をヘッドホンで聴きながら，アイデア出しを行う．あえて環境や音楽を変えてみることで，発想を刺激している（表1）．

文献

1) P. F. ドラッガー（著），野田一夫，他（監訳）：マネジメント　下．p87，ダイヤモンド社，1993

臨床疑問を研究疑問へ変換する

1 臨床疑問を厳選する

臨床疑問（clinical question）を思いついたら，次はそれを研究で明らかにできる問いのカタチにする．これを研究疑問（research question）という．臨床疑問は，常識を覆すほど自由な発想で考えてよいが，研究疑問は超現実的に考えなければならない．この切り替えが難しい．また臨床疑問から実際に研究疑問へ移行するのは，ほんの一握りである．あらゆることに取り組む労力も時間もないし，すべて片手間になってしまうことも避けたい．よって研究を始める前に，この臨床疑問は社会にとって重要で，今本当に取り組まなければいけない問題かどうか，よく見極めることが必要になる．これは研究の経験を必要とするプロセスでもあり，初学者の場合には，研究に詳しい指導者や仲間に相談するのがよい．

研究の熟練者でも，「このテーマは絶対必要だ！」とひいき目に考えてしまいがちである．もしくは無意識にテーマを肯定するような情報ばかり集めるようになる．研究疑問を思いついたら，その領域に詳しく中立的な協力者と共有してみることをお勧めする．

2 研究疑問は明確に

研究疑問は，できるだけ図式化および言語化しておきたい．試験問題で何を問われているのかわからなければ回答のしようがないように，研究でも解くべき疑問が不明確だと，研究の方法もなかなか決まらない．よく，研究はやってみないとわからないと言うが，それは研究の結果のことであり，これから何を明らかにしようとしているのか，つまり研究疑問は事前に明確にできる．

3 仮説の検証？生成？

最初のステップは，自分の臨床疑問が，仮説を検証するほうか，仮説を作るほうか，どちらであるかを見極めることである．仮説とは，真実かどうかはさておき，事象を説明するためにとりあえず作った仮の説である．

例えば，「施設入所中の高齢者に，ADOC を用いて自分が大好きな作業を実際に行うと，行わない場合と比べて，日中の活動度が上がる？」とか，「意味のある作業を行う頻度が高い人は日中の活動度が高い？」というような，Yes or No で答えられる問いであれば，仮説検証型である．「健康ってなに？ 作業ってなに？ 作業はどうやって選ぶの？」など，事象を定義したり，その事象はどのように創られるのかといった，What? How? Why? といった問いは，仮説生成型である．研究疑問を作る際には，大まかでかまわないので，仮説検証型と仮説生成型のどちらのタイプであるかを考えておく．

4 研究疑問を洗練する

研究疑問を洗練させるためのチェックリストとしては，FIRM2NESS がある[1]（表1）．もともとは，Hulley が FINER と提唱していたものに，福原が Measurable, Modifiable, Structured, Specific を加えた．FIRM2NESS は量的研究に適したチェックリストだが，質的研究においても必要な視点である．すべての項目で高得点がつくような疑問を作るというより，弱いところはどこかを調べ，すべてを合格ラインに持っていくようにする．特に重視されるのは，Feasible, Relevant, Measurable である．

5 PICO，PECO

　主に疫学研究では，臨床疑問または研究疑問を構造化するために，PICO（介入研究用）あるいはPECO（観察研究用）と呼ばれるフォーマットがある．誰に（Patient），ある介入をすると（介入：Intervention），もしくは，ある要因があると（曝露：Exposure），介入や要因がない場合，もしくは他の介入や要因がある場合と比べて（比較対照：Comparison），どのような結果になるのか（結果：Outcome），のそれぞれの頭文字を取って，PICOもしくはPECOと呼ばれている（表2）．PICO/PECOを一つひとつ埋めていくことで，臨床上生じる疑問を構造化できる．これは臨床でエビデンスを探す際も同様である．

6 PICOの具体例

　例えば，①「作業に焦点を当てた実践は効果があるのか？」という臨床疑問があったとする．これをPICOに置き換え，②「認知症者とその家族にとって意味のある作業に用いた作業療法は，彼らの健康を促進するか？」としたとする．Pを認知症者とその家族，Iを意味のある作業と定義しているが，Iの意味のある作業や，Oの健康の定義もまだ曖昧である．また，Cがない．そこで，③「軽度〜中等度の認知症者とその家族が，困難に感じている作業や，できる必要がある作業を支援することで，支援しない軽度〜中等度の認知症者やその家族と比べて，COPMの遂行度と満足度が向上するか？」とすると，P，I，C，Oもおおよそ絞れてくる．しかしOでは，COPMはあくまでクライエントの主観であり，実際の作業遂行技能が向上しているかは不明である．Iの支援内容も少し曖昧である．さらにポイントを絞って，④「軽度〜中等度の認知症者とその家族が，主にADLやIADLにおいて困難になっている作業や，できるようになってほしい作業について，彼ら自身が改善できるような戦略や，自助具などの代償手段を教えたりすることで，COPMの遂行度と満足度，AMPSのスコア，介護負担尺度のスコアが改善するか？」といったように，ここまでくると，最初と比べて，研究で明らかにするポイントが具体化された研究疑問になっているといえよう．

文献

1) 福原俊一：臨床研究の道標．第2版，健康医療評価研究機構，2017

表1　よいresearch questionのポイント — FIRM2NESS

Feasible	実施可能性
Interesting	真に興味深い
Relevant	切実な問題
Measurable	科学的に測定可能
Modifiable	アウトカムが改善可能
Novel	独自性がある
Ethical	倫理的
Structured	構造化された
Specific	具体的・明確な表記を用いた

表2　PICO，PECO

PICO	PECO
P：75歳以上の通所リハビリテーションを利用する高齢者へ I：MTDLPに基づく介入を行うと C：通常のリハビリテーションと比べて O：ADLおよびQOLが向上するか？	P：75歳以上の健常高齢者において， E：MMSEが16点未満の高齢者は C：MMSEが16点以上の高齢者と比べて O：5年後の認知症の発症率が高くなるか？

研究デザイン

1 研究デザインとは

　研究疑問（問題）を作った後は，解く方法を考える．研究デザインとは，研究疑問を明らかにするための方法のアウトラインである．数学の問題を解くためには公式を覚える必要が，国語の問題を解くためには読解力が必要であるように，研究疑問を明らかにするための適切な研究デザインが存在する．ただし数学や国語と違って，研究には確実な「正解」というものがなく，解きかたの自由度も高い．よって研究疑問に対する研究デザインの適切性に加えてデザインの創意工夫も求められ，最終的には研究者自身で判断しなければいけない（その説明が考察にもなる）．

2 研究の分類

　さて，研究デザインにはさまざまな分類方法や呼び名があり，それらは厳格に統一されているわけではない．研究デザインは研究疑問を解けるかどうかが重要なため，各研究デザインの機能さえしっかり理解しておけば，分類や呼び名に過度にこだわる必要はない．それを踏まえたうえで，研究デザインの分類を概説する．医学での研究の分類は基礎研究と臨床研究に大別され，そのいずれも最終的には臨床医学の発展や研究結果の受益者への還元を目的に行われる．臨床研究は，実際の現場でクライエントなどを対象として行われる研究で，基礎研究は，メカニズムの解明や新しい治療や診断の開発を目的に実験的に行われる研究である．本書では，理論研究，歴史研究，文献研究など，実際の臨床現場でデータを取っていないものについては基礎研究に分類した．

　また基礎研究で得られた新しい知見を，臨床研究へと応用していくことを目的とした，橋渡し研究（トランスレーショナルリサーチ）がある．作業療法でも，作業療法関連の理論をリアルな臨床現場へ応用していく際は，橋渡し研究になる．この橋渡し研究というカテゴリーができた背景には，かつて基礎研究は臨床応用はあまり意識せずに行われていたが，近年では臨床応用が強く推奨されるようになってきたという社会情勢がある．

3 臨床研究の分類（表1）

　臨床研究は，質的研究と疫学研究に大別される．これまで，扱うデータが数字であれば量的研究，叙述データであれば質的研究というシンプルな分類が用いられてきたが，本書では量的研究を疫学研究としている．その理由は，疫学研究の分類がエビデンスレベルと直結しており，疫学を意識してほしいからである．その疫学研究は，観察研究と介入研究がある．観察研究は，臨床の自然な実態を観察中心に捉えることであり，介入研究は何らかの実験的操作を加えることである．

　臨床の複雑な実態を把握するには，いきなり数字や仮説などの枠に当てはめて分析することはせず，まずは実態や経過を記述的に記し，「そのまま捉える」ことから始める．その目的に適したデザインには，質的研究，事例研究，ケースシリーズなどがある．実態を把握するなかで，何らかの仮説や変数が浮かび上がってきたら，横断研究，ケースコントロール研究などによって，仮説をさらに深めたり分析したりする．この探索的，分析的研究によって仮説が明確になった場合には，群内前後比較研究，ランダム化比較試験などによって仮説を検証する．あるいは，既存のランダム化比較試験を統合したシステマティックレビューやメタ・アナリシスを行う．

表1 研究の分類

仮説	分類	デザイン(概要)	目的	デザイン(詳細)	解説	メリットデメリット
仮説生成	記述的	理論研究	既存の常識を問い直して新しい理論を創りだす	理論研究	研究対象となる理論の次元を見定め,原理的思考を基本に普遍的な理論を追求する.	現実的なデータに基づかずに普遍的な理論を構築することができるが,結果は研究者の知識や経験に依存する.
		記述研究	現象の理解,説明,解釈,ならびに新たな概念や理論の構築	質的研究	研究目的に応じた対象を選び,面接や観察を通してデータを収集し,主に文章データから解釈を行う.	複雑な事象の解釈はできるが,その結果は研究者に依存する.
			新しい事実を発見する	事例研究	日々の臨床など実際の場において,1事例(ケースシリーズは複数例)を丁寧に観察し,病気や障害の実態の変化,作業療法介入による変化など,実態を経時的にまとめていく.	普段の臨床の延長として最も取り組みやすく,新規性の主張に達しているが,治療の有効性や一般化はできない.
				ケースシリーズ		
	探索的・分析的	横断研究	新規・既存のデータで,仮説に関連する要因を探索的・分析的に検証する	調査研究	ある集団に対して,同時的にデータを収集する.例えばアンケートやインタビューなど.	時間・労力・費用面で取り組みやすい研究.原因と結果の区別はできず,因果関係までは言及できない.
		縦断研究		ケースコントロール	ある時点(今)でケースとコントロールを決めて,過去を遡って何が原因だったのか調査する.(後ろ向き研究)	カルテなどの情報を振り返りながら,さまざまな要因を探索的に分析できる.比較的取り組みやすいが,手元にあるデータ以外の因子の関与はわからない.
				コホート	現時点で,実験群と対照群の条件を設定し,該当する人を振り分け,一定期間後に,アウトカムを比較する.(前向き研究)	後ろ向き研究よりも因果関係がより明確になる.予後を調べるのに適しているが,時間,労力,費用がかかる.
仮説検証	実験的介入	介入研究	実験的操作を加えながら因果関係を明確にする	シングルシステムデザイン/N of 1比較試験	1事例(複数例可)のなかで,実験的操作をする時期と,しない時期(ベースライン)を作り,比較検証を行う.N of 1比較試験は2種類以上の介入をランダムに行う.	1事例で介入と結果の因果がわかるが,即時効果に限定される.一般化までは言及できない.
				群内前後比較研究	検証したい介入を実施するが,対照群は設定せずに,単群の介入前後で比較を行う.	介入研究では比較的容易に実施可能だが,対照群がないため介入と結果の因果関係は弱い.
				準ランダム化比較試験	ある集団を実験群と対照群に振り分け(カルテ番号,曜日,交互などランダムではない),一定期間介入を行い,アウトカムを比較する.	ランダム化より倫理的に実施しやすいが,選択バイアスの可能性は否定できない.
				ランダム化比較試験	ある集団をランダムに実験群と対照群に振り分け,一定期間介入を行い,アウトカムを比較する.	介入や曝露をランダム化によって調整できるバイアスが少ない方法だが,時間や労力がかかる.倫理的に実行が難しいこともある.
		統合的研究	介入研究をまとめて,メタ分析を行う	システマティックレビュー	ある臨床疑問について,関連のある既存の文献を再度批判的に吟味し,系統的にまとめる.	新しい情報が系統的にまとめられており,日々の臨床での意思決定に役立つが,論文の選択や解釈は著者の経験や関心に左右されてしまう.
				メタ・アナリシス	同様のテーマで行われた既存の介入研究の結果を統合し,統計学的に解析する研究.	サンプルサイズが増えることで検出力が高まる.統合する研究の選択バイアスに注意する.
			効果がある介入にかかるコストの比較	費用効果研究	ある医療行為などによって得られるアウトカムの改善にどれだけ費用がかかるかを調べる	既存のデータを組み合わせて分析できるが,分析方法が不透明なこともある.

研究計画書

認知症者へ作業選択意思決定支援ソフト（ADOC）を適用するためのカットオフ値の推定：横断的研究

研究代表者　〇〇〇〇

1. 研究の背景

作業に焦点を当てた実践（occupation-based practice；OBP）は，クライエントにとって大切な作業を共有することから始まる[1]．認知症者に対するOBPの効果も数件報告されているが[2,3]，実際の臨床現場においては，コミュニケーションや意思決定能力の障害により，作業の共有が困難になることをしばしば経験する．一方われわれは，イラストを選択することで作業に焦点を当てた実践に向けた目標設定ができる意思決定支援アプリケーションである作業選択意思決定支援ソフト（Aid for Decision-making in Occupation Choice; ADOC）を開発した[4]．このADOCを活用することで，重度失語症者[5]や中等度認知症者[6]との意味のある作業の共有が可能となった事例を報告した．ADOCは認知症者のOBPへの参加を促進する可能性が示唆されているが，現在のところADOCの適用基準は明らかになっていない．

2. 研究の目的

本研究では，認知症者がADOCを用いて意味のある作業を表出できるカットオフ値を，Mini Mental State Examination（MMSE）の点数から推定することを目的とした．

3. 研究の意義

カットオフ値が明らかになることで，認知症者に対するADOCの適用範囲が明らかになる．また面接の結果を解釈する際の参考になる．

4. 方法

1) デザイン

横断的調査研究

2) 対象とサンプルサイズ

病院，通所リハビリテーション，通所介護施設で作業療法を実施している患者とする．包括基準は，本人または主介護者から同意が得られた者，全身症状が安定している者とする．除外基準は，環境などの変化によって一時的な認知症症状が出現している者，認知症以外に顕著な高次脳機能障害がない者，とする．目標のサンプルサイズは76とする．これは普段の臨床データを参考に，ADOC使用時の意思表出が成功／失敗した割合を5/1として算出した〔area under the curve（AUC）＝0.8，検出力0.95，有意水準5%〕．

» タイトルで，研究の目的や方法が大まかに把握できるようにする．研究デザインを載せると，よりわかりやすい．

» 研究分担者がいる場合は研究体制も書く．

» 緒言では，まずは今すぐに解決すべき臨床的課題を，読み手も理解（実感）できるように書く．

» 臨床的課題を解決する方策について，既に行われている研究を網羅的に整理する．自分たちの先行研究に基づく場合には，その論文を引用する．

» 臨床的課題と，その解決策の方向性を述べたうえで，未だ明らかになっていない点（つまり新規性）について述べる．

» 目的は，結論とリンクするように意識する．

» 計画書の段階から研究の意義，社会にどう役立つのかを意識することは重要である．

» 方法では，まずデザインを示し，読み手の概要把握を促す．

» 研究対象と，包括・除外基準を明確にする．また，先行研究やパイロット研究によってサンプルサイズが推定できる場合には，算出方法とともに記載する．

3）方法

　研究に関する説明を行い，書面で同意を得た後，研究協力者（作業療法士）が研究対象者にADOCを使って面接を行う．具体的には，「馴染みのあることは何ですか？」と質問しながら，ADOCの中のイラストを提示し，研究対象者にイラストを1つ選択してもらう．必要に応じて，イラストを拡大したり，わかりやすい説明を加えたりする．複数の作業を選択した場合は，そのなかでも一番大事な作業を選択してもらう．ただし今回は，面接を実施する研究協力者（作業療法士）が，研究対象者の意味のある作業を知らない状態である必要がある．そこで，研究対象者が新規の患者であれば研究協力者（作業療法士）が面接を実施し，研究協力者がすでに担当している研究対象者の場合には，担当外の作業療法士が面接を実施する．面接終了後にMMSEを実施する．

　ADOCによって研究対象者が作業を選択できた場合，その作業が妥当かどうか家族に確認するために，面談または郵送のアンケートを実施する．アンケートには，ADOCにて研究対象者が選択した作業名を記載し，「この活動は○○さんにとって馴染みがありますか？」との質問項目を設け，それに対して家族から①馴染みがある，②馴染みがない，のいずれかを選んでもらう．

　ADOCで作業選択可で家族が承諾したケースをポジティブに分類し，ADOCで作業選択ができなかった者と，ADOCで作業選択できたものの家族の承諾が得られなかった者はネガティブに分類する．その2値を基準に，MMSEの点数でReceiver Operating Characteristic curve（ROC曲線）を描き，感度，特異度，AUCを算出する．そして感度と1－特異度からカットオフ値を推定する．

5．研究期間

　平成30年4月〜平成31年9月（1年6か月）を予定している．研究協力施設へ対象者の包括基準や必要人数（15名/1施設）を伝え，該当するクライエントがいること，3〜4か月でデータ収集が可能かどうかも確認している．

6．引用文献

1) 齋藤佑樹（編）：作業で語る事例報告―作業療法レジメの書きかた・考えかた．医学書院，2014
2) Laver, K., Cumming, R., Dyer, S., Agar, M., Anstey, K. J., Beattie, E., ... & Dietz, M. (2017). Evidence-based occupational therapy for people with dementia and their families: What clinical practice guidelines tell us and implications for practice. Australian Occupational Therapy Journal, 64(1), 3-10.
3) Letts, L., Edwards, M., Berenyi, J., Moros, K., O'Neill, C., O'Toole, C., & McGrath, C. (2011). Using occupations to improve quality of life, health and wellness, and client and caregiver satisfaction for people with Alzheimer's disease and related dementias. American Journal of Occupational Therapy, 65(5), 497-504.
4) Tomori, K., Uezu, S., Kinjo, S., Ogahara, K., Nagatani, R., & Higashi, T. (2012). Utilization of the iPad application: Aid for decision-making in occupation. Occupatinal Therapy International, 19(2), 88-97.
5) 齋藤佑樹，上江洲聖，金城正太，友利幸之介，& 東登志夫．(2012)．作業選択意思決定支援ソフト（ADOC）を用いた失語症のあるクライエントと作業療法士との意味のある作業の共有．作業療法，31(1)，22-31．
6) 齋藤佑樹，友利幸之介，& 東登志夫．(2013)．作業選択意思決定支援ソフト（ADOC）を用いた認知症クライエントと作業療法士の意思決定の共有と協働．作業療法，32(1)，55-63．

▶対象者への倫理的配慮を明記する．

▶調査票を用いる場合には，その用紙も添付する．

▶予定期間は実際には超過することが多いので，見積もりより少し長めに設定する．自分でデータをとる場合には，予備的に調査を行い，必要時間を見積もる．多施設間共同研究では，データ収集や目標データ数について，事前に打ち合わせを行う．

▶論文ではないので，引用文献は必要最小限にとどめる．Google Scolarや他の文献管理ソフトの引用ツールを使うと便利である．

研究倫理

1 研究者の責務

　研究者は「自分の好きなことを好きなだけ探求できて楽しそう」と思うだろうか？　なかなかそうもいかないのが現状である．大学運営費の削減，非正規雇用の研究者は年々増加し続け，正規雇用であっても任期付がほとんどである．その不安定な雇用条件のなか，不正の防止策としての規則や規制も年々厳しくなり，社会にすぐ還元できる研究成果が求められるようにもなった．研究者は常にさまざまなプレッシャーにさらされている．

　だからといって不正を働くことは自分の首を締めることにしかならない．そもそも規則や規制は，研究者の自由を守るためにある．今以上に自律的に行動し，外部からの過剰な干渉を避け，自由に研究できる環境を死守しなければいけない．研究者の責務や行動規範に関するガイドラインを表1に示す．すべてインターネットから無料で入手できるので，研究を始める前に一読いただきたい．

表1　研究倫理に関するガイドラインほか

- 日本学術会議：科学者の行動規範
- 日本学術振興会：科学の健全な発展のために―誠実な科学者の心得
- 文部科学省：研究活動における不正行為への対応等に関するガイドライン
- 国立研究開発法人　国立がん研究センター　山本精一郎：ICR臨床研究入門
- 日本医師会（訳）：ヘルシンキ宣言（和文）
- 厚生労働省：人を対象とする医学系研究に関する倫理指針
- 医薬品，医療機器等の品質，有効性及び安全性の確保等に関する法律
- 厚生労働省：医療・介護関係事業者における個人情報の適切な取扱いのためのガイダンス
- 一般財団法人公正研究推進協会（APRIN）：APRIN eラーニングプログラム（有料）

2 研究倫理

　臨床研究では，クライエントなど研究対象者の人権と尊厳の保護に努め，また研究の利益とリスクを比較検討することが求められる．これも法令や指針，自主学習用サイトなどもあるので研究を計画する段階で一読しておきたい（表1）．

　人を対象とする医学系の調査や研究においては，各種ガイドラインが存在する．ヒトゲノムや遺伝子の解析，ES細胞，再生医療，遺伝子治療，治験には専用のガイドラインがあるが，作業療法研究でこれらのテーマを用いる研究は極めて稀だと思われる．そこで本書では，作業療法研究における倫理指針の主となる「人を対象とする医学系研究に関する倫理指針」を中心に概説する．

　研究を始めるには研究倫理審査委員会の審査を経る必要がある．対象者に不利益はない，同意を得ているから大丈夫，と研究者の主観で判断するケースも見受けられるが，できる限り委員会の承認を得てから研究を実施するほうがよい．近年では，論文や学会発表の際には倫理審査の承認番号が求められるようになってきた．データを取り終わってからでは審査できないこともあるので注意する．研究内容によっては審査を必要としないこともあるが，せめて委員への相談，もしくは第三者から意見を求めるようにしたい．研究倫理審査委員会への申請書，審査の開催頻度，審査期間は，所属施設によって異なる場合が多いので，まず各自で問い合わせてみるとよい．

　以上を踏まえたうえで，研究倫理審査委員会の適用範囲を概説する（図1）[1]．大きく三つの関所がある．第一に，研究か，臨床業務・教育の一環かを判定する．所属施設内で行われる診療の集計や，予後の動態などは業務の一環とされる．また，過度な侵襲がない事例報告も審査は不要とさ

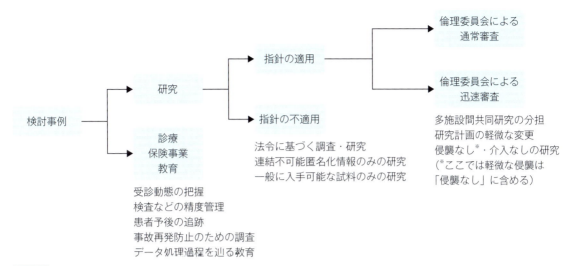

図1 倫理審査が適用される基準

(川村 孝:臨床研究の教科書―研究デザインとデータ処理のポイント. p68, 医学書院, 2016 より)

れている．新規性のない一般的なデータ解析も教育とみなされている．第二に，医学研究であっても例外がある．それは，法令に基づいて実施される治験(より厳しい審査を受ける)，国の統計データのような連結不可能匿名化されているデータを用いる場合，一般に市販されているような細胞(人体試料)を用いる場合は指針は不適用となる．第三に，倫理審査が必要な場合でも，内容によって通常審査か迅速審査かに振り分けられる．例えば，多施設間共同研究の分担研究で，研究代表者が審査を通している場合，承認済みの研究計画の軽微な変更，アンケートなど軽微な侵襲や介入もない研究，軽微な侵襲はあるが介入がない研究は，迅速審査に該当することがある．軽微な侵襲とは，健康診断などで実施される程度のものや，多少の運動負荷を行っても，休息や補水などで短時間に緩解する場合には侵襲とはみなされない．介入とは，ここでは通常の診療を超えて行われる研究目的の医療行為を指す．医療行為以外にも，無作為割付けなど研究目的での制御も介入とみなされる．ただし，侵襲や介入に該当するかは倫理審査委員会の判断による．介入研究における倫理については174頁に記す．

3 研究を実行する際の注意点

1)インフォームド・コンセント

医学系研究では，研究対象者から文書によってインフォームド・コンセント(以下，IC)を得ることを原則としている．つまり，研究対象者に情報をわかりやすく提供し，本人のもつ疑問に答え，自由意志に基づいて承諾を得る．医療や福祉の領域では，支援者からの協力要請を拒否しづらい状況下にあることを，ICを得る際には十分に考慮しなければならない．

ICで研究対象者に伝える内容は表2のとおりである．対象者自身にICを与える能力を欠くと判断された場合でも，対象者の意思や利益を代弁できると考えられる者がいれば，その者を代諾者(代わりにICを受ける者)とすることができる．侵襲や介入を行わない場合は必ずしも文書でのICを要せず，口頭説明と記録を残すこととされている．また，連結可能な情報や新たに個人情報を研究目的で使用する場合には，必ずしもICを要しないが，研究に関する情報の公開と対象者が拒否できる機会を保障することが原則とされている．

2)個人情報保護

個人情報については，「人を対象とする医学系

表2 インフォームド・コンセントで説明する内容

1. 研究対象者が参加するのは，通常の医療行為ではなく研究であること
2. 研究対象者となることに伴うリスク
3. 研究対象者本人または他人が，研究参加によって受ける利益
4. 他の選択肢（一般的な治療法など）
5. 個人情報を安全に管理する方法
6. 研究に伴う健康被害に対する補償とその内容
7. 問い合わせ先
8. 研究参加の任意性
9. 研究資金の出所と研究者の経済的利益
10. 個人に関わる情報や試料などの保存および使用方法
11. 研究に関わる情報入手先
12. 共同研究者に関する情報

研究に関する倫理指針」と個人情報保護法が適用される．個人情報とは，氏名や顔写真などその情報のみで個人を識別できるものや，個人識別符号（指紋データ，旅券番号，マイナンバーなど）が含まれるもの，あるいは他の情報と照合することで識別できるもの，とされている．また，要配慮個人情報といって，本人の人種，信条，社会的身分，病歴，犯罪の経歴など，本人に不当な差別や不利益が生じる可能性がある情報の取り扱いも注意が必要である．

個人情報の取り扱いの方法としては，個人を識別できる情報を除いて番号や符号に置き換えること（匿名化），紙や電子記録媒体などは鍵付きのロッカーに保管すること，パソコンや電子ファイルにはパスワードをかけ情報漏えいがないようにすることなどがある．匿名化した番号自体は特定の個人を識別できないが，個人が特定される情報との対応表を作成している場合は連結可能匿名化，対応表を作成しない場合は連結不可能匿名化と呼ばれている．連結不可能にしてしまうと，後でデータを確認したい場合や問い合わせがあった際に困るので，可能な限り対応表を残しておくほうがよい．

3）利益相反

研究者が，研究内容に関連のある企業などから研究資金，報酬などの提供を受けた場合には，それを研究計画書，研究対象者への説明文，論文・学会発表時に明記する必要がある（競争的研究費も含む）．基本的に研究資金の提供を受けること自体は問題ない．ただし研究協力者や研究発表を聞く側の人が，その事実を理解したうえで，研究結果を解釈するために，利益相反の開示が義務付けられている．特に医薬品や医療機器の有効性や安全性に関する研究や，商業に関連する研究を実施する場合には利益相反を明記する．もちろん利益相反の公表は，関連のある研究発表の場合に限る．

文献

1) 川村　孝：臨床研究の教科書—研究デザインとデータ処理のポイント．p68，医学書院，2016

Column 事例研究における倫理と個人情報

筆者が個人的に事例研究における倫理について感じる点を述べる．人を対象とする医学系研究に関する倫理指針ガイダンスでは，事例研究について倫理審査は必要ないと述べている．ただし，発表や論文を投稿した先の学会や医学雑誌が承認を求めた場合には，早急に倫理審査にかける必要がある．また，個人情報の暴露の観点からも事例研究こそが事例個人の特定が最も安易な研究デザインといえる（研究者の施設などが暴露されている分，その研究を実施した施設や時期が推定しやすい）．この点を真摯に受けとめ，事例研究に対する倫理的観念を強く持ち，対象者が提供してくれた貴重かつ大切な個人情報の扱いを考えるべきであると考える．

学会・論文発表

1 なぜ研究を発表するのか？

　研究成果は学会や論文として発表し，成果を社会と共有することまでが，研究代表者の責務である．研究成果発表の形態は，フォーマルなものとしては学会発表と論文発表がある．インフォーマルなものはホームページやブログなどがある．基本的には研究は論文で発表をすべきである．活字として長く残り，読者も研究のデータを見ながら研究を吟味することができる．また研究者の業績としても論文発表は最も価値が高く評価される．逆に学会発表は，たとえ100回やったとしても業績としてはほとんど評価されない．Web学会なるものも出てきており，今後，学会発表の役割はさらに狭まるだろう．

　ホームページでの公表は，個人の業績という観点では価値がないが，研究成果を広く社会に還元するという目的では有効な手段であり，近年では適切な使用が推奨されている．目的に応じて使い分けるようにしたい．

2 共著者の資格

　研究成果を発表する際にはどこまでを共著者にするのか迷うこともある．ICMJE（医学雑誌編集者国際委員会）によれば，著者になれる資格を得るには，表1に示す4つの基準をすべて満たしていることを条件としている．1つでも満たしていない場合には謝辞に名前を掲載する．また，基本的に1を満たすものには，2〜4の機会を与えるべきとも書かれている．

3 学会発表

　学会発表の目的は，研究成果を広めるというよりは，研究の着想を得たり，自分のアイデアを仲間に相談してみたり，ときに学会後もやり取りが

表1　ICMJEが示す著者資格

1. 研究の構想またはデザイン，あるいは研究データの取得，解析，または解釈に実質的に貢献した．
2. 論文を起草したか，または重要な知的内容について批評的な推敲を行った．
3. 出版原稿の最終承認を行った．
4. 研究のあらゆる部分について，その正確性または公正性に関する疑義が適切に調査され，解決されることを保証し，研究のすべての側面に対して説明責任を負うことに同意した．

続いて共同研究に発展したりと，研究者間のコミュニケーションの場となっている．初学者にとっては，自らの勉強のために学会発表を活用する者も多い．ただ上記のとおり，学会発表で満足せず，論文発表までを基本としたい．

　発表までの具体的な手順としては，まず発表する学会や研究会を選ぶ．おおよそ，国内のものは年1回，国際学会は4年に1回開催されている．学会は規模の大小よりも，自分の発表に興味を持ってくれそうな専門家が集まる学会を選ぶことが重要である．作業療法であれば表2に示した学会や研究会がある．

　発表する学会・研究会を選んだら，次は演題登録の期限や登録の方法，抄録の文字数，発表形式などをチェックし，規定に従って抄録を作成する．抄録は共著者のチェックを受けてから登録する．基本的に査読があるが，論文ほど厳しくはない．発表形式は，口述発表とポスター発表がある．口述発表では，会場にいる聴講者に聞いてもらえるが，議論する時間は限られる．ポスター発表は，1時間ポスターの前で待機し，訪れた聴講者とゆっくり議論できる．ただし聴講者が来ない場合は…淋しい思いをする．1〜2回目の発表は口述にチャレンジしてみよう．

　口述でもポスターでも，基本的にシンプルで，

表2 作業療法に関連する学会や研究会

学術大会
　日本感覚統合学会
　日本作業行動学会
　日本作業療法研究学会
　日本発達系作業療法学会
　日本ハンドセラピィ学会
　日本臨床作業療法学会
　北海道／東北／東海北陸／近畿／九州作業療法学会
　都道府県の学会

研究会
　日本うつ病作業療法研究会
　運転と作業療法研究会
　活動分析研究会
　高次脳機能障害作業療法研究会
　日本作業科学研究会
　日本作業療法教育研究会
　CIOTS Japan

国際学会
　WFOT Congress (World Federation of Occupational Therapists)
　COTEC (Council of Occupational Therapists for the European Countries)
　APOTC (Asia Pacific Occupational Therapy Congress)

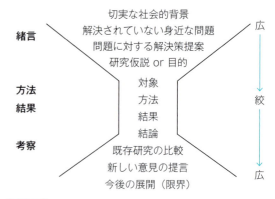

図1 論文の本文の形式

わかりやすい発表を心がける．一生懸命に取り組んだ研究なので，多くの情報を正確に伝えたいという気持ちになって，つい情報過多となりがちであるので気をつけたい．また，発表は事前に読み，原稿や質問対策，予演会，動画のチェックなどの入念な準備が必要である．

4 論文発表

1) 投稿先の選択

投稿先は後で決めてもかまわないが，学術誌によって投稿規定や掲載するテーマの傾向などが若干異なるため，まず最初に投稿先を決めておきたい．英文誌では，Impact Factor (IF) という雑誌の点数があり，高いほどよく引用され，価値があることを意味する．ということは，IF が高い雑誌ほど掲載されにくい，ということでもある．和文に IF はないが，Google Scholar では被引用回数が表示される．

2) 論文執筆

論文の形式は，学術誌によって多少異なるが，おおよそ以下の形式で用意する：①タイトルページ（題名，著者，所属，連絡先），②要旨とキーワード，③本文（緒言，方法，結果，考察，結論，文献）（図1），④図表．

筆者の論文執筆の手順として，まずストーリー（論旨）を共著者と大まかに考えて，方法と結果から書き始める．方法と結果は形式的で書きやすいのと，論文の良し悪しを決める根幹だからである．方法と結果ができれば，緒言にうつる．なぜその研究をするのか一般的な理由から絞り込んでいって，本研究で明らかにすることを述べる．次に考察で，研究結果の一般化や提言，結論，研究の限界などを考察で述べる．最後に全体を見渡しながら要旨をまとめる．慣れないうちは型にはめて書いていくとよいだろう．

3) 論文投稿

学術誌の編集委員長宛てにカバーレターを作成する．この研究の重要性，新規性，投稿する雑誌の主旨に沿っている理由などをA4用紙1枚程度にまとめる．雑誌によっては共著者の投稿同意書，研究のデータなどを要求することもあるので投稿規定をよく確認する．投稿は，近年はメールかインターネット上のフォームを通して行われるようになった（以前は紙面を郵送していた）．投稿自体が受け付けられれば，投稿者の作業はひとまず完了である．

投稿された先の編集委員会は，編集委員長もしくは編集委員が，投稿された論文の査読を当該領域の専門家に依頼するかどうか決める．ここで掲

載の見込みがない場合には，掲載不可（reject）が決定することもある．掲載の可能性があると判断された場合には，査読者に依頼がいく．1論文あたり2～3名の査読者が投稿論文をチェックする．査読者は，「掲載可，修正後再査読，掲載不可」の判断と，論文についてのコメントを，編集委員長か担当編集委員へ戻す．査読者の意見を踏まえたうえで，最終的な判定を編集委員長か担当編集委員が下す．投稿から結果の判定まで，おおよそ1～2か月かかる．当初予定されていた期日をオーバーするようなら，催促してもよい．ちなみに，査読はほぼボランティアで行われている．

4）査読対応

編集委員会からの返事は丁寧に読み込む．掲載不可の場合には，めげずに他の投稿先を探す．英文雑誌だと，1論文で2～3回掲載不可をもらうのは当たり前である．気の合う査読者に巡り会えなかったのだと気持ちを切り替えるとよい．

運よく修正依頼があった場合には，査読者のコメントによく目を通し，その一つひとつに感謝の気持ちを持って真摯に対応する．もちろんすべて査読コメントのとおりに修正しなければいけないわけではない．修正できないコメントや，査読者の読み違えがあったりもする．修正に応じられない場合には，丁寧にその理由を述べればよい．再投稿時には，査読者への返答（revise）と修正原稿を用意する．査読者への返答と修正原稿は，修正箇所がひと目でわかるように赤字かハイライトにする．

5）掲載決定後

査読のやりとりを経て，掲載可（accept）を受けたら，最終原稿を指定期日内に投稿する．その後，出版社からゲラ刷り（校正刷り）が送られてくるので，赤字で修正を入れる．校正刷りを提出した後は，もう修正はできないので，注意深く確認する．掲載されると，本研究はひとまず終了となる．後日，メールで論文についての問い合わせがくることもあるので，それに対応する．

Column プレゼンのコツ

プレゼンのコツを1つ挙げるとすれば，「難しいことをわかりやすく」に尽きる（図）[1]．多くの人が陥るのは，図の中央のように「盛り込みすぎてわかりにくい」プレゼンである．論旨を明確にして，それに関係ない内容はできるだけ省く作業が必要になる．そのほか，スライドを作成する際には，「シンプルすぎず盛り込みすぎず」，「直感的にわかる図解」，「余白を作る」，「配色とアニメーションは少なく」，「タイトルに結論を書く」ことなども気をつけている．

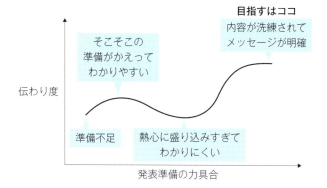

図 難しいことをわかりやすく
（佐藤雅昭：なぜあなたの発表は伝わらないのか．p27，メディカルレビュー社，2017より改変）

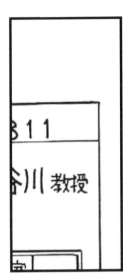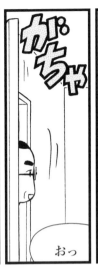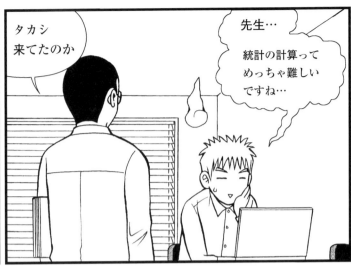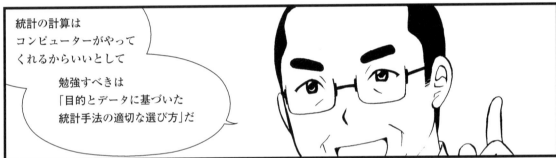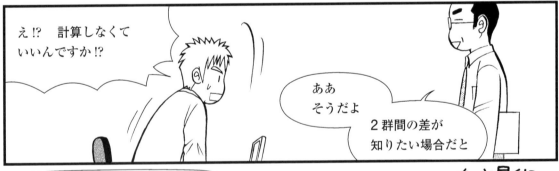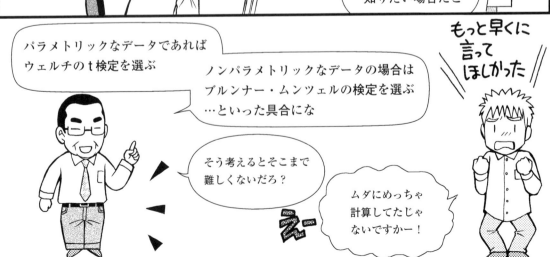

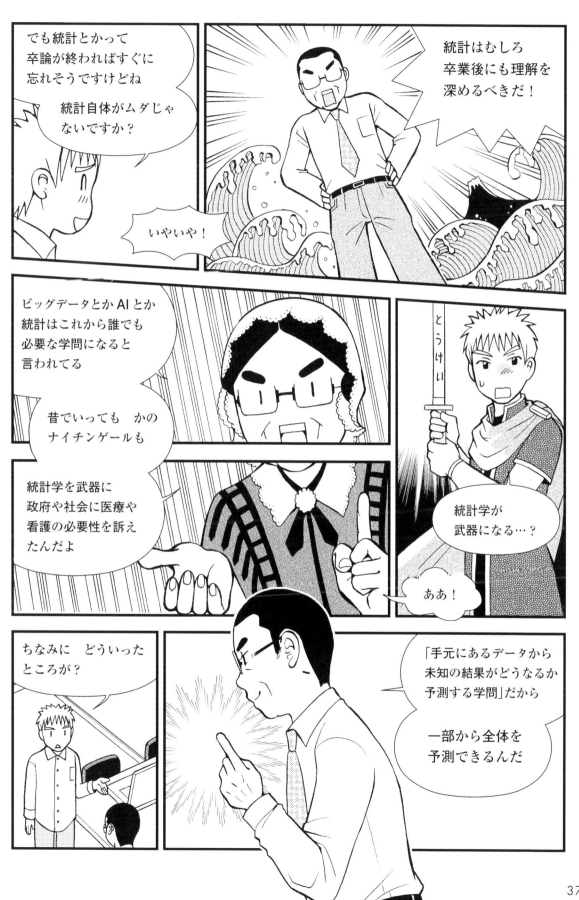

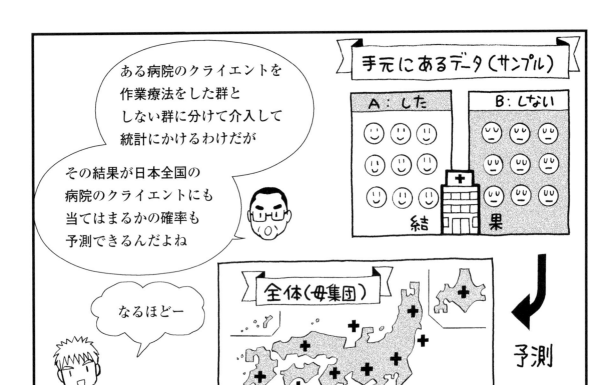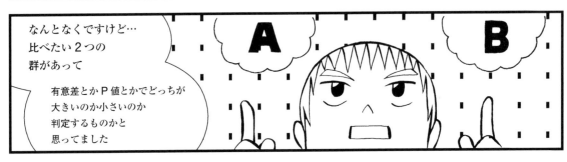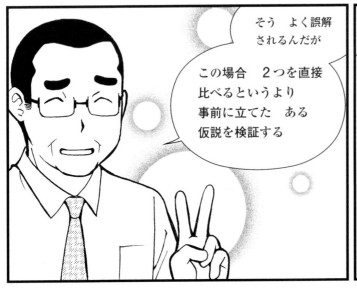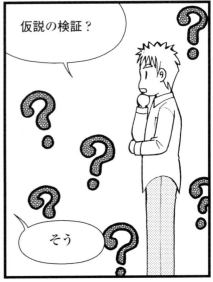

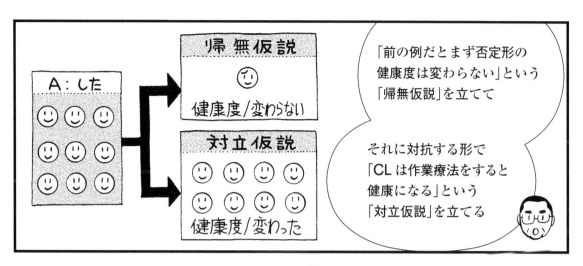
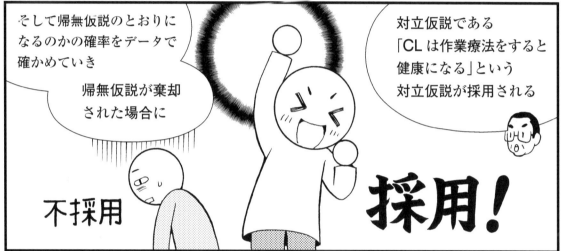
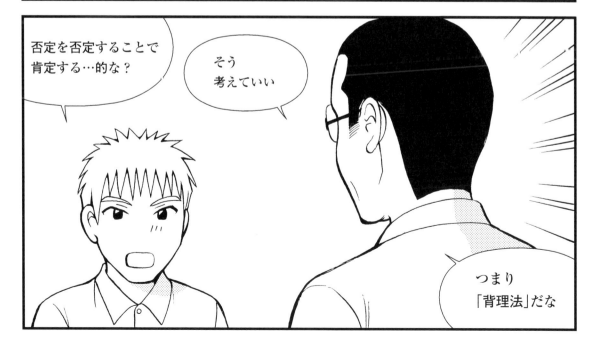

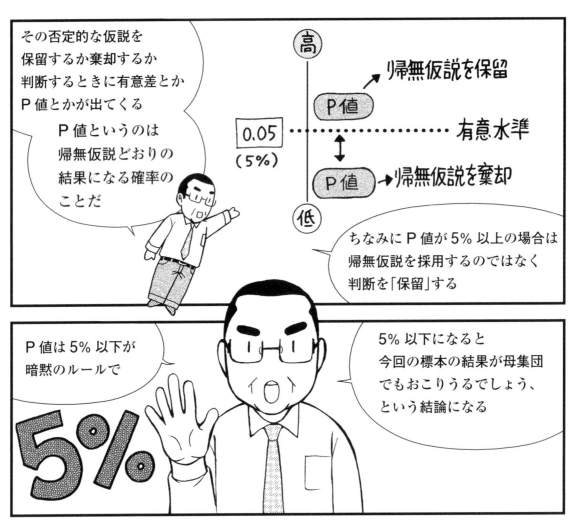

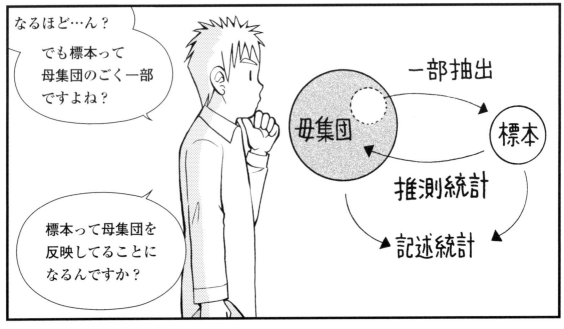

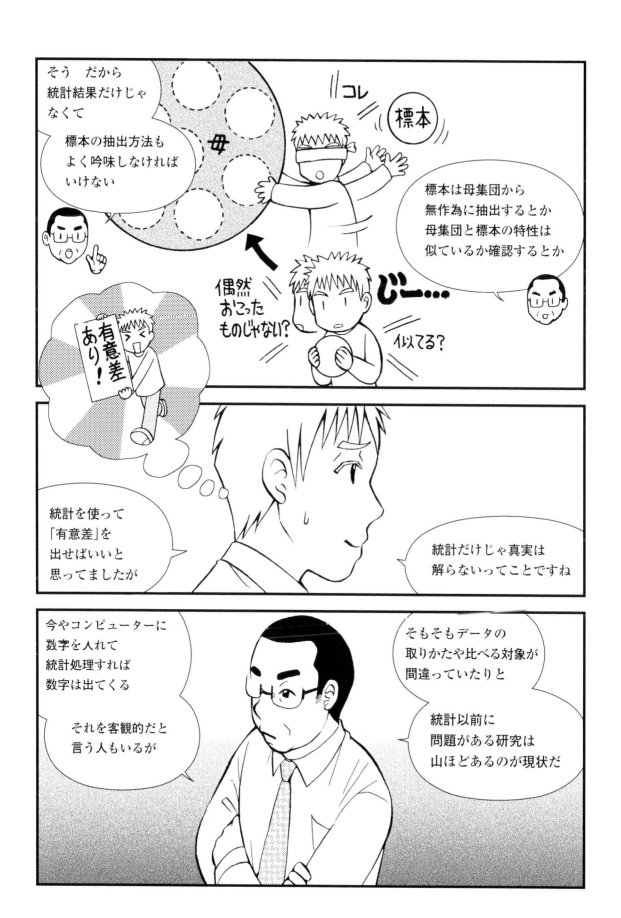

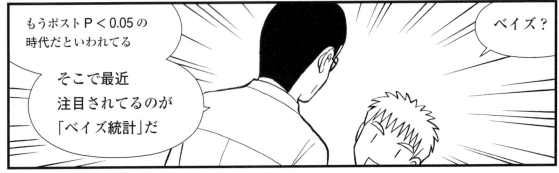

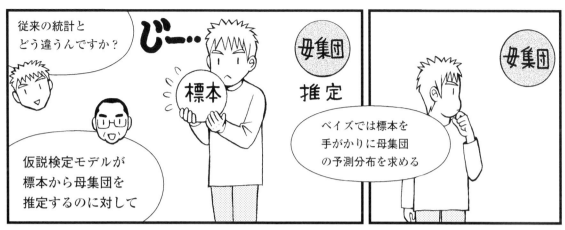
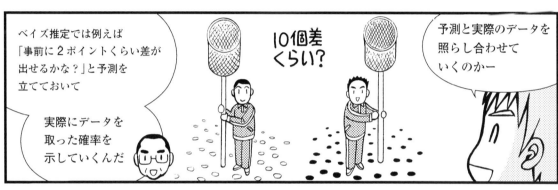
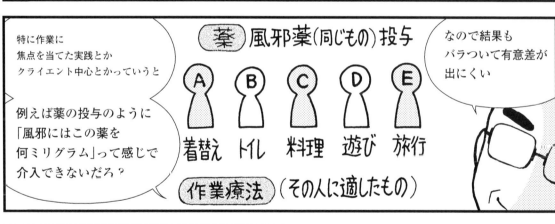
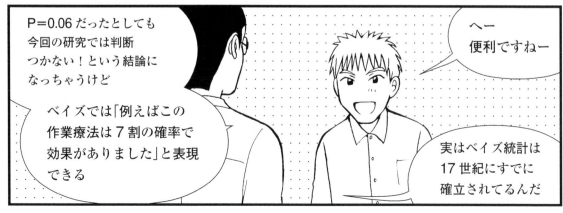

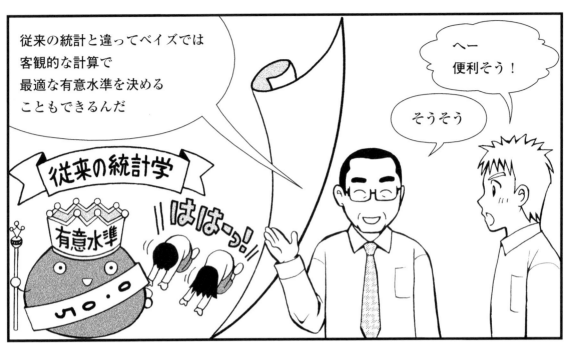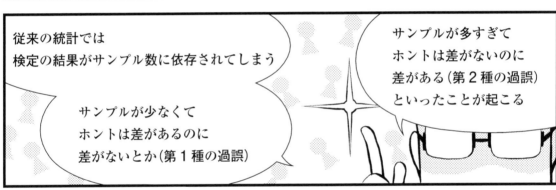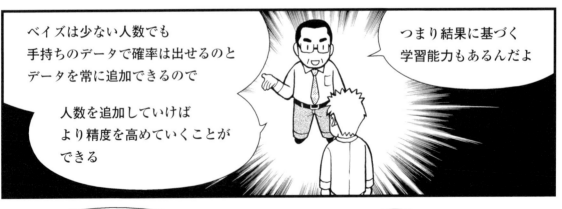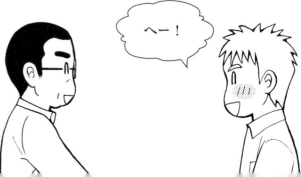

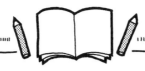

仮説検定モデル（従来の統計学）		ベイズ統計
ある程度集めないと検定できない	標本	従来のものに比べて少ない数でもできる 多いと精度が高くなる
P値5%、95%信頼区間など	基準	ベイズファクター 研究仮説が正しい確率 Rhatなど
・単純な2群の比較 多重比較は扱いやすい ・論文などの審査にはこちらが良いかも		・人工知能などの領域で注目 ・柔軟でメタな立ち位置 ・従来の統計学でできること/できないことはベイズでできる

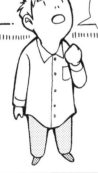

「もう全部ベイズにしちゃったらいいんじゃないですか？」

「いや　まだそこまで浸透してないから従来の統計も必要だ」

「他には「一般化線形混合モデル」や「構造方程式モデル」ってのもあるぞ」

「とりあえず従来の統計学から学んでいこう」

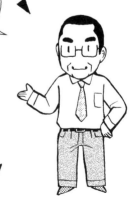

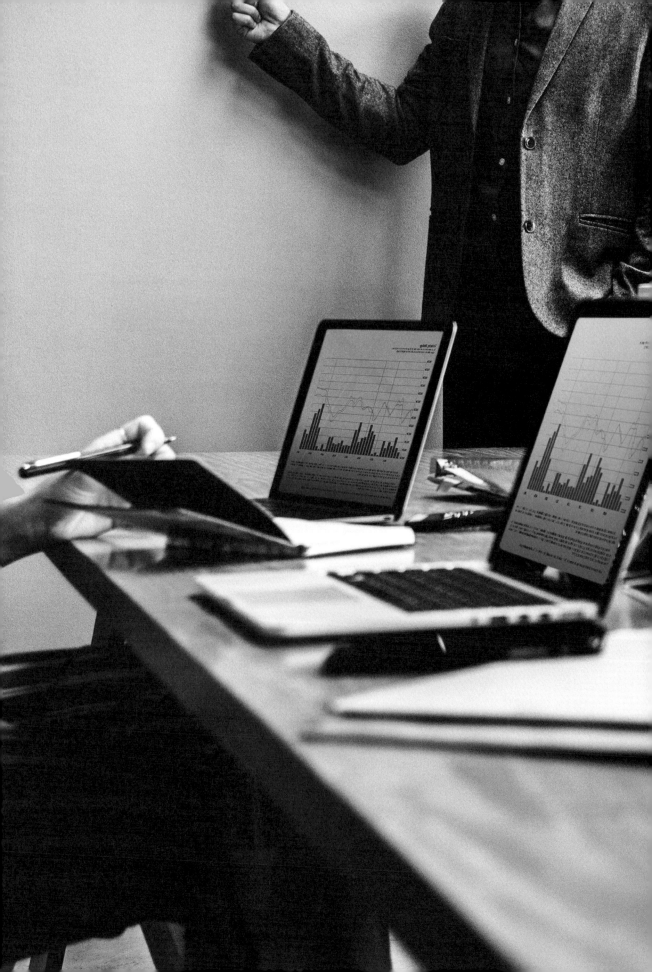

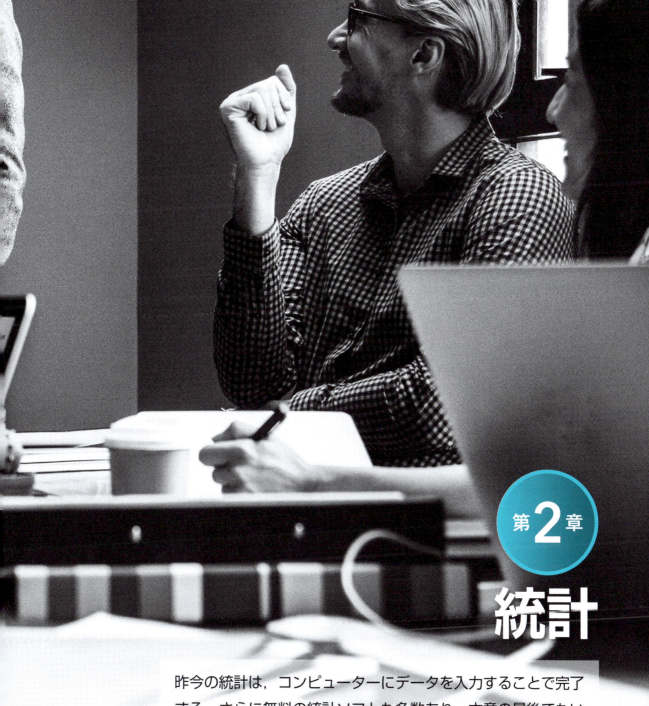

第2章 統計

　昨今の統計は，コンピューターにデータを入力することで完了する．さらに無料の統計ソフトも多数あり，本章の最後でもいくつか紹介している．読者はぜひ，手を動かしながら本章を学んでほしい．特に統計は本を読んだだけでは理解できない領域である．また統計手法も進化し続け，現在では複雑な事象を扱える統計モデリングが注目されている．統計モデリングはまだまだ認知度が低いが，今後作業療法において強力な武器になると推測されるため，今のうちに学んでおきたい．

統計学はなぜ必要なのか

1 統計学とはなにか？

　統計学とは現象をデータ化して特徴をまとめたり，データの背後にある未知の母集団を予測・解釈する営為である．現象とはわれわれに立ち現れるすべてであり，情報量が多すぎて，それ自体を直に理解することはできない．そこで，われわれが理解できるように，現象をデータに置き換えることになる．もちろん，データは数字の羅列にすぎないため，ごく一部の天才を除いて直に理解を深めることはできない．そこで登場するのが，統計学である．統計学は人間が現象を理解するためのツールなのである．

　統計学は記述統計学と推測統計学に分類することができる．記述統計学とは，現象をデータ化した後にまとめる営みである．すなわち，記述統計学ではデータを理解するために図表で表したり，平均値や標準偏差などのかたちでデータの特性を表したりする．一方，推測統計学はデータを手がかりに，その背後にある未知の母集団におけるパラメータを推論する営為である．推測統計学では，人間が母集団を直に知ることは不可能であるため，手元にあるデータが母集団を代表すると仮定し，それを手がかりに母集団に近似する確率分布のパラメータの値を推定していくことになる．

　統計学にはさまざまな手法があるものの，基本的には記述統計学と推測統計学のいずれかに含まれる．

2 統計手法の一覧

　統計学は新しい知識と技術を見いだすための方法である．方法とは，目的を達成するためのツールである．それゆえ，統計学のユーザーである作業療法士は，目的に応じて適切な統計モデルを選択し，活用すればよい．表1は目的に応じて統計モデルの一部を整理したものである．基本的に読者は自身の目的をよくふり返り，表1のなかから自身の目的に最も近い目的を選ぶ．そしてデータの種類（尺度水準：比率尺度，間隔尺度，順序尺度，名義尺度⇒56頁参照），確率分布，推定法などを見極めたうえで，適切な統計モデルを選択する．なお，評価尺度における信頼性や妥当性の検証，項目反応理論，反応性に関する統計は，8章の尺度研究で述べる．

　もちろん統計は計算機で手計算するわけではない．目的・尺度・分布と，統計モデルとのマッチングを見極め，統計ソフトのボタンをクリックしていけば，統計処理を行った結果が得られる．ただ統計ソフトは入力されたコマンドを実行するだけなので，マッチングが違っていてもボタンをクリックすれば結果を出してくれる．ここは注意が必要である．いろいろ迷うこともあるだろうが，統計でわからないことがあれば，まずGoogleで検索してほしい．どこかに必ず理解するうえで役立つ知見がある．「Google is your friend!」という言葉を忘れずに！

表1　目的と統計モデルの対応例

目的	尺度水準	統計モデル名
差が知りたい	量的変数×質的変数	t検定(対応あるt検定，ウェルチのt検定など)
	量的変数×質的変数	分散分析(一元配置，二元配置，反復測定など)
原因と結果の関係が知りたい	量的変数×量的変数	回帰分析(単回帰，重回帰など)
	質的変数×量的変数	回帰分析(ロジスティック，プロビット，ポアソンなど)
分割表を分析したい	質的変数×質的変数	χ^2検定(2分割)，対数線形モデル(2元分割表より高次の分割表(高次の交互作用))
さまざまな線形モデル(t検定，分散分析，回帰分析など)を柔軟に使いたい	量的変数，質的変数のどちらも可	一般化線形モデル
個体差，場所差などを考慮した線形モデルを行いたい	量的変数，質的変数のどちらも可	一般化線形混合モデル
相関が知りたい	量的変数×量的変数	ピアソンの積率相関分析
	質的変数×質的変数	スピアマンの順位相関分析
	質的変数(多値)×質的変数(多値)	ポリコリック相関分析
	質的変数×量的変数	ポリシリアル相関分析
	質的変数(2値)×質的変数(2値)	テトラコリック相関分析
	質的変数×量的変数	バイシリアル相関分析
因子構造を検討したい	量的変数(質的変数が可のこともあり)	因子分析，クラスター分析
	質的変数	カテゴリカル因子分析，数量化Ⅲ類
背後にある母集団を探りたい	量的変数	潜在プロファイルモデル
	質的変数	潜在クラス分析
能力を連続評価したい	質的変数	ラッシュモデル，項目反応理論，多次元項目反応理論など
能力を段階評価したい	質的変数	潜在ランク理論
評価尺度の特性を知りたい	量的変数，質的変数どちらでも可	古典的テスト理論
	質的変数	ラッシュモデル，項目反応理論，多次元項目反応理論，潜在ランク理論　など
差も，関連も，因果も，背景も包括的に扱いたい	量的変数，質的変数のどちらも可	構造方程式モデル
差も，関連も，因果も，背景も，さらにはネストされたデータも包括的に扱いたい	量的変数，質的変数のどちらも可	マルチレベルモデル(従属変数が1つなど制約あり)
		マルチレベル構造方程式モデル(制約なし，非常に柔軟)
自由にいろいろやりたい	量的変数，質的変数のどちらも可	ベイズモデル，階層ベイズモデル

仮説検定モデルと統計モデリング

1 推測統計学の発展

　統計学は記述統計学と推測統計学に大別できる．記述統計学は，手元のデータの中心と散らばりを整理する方法である(56頁)．推測統計学は，手元のデータから未知の母集団のパラメータを推定する方法である．母集団とは，研究で本当に明らかにしたい集団全体である．パラメータとは，母集団の特徴を示す代表値(母平均，母標準偏差，母分散など)である．例えば，母集団の身長を173 cm，156 cm，182 cm，167 cm…と個体レベルで説明されるより，平均168±12 cmと書かれているほうが特徴を捉えやすい．

　ただし，この推測統計学は，仮説検定モデルから始まり，統計改革があり，現在は統計モデリングへと発展しつつある(図1)．仮説検定モデルと統計モデリングでは目的が異なり，現在は両方とも使われているため，作業療法士は両者を理解する必要がある．以下にこの図を踏まえて，仮説検定モデルと統計モデリングを解説する．

2 仮説検定モデル

　仮説検定モデルとは，データに基づいて仮説(帰無仮説と対立仮説)を評価する方法である[1]．仮説検定モデルの基本思考は図2に示すとおりである．これは，フィッシャーの有意性検定を発展させたネイマン・ピアソンの帰無仮説検定に基づく方法である．

　仮説検定モデルでは，主張したくない仮説である帰無仮説(パラメータ＝0)と，主張したい仮説の対立仮説(パラメータ≠0)を立て，帰無仮説を肯定するデータの確率が危険率(1％または5％)

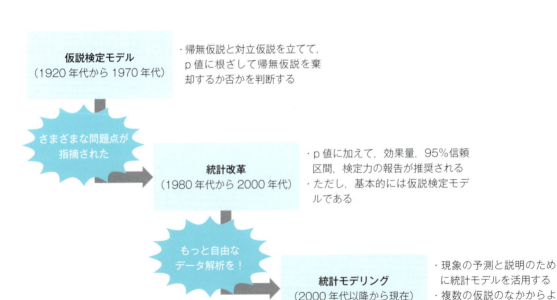

図1　推測統計学の発展の図的理解
〔大久保街亜，他：伝えるための心理統計―効果量・信頼区間・検定力．勁草書房，2012／久保拓弥：データ解析のための統計モデリング入門――一般化線形モデル・階層ベイズモデル・MCMC．岩波書店，2012をもとに作成〕

①目的に応じた帰無仮説と対立仮説を立てる

②帰無仮説のもとでデータが得られる確率を計算する

③②の確率が小さいなら，帰無仮説を支持できないと判断し，対立仮説を採用する

図2 仮説検定モデルの基本思考

より低ければ，対立仮説が採用される，というやや複雑な論理が用いられる．帰無仮説(H0)とは，パラメータが0という仮定である．例えば，「作業療法には効果がない」「ADLとQOLには相関がない」などである．つまり，帰無仮説はパラメータが0.0001でも−0.0001でもなく，正確無比に0であるという仮定である．

他方，対立仮説(H1)とは，パラメータが0ではないという仮定である．例えば「作業療法には効果がある」「ADLとQOLには相関がある」などである．仮説検定モデルは帰無仮説のもとでデータが得られる確率を推定し，その値が5%や1%よりも小さければ，帰無仮説を棄却し，対立仮説を採用する．この5%または1%という基準は危険率(有意水準)と呼ぶ．

仮説検定モデルは，帰無仮説を棄却するか否かによって判断するため，「有意差あり／なし」で結果を単純に解釈しやすい．しかし仮説検定モデルには，①帰無仮説の真偽を判断できない，②帰無仮説を棄却しても，対立仮説の正しさはわからない，③帰無仮説は常に間違っていることが前提である，などの問題もある[1]．

こうした仮説検定モデルの問題点を克服するために，統計改革が起こった[1]．これは，仮説検定モデルを拡張し，効果量，95%信頼区間，検定力を計算するというものであった．効果量とは，母集団における効果の大きさであり，サンプルサイズに依存しない．95%信頼区間とは，100回検証した場合に100回中5回はパラメータを含まないという意味である．検定力とは，対立仮説が正しいにも関わらず，帰無仮説が棄却されない確率である．これらは，仮説検定モデルの問題点を克服する強力な提案である．

3 統計モデリング

仮説検定モデルは，帰無仮説と対立仮説で対になった仮説を検証するものであり，型が明確に決まっているぶん自由度に欠ける．そこで，もっと自由にデータ解析するために，統計モデリングが発展してきた．

統計モデリングは，データにさまざまな統計モデルを当てはめて，現象の説明と予測を行うものである[2,3]．統計モデリングでもまず目的に応じた仮説を立てるが，これは仮説検定モデルと同様に，帰無仮説と対立仮説が対になったものでもよいし，例えば「作業機能障害が作業参加を制約し，その結果としてQOLが低下し，抑うつ状態に陥る」などのように複雑な内容でもよい．つまり，仮説検定モデルで使われていたt検定や相関分析なども統計モデリングで使う統計モデルになる．また，柔軟なデータ解析を行うための統計モデルには，構造方程式モデル，マルチレベルモデル，一般化線形モデル，一般化線形混合モデル，ベイズモデル，階層ベイズモデル，機械学習，ディープラーニングなどがある．統計モデルの基本部品は確率分布，推定法などがある(本章「確率分布」「推定法」の項参照⇒73，80頁)．統計モデルの良し悪しは，適合度基準や情報量規準で評価する

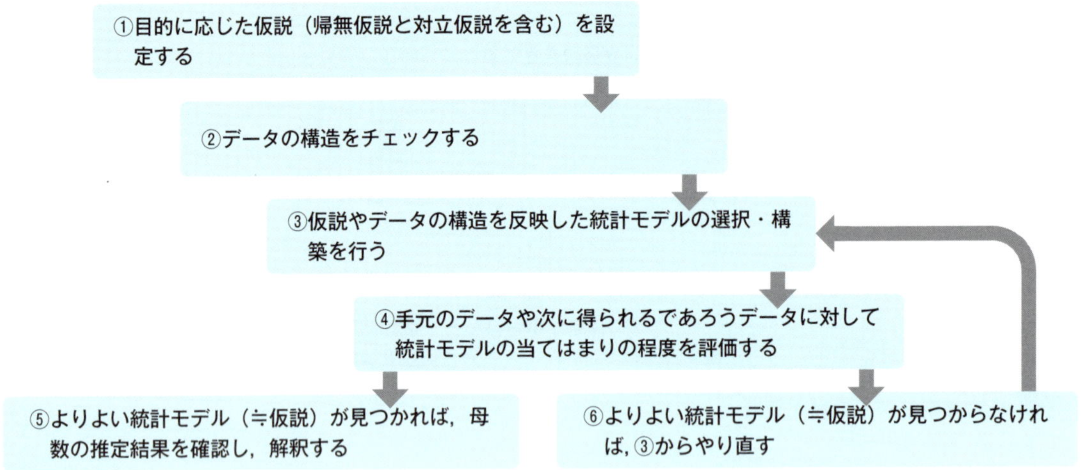

```
①目的に応じた仮説（帰無仮説と対立仮説を含む）を設
  定する
            ↓
②データの構造をチェックする
            ↓
③仮説やデータの構造を反映した統計モデルの選択・構
  築を行う  ←──────────────────┐
            ↓                              │
④手元のデータや次に得られるであろうデータに対して│
  統計モデルの当てはまりの程度を評価する        │
       ↙                    ↘                │
⑤よりよい統計モデル（≒仮説）が  ⑥よりよい統計モデル（≒仮説）が見つからなけれ
  見つかれば，母数の推定結果を      ば，③からやり直す
  確認し，解釈する
```

図3 統計モデリングの基本思考

（本章「統計モデルの評価」の項参照⇒78頁）．よりよい統計モデルが見つかれば，推定結果の確認と解釈を行う．見つからなければ，統計モデルの構築からやり直すことになる．統計モデリングはアートな側面があるため，仮説検定モデルのように模式図で表しにくいが，上記の内容を図解すると図3のようになるだろう．ただし，図3は目的や使用する統計モデルによって変わる点に注意してほしい．

統計モデリングの利点は自由度の高さにある．例えば，Rのglm関数（83頁参照）で一般化線形モデル（最尤推定法）を使えば，パラメータのp値を計算できるため，仮説検定モデルと同じように帰無仮説を棄却するか否かを検討できる（本章「一般化線形モデル」の項参照⇒83頁）．それだけでなく，この場合，統計モデルの質を評価する情報量規準のAIC（Akaike's Information Criterion）も出力されるため，統計モデルの予測力についても検討できる．もちろん，統計モデリングは仮説検定モデルでは不可能だったことも可能となる．例えば，ベイズモデル（ベイズ推定法）を使えば，その統計モデル（例えば，t検定や相関分析などでも）内部における研究仮説が正しい確率を計算できる（本章「研究仮説が正しい確率」の項参照⇒70頁）．仮説検定モデルは，帰無仮説のもとでデータが得られる確率を計算するため，研究仮説がどの程度正しいのかを直接示せない．また，一般化線形混合モデルを使えば個性を科学することもできる．なお，統計モデル，推定法などにはそれぞれ利点と欠点があり，それを踏まえた統計モデリングを行う必要がある．

4 まとめ

推測統計学には仮説検定モデルと統計モデリングがある．仮説検定モデルの目的は帰無仮説の検定，統計モデリングの目的は現象の説明と予測である．ただし，統計モデリングの一部には仮説検定モデルと同様のことができるものもある．作業療法士は目的に応じてどちらも活用できる必要がある．

文献

1) 大久保街亜，他：伝えるための心理統計―効果量・信頼区間・検定力．勁草書房，2012
2) 久保拓弥：データ解析のための統計モデリング入門―一般化線形モデル・階層ベイズモデル・MCMC．岩波書店，2012
3) 松浦健太郎：StanとRでベイズ統計モデリング．共立出版，2016

母集団とサンプル，そしてパラメータの推定

1 推測統計学に共通の前提

　推測統計学は，仮説検定モデルからはじまり，統計モデリングへと発展してきたが，両者は母集団から無作為抽出されたサンプルを前提にしているという点で共通している(図1)[1]．母集団とは，研究で本当に明らかにしたい集団全体である．サンプルとは，母集団から抽出した一部の集団である．パラメータとは，確率分布の特徴を表す値であり，母集団分布(真の分布)の場合は真値(母平均，母標準偏差，母分散など)と呼ぶ．一般に，推測統計学では母集団の真の分布は未知であるため，パラメータは統計モデルで推定した確率分布の特徴を表す値になる．

　例えば，脊髄損傷をもつ中年期クライエントの作業機能障害とQOLの関連性を明らかにしたいならば，母集団は「作業機能障害を体験している脊髄損傷をもつ中年期クライエント」になる．この場合，サンプル例は母集団の一部に含まれる「ある地域で暮らす作業機能障害を体験している脊髄損傷をもつ中年期クライエント」などになる．そして，作業機能障害がQOLに与える影響が0.7であると推計されれば，それがパラメータになる．

　推測統計学の目的は，母集団の部分集合であるサンプルからデータを収集し，そこから母集団分布に近似すると期待される確率分布のパラメータを推定することである．この目的を達成するためには，母集団とサンプルが独立同分布(independent and identically distributed；IID)に従っている必要がある．独立同分布とは複数の確率変数が互いに独立で同じ確率分布に従うという意味

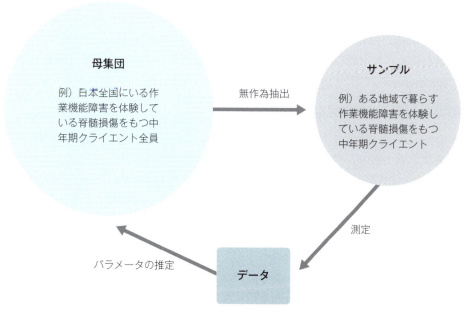

図1　推測統計学に共通する前提
〔日本疫学会(監修)：はじめて学ぶやさしい疫学—疫学への招待．改訂第2版，pp26-28，南江堂，2010をもとに作成〕

サンプリングの重大さ

　ハンバーガーからサンプルを抽出して食べるとして，場所によってはパンにもハンバーグにもサラダにもなる可能性もある…母集団とサンプルが同等になるにはどうすればいいだろうか？　このたとえで，統計において，サンプリングや分布を確認することがいかに重要かわかるかもしれない．これがポテトならどこを食べても同じだろうが…．

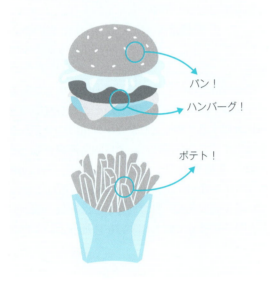

であり，この条件を満たすには母集団からサンプルを無作為抽出する必要がある（第4章「サンプリング法と調査方法」の項参照⇒148頁）．

2 母集団は人間には知りえない

　母集団からサンプルを抽出する方法は，サンプリング法と呼ぶ[2]．サンプリング法には，確率抽出法と非確率抽出法がある．無作為抽出は確率抽出法の一種であり，単純無作為抽出法やクラスター抽出法などさまざまな種類がある．ところが，確率抽出法は実行困難なことが多い．例えば，単純無作為抽出法であれば，母集団の完全なリストが必要であるものの，そもそもそのようなリストが存在しなかったり，たとえ存在したとしても入手できないことが多いためである．また，母集団からサンプルを無作為抽出しても，母集団とサンプルで偶然データがバラつくこともある．

　確率抽出法が困難な場合，非確率抽出法を活用することになる．非確率抽出法は無作為抽出によらずに，何らかの基準や判断に従ってサンプルを抽出するものであり，割当て法，有意抽出法などさまざまな種類がある．その場合，手元のデータからパラメータを一意に推定できない．そのため，①サンプルが母集団に近似する割合になるよう工夫する，②ショットガン方式で対象を変えながら結果の再現性を確認する，などの努力が必要である．

　以上を踏まえると，私たち人間は，母集団が不明のまま，与えられたサンプルとそこから得られるデータから母集団のパラメータを推測しているという話になる[3]．仮に，全数調査を行ったとしても，リストの完全性を証明できない限りにおいては，母集団か否かは誰にも判断できないし，そもそも論理的にそうした証明を行うことは不可能である．

3 パラメータの推定

　そこで，推測統計学では，図2に示したような順序で思考する[3]．なお，図2は，特に統計モデリングに該当するが，統計モデリングの一部は仮説検定モデルに似たようなこともできるし，手元にあるデータから母集団のパラメータを推定するという発想は共有している．

　図2のポイントはまず，母集団は不可知であるものの，何らかの確率分布に従うと仮定する点にある[3]．次に，与えられたデータは，その確率分布から発生した乱数のセットであると考えて，元の確率分布に近似する確率分布を推定することになる[3]．この方法によって，母集団が不明なまま，データに対する統計モデルの当てはまりの良さを評価することができる[3]．もちろん，この方法でも独立同分布の制約は伴うが，現実の複雑なデータに対応した適切な統計モデル（確率分布，推定法など）を組むことによって，そうしない場合に比べて推定精度を相対的に高められることがある．

　確率分布には正規分布，一様分布，二項分布，ポアソン分布などがある（本章「確率分布」の項参

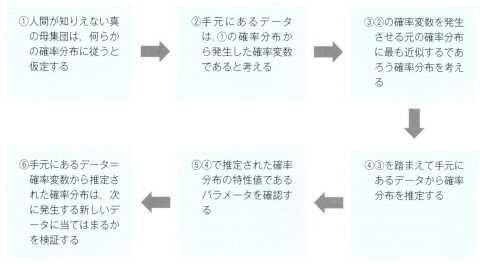

図2 推測統計学の基本思考
(久保拓弥:データ解析のための統計モデリング入門—一般化線形モデル・階層ベイズモデル・MCMC. pp30-33, 岩波書店, 2012 をもとに作成)

照⇒73頁).確率分布はさまざまなものがあるため,自分のデータを適切に説明できそうな確率分布と統計モデルを選ぶ必要がある.例えば,t検定はデータが正規分布という確率分布に従うときに使用できる統計モデルである.また,ポアソン回帰分析はデータがポアソン分布という確率分布に従うときに活用できる.作業療法士はデータから確率分布と統計モデルを考えることができる必要がある.

また,主な推定法にはベイズ推定法,最尤推定法などがある(本章「推定法」参照⇒80頁).統計モデリングではベイズ推定法が重宝されるが,実際のデータ解析では最尤推定法なども使われる.ベイズ推定法は最尤推定法に比べて,①統計モデルが複雑である,②サンプルサイズが小さい,などでも対応できるが,計算量が多く,プログラミングが必要なときもあり不便なことがある.他方,最尤推定法は,計算量が少なく便利であるため,統計モデルが比較的単純で,サンプルサイズが大きい,などのときに使いやすい.作業療法士は目的と状況に応じてさまざまな推定法を使い分ける必要がある.

4 まとめ

推測統計学は,母集団を代表するサンプルを前提にパラメータを推定する.しかし,母集団は人間にとって不可知であるため,推測統計学では,それが何らかの確率分布に従うと想定し,手元にあるデータがそこから発生した乱数であると考えて,元の確率分布を推定し,次のデータにも当てはまるかを予測・検証する.

文献

1) 日本疫学会(監修):はじめて学ぶやさしい疫学—疫学への招待.改訂第2版,南江堂,2010
2) 鈴木淳子:質問紙デザインの技法.ナカニシヤ出版,2016
3) 久保拓弥:データ解析のための統計モデリング入門——般化線形モデル・階層ベイズモデル・MCMC.岩波書店,2012

尺度水準とデータのまとめかた

1 統計と尺度水準

　作業的現象は作業・人間・環境の相互交流によって構成される．それゆえ，作業的現象は複雑かつ多様であり，単に観察するだけでは情報量が多すぎるため意味を理解できない．私たち人間が理解できる状態に落とし込むためには，作業的現象を数値で表現（データ化）し，統計モデルで解析し，結果を導出する必要がある（図1）．

　統計モデルはさまざまなものがあるが，データの特性にあわせて選ぶ必要がある．データの特性は尺度水準と呼ぶ．尺度水準には比率尺度，間隔尺度，順序尺度，名義尺度があり，それぞれできることが異なる．表1に，尺度水準の意味を一目で理解できるようにまとめた[1]．以降，尺度水準について説明するが，わかりにくければ表1のみ参照すればよい．

2 尺度水準

1）比率尺度

　比率尺度の大きな特徴は，①数値が等間隔である，②物理的に存在しない「0」を含む，の2点である（図2）．例えば，関節可動域を測定すると，20度は必ず10度の2倍であり，5度の4倍である．また，関節可動域が0度であれば，必ず無という状態である．つまり，関節可動域には，物理的に存在しない「0」に対応する現象が存在している．このように，比率尺度は現象の差を正しく表し，しかも存在しない状態も適切に表現できる．加えて，比率尺度は4つの尺度水準のなかで唯一，データ間の四則演算（＋－×÷）がすべて可能である．これは，比例尺度が無を表す「0」を含むため，「0」を基準にすることによって比（かけ算，割り算）を表現できるからである．比率尺度の代表値として平均値，標準偏差が使える．

2）間隔尺度

　間隔尺度は，数値が等間隔であるという点に特徴がある（図3）．例えば，温度は20度は10度よりも必ず10度ぶん熱いし，5度よりも15度ぶん熱い．つまり，温度は現象の差を等しく表している．他方，間隔尺度は比率尺度と違って，存在しない「0」を表現しない．例えば，温度には0

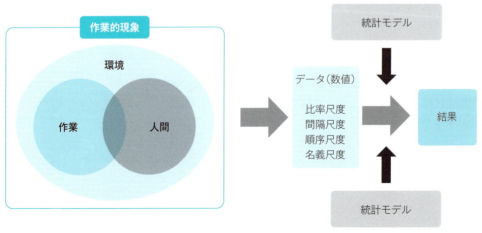

図1　データ解析の過程

表1 データの尺度水準

	概説	データ間の四則演算				許容される変換				大小比較	例
		足し算	引き算	かけ算	割り算	定数倍	定数加算	単調変換	1対1変換		
比率尺度	現象の差を等間隔の数値で表し,存在しない「0」を含むもの	○	○	○	○	○	×	×	×	○	重さ,長さ,速度,角度,時間など
間隔尺度	現象の差を等間隔の数値で表したもの	○	○	×	×	○	○	×	×	○	温度,濃度,合計点,因子得点など
順序尺度	現象の大小関係を数値で表したもの	×	×	×	×	○	○	○	×	○	リッカート,高度,震度,明度など
名義尺度	現象を区別するために数値を割当てたもの	×	×	×	×	○	○	○	○	×	性別,賛否,職種,障害分類,色など

〔川端一光,他:心理学のための統計学入門―ココロのデータ分析.誠信書房,2014 をもとに作成〕

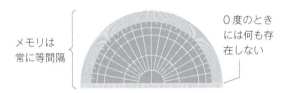

図2 比率尺度の図的理解

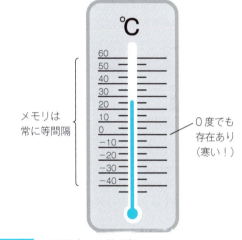

図3 間隔尺度の図的理解

度があるものの,これは温度が存在しない状態を意味しない.よくわからない場合は,0度の環境に身体を曝した状態をイメージしてほしい.多くの人は「寒っ!!」と感じるはずだ.これはつまり,間隔尺度の「0」が物理的に存在している状態を表している.そのため,間隔尺度はデータ間の四則演算のうち足し算,引き算はできるものの,「0」を基準にできないためかけ算,割り算を実施できない.なお,間隔尺度の代表値は比率尺度と同じく平均値,標準偏差である.絶対「0」が存在しない間隔尺度そのものはデータ間のかけ算,割り算ができないが,データ外の定数を活用すればそれも可能である.平均値はサンプルサイズでデータの和を割って求めるが,このときサンプルサイズがデータ外の定数にあたる.データを用いた数値変換は順序尺度や名義尺度で可能である.

3) 順序尺度

順序尺度は,数値の大小関係のみ表すという特徴がある(図4).例えば,合計得点で順位をつけると,100点が1位,90点が2位,89点が3位,70点が4位,68点が5位だったとする.合計得点は間隔尺度であるため,100点は90点よりも10点多く,90点は89点よりも1点多い.ところが,順位でみると,実際の得点差は各位ごとに違うにもかかわらず,1位,2位,3位,4位,5位は等しく1しか違わない.つまり,順位は現象の大小関係を数値で表すのみであり,数値の差については表現していない.この例は順序尺度の特徴を端的に表している.したがって,順序尺度は度数を求められるものの,データ

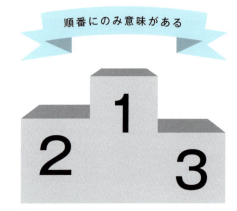

図4　順序尺度の図的理解

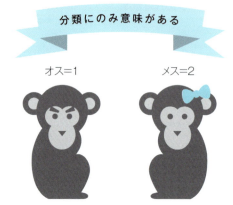

図5　名義尺度の図的理解

間のすべての四則演算ができず，代表値は中央値と四分位範囲になるが，上述したようにデータ外の定数を用いたかけ算，割り算は可能である．また順序尺度以下でもダミー化したり，確率分布を使うなどして，さまざまなデータ解析に乗せることができる．なお，順序尺度は5件法または7件法以上であれば，間隔尺度と見なしてもよいだろうと言われている．

4) 名義尺度

名義尺度は，現象に数値を割当てるという特徴がある(図5)．よい意味でも悪い意味でもそれだけである．例えば，女性が1，男性が2という番号をつけたとする．数値は等間隔も大小関係も表さないため，女性が2，男性が1でもいいし，女性が0，男性が7でも全く問題ない．名義尺度は現象を区別するために数字を付けるだけであり，異なる対象に同一の数値を割当てない，同一の対象に異なる数値を割当てない，という2つのルールを守れば任意の数値を付与することができる．名義尺度は数値に意味がないため，度数を求めることはできるものの，順序尺度と同様にデータ間の四則演算はすべて不可能である．ただし，間隔尺度や順序尺度と同様に，データ外の定数を用いたかけ算，割り算などはできる．

3 データのまとめかた

統計学では，データが手元に集まったら，データの中心と散らばりを明らかにする．データの中心は平均値，中央値，最頻値など，データの散ら

ばりは分散，標準偏差，四分位範囲などで主に示す(表2)．平均値，中央値，最頻値はまとめて代表値とも呼ぶ．

なお，ベイズ推定法の場合，生データと事前分布から生成した事後分布でデータをまとめる．そのため，表2の用語に，事後平均値，事後分散，事後標準偏差などのように，「事後」という冠をつける．紙面の関係上，以下では表2の用語を用いて説明するが，ベイズ推定法を使用する場合はこれらに事後とつけて解釈してほしい．

4 作図は超重要

データ解析では作図でデータの特徴を確認する．数字に頼るよりも，直感的にデータの中心や散らばりを把握しやすいためである．作図方法は使用するソフトウェアに依存するため，各自でマニュアルを参照してほしい．

5 データの中心

1) 平均値

平均値は，データの合計点をサンプル数で割った値である．これは最もよく利用される代表値である．平均値は比率尺度と間隔尺度で求めることができる．

ただし，基本的に平均値は外れ値に対する抵抗性が弱い．図6では，Normal(外れ値なし)は1, 2, 3, 4, 5, 6, 7, 8, 9, 10. Outlier(外れ値あり)は1, 2, 3, 4, 5, 6, 7, 8, 9, 100, と外れ値を1つ追加したデータを箱ひげ図で表

表2 主なデータのまとめかた

	種類	概説
中心	平均値	データの合計点をサンプルサイズで割った値
	中央値	データを昇順にならべて真ん中にある値
	最頻値	データの度数を求めて最も多い値
散らばり	分散	平均値に対する各データのバラツキを表した値
	標準偏差	分散の平方根をとった値
	平均偏差	中央値に対する各データのバラツキの絶対値の平均

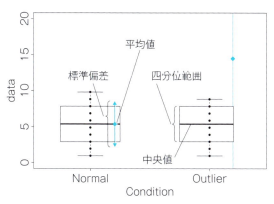

図6 外れ値に対する抵抗性

表3 度数分布表の例

体重の範囲	患者数(名)	累積度数
30-40 kg	10	10
40-50 kg	20	30
50-60 cm	30	60

した（100は図の外）．Normalの場合，平均値と中央値は同じ値である．しかし，Outlierの場合，極端な外れ値があるため，データを代表する値である平均値があり得ない値を示していることがわかる．またOutlierの場合，平均値から算出する標準偏差も極端に広く，ありえない範囲を示している．比率尺度と間隔尺度であっても，データの形状を作図で確認し，歪んでいる平均値が極端な値をとるようであれば中央値や平均偏差（または四分位範囲）を使うか，外れ値を外した調整平均を利用する．

2) 中央値

中央値は，データを昇順にならべて，端から数えて真ん中にある値である．データが1，2，3，4，5であれば，真ん中にある3が中央値になる．他方，データが1，2，3，4であれば，中央値は2と3の中心にある2.5になる．中央値は順序尺度以上の尺度水準で使用できる．中央値は外れ値に対する抵抗性が高い．図6で示したように，極端な外れ値の有無に関わらず，中央値は一定である．中央値は多少の荒波でもブレない芯

の強い漢であるといえるだろう．

3) 最頻値

最頻値は，データの度数を求めた場合に，最も出現頻度が多い値である．例えば，統合失調症群が30名，感情障害群が21名，パーソナリティ障害群が15名いたとすると，最頻値は統合失調症群になる．最頻値は中央値と同様に外れ値に対する抵抗性が高い．また，すべての尺度水準に適用できる．なお，名義尺度は最も多く現れる変数を示すのみで，データの中心を意味しない．最頻値は度数分布表を作成すると確認しやすい（表3）．

6 散らばり

データの構造は代表値のみではわからない．例えば，平均身長が100 cmと表した場合に，その情報からは図7の事態を区別できない．データの構造を適切に把握するためには，データの中心に加えて散らばりを理解する必要がある．

1) 分散

分散は，平均値に対するデータの散らばりを表した値である．分散は，① 平均値を算出する，②各データから平均値を引いた偏差を求める，③偏差の2乗値を求める，④偏差2乗値の平均を求める，という手続きで導出できる．分散は平均値に対してデータが散らばっていると相対的に大

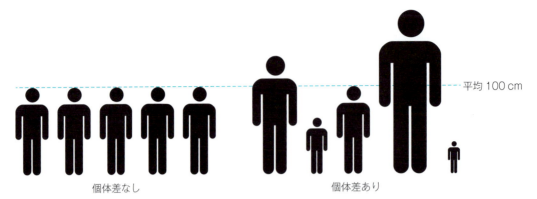

個体差なし　　　　　　　個体差あり

図7　平均身長 100 cm はどちらの意味か？

きな値を示し，平均値を中心にデータが集まっていると小さな値を示す．分散の下限は0であり，負の値にはならない．分散は平均的な面積を意味するため解釈が難しく，次に述べる標準偏差がよく用いられる．

2) 標準偏差

標準偏差は分散の平方根をとった値である．これは，平均値に対する平均的なデータのバラツキを表すため，分散に比べると解釈が容易である．特にデータが標準正規分布という確率分布をとる場合，標準偏差が平均値に対して±1の範囲でデータの約68％，±2の範囲でデータの約95％が含まれるため，データの構造を把握しやすい(図8)．

3) 平均偏差

平均偏差は中央値に対するデータの平均的なバラツキを意味する．代表値に中央値を用いる場合は，平均偏差を示す[1]．

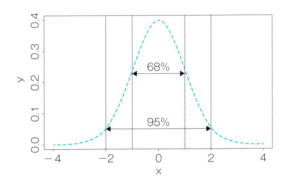

図8　標準偏差とデータの散らばり

4) 四分位範囲

また，代表値に中央値を用いる場合は四分位範囲を用いることもある．これは，データを昇順に並べて，25％と75％に位置する値の差である．

文献

1) 川端一光，他：心理学のための統計学入門―ココロのデータ分析．誠信書房，2014

サンプルサイズ設計

1 サンプルサイズを決める意味

サンプルサイズは大きすぎても少なすぎても問題が生じる[1]（図1）．それゆえ，研究計画の立案時から適切なサンプルサイズを設計する必要がある．本項では，①検定力に基づくサンプルサイズ設計，②ベイズ推定法によるサンプルサイズ設計を解説する．

2 検定力に基づくサンプルサイズ設計

この方法によるサンプルサイズ設計には事前分析と事後分析があるが，基本的に研究計画段階からサンプルサイズを決める事前分析が推奨される[1]．したがって，本項でも事前分析を中心に解説する．事前分析に必要な部品は危険率（有意水準），検定力，効果量である[1]．

仮説検定モデルでは，帰無仮説と対立仮説を立てて，帰無仮説のもとでデータが得られる確率を計算し，それが5%あるいは1%以下であれば帰無仮説を棄却し，対立仮説を採用する．この5%あるいは1%という数字が危険率である．

危険率で帰無仮説の棄却の是非を判断すると，第一種の過誤と第二種の過誤が生じる可能性がある（表1）[2]．第一種の過誤とは，帰無仮説が真であるにもかかわらず，それを棄却する誤りである．第二種の過誤とは，帰無仮説が偽であるにもかかわらず，それを棄却しない誤りである．検定力とは，第二種の過誤を犯さない確率である．一般に，検定力が80%以下になると，第二種の過誤が生じる可能性が高くなるため，検定力は0.8を用いる．

効果量とは，母集団における効果の大きさであり，サンプルサイズに依存しない．表2には代表的な効果量を示した[3]．効果量にはさまざまな値があり，研究分野によっても変わるため，実質科学的な意味を考えたうえで研究領域に適した値を決める必要がある．

通常であれば危険率を5%，検定力を0.8に設定し，効果量を過去の予備実験や先行研究の結果から引用すれば，事前にサンプルサイズを求めることができる．具体的な計算はG*power（http://www.gpower.hhu.de）やRのpwrパッケージ

サンプルサイズが大きすぎる	・実質科学的に意味のない差を検出する ・対象者と研究者に不要な負担が生じる
サンプルサイズが小さすぎる	・実質科学的に意味のある差を見落とす ・差がない理由が，サンプルサイズの問題なのか，効果の大きさの問題なのかを判断できない

図1 サンプルサイズが過大または過小な場合の欠点

表1 仮説検定モデルの2つの過誤

		母集団における真の姿	
		帰無仮説が真である	対立仮説が真である
仮説検定の結果	帰無仮説を棄却する	第一種過誤（α）	正しい
	帰無仮説を棄却しない	正しい	第二種の過誤（β）

（大久保街亜，他：伝えるための心理統計—効果量・信頼区間・検定力．p28，勁草書房，2012をもとに作成）

表2 効果量の例

	対象	効果量の指標	効果量の値		
			小	中	大
t検定	対応あり・なし	r	0.1	0.3	0.5
		d	0.2	0.5	0.8
一元配置分散分析	全体の差の検定	η^2	0.01	0.06	0.14
		ω^2	0.01	0.09	0.25
		f	0.1	0.25	0.4
	多重比較	r	0.1	0.3	0.5
二元配置分散分析	主効果	η^2	0.01	0.06	0.14
		ω^2	0.01	0.09	0.25
	交互作用	η^2	0.01	0.06	0.14
		ω^2	0.01	0.09	0.25
	多重比較	r	0.1	0.3	0.5
重回帰分析		R^2	0.02	0.13	0.26
		f^2	0.02	0.15	0.35

〔水元 篤, 他:効果量と検定力分析入門―統計的検定を正しく使うために. 外国語教育メディア学会(LET)関西支部 メソドロジー研究部会 2010年度報告論集, pp47-73, 2010(http://www.mizumot.com/ method/mizumoto-takeuchi.pdf)より〕

(https://cran.r-project.org/web/packages/pwr/pwr.pdf)などのソフトウェアで行うとよい.

3 ベイズ推定法に基づくサンプルサイズ設計

　検定力に基づくサンプルサイズ設計の目的は,第二種の過誤に陥らず,帰無仮説を棄却することであった. ここで紹介するベイズ推定法に基づくサンプルサイズ設計は,計画された研究の目標を達成する確率を高めることである[4]. そのために,①パラメータの空値(差が0)を棄却する,②パラメータの予測値を確認する,③パラメータ推定を正確に行う,という3つの目標が定められている[4].

　特に①が上記の検定力に基づくサンプルサイズ設計と関連している. そのため,本項では①について解説しておく. ①でいう空値とは,帰無仮説で表す値(差が0)を意味する. 空値の棄却とは,事後分布の最も信頼できる部分を表す95%最高密度区間(highest density interval;HDI)について,パラメータ値が空値と実質的に等価な範囲を含まないという意味である. 例えば,「作業療法介入前後で差がある」ことを示したいならば,空値は「作業療法介入前後で差がない」になる. そして,95% HDIが単に差が0を含まないだけでなく,実質的に差がないといえる範囲も含まない場合のサンプルサイズ設計を行う.

　目標達成率を高めるための手続きを図2に示す[4]. 基本的に,ベイズ推定法に基づくサンプルサイズの設計は,研究計画に関連のあるパラメータで想定される確率分布からシミュレーションでデータを生成し,それをデータセットに研究で使用する統計モデルでベイズ推定を行い,パラメータの空値(差が0)を棄却する,パラメータの予測値を確認する,パラメータ推定を正確に行う,という目標を達成できるかどうかを検討していく. ①のパラメータの確率分布の仮説設定は,先行研究の知見などを活かしながら特性値を決めるとよい. また,④の生成したデータでベイズ推定は,実際の研究で使用する統計モデル(事後分布,事前分布など含む)で行う必要がある.

　実際の計算はRで行う. 文献4に詳細なコードが記載されているので確認してほしい. また,RにはSampleSizeMeansパッケージ(https://cran.r-project.org / web / packages / SampleSizeProportions / SampleSizeProportions.pdf)やSampleSizeProportionsパッケージ(https://cran.

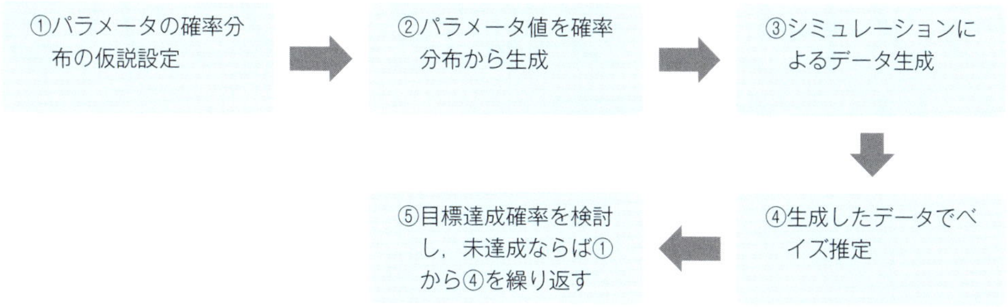

①パラメータの確率分布の仮説設定 → ②パラメータ値を確率分布から生成 → ③シミュレーションによるデータ生成

⑤目標達成確率を検討し、未達成ならば①から④を繰り返す ← ④生成したデータでベイズ推定

図2 ベイズ推定法によるサンプルサイズ設計の手順
〔Kruschke JK（著），前田和寛，他（監訳）：ベイズ統計モデリング— R, JAGS, Stan によるチュートリアル．原著第2版，p369，共立出版，2017をもとに作成〕

r-project.org / web / packages / SampleSizeProportions/SampleSizeProportions.pdf）などもある．必要に応じて活用してほしい．

ただし，ベイズ推定法本来の考えかたであれば，サンプルサイズ設計を行う必要はなく，意思決定に十分な情報が与えられた時点で研究を終了すればよい[5]．しかし研究費など資源確保の問題があるため，ベイズ推定法を用いる場合もサンプルサイズ設計を行うとよい．

4 まとめ

本項では，サンプルサイズ設計法として，検定力に基づくサンプルサイズ設計，ベイズ推定法によるサンプルサイズ設計を解説した．この他にも，95％信頼区間に基づく方法，ベイズ流適応試験デザインなどもある．作業療法士は目的に応じて適切なサンプルサイズ設定法を使い分ける必要がある．

文献

1) 村井潤一郎，他（編）：心理学のためのサンプルサイズ設計入門．講談社，2017
2) 大久保街亜，他：伝えるための心理統計―効果量・信頼区間・検定力．勁草書房，2012
3) 水元 篤，他：効果量と検定力分析入門―統計的検定を正しく使うために．外国語教育メディア学会（LET）関西支部 メソドロジー研究部会 2010年度報告論集，pp47-73，2010（http：//www.mizumot.com/method/mizumoto-takeuchi.pdf）
4) Kruschke JK（著），前田和寛，他（監訳）：ベイズ統計モデリング― R, JAGS, Stan によるチュートリアル．原著第2版，共立出版，2017
5) 手良向 聡：なぜベイズを使わないのか!?―臨床試験デザインのために．金芳堂，2017

 検定力に基づくサンプルサイズの設計の例

ベイズ推定法は本来，サンプルサイズ設計を行う必要はない[5]．そのため，ここでは検定力に基づくサンプルサイズ設計を例示する．

ここで紹介するのはランダム化比較試験のプロトコール論文である[※]．その目的は，認知機能の低下を伴う脳卒中患者を対象に，認知訓練群，有酸素運動群，有酸素運動訓練グループと認知訓練グループの順次組み合わせ群の効果を比較検討することである．サンプルサイズ設計はG*Powerで行った．設定は危険率5％，検定力0.8，効果量0.3であった．この効果量の値は，先行研究から最も低い効果量を採用したものであった．その結果として，必要なサンプルサイズは各群20名の計60名となった．しかし，フォローアップ期間中に離脱者が20％に達すると想定し，最終的に各群25名の計75名のサンプルサイズに設計した．このように，検定力に基づくサンプルサイズ設計では離脱率も考慮した人数に設定することが多い．

※）doi：10.1186/s13063-017-2153-7

パラメトリック検定とノンパラメトリック検定

1 パラメトリック検定とノンパラメトリック検定の選びかた

統計モデルには，パラメトリック検定とノンパラメトリック検定がある．両者は，データの背後にある母集団に何らかの確率分布を仮定できるか否かによって使い分ける[1]．もちろん，確率分布は正規分布以外も含む．母集団に確率分布を仮定できる場合は，パラメトリック検定を使う．他方，母集団の確率分布が不明な場合は，ノンパラメトリック検定を使う．

母集団の確率分布は，目的変数の尺度水準やデータの生成メカニズムを想像しながら選択する（53頁）．またその他に，データの図示によって分布の形状を目視で確認する方法も有益である．

なお，パラメトリック検定が使える場合に，ノンパラメトリック検定を使うと検定力が相対的に低下するという問題がある．しかし，母集団の確率分布が不明で，サンプルサイズが小さく，外れ値がある，などといったときはノンパラメトリック検定が有益である．

2 パラメトリック検定とノンパラメトリック検定の手法

表1に，目的別にパラメトリック検定とノンパラメトリック検定の対応例を示す．表1の見かたを例示する．目的が2つの変数の差を見ることであり，データに対応があるとしよう．この場合，データの背後にある母集団の確率分布を想定できそうならばパラメトリック検定で対応のあるt検定を，確率分布の想定ができなさそうならばノンパラメトリック検定であるウィルコクソン符号付順位検定を活用する．その他についても，同じように目的と確率分布の有無でデータ解析方法を選択していけばよい．以下に，表1について解説するが，相関については他項で詳述しているため割愛する．

1) 2群間の差

対応のあるデータの場合，対応のあるt検定（パラメトリック検定），ウィルコクソン符号付順位検定（ノンパラメトリック検定）を用いる．対応のあるデータとは，同一人物を対象に複数の条件下で測定した値である．対応のあるt検定は正規分布と等分散性を仮定しているが，ウィルコクソン符号付順位検定にはそうした仮定はない．等分散性とは，データの散らばりが同じという意味である．

他方，対応のないデータの場合，ウェルチのt検定（パラメトリック検定），ブルンナー・ムンツェル検定（ノンパラメトリック検定）を用いる．対応のないデータとは，異なる対象から得られた値である．ウェルチのt検定は正規分布を仮定しているが，等分散性を仮定していない．ブルンナー・ムンツェル検定は正規分布も等分散性も仮定していない．

従来，対応のないデータの2群間の差を検定

表1 パラメトリック検定とノンパラメトリック検定の対応例

目的	パラメトリック検定	ノンパラメトリック検定
2群間の差	対応のあるt検定	ウィルコクソン符号付順位検定
	ウェルチのt検定	ブルンナー・ムンツェル検定
3群以上の差	一元配置分散分析	クルスカル・ウォリス検定
	二元配置分散分析	フリードマン検定
多重比較	テューキー法 ボンフェローニ法 ダネット法	スティール・ドゥワス法
相関	ピアソンの積率相関分析	スピアマンの順位相関係数

するノンパラメトリック検定は，マン・ホイットニー U 検定（＝ウィルコクソン順位和検定）が多用されてきた．しかし，マン・ホイットニー U 検定は母集団の確率分布を仮定しない代わりに等分散性を仮定している[2]．つまり，2 つの分布が異なる場合，マン・ホイットニー U 検定は適切に検定できない．

そこで近年，マン・ホイットニー U 検定に変わって，ブルンナー・ムンツェル検定が推奨されている[2]．ブルンナー・ムンツェル検定は正規分布も等分散性も仮定しない方法であり，マン・ホイットニー U 検定の問題点を解決している．等分散性の仮定を満たすか否かを調べると，多重検定の問題が生じる．それゆえ，対応のないデータでノンパラメトリック検定による差の検定を行いたいときは，ブルンナー・ムンツェル検定を実施すればよい．

2）3 群以上の差と多重比較

3 群以上の差を見るときは，2 群間の差を調べる方法（例えば，対応のある t 検定）は使えない．もし，3 群の差を調べるために対応のある t 検定を行えば，計 3 回分の結果が得られることになる．つまり，仮説検定を繰り返すことになり，危険率が 5% と仮定した場合，$0.95 \times 0.95 \times 0.95 = 0.857375$，すなわち「差があるといえる確率」がおよそ 86% となる．ということは，危険率は $100\% - 86\% = 14\%$ になってしまい，危険率 5% よりも緩い基準になってしまう（第一種の過誤）．したがって，一般に t 検定系は 3 群の差の検定で用いない．

こうした問題を回避するために，パラメトリック検定では一元配置分散分析，二元配置分散分析など，ノンパラメトリック検定ではクルスカル・ウォリス検定，フリードマン検定などを使用する．一元配置分散分析は 1 つの要因に含まれる水準の平均に差があるか否かを検定する方法である．例えば，対象者を年代（50 代，60 代，70 代）に区分し，作業機能障害を調べたいとする．この場合，年代が要因，年齢区分が水準になる．一元配置分散分析は 3 群以上の平均値の差に着目したが，クルスカル・ウォリス検定は中央値の差を検定する．二元配置分散分析は要因が 2 つになった場合に使用する．上記の例でいえば，年齢区分に加えて，病院別（病院 A，病院 B，病院 C）の平均値の差を調べたければ，二元配置分散分析の適用となる．二元配置分散分析では，要因間の主効果と交互作用を検討することがある．主効果とは，要因が目的変数に及ぼす単純効果である．交互作用とは，要因間の組み合わせによって生じる作用である．二元配置分散分析は 3 群以上の平均値の差に着目したが，フリードマン検定は中央値の差を検定する．

パラメトリック検定，ノンパラメトリック検定ともに，分散分析系を実施するだけでは，どの水準で差があるのかを明らかにできない．上記でいえば，3 病院間のどこかに差はあるが，どれとどれに差があるのかはわからない．そこで，多重比較を実施することになる．多重比較のパラメトリック検定にはテューキー法，ボンフェローニ法，ダネット法，ノンパラメトリック検定にはスティール・ドゥワス法などがある．それぞれ特徴があるため，目的やデータの構造にあわせて使い分けるとよい．

ただ，分散分析系は球面性の仮定や等分散性など制約が多く，現実のデータに適用しにくいことがある．したがって，実際には単純な分散分析系よりも一般化線形混合モデルの活用が望ましいだろう（⇒86 頁）．

文献

1) 東京大学教養学部統計学教室（編）：自然科学の統計学．東京大学出版会，1992
2) 名取真人：マン・ホイットニーの U 検定と不等分散時における代表値の検定法．霊長類研究 30(1)：173-185，2014

相関分析

1 相関係数の図的理解

相関係数とは2変数の関係の程度を表す．相関係数は－1から1の範囲をとり，－1または1に近づくほど関係があると解釈できる[1]．相関係数は散布図を描くと理解しやすい(図1)．2変数に全く関係がない場合は相関係数0であり，図1中央の図のように散布図は円形になる．相関係数が大きくなるに従って，散布図は線形関係に向かって描かれるようになる．

相関係数の主な解釈を表1に示す[1]．表1では相関係数の絶対値をとっているため，負の相関も同じ基準で解釈できる．相関係数に似た指標に共分散がある．共分散と相関係数の違いは，単位に依存するか否かに求められる．相関係数は表1にあるように，単位に依存しないため解釈が平易である．他方，共分散は元のデータの単位に依存するため，相関係数に比べると解釈が困難である．なお，相関係数の効果量は相関係数そのものである．

相関係数にはシンプソンのパラドックス，切断効果，疑似相関，相関の希釈化などの問題が生じることがある[1]．例えば，図2は男女が混じった散布図であり，相関係数はおおよそ0.5である．しかし，性別ごとに計算すると，相関係数は男性が約0.8，女性が約0.3になる．このように，集団全体と下位集団で相関係数が異なる問題をシンプソンのパラドックスと呼ぶ．相関係数を求める場合は，このような問題が生じていないか注意深く観察する必要がある．

2 相関分析の種類

有名な相関分析はピアソンの積率相関分析，スピアマンの順位相関分析，ケンドールの順位相関分析がある．ピアソンの積率相関分析は間隔尺度，スピアマンの順位相関分析は順序尺度と理解されているが，両者は基本的に同じである．というのも，スピアマンの順位相関分析はデータの順位に関するピアソンの積率相関分析だからであ

表1 相関係数の解釈

解釈	基準
ほとんど相関なし	0.0 < |相関係数| ≦ 0.2
弱い相関あり	0.2 < |相関係数| ≦ 0.4
中等度の相関あり	0.4 < |相関係数| ≦ 0.7
強い相関あり	0.7 < |相関係数| ≦ 1.0

(川端一光，他：心理学のための統計学入門―ココロのデータ分析．p54，誠信書房，2014より)

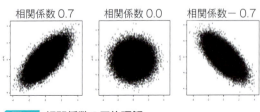

図1 相関係数の図的理解

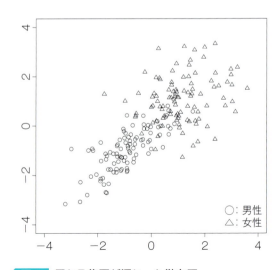

図2 異なる集団が混じった散布図

表2 質的変数の相関分析

種類	尺度水準
ポリコリック相関分析	順序尺度(多値変数)×順序尺度(多値変数)
ポリシリアル相関分析	順序尺度(多値変数)×連続変数(間隔尺度または比例尺度)
テトラコリック相関分析	順序尺度(2値変数)×順序尺度(2値変数)
バイシリアル相関分析	順序尺度(2値変数)×連続変数(間隔尺度または比例尺度)

〔荘島宏二郎:カテゴリカルデータ解析(http://antlers.rd.dnc.ac.jp/~shojima/exmk/jcda.htm)より〕

表3 順序尺度に対応した相関分析の結果の比較

	相関係数
スピアマンの順位相関分析	0.7236263
ケンドールの順位相関分析	0.6550862
ポリコリック相関分析	0.8107833

※真値が0.8になるデータを使用

る.他方,ケンドールの順位相関分析は,対応するデータの順位に関する一致率を計算している.つまり,同じ順序相関係数でもスピアマンとケンドールでは内実が全く異なる.

作業療法研究は順序尺度を活用することが多いが,スピアマンの順位相関分析で順序尺度の相関係数を計算すると低い値になりやすい.したがって,順序尺度の相関分析として,ポリコリック相関分析(項目間多分相関),ポリシリアル相関分析(項目得点多列相関),テトラコリック相関分析(項目間四分相関),バイシリアル相関分析(双列相関分析)も理解しておく必要がある[2,3].これら4つの相関分析と尺度水準の関係を表2に示す[2].

表3は,シミュレーションで相関係数の真値が0.8になる順序尺度(7件法)のデータセットを作成し,スピアマンの順位相関分析,ケンドール順位相関分析,ポリコリック相関分析でパラメータを推定した結果である.これを見るとわかるように,スピアマンの順位相関係数とケンドール順位相関分析は,真値よりも小さな値のパラメータを推定している.つまり,2つの相関分析は相関の希釈化という問題を生んでいる.他方,ポリコリック相関分析は,真値とほとんど同じパラメータ値を推定しており,スピアマンの順位相関分析とケンドール順位相関分析に比べると高い測定精度があると理解できる.

ただし,表2に示した相関分析の方法が適切に機能するためには,①確率分布は正規分布である,②背後に連続値がある質的変数である,という仮定を満たす必要がある[2,4].これらの仮定を満たさない場合は,スピアマンの順位相関分析やケンドールの順位相関分析を活用するか,相関の希釈化を回避したければ構造方程式モデルで相関係数を求めるとよい.その他にも,ペアデータや階層データに適したマルチレベル相関分析もある.目的やデータ構造,尺度水準にあわせて柔軟に相関分析を行うとよい.

3 まとめ

本項では,ピアソンの積率相関分析,スピアマンの順位相関分析,ケンドールの順位相関分析,ポリコリック相関分析,ポリシリアル相関分析,テトラコリック相関分析,バイシリアル相関分析を紹介した.作業療法研究では順序尺度を扱うことが多いため,作業療法士はポリコリック相関分析,ポリシリアル相関分析,テトラコリック相関分析,バイシリアル相関分析の理解を深める必要がある.

文献

1) 川端一光,他:心理学のための統計学入門―ココロのデータ分析.誠信書房,2014
2) 荘島宏二郎:カテゴリカルデータ解析(http://antlers.rd.dnc.ac.jp/~shojima/exmk/jcda.htm)
3) 小杉孝司:順序尺度の相関係数(ポリコリック相関係数)について(http://kosugitti.sakura.ne.jp/wp/wp-content/uploads/2013/08/polynote.pdf)
4) 清水裕士:カテゴリカルデータの相関係数(http://norimune.net/673)

カットオフ値, リスク比, オッズ比

1 カットオフ値

　カットオフ値とは, 臨床群と非臨床群(例えば病気あり, なし, など)の境界値である. カットオフ値には, ①誤分類が生じる, ②実運用における柔軟性に乏しい, といった問題がある(本章「潜在ランク理論」の項参照⇒94頁). しかし, カットオフ値を決めれば, 素点から暫定的に臨床群と非臨床群を区別できるし, 効果指標であるリスク比やオッズ比なども計算できる利点がある.

　カットオフ値を設定するためには, ROC解析(receiver operating characteristic analysis)を行う必要がある[1]. ROC解析の目的変数には, 先行研究でカットオフ値が明確にされた測定道具(検査, 評価尺度など)の結果である二値変数を投入する. 他方, 説明変数には, カットオフ値を設定したい測定道具の連続変数(合計得点など)を投入する. そして, 目的変数に対する説明変数の予測力を推定し, カットオフ値を設定することになる. ROC解析はパラメトリックでもノンパラメトリックでも適用できる[1].

　目的変数で使用する測定道具は, 新しくカットオフ値を設定したい評価尺度に関連する至適基準を選ぶ必要がある. 至適基準とは, さまざまな研究を通して既に確立された測定道具を意味する. 例えば, CAODの場合, 至適基準としてうつ病自己評価尺度(Center for Epidemiologic Studies Depression Scale; CES-D)を採用した. その理由は, 先行研究から抑うつ状態と作業機能障害が関連していること, CES-Dが国内外の研究を通して高い妥当性と信頼性が確認されていることなどに求められる.

　カットオフ値は臨床群と非臨床群を区別する基準値であるが, 現実には図1のように偽陰性と偽陽性が必ず生じる. 偽陰性とは, 臨床群であるにもかかわらず非臨床群に分類することである. 偽陽性とは, 非臨床群であるにもかかわらず臨床群に分類することである. 偽陽性は第一種の過誤(αエラー), 偽陰性は第二種の過誤(βエラー)と同じである(⇒61頁). カットオフ値は誤分類から逃れられないため, 可能な限り偽陽性と偽陰性が少ない境界で値を設定することになる. なお, 陽性と陰性の関係は表1のようになる.

　ROC解析自体はRのpROCパッケージ(https://cran.r-project.org/web/packages/pROC/pROC.pdf)などで実行できる[1]. pROCパッケージに従ってカットオフ値の推定を行うと, 図2に示すようなROC曲線が出力される. 図2の縦軸のSensitibity(感度)は＝陽性率, 横軸の1－Specificity(特異度)は＝偽陽性率を表す. 感度とは, 疾病・障害をもつ人のうち, 真陽性の人の割合である. 特異度とは, 疾病・障害をもたない人のうち, 真陰性の人の割合である. 感度と特異度は0から1の範囲をとるため, 1から特異度を引けば偽陽性率という話になる. 一般に, 図2

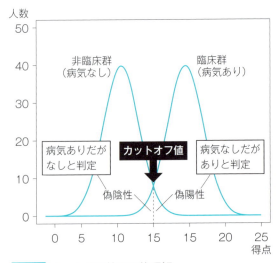

図1　カットオフ値の図的理解

表1 陽性・陰性の関係

		疾患・障害	
		あり	なし
検査・評価尺度	臨床群	真陽性	偽陽性
	非臨床群	偽陰性	真陰性

表2 2分割表

	臨床群	非臨床群
曝露あり or 介入あり	a	b
曝露なし or 介入なし	c	d

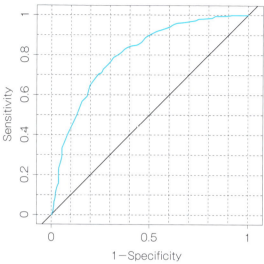

図2 ROC曲線の例

のグラフの曲線が最も左上に位置するところをカットオフ値に設定する．カットオフ値の精度はAUC（area under the curve）で評価できる．AUCは0～1.0の範囲で値をとり，AUCは0.5～0.7が低精度，0.7～0.9が中程度の精度，0.9～1.0が高精度と解釈できる．AUCの値が大きいほど診断力・予測力の精度が高いと評価できる．

2 効果指標

臨床群と非臨床群に区別することができれば，曝露あり／なし，または，介入あり／なしによって結果（臨床群と非臨床群）が起きやすくなるか否かをオッズ比やリスク比で検討できる[1]（表2）．

1）オッズ比

オッズ比は任意の事象が生じる確率を，それが生じない確率で割った値であり，これは事象の反応確率の比であることから，横断研究，ケースコントロール研究，コホート研究，ランダム化比較試験などさまざまな研究デザインで求めることができる[2]（「第4章 観察研究」，「第5章 臨床介入研究」参照⇒138頁，168頁）．つまり，表2で説明すると，オッズ比はad/bcで求めることができる．オッズ比の基準値は1であり，それよりも大きければ曝露や介入の条件によって臨床群に陥りやすくなると解釈できる．他方，基準値の1よりも小さくなれば，曝露や介入の条件によって臨床群に陥りにくくなると解釈できる．

2）リスク比

他方，リスク比（相対危険度）は発生率の比であるため，コホート研究，ランダム化比較試験など前向きの研究に限って求めることができる[2]．表2でいうと，リスク比はa/(a+b)/c/(c+d)で求めることができる．オッズ比と同様に，リスク比の基準値は1であり，それよりも大きくなれば曝露や介入の影響で臨床群の発生が多くなると解釈できる．他方，リスク比が1よりも小さくなれば，曝露や介入によって非臨床群の発生が増えると解釈することができる．リスク比はオッズ比よりも解釈が単純で，例えばコホート研究で求められたリスク比が2.0の場合，曝露によって臨床群の発生率が2倍に増えると理解することができる．オッズ比はそのようにシンプルに解釈できない．

3 まとめ

本項では，カットオフ値，オッズ比，リスク比を解説した．これらは，評価，曝露，介入の関係を理解するうえで役立つ方法である．

文献

1) 森實敏夫：新版 入門 医療統計学— Evidenceを見いだすために．東京図書，2016
2) 対馬栄輝，他（責任編集）：リハビリテーション統計学．15レクチャーシリーズ，中山書店，2014

研究仮説が正しい確率

1 危険率から研究仮説が正しい確率へ

仮説検定モデルは，帰無仮説（パラメータ＝0）と対立仮説（パラメータ≠0）という1組の仮定を立て，帰無仮説のもとでデータが得られる確率である危険率を計算し，それが5％や1％よりも小さければ帰無仮説を棄却するというものであった（本章「仮説検定モデルと統計モデリング」の項参照⇒50頁）．

危険率は有意水準や有意確率とも呼ぶが，その意味は何か．実のところ，危険率は，帰無仮説が間違っている確率でもなく，対立仮説が正しい確率でもない．それは単に，帰無仮説のもとで手元にあるデータが得られる確率を示しているに過ぎない．仮説検定モデルには95％信頼区間という区間推定の指標もあるが，これは危険率と表裏の関係である．

危険率の利点は，帰無仮説を棄却するか否かを基準値に照らして判断できる点にある．しかし，目的によっては，作業療法士が設定した研究仮説が正しい確率を直に明らかにしたほうがよいこともある．例えば，「『作業療法介入前後で生じるCAODの平均値の差が0以上である』という仮説と『作業療法介入前後で生じるCAODの平均値の差が5点以上である』という仮説のうち，どちらのほうが正しいか」という問いに答えたいならば，研究仮説が正しい確率を推定したほうがよい．

2 研究仮説が正しい確率

研究仮説が正しい確率を明らかにするという目的があれば，ベイズ推定法を活用する必要がある[1]．ベイズ推定法では，すべてのパラメータを事後分布という確率分布で推定する．この特性を活かして，ベイズ推定法は事後分布から生成量を求め，それが研究仮説に当てはまっている程度（すなわち研究仮説が正しい確率）を表現できる（図1）．

例えば，「作業療法は理学療法に比べて社会参加の改善に効果がある」「意味のある作業は無意味な作業に比べてQOLを高める」などの研究仮説が

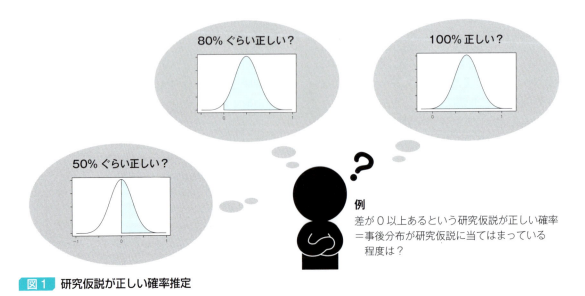

図1 研究仮説が正しい確率推定

```
1  data{
2    int x_N;//サンプルサイズ
3    int y_N;//サンプルサイズ
4    real x[x_N];//データ
5    real y[y_N];//データ
6  }
7  parameters{
8    real x_mu;//平均値
9    real<lower=0> x_sigma;//標準偏差
10   real y_mu;//平均値
11   real<lower=0> y_sigma;//標準偏差
12 }
13 model{
14   //事前分布
15   x_mu ~ normal(0, 100);
16   x_sigma ~ cauchy(0, 5);
17   y_mu ~ normal(0, 100);
18   y_sigma ~ cauchy(0, 5);
19   //尤度
20   x ~ normal(x_mu, x_sigma);
21   y ~ normal(y_mu, y_sigma);
22 }
23 generated quantities{//研究仮説が正しい確率の推定
24   real diff;
25   real diff_over0;
26   diff = y_mu - x_mu;
27   //0以上の差があるという研究仮説が正しい確率は?
28   diff_over0 = diff > 0? 1 : 0;
29 }
```

図2 ベイズ推定法でt検定を実行するモデル

```
23 generated quantities{//研究仮説が正しい確率の推定
24   real diff;
25   real diff_over0;
26   real diff_over1;
27   real diff_over2;
28   real diff_over3;
29   real diff_over4;
30   real diff_over5;
31   diff = y_mu - x_mu;
32   //0以上の差があるという研究仮説が正しい確率は?
33   diff_over0 = diff > 0? 1 : 0;
34   //1以上の差があるという研究仮説が正しい確率は?
35   diff_over1 = diff > 1? 1 : 0;
36   //2以上の差があるという研究仮説が正しい確率は?
37   diff_over2 = diff > 2? 1 : 0;
38   //3以上の差があるという研究仮説が正しい確率は?
39   diff_over3 = diff > 3? 1 : 0;
40   //4以上の差があるという研究仮説が正しい確率は?
41   diff_over4 = diff > 4? 1 : 0;
42   //5以上の差があるという研究仮説が正しい確率は?
43   diff_over5 = diff > 5? 1 : 0;
44 }
```

図3 複数の研究仮説が正しい確率の推定
22行目までは図2と同様である.

正しい確率を求めることができる.もちろん,研究仮説が間違っている確率も計算でき,危険率に比べて結果を豊かに解釈できる.

ただし,研究仮説が正しい(間違っている)確率は,統計モデルで生成した事後分布を前提にする限りにおいて妥当なものであり,当然のことながら,人間に見えない真の母集団における結果を保証しない点に注意が必要である.

3 t検定を例にして

研究仮説が正しい確率を推定するためには,JAGS(http://mcmc-jags.sourceforge.net)やStan(http://mc-stan.org)などのベイズ推定法用のソフトウェアを使用する必要がある.両ソフトウェアともにwebサイトから無料で入手できる(本章「コラム:R」参照⇒104頁).

Stanを用いてt検定を行った例を示すと,図2に示すようなコードを作成することになる.これは,ウェルチのt検定と同等のモデルであり,データの散らばりが変数によって異なるモデルを表す.研究仮説が正しい確率はgenerated quantities(生成量)のコードで推定でき,図2のモデルでは変数x_Nと変数y_Nの差は0以上であるという仮説を立てている.

例題として,サンプルサイズともに100で,変数x_Nが平均値7,標準偏差4,変数y_Nが平均値10,標準偏差3というシミュレーションデータを作成した.このデータをもとに,図3に提示したモデルを使って,変数x_Nと変数y_Nの差は0以上であるという仮説が正しい確率を推定すると,100%正しいという結果が得られる.これは多くの読者にとって,直感的に理解しやすい結果だと思う.他方,これを通常のt検定にかけると,危険率は0.0000000000047という値になる.つまり,パラメータ=0という仮定のもとで手元のデータが得られる確率が0.00000000047%しかないという解釈になる.

ベイズ推定法は,柔軟にモデリングできるため,変数x_Nと変数y_Nの差が0という研究仮説以外の研究仮説が正しい確率も柔軟に明らかにできる.図3は両変数の差が1, 2, 3, 4, 5あるという研究仮説を反映したものである.なお,図3は図2から変更した箇所のみを示した.

表1は図3のモデルで推定した結果である.diff_over0は差が0, diff_over1は差が1, diff_

表1 図3のモデルの推定結果

	mean	se_mean	sd	2.5%	25%	50%	75%	97.5%	n_eff	Rhat
diff_over0	1.00	0.00	0.00	1.00	1.00	1.00	1.00	1.00	4000	NaN
diff_over1	1.00	0.00	0.00	1.00	1.00	1.00	1.00	1.00	4000	NaN
diff_over2	1.00	0.00	0.03	1.00	1.00	1.00	1.00	1.00	4000	1
diff_over3	0.93	0.00	0.25	0.00	1.00	1.00	1.00	1.00	3028	1
diff_over4	0.30	0.01	0.46	0.00	0.00	0.00	1.00	1.00	3544	1
diff_over5	0.01	0.00	0.08	0.00	0.00	0.00	0.00	0.00	4000	1

over2は差が2…という研究仮説を表している．そういう視点で表1を見ると，変数x_Nと変数y_Nの差が大きくなるに従って，研究仮説が正しい確率が低下していくことがわかるはずである．変数x_Nと変数y_Nの差が4になると，研究仮説が正しい確率は30%，それが5になると研究仮説が正しい確率はわずか1%になる．こうしたことがわかれば，例えば，どの程度の介入効果が得られる確率はどれくらいで，期待できない介入効果はどの程度なのかといったことも明らかにできるようになる．

4 まとめ

本項では，研究仮説が正しい確率の意味と具体例を紹介した．作業療法士は目的に応じて，危険率と研究仮説が正しい確率の両方を適宜活用するとよいだろう．

文献

1) 豊田秀樹：基礎からのベイズ統計学―ハミルトニアンモンテカルロ法による実践的入門．朝倉書店，2015

Column 統計を勉強するコツ

本章は読み進めるうちに「難しい」「わからない」と感じて，途中で投げだしたくなるかもしれない．実のところ，私は高校1年生の1学期で数学の成績が10段階評価で1だったこともあり，作業療法士になって，いざ研究するために統計学の教科書を読み始めても本当にチンプンカンプンだった．いまとなっては笑い話だが，高校生の頃は真面目にsin（サイン），cos（コサイン），tan（タンジェント）を「シン・コン・タン」と読み，Σ（シグマ）は「3みたいなやつ」と呼んでいたときもある．筆者は本当にひどい状態（！）から，必要にかられて統計学を独学し，今もわからないことが多数あるものの活用できるようになっていった．

勉強のコツは，「統計学を活用できるようにならなければ，いま以上の未来を創ることはできない」と思いさだめて，とにかく地道に学習し続けることである．学習は教科書や研究論文を読むだけでなく，興味のある統計モデルで実際にデータを解析してみるとよい．データは自分で集めなくても，ソフトウェアにはシミュレーション用のデータセットが添付されているので，それを使いながらいろいろデータ解析ができる．作業療法は，作業を通して学習・成長を促し，健康・幸福を促進するアプローチである．統計においても，読者の皆さん自身がシミュレーション用のデータセットでデータ解析という作業を行い，自らの学習と成長を後押ししていただけたらと思う．

確率分布

1 確率分布とは何か

推測統計学の重要な装置には，統計モデル，確率分布，推定法などがある．ここでは確率分布を解説する．

推測統計学では，データからパラメータを推定する．パラメータとは，確率分布の特徴を表す値である（53頁）．推定では，データを特定の確率分布から発生した乱数のセットであると仮定し，元の確率分布に近似した確率分布を探していく[1]．

確率分布とは，データが得られる確率の集合である．例えば，イカサマのないコインを投げると，裏と表がでる確率はそれぞれ50%である．他方，イカサマのあるコインを投げれば，裏が90%，表が10%になるかもしれない．観測されるデータがでる確率の集合を，確率分布と呼ぶ．

確率変数はある確率分布に従ってさまざまな値をとるものである．例えば，イカサマのないコイントスの場合，表と裏がでる確率はそれぞれ50%だが，現にコイントスしたところで，裏と表のどちらがでるかはやってみなければわからない．確率変数とはそうした事態を表す．

多くの目的変数は正規分布に従うため，さまざまな統計モデル（t検定，分散分析，回帰分析など）が正規分布を仮定している．しかし，目的変数が正規分布にならないデータも多い．例えば，脳血管障害をもつクライエントが，非麻痺側上肢を使って作業したときに失敗せずにできるか否かというデータは二値変数であるため正規分布しない．このように，私たちが実際に扱う確率変数は，正規分布以外の形状をとることがある．したがって，正規分布以外の確率分布を選択できる統計モデル（一般化線形モデル，一般化線形混合モデルなど）の活用を視野に入れる必要がある．

2 確率分布の選びかた

さまざまな確率分布があるため，手元にあるデータからそれを発生させたであろう確率分布を

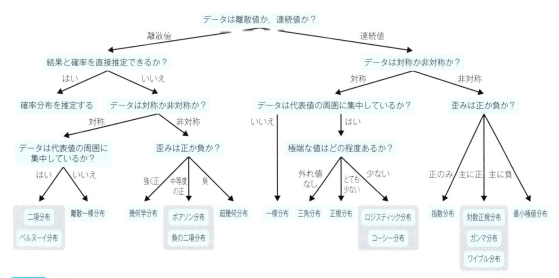

図1　確率分布の選択法
　　（Damodaran A: Strategic Risk Taking: A Framework for Risk Management. Pearson Prentice Hall, 2007 より一部改変）

選択する必要がある[1]．図1は，尺度水準を手がかりに確率分布を選択するためのフローチャートである[2]．これに加えて，データの生成メカニズムを想像したり，データの図示によって分布の形状を目視で確認しながら選択する．なお，確率分布は多種多様であるため，図1には一部の確率分布のみ記載している．

確率分布を選択する最初の段階では，データが離散値か，連続値かを判断する．離散値は順序尺度，名義尺度，連続値は比例尺度，間隔尺度である（本章「尺度水準」の項参照⇒56頁）．例えば，角度や温度は連続値であるが，順位や性別は離散値である．このように，まずは自身のデータの尺度水準は何かを判断する必要がある．次に，データの散らばりの対称性を判断する．このときデータを散布図かヒストグラムで描いてみて，データが代表値に対して右または左に極端に偏っているか否かを確認する．その後，データの上限または下限，あるいは平均と散らばりの関係を確認する．このような手続きを経て，得られたデータがどのような確率分布で説明できそうかを判断することになる．

3 確率分布の図的理解

上記で示したように，確率分布は連続確率分布（連続値）と離散確率分布（離散値）に大別できる．これらの理解を促進するために，以下に代表的な確率分布をそれぞれ図解する．

1) 連続確率分布

連続確率分布には正規分布，対数正規分布，一様分布，ガンマ分布，ベータ分布，t分布，χ^2分布，コーシー分布，ロジスティック分布，ワイブル分布などがある．このうち，以下では正規分布を紹介する．他の分布は必要に応じて適宜説明する．

正規分布はガウス分布とも呼び，最も有名で重要な確率分布である（図2）．自然界の現象の多くが正規分布になるため，多数のデータ解析で使用する．形状は平均値を中心に対称性があり，標準偏差が小さいと尖り，大きいと平たくなる．平均値が0，標準偏差が1の場合，特に標準正規分布と呼ぶ．標準正規分布は標準偏差±1の範囲でデータの約68％，±2の範囲でデータの約95％が含まれ，データの構造を解釈しやすい．また，正規分布は中心極限定理という特徴があり，母集団から無作為抽出したサンプルのサイズが大きくなるとサンプル平均の分布が正規分布に近づくという法則が成立する．

2) 離散確率分布の図的理解

離散確率分布には多項分布，二項分布，負の二項分布，ポアソン分布，ベルヌーイ分布，幾何分布，超幾何分布，ウィルコクソン順位和統計量分布，ウィルコクソン符号付順位統計量分布などが含まれる．以下ではこのうち二項分布を紹介する．他の分布は必要に応じて適宜説明する．

二項分布はベルヌーイ試行をN回実施したと

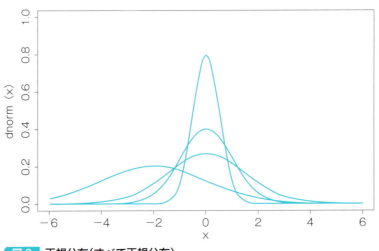

図2 正規分布（すべて正規分布）

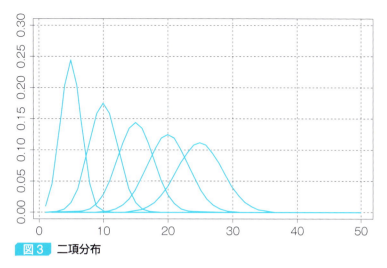

図3 二項分布

きに，ある事象がn回生じることを表した確率分布である(図3)．ベルヌーイ試行とは，結果が2値で表現できる試みである．典型例は，10回コイントスしたときに表が3回でる確率，5回サイコロ投げしたときに1がでる確率などがある．作業療法の例でいうと，10回ADLの練習を行ったときに何回ぐらい上手くいきそうかなどを知りたいときに適用できる．

4 まとめ

確率分布とは，確率変数の生じやすさを表したものである．確率分布は推測統計学の重要な装置である．より多くの確率分布を図的理解したい人はhttp://statdist.ksmzn.comにアクセスするとよい．

文献

1) 久保拓弥：データ解析のための統計モデリング入門―一般化線形モデル・階層ベイズモデル・MCMC．岩波書店，2012
2) Damodaran A：Strategic Risk Taking: A Framework for Risk Management. Pearson Prentice Hall, 2007

平均への回帰

　平均への回帰とは，得られたデータに偏りがあったとしても，データを取り続けていくと，いずれは平均値へ近くなるという現象を指す．たとえば国家試験の模試でいうと，学生は毎回の模試の結果に一喜一憂するが，10回分の平均値でみるとおおむね過去の成績(本来の実力)とリンクするようになってくる．模試の点数が30点も乱高下するはずがない(つまり勉強と結果の因果関係はない)ことは冷静に考えればよくわかることだが，これがいざ現実になるとなかなか冷静に解釈できなかったりもする．研究では，特に前後比較研究の際に拡大解釈してしまわないよう注意が必要である．

欠損値処理

1 欠損値の発生メカニズム

　欠損値（missing data または missing value）は，データの一部が欠けている状態である[1]．欠損値はパラメータの推定にバイアスを生むため，推測統計学を活用する場合，欠損値処理は研究論文や研究計画書で明記する必要がある．欠損値発生のメカニズムは，完全に無作為な欠損（missing completely at random；MCAR），条件付きの無作為な欠損（missing at random；MAR），無作為でない欠損（missing not at random；MNAR）の3つに整理できる[2]（表1）．

　欠損値は3つのメカニズムで発生することはわかっているが，手元のデータにある欠損値がいずれのメカニズムによるのかを判断するのは難しい．基本的に欠損値がMARなのかMNARなのかを直接確認する方法はない．他方，MCARは完全にランダムな欠損であるため，例えば，欠損値の有群と無群の平均値の差を検定し，差がなければMCARの可能性があると判断できる．欠損値発生のメカニズムの特定は難しいものの，欠損値を適切に処理するためには理解しておく必要がある．

2 欠損値処理

　主な欠損値処理の方法を表2に示す．最もよくない方法は，欠損値に平均値や中央値などの代表値を代入する方法である．この方法は，どの欠損値発生のメカニズムでもパラメータにバイアスを生む．図1はMCARに代表値代入法を行った結果である．図1Aは，シミュレーションで1,000のデータを発生させ，そのうち無作為に300の欠損値を作成したヒストグラムである．図1Bは，300の欠損値に代表値である平均値を代入した結果のヒストグラムである．このように，代表値代入法は，1つの値が突出するため，どの欠損値発生のメカニズムでもパラメータの推定にバイアスをもたらす．

　リストワイズ法，ペアワイズ法は最も伝統的な欠損値処理の方法である．リストワイズ法とは，多数あるデータのうち，どれか1つでも欠損値があれば，該当するサンプルを計算から除外する方法である．ペアワイズ法は，相関係数を計算する場合など，2つのデータのうちいずれかに欠損値があれば，該当するサンプルを計算から除外する方法である．3つの欠損値発生のメカニズムのうち，リストワイズ法とペアワイズ法のいずれでもパラメータの推定にほぼ影響しないのはMCARのみである．MCARはランダムなデータの欠損であるため，母集団からサンプルを無作為に抽出するときに生じる欠損と同じである．そのため，MCARはリストワイズ法，ペアワイズ法

表1 欠損値の発生メカニズム

種類	概説	例
MCAR	偶然，データに欠損が生じる	調査時間を短縮するために，全対象者に対して乱数表を用い，1/3の確率で調査項目数を半分に減らした調査用紙に回答する対象者を無作為に選ぶ
MAR	観測したデータの影響で欠損値が生じる	CAODを2回実施し，2回目の測定は1回目の測定でカットオフ値を超えた者に限定する
MNAR	欠損値が生じた理由が欠損値に依存している	認知機能を検査しようとしたところ，認知機能が重度に障害されている対象者のデータが欠けやすかった

表2 欠損値の発生メカニズムと処理

	MCAR	MAR	MNAR
代表値代入法	×	×	×
リストワイズ法	△	×	×
ペアワイズ法	△	×	×
完全情報最尤推定法	○	○	△
多重代入法	○	○	△

表3 MCARに対する完全情報最尤推定法，多重代入法，リストワイズ法のシミュレーション

	相関係数	標準誤差
完全データ	0.019	0.059
完全情報最尤推定法	0.017	0.059
多重代入法	0.018	0.058
リストワイズ法	0.015	0.063

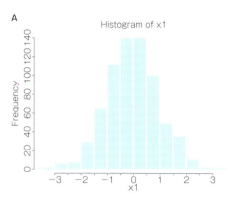
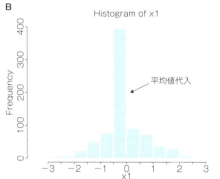

図1 MCARに対する代表値代入法のシミュレーション

でもパラメータの推定にほとんど影響しない．しかし，両方法はMCARであっても欠損値に伴ってサンプルサイズが小さくなるため，推定精度が悪くなるという問題がある．

完全情報最尤推定法，多重代入法はMCAR，MARのいずれでもバイアスの小さいパラメータ値を得ることができる．完全情報最尤推定法は，欠損パターンを踏まえて全データを活用しながら尤度が最大化するパラメータを探し出す方法である．多重代入法は，欠損値にさまざまな値を代入した複数のデータセットを作成し，その結果を統合するかたちでパラメータを推定する方法であ

る．表3はシミュレーションで300のデータを発生させ，完全データとMCARによる75の欠損値をもつデータを使い，相関係数を求めた結果である．完全データの相関係数は0.019，標準誤差は0.059だった．他方，欠損値データに対する完全情報最尤推定法は相関係数が0.017，標準誤差が0.059，多重代入法は相関係数が0.018，標準誤差が0.058であった．他方，リストワイズ法は相関係数が0.015，標準誤差が0.063であった．MCARはリストワイズ法でもほとんど影響しないが，それでも完全情報最尤推定法，多重代入法のほうが完全データに値が近く，しかも標準誤差が小さいことから測定精度が高いことがわかる．

他方，MNARの場合，完全情報最尤推定法と多重代入法でもパラメータにバイアスが生じる．しかし，測定したデータを補助変数として活用するなどすれば，MNARをMARに近づけられることがある．補助変数はいくら大量に導入しても，主なパラメータの測定精度を低下させないこともわかっている[3]．したがって，欠損値発生のメカニズムがMARまたはMNARの可能性がある場合，MARと同様に完全情報最尤推定法と多重代入法を適用し，補助変数を導入することによってパラメータに対するバイアスの影響を制御できると考えられる．

文献

1) 高橋将宣，他：欠測データ処理―Rによる単一代入法と多重代入法．共立出版，2017
2) 星野崇宏：調査観察データの統計科学―因果推論・選択バイアス・データ融合．岩波書店，2009
3) 村山 航：欠損データ分析―完全情報最尤推定法と多重代入法（http://koumurayama.com/koujapanese/missing_data.pdf）

統計モデルの評価

1 概要

統計モデルの評価は適合度指標と情報量規準で行う．適合度指標は後で述べる構造方程式モデル，情報量規準は構造方程式モデルを含む統計モデル全般の評価に適用できる．適合度指標と情報量規準は，想定した統計モデルの良し悪しを判断・修正したり，競合する統計モデル間の優劣を決めたり，統計モデルの性能を調べたりするために活用する[1]．

2 適合度指標

適合度指標にはさまざまなものがある．表1に，代表的な適合度指標として，RMSEA(Root Mean Square Error of Approximation)，CFI(Comparative Fit Index)，TLI(Tucker-Lewis Index)を示した．一般に，複数の適合度指標が基準を満たす場合に，良好な統計モデルであると判断する．

RMSEA は統計モデルの複雑さを考慮した適合度指標である[1]．構造方程式モデルは，データが示す変数間の関係に近似した統計モデルでパラメータを推定することである．複雑な統計モデルは微調整しやすい側面があるため，データの構造にたまたま近似した統計モデルを採用してしまうことがある．その場合，新しいデータで結果を再現できない可能性が生じる．RMSEA は統計モデルの複雑さの影響を考慮したうえで，データに対する統計モデルの当てはまりのよさを評価できる利点があり，多くの研究論文で活用されている[2]．

CFI と TLI は，研究者が構成した統計モデルが，変数間の説明を行わない独立モデルに比べて，どちらがよいのかを示すものである[1]．CFI は独立モデルと分析したい統計モデルの自由度を考慮したうえで，データと統計モデルの乖離度を評価している．CFI もまた多くの研究論文で活用されている[2]．TLI は 1 以上になることがあり，CFI に比べると解釈がしにくいところがある．しかし，TLI は平均構造(観測変数の平均を母数の関数として表現したもの)の分析を行う際に有用である[1]．

伝統的には，χ^2，GFI(goodness of fit index)，AGFI(adjusted goodness of fit index)が適合度指標として報告されてきた．しかし，χ^2 はすぐ有意になるため，適合度指標としては機能しない[1]．GFI，AGFI は統計モデルがデータの分散を説明できる程度を指標化したものである[1]．GFI は決定係数，AGFI は調整済み決定係数と同じである[2]．しかし，これらはサンプルサイズや自由度の影響を受けやすい．また，手元にあるデータに対して適合した統計モデルを採用しやすく，新しいデータに当てはまらない統計モデルが採用される可能性がある．そのため，現在では χ^2，GFI，AGFI は使用されなくなってきている[2]．

表1 代表的な適合度指標

種類	基準
RMSEA	0.05 以下が良好，0.08 以下が良，0.1 未満が可，0.1 以上が不良と判断される
CFI	0.0〜1.0 の値をとる．0.95 以上が良，0.9 以上が許容範囲と判断される
TLI	1 に近いほどよいが，1 以上になることもある

表2 代表的な情報量規準

種類	概説
AIC	よい予測が得られるモデルを選択できる
BIC	真のモデルに近似するモデルを選択できる
WAIC	よい予測が得られるモデルを選択できる
WBIC	真のモデルに近似するモデルを選択できる

3 情報量規準

情報量規準にもさまざまなものがある．表2に代表的な情報量規準として，AIC（Akaike's Information Criterion），BIC（Bayesian Information Criterion），WAIC（Widely applicable Information Criterion），WBIC（Widely applicable Bayesian Information Criterion）を示した[3]．

情報量規準は相対的な指標であるため，適合度指標のようによい統計モデルを選ぶための基準値がない．その代わりに，複数の統計モデルを比較してよりよい統計モデルを選ぶときに活用することになる．情報量規準の値は小さいほうが，よい統計モデルである．例えばAICの値が，統計モデルAで100，統計モデルBで99の場合，統計モデルBのほうがよい統計モデルであると判断する．また，複数の統計モデルの適合度指標が同じ結果を示した場合，そのなかからよりよい統計モデルを選択するために情報量規準を活用できる．

さて，表2をみるとわかるように，AICとWAIC，BICとWBICはそれぞれ対応関係にある．WAIC，WBICはベイズ推定法により求めることができる．相対的に予測誤差の小さい統計モデルを選びたいときはAICまたはWAIC，真の統計モデルとの距離が近い統計モデルを選びたいときはBICまたはWBICを参照する．

例えば，将来予測の観点から作業療法介入の効果を検討したければAICまたはWAICを参照するとよい．作業療法介入の効果の真の分布に近似できているかを知りたい場合は，BICまたはWBICを参照するとよい．もちろん，AICとBIC，またはWAICとWBICのどちらも良好な値を示す統計モデルを選ぶほうがよいが，それぞれの指標が異なる結果を示すこともあるため，目的に応じて活用するとよいだろう．

AICとBICは従来から用いられてきた指標であるが，推定する確率分布が正規分布に近似できない場合に適さない．それに対して，WAIC，WBICは尤度を正規分布に近似できない場合に加えて，尤度が正規分布に近似できるときでも，従来よりも正確に計算することができる[4]．また，ベイズ推定法で扱う複雑な統計モデル（混合正規分布，深層学習，隠れマルコフモデルなど）の場合でも，WAICとWBICは正確に評価することができる[4]．また，WAICとWBICは，真の分布に関する情報がなくても数値計算できる特徴がある[4]．WAICやWBICはRやStanなどで求めることができる．使用する統計モデルにあわせて，これらの情報量規準を適切に活用するとよい．

4 まとめ

統計モデルの評価は適合度指標と情報量規準で行える．これらにはさまざまな特徴があるため，作業療法士はそれを踏まえたうえで活用する必要がある．

文献

1) 豊田秀樹（編）：共分散構造分析［疑問編］—構造方程式モデリング．朝倉書店，2013
2) 中山和弘：看護学のための多変量解析入門．医学書院，2018
3) 清水裕士：階層ベイズと自由エネルギー（https://www.slideshare.net/simizu706/ss-89887825）
4) 渡辺澄夫：WAICとWBIC（http://watanabe-www.math.dis.titech.ac.jp/users/swatanab/waicwbic.html）

推定法

1 推定法とは何か

確率分布にならんで重要な推測統計学の装置に推定法がある．

推定法とは，データに統計モデルを当てはめてパラメータを計算する方法である[1]．一般的に使用される推定法に，最小二乗法，最尤推定法，ベイズ推定法などがある．推定法によって使える確率分布が異なるため，扱える統計モデルの複雑さのレベルも変わる．例えば，最小二乗法は誤差に正規分布を仮定する線形モデルなどが扱えるが，最尤推定法はどのような確率分布を使った統計モデルにも適用できるものの，多パラメータ化した複雑な統計モデルには適さない[2,3]．それらに比べると，ベイズ推定法はさまざまな難易度の統計モデルで多種多様な確率分布を活用できる[3]．作業療法士はさまざまな推定法を目的，データの構造，統計モデルなどにあわせて使い分ける必要がある．

一般に推定法が異なれば，パラメータの値も推定精度も変わる[3]．ただし，特定の条件を満たせば，3つの推定法はほぼ一致した推定量を求めることができる．例えば，最小二乗法は，誤差が正規分布に従うという条件を満たせば，最尤推定法で正規分布を仮定した場合と同じ結果になる[1]．また，ベイズ推定法は事前分布に無情報事前分布を用いるなどの条件がそろえば，最尤推定法とほぼ同じ結果になる[2]．つまり，最小二乗法は最尤推定法の，最尤推定法はベイズ推定法の特殊な近似であると解釈できる．したがって，3つの推定法は機能（目的）が異なるものの，整合性のある関係であるといえる．

2 推定法の概要

1）最小二乗法

最小二乗法では，測定値の誤差を二乗した和が，最小になる関係式を求める．どんなに正確に測定しても，必ずデータには誤差を伴う．パラメータを推定するためには，誤差を最小にする必要がある．そこで，最小二乗法ではデータからの距離が最も小さくなる直線を引き，パラメータを推定する（図1）．また，データのバラツキには正規分布が仮定されている．最小二乗法は，最尤推定法などに比べて比較的シンプルなのでわかりや

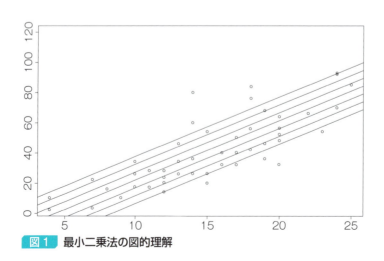

図1 最小二乗法の図的理解

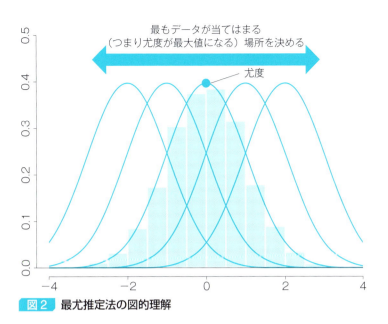

図2 最尤推定法の図的理解

すいという利点がある．他方，どのようなデータのバラツキに対しても正規分布と直線を当てはめるため，現実の複雑なデータに対応できないことがある．

2) 最尤推定法

　最尤推定法は，手元にあるデータに確率分布が当てはまる状態を表す統計量である尤度(対数尤度)が，最も大きくなる1つのパラメータを探し出す方法である[1]（図2）．手元のデータは確率変数であり，当然のことながらバラついている．最尤推定法では，このバラつくデータが最も得られやすい確率分布の位置を点推定する．最尤推定法は正規分布の他にもさまざまな確率分布を扱えるため，最小二乗法に比べるとさまざまな統計モデルに対応できる．また，手元にあるデータに対する当てはまりの良さに加えて，新たに与えられるデータへの当てはまりの良さも定量的に評価できる（本章「統計モデルの評価」の項参照⇒78頁）．最尤推定法は比較的単純な統計モデルの場合，サンプルサイズが大きくなると推定精度が向上するなどの利点がある．他方，最尤推定法は手元にあるデータに過剰に適合し，新しいデータに対する予測精度が低下する過学習という問題が生じる[4]．また，最尤推定法は個体差を組みこむなど複雑な統計モデルへの適用が困難である[1]．なお，最尤推定法で正規分布に従うデータを扱う場合，上記の最小二乗法と同じ結果になる．

3) ベイズ推定法

　ベイズ推定法は，手元にあるデータから得られる尤度と事前分布の積に比例する事後分布を生成する方法である[1]（図3）．実際の事後分布の計算は，乱数によるシミュレーションの一種であるマルコフ連鎖モンテカルロ法を活用する．事前分布はデータが得られる前の確率分布，事後分布はデータが得られた後の確率分布である．事前分布は事後分布に影響するため，一般に事前分布が影響しない無情報事前分布（一様分布という広く薄い確率分布）を用いるが，先行研究の知見を反映した事前分布に設定することもできる[4]．また，個体差，場所差などを組みこんだ複雑な統計モデルの場合は，事前分布を重ねた階層事前分布を導入すると適切に扱える[1]．事後分布は正規分布の他にもさまざまな確率分布を扱える．また，事後分布を重みづけて積分すると予測分布が求められる．予測分布は母集団（真の分布）に近似すると期待される確率分布である．その良し悪しは汎化誤差（予測誤差）の近似である情報量規準のWAICで評価できる（本章「統計モデルの評価」の項参照⇒78頁）[2]．最尤推定法では過学習という問題があったが，ベイズ推定法は尤度と事前分布の積から現象をうまく説明できるパラメータの事後分布を推定するため過学習が生じることはない．ベイ

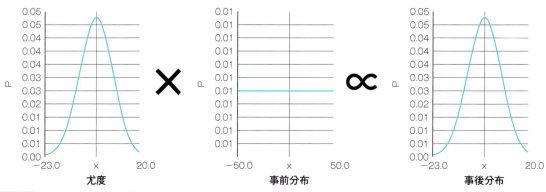

図3 ベイズ推定法の図的理解

ズ推定は事後分布から計算することにより，研究者が想定した統計モデルを前提にする限りにおいて，「研究仮説が正しい確率は何％あるのか？」という問いに答えたり，「パラメータが区間[x, y]にある確率は95％である」と主張することができる．ただしこれは，データに対する統計モデル内部の話であり，人間が知りえない母集団のパラメータではない点に注意が必要である．

3 まとめ

確率分布と推定法は統計学の重要な部品である．推定法は大きく最小二乗法，最尤推定法，ベイズ推定法がある．これらは機能が異なるため，作業療法士は目的と状況に応じて使い分ける必要がある．

文献

1) 久保拓弥：データ解析のための統計モデリング入門——般化線形モデル・階層ベイズモデル・MCMC．岩波書店，2012
2) 渡辺澄夫：ベイズ統計の理論と方法．コロナ社，2012
3) 渡辺澄夫：最尤推定はいつなら大丈夫？（http://watanabe-www.math.dis.titech.ac.jp/users/swatanab/mlesafety.html）
4) 松浦健太郎：StanとRでベイズ統計モデリング．共立出版，2016

Column 統計と人工知能と機械学習と…

よく混同されがちだが，ざっくり説明すると，「人工知能」とは，言語の理解や推論，問題解決などの知的行動を人間と同じように遂行する能力を持ったコンピュータの実現する技術，「機械学習」とは人工知能のなかのトレーニングといわれており，学習できるアルゴリズムに基づいて大量のデータを解析し，パターンなどを見つけて判断や予測に役立てるもの，「深層学習（ディープラーニング）」とは，多層のニューラルネットワークによる機械学習である．これらの関係性として，人工知能＞機械学習＞深層学習という階層性を持っており，それぞれのバックグラウンドで統計学が用いられている．人工知能は医療の画像診断などで積極的に取り入れられるようになっており，統計学も今後はより身近な学問になるだろう．

一般化線形モデル

1 一般化線形モデル

　一般化線形モデル（generalized linear model；GLM）は回帰分析を拡張した統計モデルである．表1に示すように，一般化線形モデルはさまざまな統計モデルを統一的に表現できる特徴がある[1]．一般化線形モデルに似た用語に，一般線形モデル（general linear model；GLM）がある〔別名は線形モデル（linear model；LM）〕．基本的に，一般線形モデルの推定法は最小二乗法であり，誤差構造の確率分布は正規分布しか扱えない．一般化線形モデルは一般線形モデルを拡張した統計モデルに位置づけられる．

2 Rコードの意味

　表1のRコードの例を見てもらえればわかるように，一般化線形モデルを使えば，t検定，分散分析，回帰分析などの統計モデルを別々に扱う必要がない．Rコードは慣れないと難しく感じるかもしれない．しかし，Rコードは，クリックでモデルを選択するグラフィカルユーザーインターフェイス（GUI）タイプのソフトウェアよりも直観的に理解しやすいため，一般化線形モデルを理解するうえで知っておくと便利である．図1で一般化線形モデルのRコード例を示した．さまざまな統計モデルは基本的に同じ文法で記載されるが，目的変数と説明変数に入れる尺度水準，誤差構造の確率分布とリンク関数の指定によって，統計モデルの内実を選択できる．glm関数による一般化線形モデルの推定法は最尤推定法であり，正規分布以外にもさまざまな誤差構造の確率分布を活用できる（本章「推定法」の項参照⇒80頁）．Rのbrmパッケージ（https://cran.r-project.org/web/packages/brms/brms.pdf），JAGS（http://mcmc-

表1 一般化線形モデルの例

統計モデル	確率分布	リンク関数	目的変数	説明変数	Rのコード例
t検定	正規分布	identity	量的変数	質的変数	glm(y~x1 + x2, family = gaussian(link = "identity"))
単回帰分析	正規分布	identity	量的変数	量的変数	glm(y~x, family = gaussian(link = "identity"))
重回帰分析	正規分布	identity	量的変数	量的変数	glm(y~x1 * x2, family = gaussian(link = "identity"))
分散分析	正規分布	identity	量的変数	質的変数	glm(y~x1 * x2 * x3, family = gaussian(link = "identity"))
ロジスティック回帰分析	二項分布	ロジット	質的変数	量的変数	glm(y~x, family = binomial(link = "logit"))
プロビット分析	二項分布	プロビット	質的変数	量的変数	glm(y~x, family = binomial(link = "probit"))
ポアソン回帰分布	ポアソン分布	対数	質的変数	量的変数	glm(y~x, family = poisson(link = "log"))
対数線形モデル	ポアソン分布	対数	質的変数	質的変数	glm(y~x1 + x2, family = poisson(link = "log"))

（粕谷英一：一般化線形モデル．共立出版，2012をもとに作成）

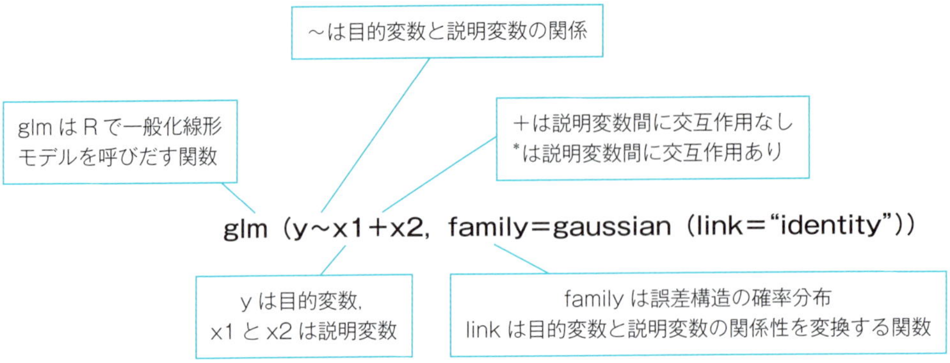

```
                    ～は目的変数と説明変数の関係

  glm は R で一般化線形        ＋は説明変数間に交互作用なし
  モデルを呼びだす関数          ＊は説明変数間に交互作用あり

        glm（y～x1＋x2, family＝gaussian（link＝"identity"））

         y は目的変数,        family は誤差構造の確率分布
         x1 と x2 は説明変数   link は目的変数と説明変数の関係性を変換する関数
```

図1 一般化線形モデルによる t 検定の R コードの例

jags.sourceforge.net）, Stan（http://mc-stan.org）などを使えば, 一般化線形モデルにベイズ推定法を実装することができる.

3 表1の使いかた

例えば, CAOD の合計得点などのように, 作業機能障害の重症度を表す量的変数があるとする. これを, 男女間などのように2グループで比較を行うためには, glm 関数で t 検定を行うとよい〔R のコード例：glm(y～x1 + x2, family = gaussian (link = "identity"))〕. また, 上記の作業機能障害の重症度が, 作業参加の状態（連続変数）によって変化するかを知りたければ, glm 関数で単回帰分析を行えばよい〔R のコード例：glm(y～x, family = gaussian (link = "identity"))〕. 結果は, 一般化線形モデルによる t 検定であれば, 2平均値の差の大きさ, グループ間で有意差があったのか, 95%信頼区間はどの程度あったのかを示せばよい（図2）. 他方, 一般化線形モデルによる単回帰分析であれば, 回帰係数の推定値, 信頼区間, p 値を報告すればよい. このように, 一般化線形モデルを用いれば, 目的変数と説明変数の尺度水準（連続変数, 質的変数）, 確率分布, リンク関数を考慮し, 同一の文法で記載されたコードを書くだけでさまざまな統計モデルを柔軟に活用することができる（図3）. なお, 相互作用あり／なしで一般化線形モデルによる2つの重回帰分析を実行したならば, AIC でよりよいモデルを選択し, その結果を報告するとよい.

4 一般化線形モデルの重要部品

一般化線形モデルには確率分布, 線形予測子, リンク関数という重要な部品がある[2]. ここでは簡単にポイントを解説しておく.

確率分布は, 目的変数のデータのバラツキを表現している（本章「確率分布」の項参照⇒73頁）. 一般化線形モデルは最尤推定法であるため, さまざまな確率分布を扱うことができる（本章「推定法」の項参照⇒80頁）. また, 一般化線形モデルは等分散でも異分散でも確率分布で表現できる利点がある.

線形予測子は目的変数と説明変数の関係を表現するものである. 例えば, 表1でいうと glm (y～x, family = gaussian (link = "identity"))のうち y～x が線形予測子に該当する. この場合, y は目的変数（結果）, x は説明変数（原因）という関係にある. 説明変数が複数あったり, 反復測定している場合などは交互作用が問題になるが, それも線形予測子のなかで表現することになる（図1）.

リンク関数は, 確率分布と線形予測子の関係を, 目的やデータに応じて変換するものである. 例えば, 表1をみるとわかるように, ロジスティック回帰分析とプロビット分析は同じ確率分布と線形予測子であるものの, リンク関数はロジスティック回帰分析がロジット, プロビット分析がプロビットに変換されている. これは, データにあわせて関係式を変化させていることを表している.

一般化線形モデルは確率分布, 線形予測子, リンク関数の組み合わせによって, さまざまな統計

```
> summary(fit)

Call:
glm(formula = y ~ f1 + f2, family = gaussian())

Deviance Residuals:
    Min       1Q   Median       3Q      Max
-2.18583  -0.42633  0.00182  0.69998  2.18490

Coefficients: (1 not defined because of singularities)
            Estimate Std. Error t value Pr(>|t|)
(Intercept)   8.9888     0.3820  23.529 5.73e-15 ***
f11          -1.3124     0.5403  -2.429   0.0258 *
f21              NA         NA      NA       NA
---
Signif. codes:  0 '***' 0.001 '**' 0.01 '*' 0.05 '.' 0.1 ' ' 1

(Dispersion parameter for gaussian family taken to be 1.459417)

    Null deviance: 34.881  on 19  degrees of freedom
Residual deviance: 26.269  on 18  degrees of freedom
AIC: 68.211

Number of Fisher Scoring iterations: 2

> confint(fit)
Waiting for profiling to be done...
                 2.5 %     97.5 %
(Intercept)   8.240054  9.7375575
f11          -2.371265 -0.2534758
f21                NA         NA
```

図2 一般化線形モデルによるt検定の結果の例

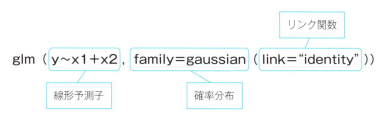

図3 Rコードと確率分布，線形予測子，リンク関数の対応

モデルを柔軟に表現することができる．一般化線形モデルは，表1に示した以外にも χ^2 検定，多重ロジスティック回帰分析，共分散分析なども実行可能である．

5 一般化線形モデルの限界

一般化線形モデルは，t検定，分散分析，回帰分析などの上位モデルで便利だが，データの分散に影響する個体差，場所差などを考慮した統計モデルを構築できない限界がある[2]．つまり，一般化線形モデルは現実の複雑なデータに対応できないことがある．

6 まとめ

本項では，一般化線形モデルを解説した．一般化線形モデルはt検定，分散分析，回帰分析などの統計モデルを個別に使うよりも自由度が高く，比較的単純なデータであれば作業療法士の多様な研究疑問に答えてくれる方法である．作業療法士は，目的と状況に応じて一般化線形モデルを活用できるとよい．

文献
1) 金　明哲（編），粕谷英一（著）：一般化線形モデル．共立出版，2012
2) 久保拓弥：データ解析のための統計モデリング入門—一般化線形モデル・階層ベイズモデル・MCMC．岩波書店，2012

一般化線形混合モデル

1 一般化線形モデルから一般化線形混合モデルへ

　一般化線形混合モデル(generalized linear mixed model；GLMM)は，一般化線形モデルを拡張したものであり，前項で示した一般化線形モデルの限界を克服した統計モデルである〔確率分布が正規分布の場合は線形混合モデル(linear mixed model；LMM)と呼ぶこともある〕．その特徴は，個体差，場所差など人間が「測定できない／測定しなかった」変数を組みこんだ統計モデルを構築できる点にある[1]．「測定できない／測定しなかった」変数は変量効果(random effect)と呼ぶ．一般化線形混合モデルの説明変数は変量効果に加えて，固定効果(fixed effect)から構成される[1]．図1は，Rのlme4パッケージ(https://cran.r-project.org/web/packages/lme4/lme4.pdf)を使い，一般化線形混合モデルの統計モデルを示したものである．基本は前項で示した一般化線形モデルと同じであるものの，変量効果を表す(1 | z)が導入されている点に違いがある．一般化線形混合モデルは変量効果の導入によって一般化線形モデルよりも複雑なデータをうまく扱える．

　例えば，作業機能障害の程度を表すために，CAODの合計得点を計算したとしよう．男女別で合計得点の平均値の差を調べるならば，説明変数は男性＝0，女性＝1の質的変数になり，どのサンプルでもどちらかの値が与えられる．説明変数が0または1になって他に違いがないならば，CAODの合計得点はどのサンプルも同じ確率分布（例えば，正規分布）に従うはずである．しかし，実際はサンプルによってバラツキが異なることがある．その場合，説明変数が同じであれば目的変数は同じ確率分布に従うという仮定の一般化線形モデルで解析すると，適切な結果を得られない．他方，一般化線形混合モデルは性別を固定効果，個体差を変量効果で表現することによって，サンプルの個性を適切に科学することができる．

2 一般化線形混合モデルと従来の統計モデルの関係

　一般化線形混合モデルは一般化線形モデルの拡張であるため，一般化線形モデルと同様に確率分布・リンク関数・線形予測子を使い，t検定，回帰分析(単・重)，分散分析(一元配置，二元配置，反復測定など)，ロジスティック回帰分析，多項ロジットモデル，プロビット分析，ポアソン回帰分析，線形対数モデルなどさまざまな統計モデルを統一的に表現できる．従来の統計モデルとの大きな違いは変量効果があるか否かである．変量効果はサンプルごとの特徴を表すものであり，これ1つでサンプルごとのデータのバラツキ，個人と集団で階層構造，同一サンプルからの反復測定などの問題をすべて扱える利点がある．

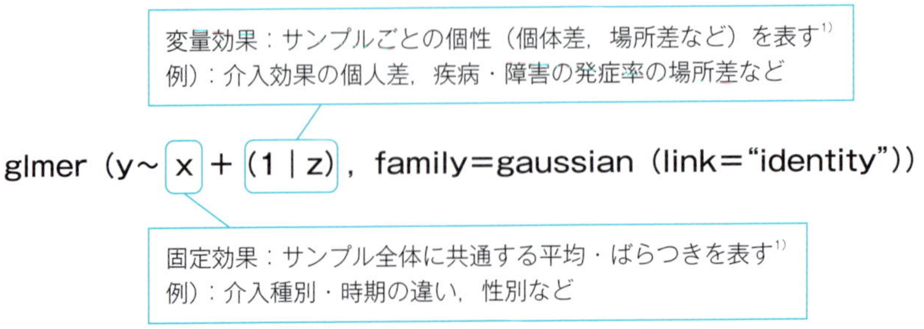

変量効果：サンプルごとの個性（個体差，場所差など）を表す[1]
例）：介入効果の個人差，疾病・障害の発症率の場所差など

glmer（y～ x ＋ (1 | z) ，family＝gaussian（link＝"identity"））

固定効果：サンプル全体に共通する平均・ばらつきを表す[1]
例）：介入種別・時期の違い，性別など

図1 lme4 パッケージによる一般化線形混合モデルの例

それによって，一般化線形混合モデルは従来の統計モデルよりも極めて柔軟に実施できる．例えば，一般化線形混合モデルは反復測定分散分析に比べると，欠損値の影響を受けず，個体差や時間差を自由にモデル化できる利点がある[3]．つまり，一般化線形混合モデルは反復測定分散分析よりもバイアスなどに対して頑健性があるといえる．また，作業療法介入に対する反応は対象者によって異なる場合があり，介入が経過するとデータのバラツキが大きくなることがある．反復測定分散分析は，このような事象をモデルに組み込めない．しかし，一般化線形混合モデルは対象者個人によって生じる作業療法介入への反応のバラツキを変量効果でモデル化でき，しかも情報量規準を参考に最適な統計モデルを選択することができる．

3 一般化線形混合モデルの推定法

一般化線形混合モデルは，最尤推定法またはベイズ推定法で，データに統計モデルを当てはめることができる[1]．推定法は統計モデルの複雑さによって変わる．例えば，変量効果が1つ（個体差など）であれば最尤推定法またはベイズ推定法，変量効果が2つ以上（個体差＋場所差など）であればベイズ推定法を使うとよいだろう．ただし，基本はベイズ推定法をすすめる．ベイズ推定法による一般化線形混合モデルは階層ベイズモデル（Hierarchical Bayesian Model）とも呼ばれる[1]．階層ベイズモデルは「『ユーザーが自分で考えるデータ解析』のひとつの到達点」[2]であり，一般化線形混合モデル以外にもさまざまなデータ解析技術が流れ込んでいる（図2）．

一般化線形混合モデルを実行できるRのパッケージは複数あるが，基本は最尤推定法ならばlme4パッケージ，ベイズ推定法ならばbrmパッケージ（https://cran.r-project.org/web/packages/brms/brms.pdf）を活用するとよい．両パッケージは線形予測子の書きかたが同じであり，効率的に学習できる．また，brmsパッケージは他のベイズ推定法による一般化線形混合モデルのパッ

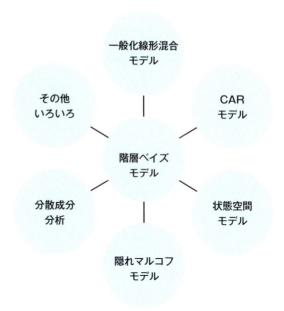

図2 階層ベイズモデル
〔伊庭幸人（編）：ベイズモデリングの世界．p108，岩波書店，2018より一部改変〕

ケージに比べて扱える確率分布が多く，自由に統計モデルを表現しやすい．

4 まとめ

本項では一般化線形混合モデルを紹介した．一般化線形混合モデルは一般化線形モデルの拡張版であり，従来の統計モデルに対してさまざまな利点がある．作業療法はクライエントの個別性を尊重する実践である．作業療法研究でもクライエントの個性を科学できるようにするために，一般化線形混合モデルを活用できる必要がある．

文献

1) 久保拓弥：データ解析のための統計モデリング入門—一般化線形モデル・階層ベイズモデル・MCMC．岩波書店，2012
2) 伊庭幸人（編）：ベイズモデリングの世界．岩波書店，2018
3) Gueorguieva R, et al：Move over ANOVA：progress in analyzing repeated-measures data and its reflection in papers published in the Archives of General Psychiatry. Arch Gen Psychiatry 61(3)：310-317, 2004

構造方程式モデル

1 構造方程式モデル

　構造方程式モデル(Structural Equation Model；SEM)は，パス解析と因子分析を統合したものであり，項目反応理論，多母集団同時分析など多くの統計モデルを実行できる．〔別名：共分散構造分析(covariance structure analysis；CSA)〕．構造方程式モデルで対応できる統計モデルの例を表1に示す[1]．このように，構造方程式モデルは非常に多種多様な統計モデルを実装できる．また，構造方程式モデルは最小二乗法，最尤推定法，ベイズ推定法などのいずれの方法も使える．

　構造方程式モデルで構成した統計モデルの良し悪しは適合度指標と情報量規準で判断する(本章「統計モデルの評価」の項参照⇒78頁)．データに対する統計モデルの当てはまりが悪い場合，実質科学的な知見を踏まえながら，修正指標，適合度指標，情報量規準を参考に統計モデルの修正を行う．1つのデータセットに対する統計モデルは無数にある．そのため，統計モデルの修正にあ

表1 構造方程式モデルで対応できる目的と統計モデル例

目的	統計モデル例
因子構造を検討したい	探索的因子分析，確認的因子分析，探索的構造方程式モデル，高次因子分析，階層因子分析，など
対象者の能力値や評価尺度の信頼性を検討したい	古典的テスト理論，一般化可能性理論，ラッシュモデル，項目反応理論，など
差を検討したい	t検定，分散分析，反復測定分散分析，多変量分散分析，共分散分析，など
カテゴリカルデータで検討したい	相関分析，カテゴリカル因子分析，プロビット構造モデル，など
単純な因果関係を検討したい	単回帰分析，重回帰分析，ロジスティック回帰分析，ポアソン回帰分析，など
複雑な因果関係を検討したい	完全逐次モデル，準完全逐次モデル，逐次モデル，非逐次モデル，など
多相データで構造を検討したい	多特性多方法モデル，多相因子分析モデル，直截モデル，など
データ範囲に制限のある切断データで構造を検討したい	トービット因子分析，切断回帰分析，切断・上限下限相関，など
時系列データを検討したい	状態空間モデル，時系列因子分析，移動平均モデル，など
全体と個性を検討したい	マルチレベルモデル，マルチレベル構造方程式モデル(一般化線形潜在混合モデル)，など
潜在的に異なる構造を検討したい	多母集団同時分析，潜在クラス分析，平均構造分析，多段サンプリングモデル，など
多集合データの構造を検討したい	多重指標モデル，潜在成長モデル，潜在曲線モデル，媒介分析，など
行動に対する遺伝の影響を検討したい	遺伝ACEモデル，遺伝因子分析，遺伝トービット因子分析，双生児家族モデル，など

(豊田秀樹：共分散構造分析[入門編]―構造方程式モデリング．p2，朝倉書店，1998 より)

たっては，必ず実質科学的に合理的な理由を十分明確にしなければならない．

なお，表1の「全体と個性を検討したい」で示した統計モデルは，構造方程式モデルのなかに変量効果を実装したものになる（本章「一般化線形混合モデル」の項参照⇒86頁）．特に，マルチレベル構造方程式モデルは潜在変数と観測変数をもつ統計モデルに変量効果を組み込める．

2 構造方程式モデルの特徴

構造方程式モデルは極めて柔軟な統計モデルであるため，関心に応じて自由自在に多種多様な統計モデルを構成できる特徴がある．自由とはいえ，実際のデータ解析には一定の手続きがある．基本は，データから統計モデルを探索するのではなく，実質科学的な知見から先に理論や仮説を構成し，それを表現した統計モデルを作り，データと統計モデルの当てはまりを検討するという過程で実施する[1]．

もちろん，構造方程式モデルには探索的因子分析や探索的構造方程式モデルなどのように，潜在変数と観測変数の関連性をデータから構成する手法もある．それらを活用する場合も，先行研究などの検討を行い，おおよその見通しをもちながらデータ解析していくことになる．仮に，データから統計モデルを組み立てるならば，原理上ほぼ無限に統計モデルを構成できるため，文字どおり収拾がつかなくなるだろう．

また，構造方程式モデルの特徴は観測変数だけでなく，潜在変数を積極的に導入できる点にある（第8章「潜在変数と観測変数」の項参照⇒292頁）．まず，サンプルから得られたデータは観測変数と呼ぶ．観測変数は確率変数であり，例えばCAODなどの評価尺度の結果が該当する（図1）．潜在変数は複数の観測変数の背後にある共通因子であり，サンプルから得られたデータを手がかりに推定することができる[2]．

例えば，作業機能障害の種類と評価（classification and Assessment of Occupational Dysfunction；CAOD）は16の観測変数（質問項目）から4つの潜在変数を構成しており，さまざまな研究を通して身体または精神障害者，健常者を対象に適用できることが確認されている（図2）[2]．CAODの潜在変数は作業不均衡，作業剥奪，作業疎外，作業周縁化だが，これは理論研究で仮説を構成したうえで，16の観測変数の背後にある共通パターンを推定したものである[2]．なお，潜在変数は円または楕円，観測変数は四角で表す．

もちろん，構造方程式モデルは観測変数のみ，観測変数と潜在変数の混合でも対応できる（図3）．図3Aは，観測変数のみで構成した統計モデルである．他方，図3Bは，2つの観測変数が1つの潜在変数を構成する因子分析モデルが2つあり，それらが因果関係を構成すると設定されている．また，この因果関係に影響する交絡因子が観測変数で2つ投入されている（第4章「誤差とその対処」の項参照⇒150頁）．

3 ソフトウェア

構造方程式モデルに対応したソフトウェアで最もお勧めできるものは，Mplus（https://www.statmodel.com）という有料ソフトウェアである[3]．これは世界最高峰の機能を備えており，構造方程式モデルのほとんどすべての統計モデルを

作業機能障害の種類と評価（CAOD）

質問文	当てはまる	かなり当てはまる	どちらかといえば当てはまる	どちらとも言えない	どちらかといえば当てはまらない	おおむね当てはまらない	当てはまらない
4 自分の意見をあまり聞いてもらえない	7	6	5	4	3	2	①

観測変数

図1 観測変数とはサンプルから直に得られるデータ

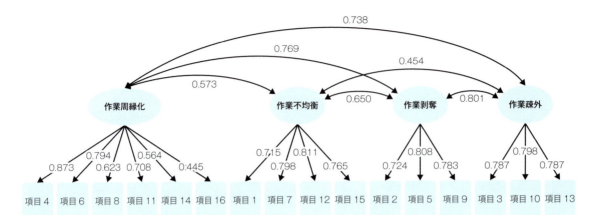

図2 CAODによる潜在変数と観測変数の例

(Teraoka M, et al: Analysis of structural relationship among the occupational dysfunction on the psychological problem in healthcare workers: a study using structural equation modeling. PeerJ. 2015 Nov 19;3:e1389. doi: 10.7717/peerj.1389. より)

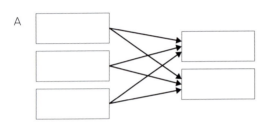

A 観測変数のみの回帰分析モデル．通常の回帰分析は目的変数は1つのみだが，構造方程式モデルの回帰分析モデルは目的変数の数も潜在変数の数も自由自在である．

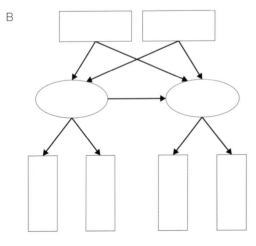

B 潜在変数と観測変数が混在する統計モデル．2つの潜在変数が因果関係を構成し，交絡として2つの観測変数が介在している．

図3 構造方程式モデルの例（誤差省略）

実行できる．無料ソフトウェアでお勧めできるものは，Rのlavaanパッケージ（https://cran.r-project.org/web/packages/lavaan/lavaan.pdf），blavaanパッケージ（https://cran.r-project.org/web/packages/blavaan/blavaan.pdf）である．lavaanパッケージは最小二乗法，最尤推定法，blavaanパッケージはベイズ推定法をサポートしている．両パッケージは，多機能で構造方程式モデルの多種多様な統計モデルに対応している．しかし現在のところ，lavaanパッケージはマルチレベル構造方程式モデル，潜在クラス分析などに未対応である．また現在のところ，blavaanパッケージはカテゴリカルデータのためのベイジアン構造方程式モデルなどに未対応である．

4 有益な統計モデル

前項では，構造方程式モデルの概観を述べた．本項では，作業療法研究で特に役立つと思われる，①パス解析，②確認的因子分析，③多重指標モデル，④多母集団同時分析，⑤マルチレベル構造方程式モデル，の5つの統計モデルを解説する．

1) パス解析

パス解析は，原因と結果の関係を検証する方法である（図4）．従来の回帰分析は複数の説明変数を設定できるものの，目的変数は1つのみであった．また，因果の方向性は一方通行で，因果関係を重ねることもできなかった．他方，パス解

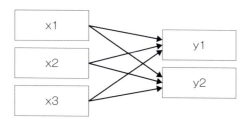

目的変数が2つ（y1, y2），説明変数が3つ
（x1〜x3）

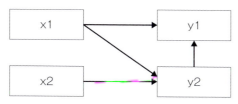

x1からy1，x2からy2は直接効果，x1がy2を経由してy1に関与するのは間接効果，直接効果と間接効果をあわせると総合効果

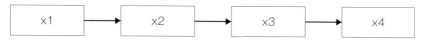

x1からx4まで因果関係でつながっている

図4　パス解析の例（誤差省略）

析は複数の目的変数を設定したり，複数の因果関係を組み合わせたり，因果関係を重ねたりすることができる．もちろん，パス解析は回帰分析と同じこともできる．

2）確認的因子分析

確認的因子分析は，仮説や理論の妥当性を検証する方法である（図5）．つまりこれは，検証したい因子構造があり，得られたデータに当てはめることによって，それが成立するか否かを判断していく．他方，探索的因子分析はデータから仮説や理論を構成する方法である．構造方程式モデルは確認的因子分析と探索的因子分析の両方を下位モデルにもつが，実質科学的な知見としては確認的因子分析が重視される．なお，カテゴリカルデータのための確認的因子分析（カテゴリカル因子分析）と項目反応理論は同じ統計モデルである（第8章「項目反応理論」の項参照⇒296頁）．

3）多重指標モデル

多重指標モデルは，パス解析と確認的因子分析が融合した方法である（図6）．多重指標モデルは①確認的因子分析によって実質科学的な知見が現実のデータに適合するか否かを検証する，②確認的因子分析で理論の妥当性を確認できればパス解析を行う，という手順で行う．もし，①でデータと統計モデルが適合しなければ，探索的因子分析で最適な因子構造に再構成し，その後で②を行うこともある．

4）多母集団同時分析

多母集団同時分析は，集団間で統計モデル（項目反応理論，確認的因子分析，パス解析，多重指標モデルなど）を比較する方法である（図7）．これには，①配置不変モデル，②測定不変モデル，③弱因子不変モデル，④強因子不変モデルなどがある．配置不変モデルは，集団間で因子構造のみ同じと仮定する．測定不変モデルは，配置不変に加えて因子負荷量が同じと仮定する．弱因子不変モデルは，測定不変に加えて分散，共分散も同じと仮定する．強因子不変モデルは，弱因子不変

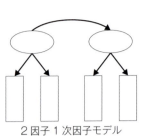 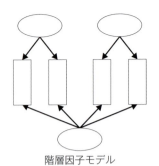

図5 確認的因子分析の例（誤差省略）

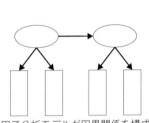 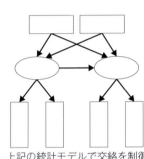 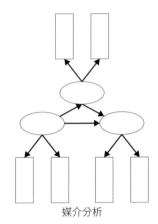

図6 多重指標モデルの例（誤差省略）

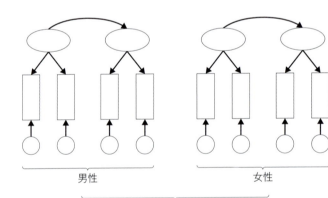

図7 多母集団同時分析の例（誤差省略）

に加えて誤差分散まで同じと仮定する．その後，平均構造の検討を行う．これで理論の一般性と頑健性を検証できる．一般性と頑健性は①配置不変モデル，②測定不変モデル，③弱因子不変モデル，④強因子不変モデルの順で向上する．カテゴリカルデータの場合，潜在クラス分析で既知の集団数を指定し，多母集団同時分析と同様の統計モデルを組むこともある．

5) マルチレベル構造方程式モデル

マルチレベル構造方程式モデルは階層データに対する構造方程式モデルである[5]（図8）．階層データとは，例えば反復測定データ，ペアデータ，病院・施設・地域ごとにネストされたデータなどである．通常の構造方程式モデルで階層デー

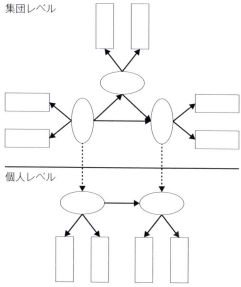

図8 マルチレベル構造方程式モデルの例（誤差省略）

タを解析すると，第一種の過誤を犯す可能性がある，集団レベルと個人レベルの効果を区別できないなどの問題が生じる．そこで，マルチレベル構造方程式モデルは集団レベルと個人レベルのそれぞれ独立して統計モデリングし，上記の問題を回避する．もちろん，マルチレベル構造方程式モデルは構造方程式モデルと同様にさまざまな統計モデルに対応している．

5 まとめ

本項では，多数ある構造方程式モデルの方法のうち，特に作業療法研究で役立つであろう統計モデルを紹介した．構造方程式モデルは極めて柔軟な方法であるため，作業療法士の多様な研究目的に応えてくれるだろう．

文献

1) 豊田秀樹：共分散構造分析［入門編］―構造方程式モデリング．朝倉書店，1998
2) Teraoka M, et al: Analysis of structural relationship among the occupational dysfunction on the psychological problem in healthcare workers: a study using structural equation modeling. PeerJ. 2015 Nov 19;3:e1389. doi: 10.7717/peerj.1389.
3) 小杉孝司，他（編）：M-plusとRによる構造方程式モデリング入門．北大路書房，2014
4) 狩野　裕，他：グラフィカル多変量解析―AMOS, EQS, CALISによる目でみる共分散構造分析．現代数学社，2002
5) 清水裕士：個人と集団のマルチレベル分析．ナカニシヤ出版，2014

潜在ランク理論

1 潜在ランク理論

潜在ランク理論(latent rank theory)は，能力や疾病・障害の状態を段階評価したいときに使う方法である．潜在ランク理論とは，1次元の潜在変数に順序性を仮定し，質的に異なる潜在ランクに対するサンプルの所属確率を推定する方法である[1]（図1）．潜在ランクとは，特定の評価次元において，順序性をもった質的に異なる潜在的な集団である[2]．それによって，例えば，潜在ランクが変われば作業機能障害が重症傾向にある，あるいは軽症傾向にある，という解釈ができる[2]．なお，潜在ランクは統計用語であるため，研究目的に応じて「重症度」「作業遂行能力」「技能」などと呼び変えてもよい．

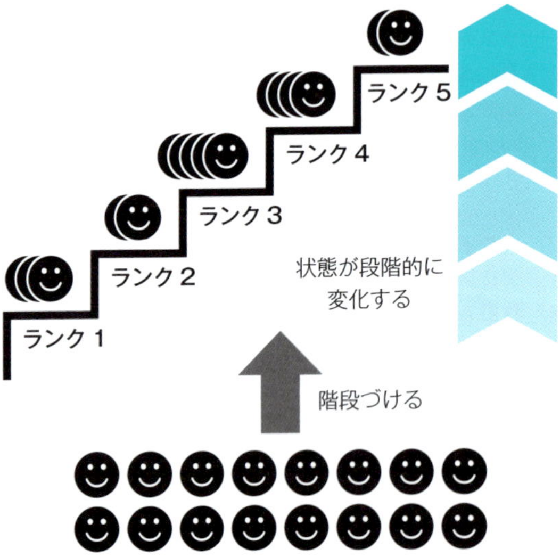

CAODは潜在ランク理論で運用できるシステムをもつが，これを使うと例えば表1のような結果が得られる[3]．これは作業機能障害の重症度推定システムで，ランク1が問題なし，ランク2が日常生活の困難感出現，ランク3が軽度の作業機能障害，ランク4が中等度の作業機能障害，ランク5が重度の作業機能障害と分類できる．ランク推定は対象者が所属するランク，ランク1からランク5は所属確率を表す．

例えば，ID065の人は重度の作業機能障害というランクに所属する確率は82.7%ある．また，ID064とID066の人は同じランク3であるが，所属確率を見るとID064に比べてID066が低く，一方でID066はランク4への所属確率も約40%ある．つまり，ID064は軽度の作業機能障害の可能性が高いが，ID066は軽度と中等度の作業機能障害にまたがっている可能性があり，今後，中等度の作業機能障害に移行することも考えられる．したがって，ID064とID066は同じランク3であるが，ID066のほうにより入念に作業療法介入を行う必要があることがわかる．このように，潜在ランク理論は研究と実践をつなぐ統計モデルであり，これによって作業療法リーズニングを直にサポートするシステムを開発できる可能性がある．

図1 潜在ランク理論の図的理解

表1 潜在ランク理論に基づくCAODの結果の例

ID	ランク推定	ランク1	ランク2	ランク3	ランク4	ランク5
063	4	0%	0.3%	8.3%	64.0%	27.4%
064	3	0.1%	12.6%	85.0%	2.3%	0%
065	5	0%	0%	0.1%	17.1%	82.7%
066	3	0%	1.7%	54.9%	40.6%	2.8%

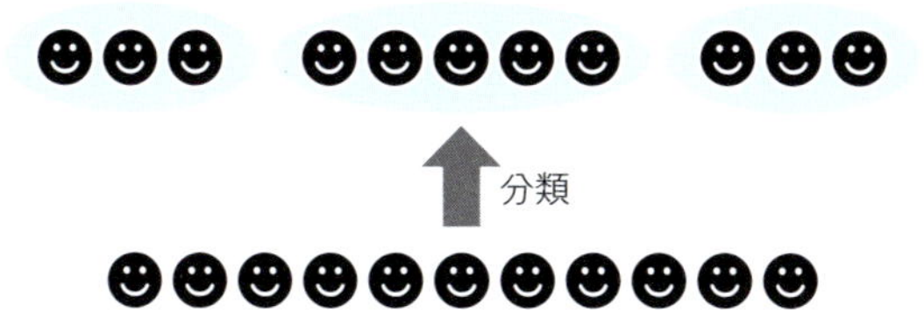

図2 潜在クラス分析の図的理解

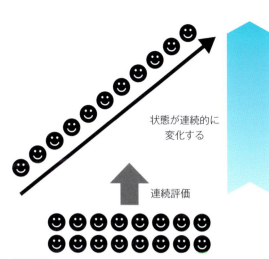

図3 項目反応理論の図的理解

2 潜在ランク理論と他の統計モデルの関係

　潜在ランク理論に類似した統計モデルに，潜在クラス分析と項目反応理論がある．潜在クラス分析（latent class analysis）は，サンプルを複数の質的に異なる潜在的な集団に分類する方法であるが，そこに順序性を仮定していない（図2）．つまり，潜在ランク理論は潜在変数を順序尺度として扱うが，潜在クラス分析は潜在変数を名義尺度として扱うところが違う[2]．

　他方，項目反応理論と潜在ランク理論は項目の識別力や困難度などのパラメータを推定する点が類似している（第8章「項目反応理論」の項参照⇒296頁）．また，項目反応理論は潜在変数を正規分布に従う間隔尺度として扱っている（図3）．しかし，潜在ランク理論は潜在変数に特定の確率分布を仮定していないノンパラメトリックな統計モデルである[2]（ただし，目的に応じて事前分布に一様分布や正規分布を仮定できる）．

　こうみると，潜在ランク理論は潜在クラス分析と項目反応理論の利点を組み合わせた方法であることがわかる．潜在クラス分析は潜在的な集団に分類できるものの，それ以上の意味を表さない．他方，項目反応理論はサンプルの連続的な変化を示すため状態の解釈を促進するものの，サンプルの質的な違いが理解し難い．潜在ランク理論は，潜在的に異なる集団に分類しながら順序づけるため，そうした問題を解決できる．

　また，実運用という観点から見れば，カットオフ値は臨床群と非臨床群に分類するため，潜在ランク理論と同様ではないかと思うかもしれない．しかし，カットオフ値は，①誤分類が生じる，②実運用における柔軟性に乏しい，などの問題がある[2]．潜在ランク理論は，各ランクへの所属確率を推定できるため誤分類が生じず，質的に異なるステージごとに介入を検討できるため柔軟に運用できる利点がある．

3 ソフトウェア

　潜在ランク理論は，Exametrika（http://antlers.rd.dnc.ac.jp/~shojima/exmk/jindex.htm），HAD（http://norimune.net/had）で実行できる．Exametrikaは研究で明らかになったパラメータを使って，目の前にいるクライエントの潜在ランクを推定できるため，実運用を考えると現在のところExametrikaを使用したほうがよい．

4 潜在ランク理論の手順

　潜在ランク理論を活用する方法はさまざまである．参考までに，筆者の研究経験をもとにした手順を図4に示した．潜在ランク理論は実践的な統計モデルであるため，筆者の考えでは潜在ランクと症状・障害の対応関係を示した評価システムの開発（手順6），潜在ランクに対応した介入方法の提示（手順7）を目指すとよい．そこに向かって実際に行う手続きが手順1から手順5である．

　手順1の前に，潜在ランク理論のモデルと原理を決める必要がある．潜在ランク理論は2値モデル，名義モデル（名義的潜在ランクモデル），段階モデル（段階的潜在ランクモデル）の3種類がある[1]．作業療法研究はリッカートを使った評価尺度を用いることが多いため，通常は段階モデ

ルを選ぶとよい．また，潜在ランク理論は機械学習の原理を使うため，生成トポグラフィックマッピングと自己組織化マップを選択する必要がある[1]．生成トポグラフィックマッピングは一括学習型ニューラルモデルで，サンプルサイズ3,000以上が推奨される[1]．自己組織化マップは個別学習型ニューラルモデルで，それ以下のサンプルサイズでも適用できる[1]．また，潜在ランク理論では最尤推定法とベイズ推定法を使うことができる．潜在ランク理論は自己組織化マップを使うと，最小ランクと最大ランクの度数が多くなることがあり，実運用的に各ランクにほぼ均等に分類したい場合はベイズ推定法で事前分布に一様分布を設定するとよい．作業療法研究では通常，段階モデルと自己組織化マップの組み合わせにし，目的に応じて事前分布を活用すればよいだろう．

使用する潜在ランク理論を決めれば，後は手順1から順に進めればよい．潜在ランク理論は潜在変数の順序性を仮定している．それゆえ，パラメータを推定したら，この仮定を満たしているか否かを確認する．潜在ランクの順序性は弱順序配置条件，強順序配置条件の2つで確認する．最低でも弱順序配置条件を満たす必要があり，仮に満たさなければ単調増加制約を与えるとよい．また，潜在ランク理論で最適な潜在ランク数を決め

るために，研究者が潜在ランク数ごとにデータ解析を実施し，それぞれの適合度指標や情報量規準を得ることができる[1]．適合度指標や情報量規準は，データに対する潜在ランク数の当てはまりの程度を示す．このとき，適合度指標や情報量規準は複数あるため，ある指標はランク3，別の指標はランク4を推奨することがある．また，研究者の目的にあわないランク数が推奨されることもある．潜在ランク理論は実践的な統計モデルであるため，適合度指標や情報量規準のみに頼るのではなく，実運用上の目的や解釈のしやすさなども十二分に考慮したうえでランク数を決める必要がある[1]．また，推定できる潜在ランク数は3から20と幅広いが，実運用上は3から5程度がよい[1]．なお，通常，手順6までは1つの研究で行えるが，手順7は潜在ランクに対応した介入方法を整理する必要があるため，複数の研究を独立に実施する必要があるだろう．

5　潜在ランク理論で得られる指標

潜在ランク理論で得られる主な指標を表2に示す．

評価尺度全体の特徴を表す指標は，テスト参照プロファイル，潜在ランク分布，ランク・メンバーシップ分布である（表3）．3つの指標をみれ

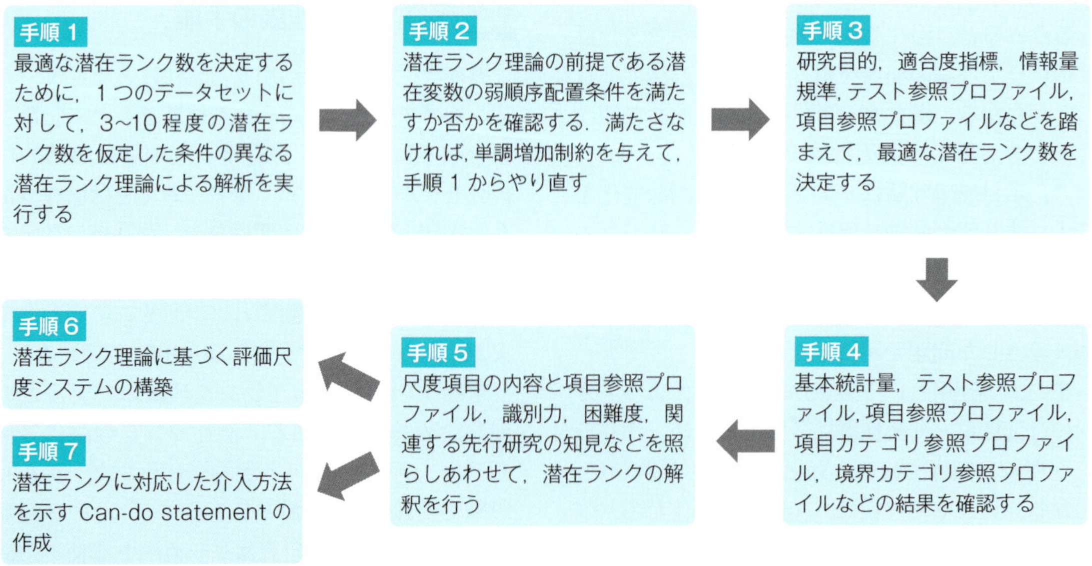

手順1 最適な潜在ランク数を決定するために，1つのデータセットに対して，3～10程度の潜在ランク数を仮定した条件の異なる潜在ランク理論による解析を実行する

手順2 潜在ランク理論の前提である潜在変数の弱順序配置条件を満たすか否かを確認する．満たさなければ，単調増加制約を与えて，手順1からやり直す

手順3 研究目的，適合度指標，情報量規準，テスト参照プロファイル，項目参照プロファイルなどを踏まえて，最適な潜在ランク数を決定する

手順4 基本統計量，テスト参照プロファイル，項目参照プロファイル，項目カテゴリ参照プロファイル，境界カテゴリ参照プロファイルなどの結果を確認する

手順5 尺度項目の内容と項目参照プロファイル，識別力，困難度，関連する先行研究の知見などを照らしあわせて，潜在ランクの解釈を行う

手順6 潜在ランク理論に基づく評価尺度システムの構築

手順7 潜在ランクに対応した介入方法を示すCan-do statementの作成

図4　潜在ランク理論の手順の例

ば，評価尺度の潜在ランクの性質を理解できる．潜在ランク数を決める際に，テスト参照プロファイルでランクごとに平均してどれくらい差があるかを確認し，質的に異なる集団を示しやすいかどうかを検討できる．

尺度項目の特徴を表す指標は，項目参照プロファイル，項目カテゴリ参照プロファイル，境界カテゴリ参照プロファイルである．表4に項目参照プロファイルの一部を例示した．これは，潜在ランクの特徴を解釈するうえで重要な指標になる．例えば，ここに示しているものはある技能を測定する評価尺度の潜在ランクだが，表4ではランク1で「ややできる」(3点)に反応する尺度項目は1か所で，それ以外は「ややできない」(2点)である．潜在ランクの解釈は，尺度項目の内容を確認し，各ランクにおける反応とあわせて行うことになる．

回答者の特徴を表す指標は，ランク・メンバーシップ・プロファイルである．表5にランク・メンバーシップ・プロファイルの一部を例示した．対象者が所属する潜在ランクとその所属確率を示している．Exametrika(http:// antlers.rd.dnc.ac.jp/~shojima/exmk/jindex.htm)に研究で明らかになった項目参照プロファイルを読み込ませパラメータを固定すると，目の前にいるクライエントが所属する潜在ランクを推定することができる．現在のところ，作業療法では唯一，CAODがその機能を実運用できるレベルで実装している[3]（https://mutsumiteraoka.blogspot.jp/2016/12/caod.html）．

表2 潜在ランク理論で得られる主な指標

指標	概説
テスト参照プロファイル	項目参照プロファイルの単純和または重み付き和であり，各ランクに所属する対象者の期待得点である
潜在ランク分布	各ランクに対象者が何人所属しているかを示し，対象者集団の特徴を表す
ランク・メンバーシップ分布	ランク・メンバーシップ・プロファイルの単純和であり，母集団の特徴を表す
項目参照プロファイル	各ランクごとに各項目の平均得点をカテゴリ反応確率から求めたものである
項目カテゴリ参照プロファイル	各ランクに所属する対象者が，特定の項目の特定の得点に評定する確率を示す
境界カテゴリ参照プロファイル	各ランクに所属する対象者が，各反応段階以上に評定する確率を示す
ランク・メンバーシップ・プロファイル	対象者が各ランクに所属する確率である

〔植野真臣，他：学習評価の新潮流．朝倉書店，2010／荘島宏二郎(編)：計量パーソナリティ心理学．ナカニシヤ出版，2017をもとに作成〕

表3 評価尺度全体の特徴を表す指標の例

	ランク1	ランク2	ランク3	ランク4	ランク5
テスト参照プロファイル	105.313	111.514	119.814	128.922	135.524
潜在ランク分布	22	94	160	84	36
ランク・メンバーシップ分布	24,778	90,346	154,786	90,299	35,790

表4 項目参照プロファイルの例

項目参照プロファイル				
ランク1	ランク2	ランク3	ランク4	ランク5
2,763	2,813	2,961	3,212	3,414
3,339	3,489	3,666	3,797	3,860
2,867	3,051	3,337	3,533	3,659
2,579	2,638	2,801	3,023	3,221
2,609	2,702	2,885	3,119	3,311

表5 ランク・メンバーシップ・プロファイルの例

ID	潜在ランク 推定値	ランク・メンバーシップ・プロファイル				
		ランク1	ランク2	ランク3	ランク4	ランク5
10001	3	0.007	0.242	0.743	0.008	0.000
10002	4	0.000	0.000	0.009	0.837	0.154
10003	4	0.000	0.000	0.056	0.892	0.052
10004	4	0.000	0.001	0.257	0.734	0.009
10005	1	0.951	0.049	0.000	0.000	0.000

6 まとめ

本項では，潜在ランク理論とその手順と主な指標について解説した．潜在ランク理論は研究と実践をシームレス化する可能性のある統計モデルである．

文献

1) 植野真臣, 他：学習評価の新潮流. 朝倉書店, 2010
2) 荘島宏二郎(編)：計量パーソナリティ心理学. ナカニシヤ出版, 2017
3) 寺岡 睦, 他：作業機能障害の潜在ランク数の推定―医療従事者を対象として. 作業療法36(3)：309-319, 2017

Column 統計学が世界を変える

作業療法士が統計学を学ぶ理由は，それが世界を変える手段だからである．作業療法研究が，事例報告を超えて疫学研究としてエビデンスを蓄積するためには，統計学は必須のスキルである．

実際，統計学は世の中のありかたを変えてしまう力を持っている．科学革命では，ほぼ全人類が信じていた宗教的信念や絶対的真理などによる非科学的な知識と技術を疑い，実験や観察事実に基づいたデータの分析と，数学を用いた論理を追究した結果，生産技術や医療技術の劇的な向上を可能にし，約20万年も続いた飢餓と疫病という2つの大きな問題の解決に貢献した[1]．

医療に関連するところでは，看護の礎を築いたナイチンゲールは，統計学者でもあった．ナイチンゲールは従軍看護師としてクリミア戦争の野戦病院へ赴き，献身的な看護をしたことで知られている．しかし，実際の活動は2年半で，残りの余生50年あまりをベッド上で過ごしている．彼女は一室で膨大な統計データをまとめあげ，兵士の戦死の原因は戦場で受けた傷ではなく，兵士を収容する病院の衛生環境に基づく感染症が原因であることや，環境の改善によって生存率が改善することを政府に直訴し，後に医療保健制度改革，医療教育改革，看護学校の創設など，さまざまな功績を残すこととなった．当時，女性はもとより看護師の社会的立場は低く，軍医や政府などさまざまな妨害にあいながらも彼女の主張が取り上げられたのは，統計学の下支えがあったことは言うまでもない．われわれ作業療法士は，作業を通してクライエントの健康と安寧を促進する確かな知識と技術を開発するために統計学を学ぶ必要がある．

文献

1) ユヴァル・ノア・ハラリ(著), 柴田裕之(訳)：サピエンス全史―文明の構造と人類の幸福. 上下合本版, 河出書房新社, 2016

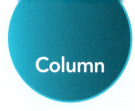

ソフトウェア・初級（HAD, JASP）

　本コラムでは，はじめてデータ解析に取り組む人でも，シンプルな操作で使いやすい完全無料の統計ソフトウェアを紹介する．ここではHAD（http://norimune.net/had），JASP（https://jasp-stats.org）を紹介するが，他にも改変Rコマンダー（http://personal.hs.hirosaki-u.ac.jp/~pteiki/research/stat/R/），EZR（http://www.jichi.ac.jp/saitama-sct/ SaitamaHP.files/statmed.html），PSPP（https://www.gnu.org/software/pspp/）などがあるため，関心がある人は入手してほしい．

1　HAD

　HAD（http://norimune.net/had）は，社会心理学者の清水裕士氏が開発したMicrosoftのExcelで動く無料の心理統計用のソフトウェアである[1]．ダウンロードはHAD（http://norimune.net/had）のホームページから無料で何度でもできる．Excelがインストールされたパソコンであれば WindowsでもMacでも動くが，Mac版は一部の機能が制約されており，安定性や計算速度はWindows版のほうがよいため，基本的にWindowsで使用したほうがよい．

　図1はHADのデータ入力シートである．ひと目でわかるように，HADはExcelで操作するため，多くの読者にとって親しみやすいと思う．図1の1行目は変数名を入力する．B列は必ず対象

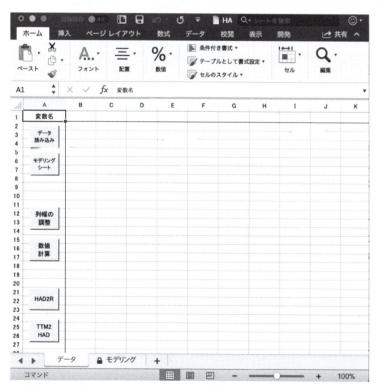

図1　HADのデータ入力シート

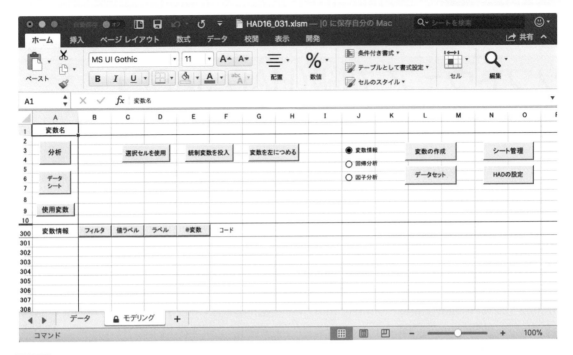

図2　HADのデータ解析シート

者を識別する番号を入力する．C列から右にデータを入力する．図2はモデリングシートである．A1の変数名から右にデータ解析で使用する変数が表示される．使用する変数はB9から右に記入するとデータ解析で使える．HADのデフォルト設定ではデータ解析した結果を別のシートに出力する．シート名は選択したデータ解析の種類ごとにつけられる．同じデータ解析の方法はどんどん上書きされるため，データ解析ごとに結果を残したい場合は上書きしない設定にする必要がある．

HADに実装された主な機能を表1にまとめた．シンプルな操作感で驚くほど多くのデータ解析ができる[2]．サンプルデータも公開されており，自前のデータがなくても使いかたを練習できる．推定法は最小二乗法と最尤推定法を行えるが，ベイズ推定法には対応していない．シンプルな操作でベイズ推定法を実行したい人は次に紹介するJASPを使うとよい．

2　JASP

JASPは無料のオープンソースであり，しかもWindows，Mac，Linuxに対応している[3]．図3に示すように，JASPはデータ解析すると研究論文にそのまま掲載できるレベルの図表を出力してくれる（ただし，英語論文に限る）．つまり，ソフトウェアが出力した結果を，自らの手で表や図に作成し直す必要がない．しかも，ドラッグ＆ドロップでデータ解析すれば，結果はすぐに表示される（図4）．つまり，方法と結果を見比べながら考察する時間が確保しやすいといえる．

また，JASPは従来のデータ解析に加えて，ベイズ推定法を使えるところに大きな特徴がある．本書でも他にベイズ推定法のためのソフトウェアを紹介しているが，これらを使うにはプログラミング技能が必要である（本章「ソフトウェア紹介・上級編（Stan）」の項参照⇒107頁）．その点，JASPはドラッグ＆ドロップの簡単な操作でベイズ推定法を実行できるメリットがある．表2にJASPでできるデータ解析を示した．仮説検定モデルでも

ソフトウェア・初級（HAD, JASP）

表1 HADに実装された主な機能

種類	HADの機能
データハンドリング系	変数の作成，欠損値処理，フィルタ，ラベル表示，グループ別の分析，分析履歴の保存
データの要約系	要約統計量，箱ひげ図，ヒストグラム，度数分布表，正規性の検定，一様性の検定，散布図，バブルチャート，クロス表，多重クロス表
差の検定系	一標本の検定，平均値の差の検定，順位の差の検定，相関の差の検定，等分散性の検定
変数の関連性系	相関分析，順位相関係数，カテゴリカル相関分析，共分散，項目分析，信頼性係数，主成分分析，対応分析
回帰分析系	重回帰分析，判別分析，多変量回帰分析，分散分析，順序回帰分析，名義回帰分析，カウント回帰分析，トービット回帰分析，二項回帰分析，混合分布回帰，調整分析，媒介分析，対数線形モデル，一般化線形モデル，階層線形モデル
因子分析系	主成分分析，因子分析，項目反応理論，数量化分析，多次元尺度法
クラスタ分析系	階層クラスタ分析，非階層クラスタ分析，混合正規分布モデル，潜在クラス分析，潜在ランク分析
構造方程式モデル系	確認的因子分析，平均・共分散構造分析，多母集団同時分析，探索的因子分析
マルチレベル分析系	マルチレベル相関分析，ペアワイズ相関分析，階層線形モデル，マルチレベル構造方程式モデル，MUML用共分散行列，ペアワイズ共分散行列，グループごとの回帰直線
テキストデータ系	テキストマイニング

〔清水裕士：HADでできること（http://norimune.net/640）より〕

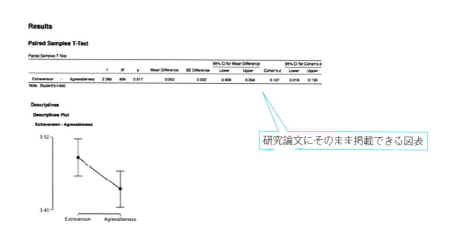

図3 JASPの結果の例

ベイズ推定法でも，t検定，相関分析，分散分析などさまざまなデータ解析を行える．ただし，表2に示したように，JASPのベイズ推定法は個体差など複雑な事象を考慮した統計モデリングには対応していない点に注意が必要である．

JAPSはベイズ推定法で得られた結果を解釈する基準として，ベイズファクターを出力してくれる．ベイズファクターは，2つの研究仮説を前提に，データから得られる周辺尤度の比を計算し，研究仮説の相対的な確からしさを表したものであ

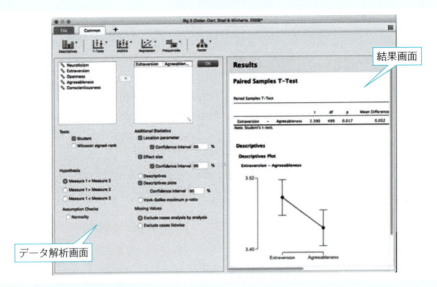

図4 JASP の分析画面と結果の例

表2 JAPS に実装された主な機能

統計手法	仮説検定モデル	ベイズ推定法に対応しているデータ解析
ANOVA	○	○
ANCOVA	○	○
二項検定	○	○
分割表分析(χ^2検定など)	○	○
相関分析	○	○
探索的因子分析	○	×
線形回帰	○	○
対数線形回帰	○	○
ロジスティック回帰	○	×
主成分分析	○	×
反復測定 ANOVA	○	○
信頼性解析(α, ωなど)	○	×
構造方程式モデル	○	×
記述統計	×	○
差の検定(t検定)	○	○

(https://jasp-stats.org/how-to-use-jasp/ より)

る．例えば，JASPでは帰無仮説($H01 = 0$)と対立仮説($H10 \neq 0$)のうち，どちらがどの程度強く支持されるかを明らかにすることができる．ベイズファクターは計算が難しいため，簡単な統計モデルにしか適用できない．ベイズファクターの基準を表3に示したが，これ以外にもいくつかの基準が提案されている．

表3 ベイズファクターの基準

ベイズファクター(BF)	証拠
1〜3	乏しい
3〜10	中程度
10〜30	強い
30〜100	とても強い
>100	非常に強い

(難波修史,他:JASPによる心理学者のためのベイズ統計.広島大学心理学研究 16:97-108, 2016 より)

3 まとめ

本コラムでは,HADとJASPを簡単に紹介した.両ソフトウェアともにシンプルな操作で基礎から応用まで幅広くデータ解析できる.

文献

1) 小宮あすか,他:Excelで今すぐはじめる心理統計―簡単ツールHADで基本を身につける.講談社,2018
2) 清水裕士:HADでできること(http://norimune.net/640)
3) 難波修史,他:JASPによる心理学者のためのベイズ統計.広島大学心理学研究 16:97-108, 2016

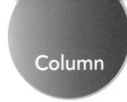

Column

ソフトウェア紹介・中級（R と Rstudio）

本コラムでは，世界で最も活用されているであろう無料の統計ソフトウェアのR（https://www.r-project.org）を紹介する．Rが世界中で活用されている理由は，これひとつで基本的に「何でもできる」からである．初級編で紹介したソフトウェアで対応できないような統計モデルが必要な方，大学院進学希望者または大学院生はRに挑戦しよう．

1 R

R（https://www.r-project.org）は簡単なプログラミングによってデータ解析するための無料のソフトウェアであり，Windows，Mac，Linuxに対応している[1]．図1はRの標準インターフェースであり，ここにコードを書くと結果を返す．Rのダウンロードは公式ホームページからできる．Rのプログラミングは基本的に平易である．例えば，構造方程式モデルによる確認的因子分析の場合，図2の左側のようなコードを書くだけである．慣れないうちはプログラミングに躊躇するかもしれないが，本格的に研究をはじめるとドラッグ＆ドロップで動かすソフトウェアよりも効率よくデータ解析できるため大変重宝する．

Rはデフォルトでもt検定，相関分析，分散分析，一般化線形モデルなど基本的なデータ解析ができる．一般化線形混合モデルや構造方程式モデルなどになるとRの機能を拡張する必要があるが，それも非常に簡単であり，パッケージと呼ばれるRの機能を拡張するコードが書かれたライブラリをRにインストールすればよいだけである．パッケージのインストールも無料であり，研究目的に応じてさまざまな統計モデルを導入でき

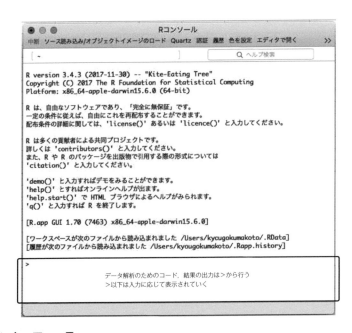

図1　Rの標準インターフェース

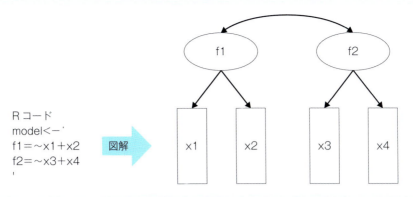

図2 R の lavaan パッケージによる確認的因子分析の例

表1 作業療法研究にお薦めのパッケージ

パッケージ名	概要
psych	心理統計全般（因子分析，クラスター分析，信頼性分析など）
polycor	相関分析
ltm	項目反応理論
mrit	多次元項目反応理論
lavaan	構造方程式モデル
blavaan	ベイズ構造方程式モデル
lme4	一般化線形混合モデル（最尤推定法）
brms	一般化線形混合モデル（ベイズ推定法）
rstan	ベイズモデル，階層ベイズモデル
rjags	ベイズモデル，階層ベイズモデル
dplyr	データ処理
tidyr	データ処理
rmarkdown	報告書作成
ggplot2	作図

る．必要なパッケージは Google で「任意の統計モデル名 R Package」で検索すると見つけやすい．表1に，作業療法研究で使えると便利なパッケージの一部を紹介しているが，その他にも有益なパッケージが多数ある．自身の研究目的にあわせてインストールするとよい．

2 Rstudio

R は統合開発環境の Rstudio（https://www.rstudio.com/）で使うとよい．Rstudio も無料でインストールでき，Windows，Mac，Linux のすべてに対応している[1]．図3は Rstudio の標準インターフェースである．左上のボックスはテキストエディターであり，データ解析するためのコードを書いたり，報告書作成のためのコードを書いたりするなどさまざまなことができる．左下のボックスは主にデータ解析の結果を受け取ったりする．右上のボックスはデータを読み込んだり，操作履歴などの情報が表示される．右下のボックスでは図の表示，パッケージのインストール，ヘルプの表示などができる．図1に示したRの標準インターフェースに比べて，Rstudio は視認性，操作性が非常に優れている．なお，各ボックスの配置は，必要に応じて変えることができるため，使いやすいようにアレンジするとよい．

Rstudio で最も重要な機能はプロジェクトである．プロジェクトは研究テーマにあわせて，データ，データ解析するためのコード，結果，図をひとつにまとめて管理する方法である．プロジェクトを作成することによって，研究テーマに関連するファイルを効率よく管理し，研究の遂行に専念しやすくなる．プロジェクトを作成するためには，「File → New Project」の順に進み，Create Project の「New Directory」をクリックすると簡単に作成できる（図4，5）．プロジェクトを作成したら，そこにデータを配置し，目的に応じてデータ解析や報告書作成などのさまざまな作業を行えばよい．

3 お薦め図書

R と Rstudio の具体的な使いかたは，さまざま

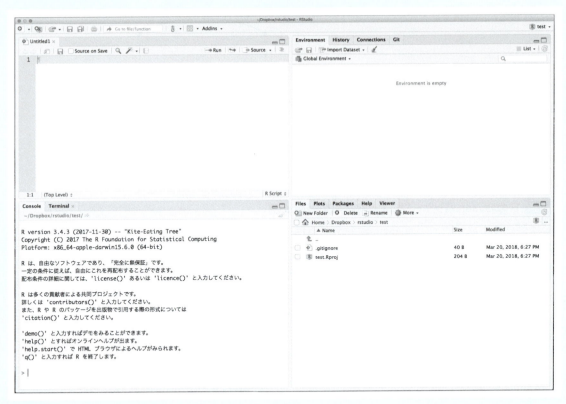

図3 Rstudio の標準インターフェース

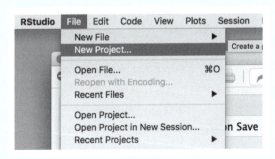

図4 New Project の場所

な良書や web サイトがあるため，それらを参考にしてほしい．筆者の愛読書は文献欄の1に挙げた書籍のほかに文献2がある．R と Rstudio を活用する方は，最低限これらの書籍を手元に置いておくとよいだろう．

4 まとめ

本コラムでは，R と Rstudio を簡単に紹介した．前項「ソフトウェア紹介・初級編」で紹介したHAD と JASP で対応できないデータ解析がある

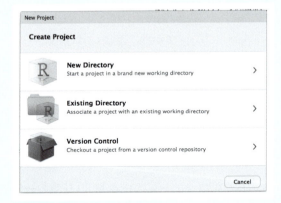

図5 プロジェクト作成画面

場合，基本的に何でもできる R と Rstudio を活用するとよい．

文献

1) Lander JP（著），高柳慎一，他（訳），TokyoR（協力）：みんなのR 第2版．マイナビ出版，2018
2) 石田基広：改訂3版 R言語逆引きハンドブック．シーアンドアール研究所，2016

Column

ソフトウェア紹介・上級(Stan)

　本コラムでは,自由にベイズモデルや階層ベイズモデルを実行するための無料の統計ソフトウェアであるStan(http://mc-stan.org)を紹介する.Stanはさまざまな領域で非常に注目されており,作業療法士もその概要を知っておく必要がある.そして,自由にデータ解析したい人は,Stanに挑戦してみるとよい.筆者もまだまだ勉強中の身なので,一緒に使いこなせるようになれたらと思う.

1 Stanの概説

　ベイズ推定法の実運用上の利点は,①複雑な統計モデルでも安定的に推定できる,②最尤推定法に比べてサンプルサイズが小さくても安定した推定ができる,などいろいろある(本章「推定法」の項参照⇒80頁).作業療法研究で扱う作業的現象は複雑で,現実的制約によってサンプルサイズも大きくしにくいことが少なくない.そのため,本章では従来から活用されている最小二乗法,最尤推定法に加えて,ベイズ推定法とそれを使う統計モデルについても解説してきた.

　ベイズ推定法は,尤度と事前分布に比例する事後分布を生成し,そこから各種パラメータの推定計算を行う.こう書くと簡単に感じるかもしれないが,その解析的評価はほとんどの場合で困難を極める[1].そこで,ベイズ推定法では尤度と事前分布から構成される事後分布の確率分布から乱数のサンプルを発生させ,それを事後分布の代わりとしてさまざまなパラメータの推定計算を行っている[1].

　乱数を生成する計算法は,マルコフ連鎖モンテカルロ法(Markov chain Monte Carlo methods;MCMC)と呼び,ギブスサンプリング,メトロポリス・ヘイスティング法などといったさまざまな

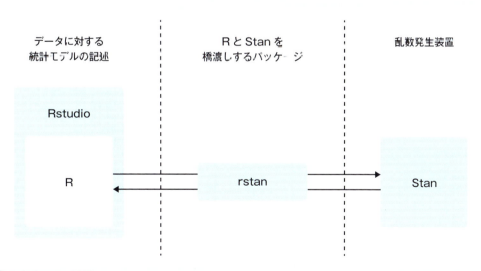

図1 RとStanの関係
〔Kruschke JK(著),前田和寛,他(監訳):ベイズ統計モデリング―R,JAGS,StanによるチュートリアL.原著第2版,p196,共立出版,2017より〕

アルゴリズムが提案されている[2]．Stanは，MCMCの一種であるハミルトニアン・モンテカルロ法の一実装であるNUTS(no-u-turn sampler)を使っている[3]．これの利点は，事後分布からの乱数生成を効率よく行い，複雑な統計モデルでも適切に計算できる点にある．

2 StanとR

StanはR, Python, Julia, stataなどさまざまなインターフェースに対応している．本項では，Rを通してStanを活用する方法を紹介する．StanとRは図1[4]に示したように，rstanというパッケージを通してやり取りすることになる．まず，Rstudioでrstanパッケージをインストールする．すると，図1に示したような仕組みが，パソコン上で自動的に構成される．作業療法士はRstudio上で，研究目的に照らしあわせて，データに対する統計モデルをStan言語で記述する．それを，rstanパッケージの文法に沿って読み込み，Stanに渡してRで結果を受け取ることになる．

Rstudioにある「.stan」の拡張子を使うと，Stan言語の記述を支援してもらえる．Stan言語の基本構造は図2に示すとおりである．dataブロックでは使用するデータについて記述する．parametersブロックでは推定するパラメータについて記述する．modelブロックでは統計モデルを記述する．generated quantitiesブロックでは情報量規準，効果量，研究仮説が正しい確率などの生成量を記述する．generated quantitiesブロックは研究目的によっては記述しなくてもよいが，その他のブロックは必ず書かなければならない．

3 Stanの例

具体例として，図3に対応のあるt検定のStan版を示す．図3には図2にはないtransformed parametersブロックが記述されている．これは，統計モデルにあわせて推定するパラメータを変換するためのブロックであり，ここではベイズ推定法で対応のあるt検定を行うために多変量正規分布のパラメータである共分散行列を作成している．本章「研究仮説が正しい確率」の項(70頁)では対応のないt検定のStan版を示している．Stanコードの違いを見比べるとさらに理解が進むであろう．

図3のStanコードは「.stan」の拡張子で保存し，次にRstudioで図4のようなコードを書いてRからStanに渡し，StanからRに結果を返す，という作業を行う．必要なコードを書けば，これはパソコンが自動的に行ってくれる．なお，この例では図3のStanコードは「pairttest.stan」で保存している．なお，図3や図4で示したようなStanコードは，Stanマニュアル[2]，書籍[1,3]，

```
 1  data{
 2   //dataブロック
 3  }
 4  parameters{
 5   //parametersブロック
 6  }
 7  model{
 8   //modelブロック
 9  }
10  generated quantities{
11   //generated quantitiesブロック
12  }
13
```

図2 Stanコードの基本構造

```
 1  data{
 2   int<lower=0> N;//サンプルサイズ
 3   vector[2] x[N];//対応のある2つのデータ
 4  }
 5  parameters{
 6   vector[2] mu;//平均
 7   vector<lower=0>[2] sigma;//標準偏差
 8   real<lower=-1,upper=1> rho; //相関係数
 9  }
10  transformed parameters{//共分散行列
11   cov_matrix[2] Sigma;
12   Sigma[1,1] = sigma[1]^2;
13   Sigma[2,2] = sigma[2]^2;
14   Sigma[1,2] = sigma[1]*sigma[2]*rho;
15   Sigma[2,1] = sigma[2]*sigma[1]*rho;
16  }
17  model{
18   x ~ multi_normal(mu,Sigma);//対応のあるt検定
19  }
20  generated quantities{
21   real delta;
22   real delta_over;
23   delta = mu[1] - mu[2];//差の推定
24   delta_over = step(delta);//差が0以上ある確率
25  }
26
```

図3 Stanコードによる対応のあるt検定の例

```
1  #rstanパッケージの呼び出し
2  library(rstan)
3  #高速化
4  rstan_options(auto_write = TRUE)
5  options(mc.cores = parallel::detectCores())
6  #データ
7  x <- structure(
8    .Data = c(43, 25, 33, 13, 31,
9              19, 27, 37, 13, 41,
10             66, 36, 33, 63, 23,
11             32, 66, 27, 63, 28),
12   .Dim = c(10,2))
13 n <- nrow(x)
14 data <- list(N = n, x = x)
15 #Stanの実行
16 model <- stan_model("pairttest.stan")
17 fit <- sampling(model,data=data)
18 fit
```

図4 Rスクリプトの例

web上の資料[5,6]で非常に多く公開されている．Googleで「stan　使い方」などのワードで検索してみてほしい．

4 まとめ

本コラムでは，ソフトウェア紹介・上級編としてStanを紹介した．読者によっては難しいと感じるかもしれないが，Stanは作業療法のさらなる発展のための武器になると感じている．読者のうち1人でも挑戦してくれれば望外の喜びである．

文献

1) 豊田秀樹(編)：基礎からのベイズ統計学—ハミルトニアンモンテカルロ法による実践的入門．朝倉書店，2015
2) Stanマニュアルの日本語への翻訳プロジェクト (https://github.com/stan-ja/stan-ja)
3) 松浦健太郎：StanとRでベイズ統計モデリング．共立出版，2016
4) Kruschke JK(著)，前田和寛，他(監訳)：ベイズ統計モデリング—R, JAGS, Stanによるチュートリアル．原著第2版，p196，共立出版，2017
5) 清水裕士：Stan超初心者入門 (https://www.slideshare.net/simizu706/stan-62042940)
6) 清水裕士：Stanコードの書き方，中級編 (https://www.slideshare.net/simizu706/stan-64926504)

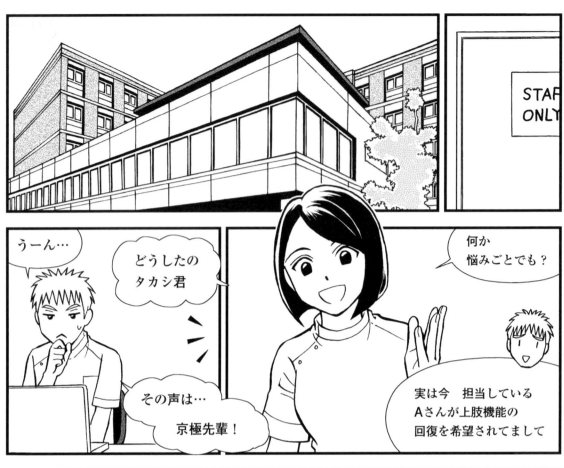
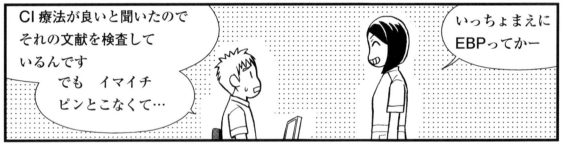
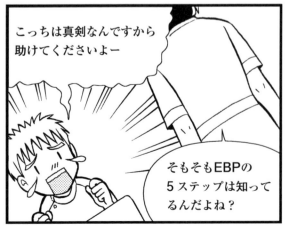
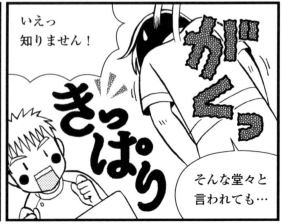

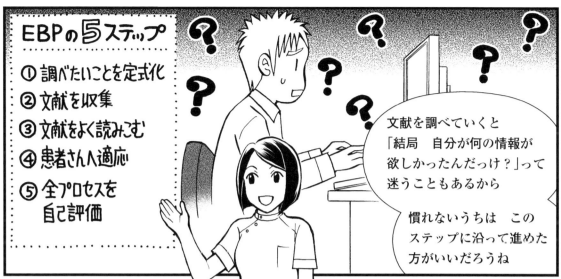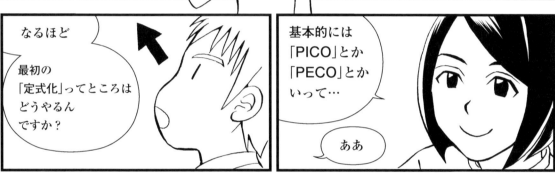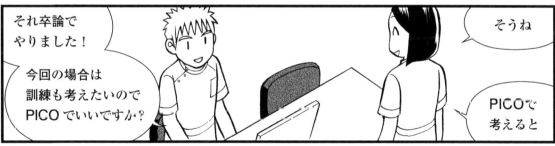

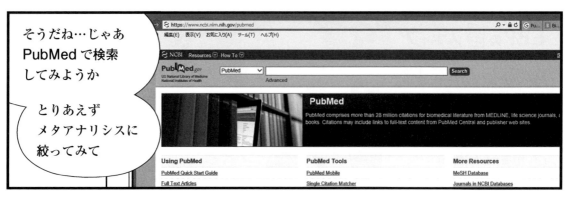
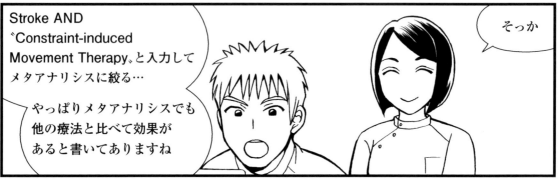
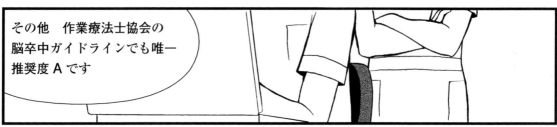
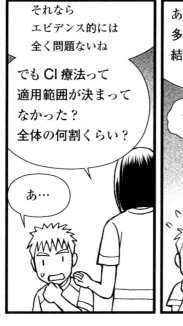
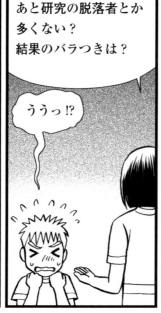
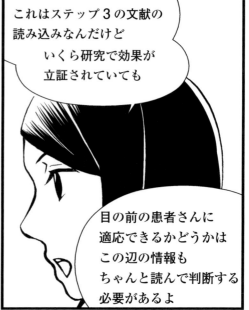

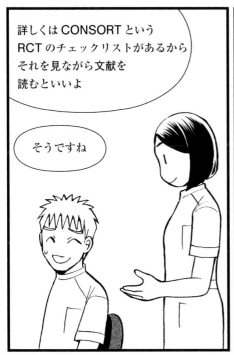
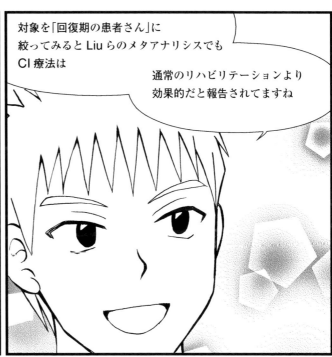
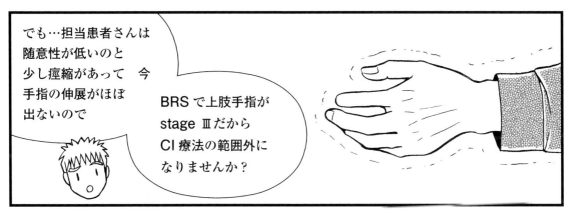
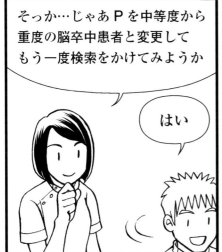
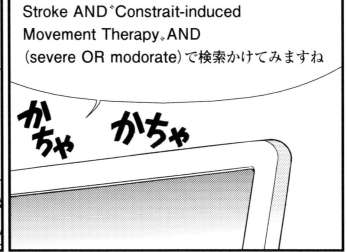

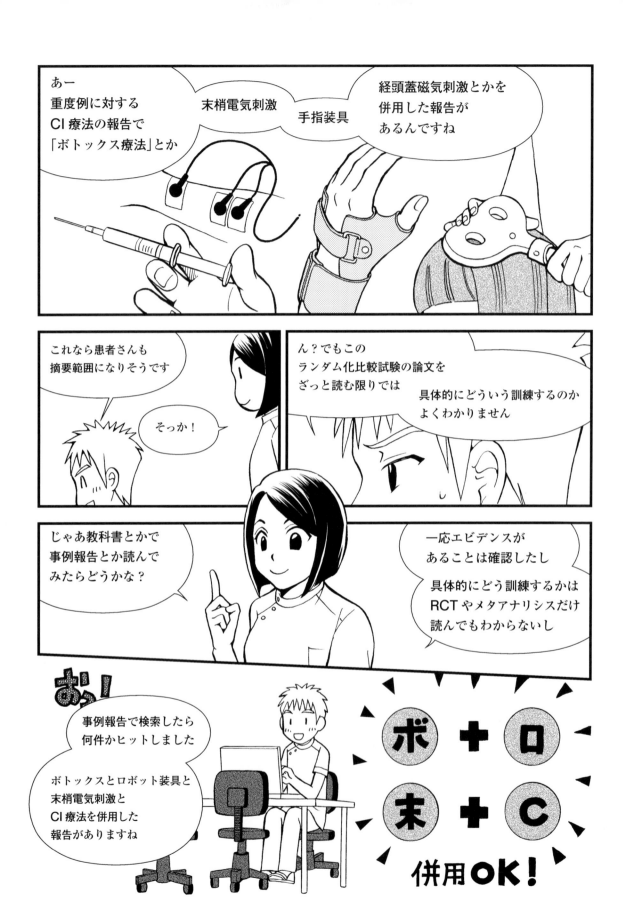

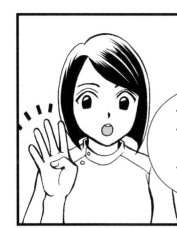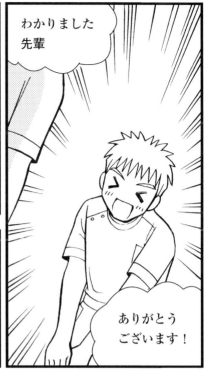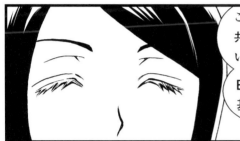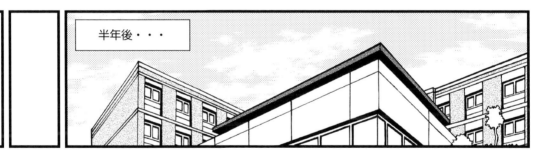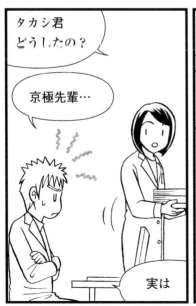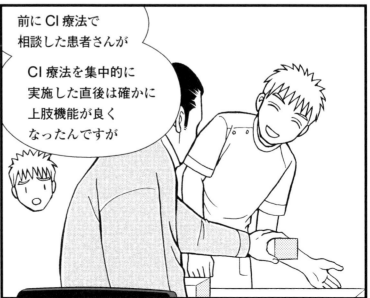

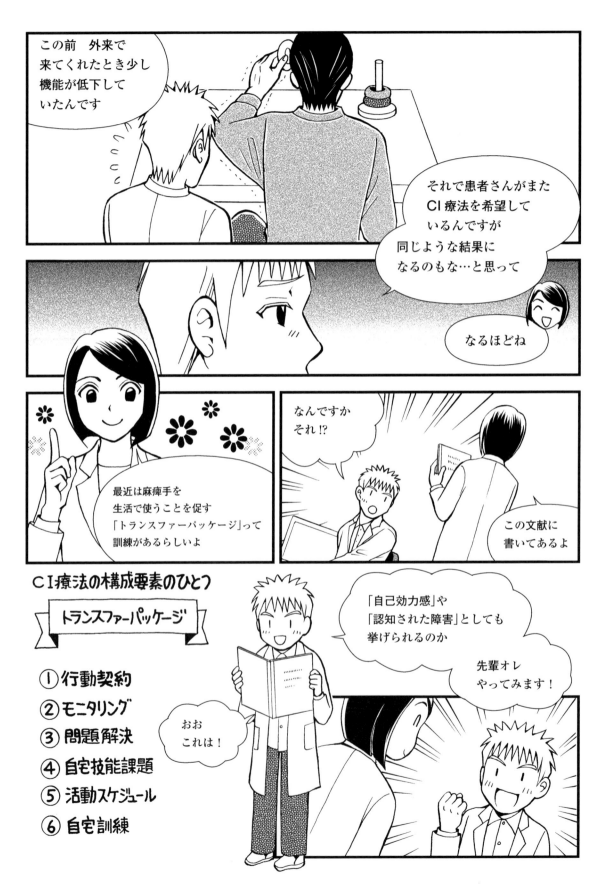

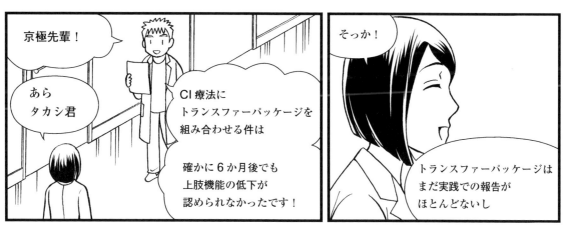

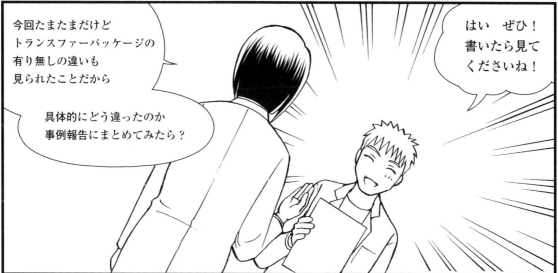

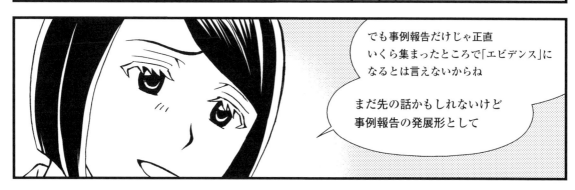

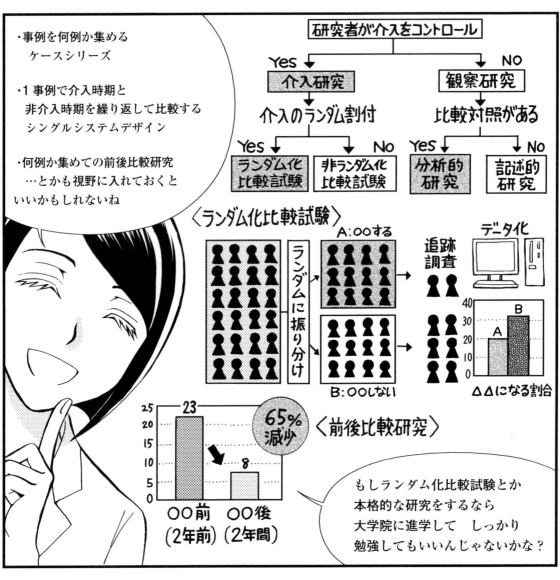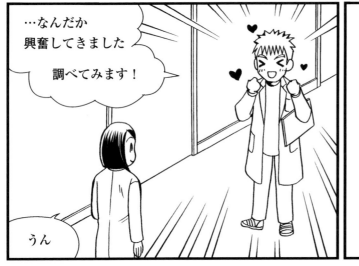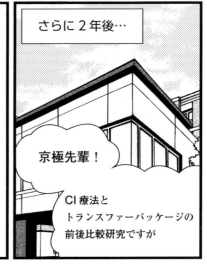

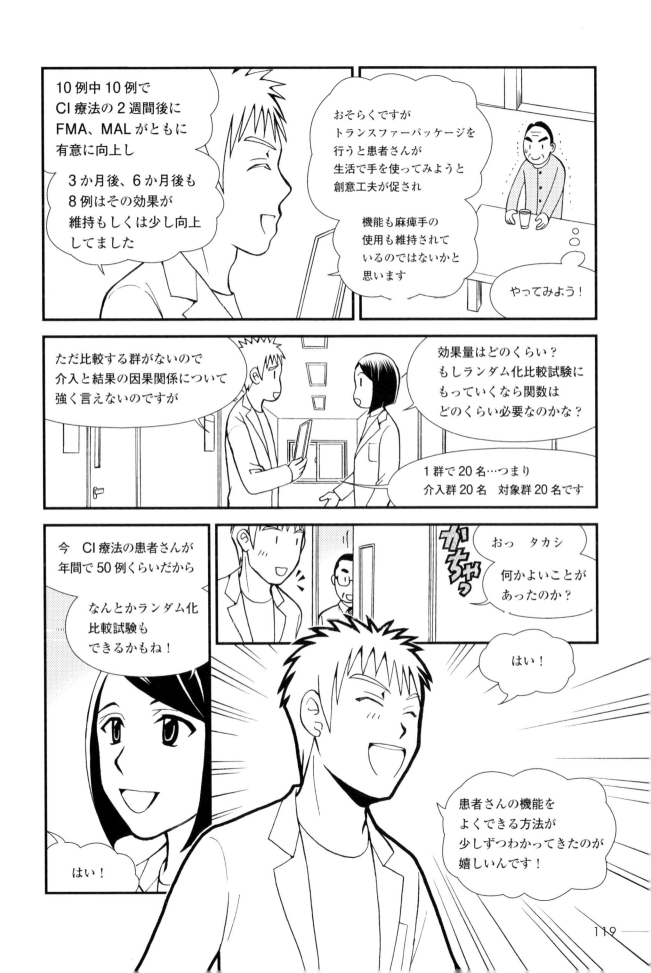

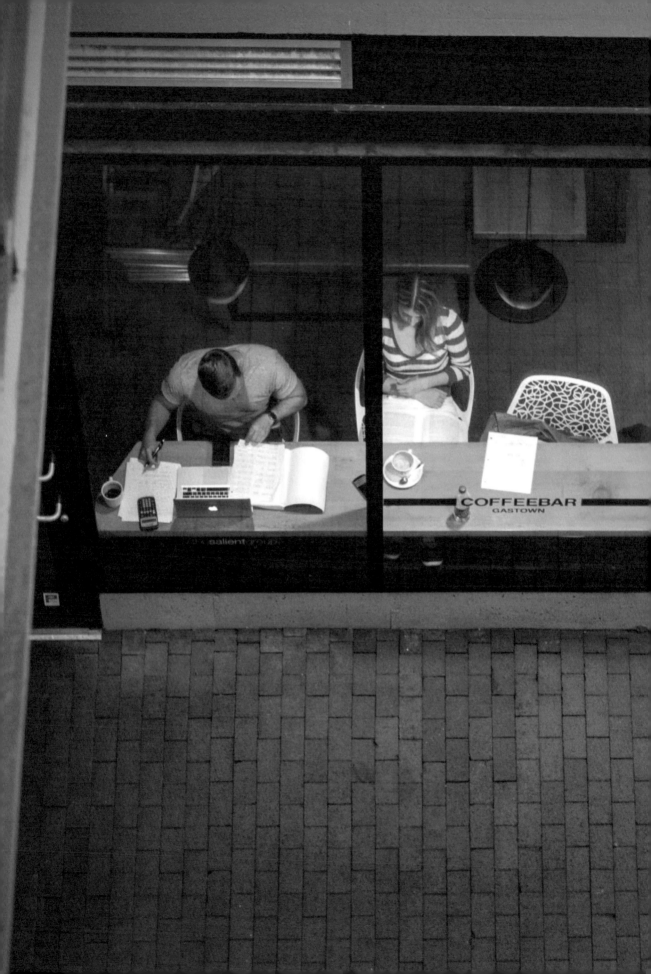

第3章

EBP (evidence-based practice)

本章では，研究を「使う」ことに焦点を当てている．つまり眼前の対象者に最良の作業療法を提供するための思考プロセスである evidence-based practice（EBP）について解説されている．EBPを実践するには，問い（PICO）の立てかた，文献検索と文献の批判的吟味，そして対象者との適切なコミュニケーションなどが基本的要素となる．いずれも，真の意味でのクライエント中心を行うために，作業療法士なら誰でも身につけておきたい技能である．

エビデンスとは？

1 医療における不確実性

　エビデンスを語る前の前提として，そもそも医療は得られる結果を事前に予測しずらいサービスの構造である，ということを共有したい．人の生体反応は複雑で，仮に同じ治療を施しても必ず同様の結果が出るとは言い切れない．なおかつ対象者－医療者の信頼関係も必要であり，治療結果を大きく左右することもある．さらに，人－環境－作業の相互作用の上に成り立つ作業遂行を扱う作業療法は，医療のなかでも特に事前の予測が難しい領域にいるといっても過言ではないだろう．

　とはいえ，医療職には人の人生や命に関わる責任があり，その意思決定は一か八かではなく，ある程度の予見性が求められる．この予見性を検討する際に必要となるのが，エビデンスと，エビデンスに基づく医療（evidence-based medicine；EBM）である[1]．なお医師以外の場合には，evidence-based practice（EBP）が妥当であるとの意見もあるため，本書ではEBPとする．

1）エビデンスとEBP

　エビデンスとEBPは混同されがちなため，先に両者について整理しておきたい．医療におけるエビデンスとは，「臨床研究の結果」を指す．つまり，実際の現場で，実際の対象者を通して行われた臨床研究で得られた結果がエビデンスである．エビデンスを直訳すると根拠，証拠であるが，意味的には「実証」がしっくりくる．臨床研究で実証された結果がエビデンスである．

　一方，EBPとは，エビデンスを活用した医療実践である．臨床で対象者の問題に対して，対象者の意向，医師の専門技能，最良のエビデンスを統合して意思決定を行い，最善の医療を提供するための行動様式ともいわれている．EBPには5つのステップがある（130頁参照）（図1）．

つまり，EBPとは医療実践のプロセスであり，エビデンスはEBPのなかで使われる情報の一つである．

2）EBPが変えたもの

　前述のとおり，医療はある程度の予見性を持って進めることが重要だが，この予見性について，従来の医療では，医師の経験や直感といった権威主義，あるいは手が動けば生活でも使う，科学的な基礎実験での結果が臨床でも応用できる，といった客観主義に基づくことが多かった．もちろんこれらは医療には欠かすことのできない重要な事項であるが，時に本人の意識化で，意思決定が歪んでしまうことがある．例えば，ある治療法の効果を高く見積もったり，診断の際に思い込みで解釈を誤ったりすることがある．

　そこでGuyatt[1]が提唱したのがEBM（EBPも同義）である．EBPは臨床疫学に基づいている．疫学とは，対象者を（個人ではなく）集団で扱う学問である．具体的には，集団で効果が観察できたかできなかったか，診断は正しかったか正しくなかったか，などのように予測が正しかったのかどうか，統計など科学的な方法で実際に確認していく．この疫学研究の結果（つまりエビデンス）を，臨床実践に組み込む方法として提示されたのがEBPである．EBPの前後で医療のパラダイムが変わったともいわれている（図2）[2]．

2 事実と反事実

　予見性は，原因と結果の因果関係をどれだけ明

ステップ1	対象者の問題の定式化（PICO／PECO）
ステップ2	定式化した問題を解決する情報の収集
ステップ3	検索して得られた情報の批判的吟味
ステップ4	批判的吟味をした情報の対象者への適用
ステップ5	上記1～4ステップの評価

図1 EBPの5つのステップ

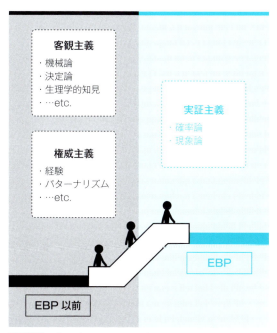

図2 パラダイムチェンジとしてのEBP
〔京極 真：方法概念としてのエビデンスの展開—EBMからEBPへ．看護学雑誌 72(7)：608-613, 2008より〕

確に示せるかによって決まる．因果と似て非なるのが相関だが，両者の違いについては154頁を参照いただきたい．因果関係を示すには，AをするとBになるという事実だけでなく，AをしなければBにならないという「反事実」を作る必要がある[3]．例えば喫煙は肝がんになる確率が高いという事実だけではダメで，喫煙しなかったら肝がんにならない確率が高いという「反事実」を証明することが必要となる．でないと，喫煙者はたまたま肝がんになったという偶然を否定できないからである．ただし反事実を作りだすことはタイムマシンでもない限り不可能である[3]．つまり同一人物に同一時期で反事実を作ることはできない．よって現実的には，実験的に対照群を作るなどの「反事実的」な状況を作りだし，事実と反事実的な状況とを比較することで因果を追求することになる．

この比較の際に，事実と反事実の間で，比較したい要因以外の状況をどの程度均一にできるかといった，比較の質を高めることが非常に重要な要素となる．例えば，事実のほうでは肝がんになりやすい人たちが集まっていたとか，反事実のほうでは喫煙はしていないが肝がんの要因となるアルコールの摂取量が多かったとかとなると結果を歪めてしまう．これを交絡因子（バイアス）を除くための作業といい（196頁のColumn参照），バイアスが少ない研究方法によって，エビデンスのレベルが決められている．

3 エビデンスレベルとは

米国医療政策研究局（Agency for Healthcare Research and Quality）がエビデンスのレベルを提示している（図3）．これは研究デザイン別（26頁参照）に階層性があり，エビデンスレベルが高いほど，その研究によって導き出された原因と結果の因果関係が強く，逆にエビデンスレベルが低ければ，原因と結果の因果関係が弱いということになる[3]．つまりエビデンスレベルが高い研究が多いほど，臨床における意思決定の際の推奨度が高くなる．

エビデンスレベルを下から確認すると，試験管や動物を使った，いわゆる基礎研究は，そもそもエビデンスとみなされない．基礎研究のエビデンスに基づいているとよく誤解されるが，いくら厳密で再現性が高くとも，臨床研究でない結果はエビデンスとはいえない．ただし，臨床研究が全くない段階，例えば薬剤の副作用を確認するために初めて人を対象にデータをとったりする場合は，基礎研究の結果を参考にする．

その次は，専門家の意見や考えである．一応，意思決定で推奨されるレベルは6になっているが，事例報告よりも下位に位置づけられている．特に作業療法においては，エビデンスレベルの高い研究が少ないため，それが隠れ蓑となり，権威ある先生の意見が流布することがある．それに呼応するかのように，作業療法士の報告や論文の考察では，「○○（著名な権威ある先生）は，○○したほうがよいと述べている」といった，意見レベルの知見が考察などでよく引用される．これはEBPにおいては論証の補強にならないので気をつけたい．

その次は事例報告，ケースコントロール研究，コホート研究などの観察研究である．観察研究とは，介入はせずに，観察を中心に仮説の因果関係を分析する．その上が非ランダム化比較試験，ラ

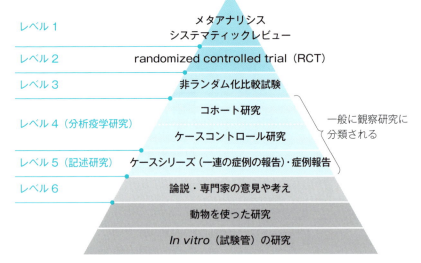

図3 エビデンスピラミッド

ンダム化比較試験(RCT)となっている．これは，実験群と対照群に分けて比較することで仮説を検証する．最も推奨レベルが高いのはシステマティックレビューとメタアナリシスで，これらはランダム化比較試験の結果を統合し，メタな視点から仮説を検証する．

4 エビデンスに対する誤解

一般的に，「エビデンス」という言葉が誤解されている印象がある．例えば，作業療法士がよく参加する技術系のセミナーなどでは，講師の作業療法士が自分の臨床で用いる技術によって対象者の身体機能に変化が認められたとし，さらに自分に都合のよい基礎研究をかき集めて，その変化の解釈を語り，「エビデンスが保たれている」と話しているのをよく耳にする．しかし，これは医療においてエビデンスとはいえない．もちろんエビデンスレベルでは最も下に位置する，専門家の意見や考えに属するからといえば一言で済むが，そもそもエビデンスとは，比較の科学のもとに生まれる実証が何よりも重視される．AとBの手法をできるだけ交絡因子（バイアス）を除く形で比較検討した後，どちらの手法がよりよい結果を残すことができたのかが重要なのである．つまり，実際に証拠として残った事実のみに意味があるものであり，そこに予想や推定が含まれた瞬間に信頼性は著しく低下する．

上記のセミナーなどでの発言は，そもそも多くの基礎研究結果を集めて，療法士がその現象の原因を考察している．これは臨床研究による実証（エビデンス）ではなく，変化のメカニズムを「考察」しているものであり，実証ではない．これは一般的にエビデンスが和訳で「根拠」と訳されることが多いこともあり，非常に多くの場面でなされる誤用の一つである．

また，そもそもこの療法士の基礎研究を用いたリーズニングは正しいのだろうか？ 例えば，脳卒中後の上肢に対するメカニズムで，最も引用される論文の一つにNudoらが実施した実験がある．この実験は，人工的に脳梗塞を作ったリスザルに，情動を惹起する「餌を食べる」という行為に対し，リスザル単独で介助なく麻痺手を使って多くの反復をさせることで，一次運動野の手の領域の拡大を認めたといった内容である．この実験で得られた知見を，例えばハンドリングを用いて実施した介入のメカニズムとして引用することは難しい．基礎実験を結果の解釈で用いる際にも，実験の設定を正確に読み込まないと，思い込みといった交絡因子（バイアス）が含まれてしまうこととなる．

研究の知識がない作業療法士は，眼前の対象者1名に実施した介入とその結果得られた事象を根

拠ととらえ，偶発性をはじめとしたさまざまな交絡因子（バイアス）の影響を考慮せず，そこでの経験を盲信してしまいがちである．こういった齟齬を防止するために，研究の知識を身に付け，眼前の状況に対し常に客観的かつ批判的な吟味を繰り返すことで，この交絡因子（バイアス）を鑑みたリーズニングが可能となる．

エビデンスレベルは，疫学研究デザインにより分けられた結果である．ただし，その研究による知見は，療法士一個人の経験に比べると信頼性が高い．この事実を重く受け止めることで，日々の臨床に対する批判的吟味や EBP が始まるのである．

文献

1) Guyatt GH：Evidence-based medicine. ACP Journal Club 114：A-16, 1991
2) 京極　真：方法概念としてのエビデンスの展開—EBM から EBP へ．看護学雑誌 72(7)：608-613, 2008
3) 中室牧子，他：「原因と結果」の経済学—データから真実を見抜く思考法．ダイヤモンド社，2017

臨床と研究

　臨床研究における介入研究とは，比較の研究とも考えられている．Bernard らは，「もし，あらかじめ病気の自然進行やその結果を知らなければ，この病気に対する医療の影響をどうして判断できようか」と述べたうえで，「医者はどうしても，その治癒が自らの力によるものと考えがちである．しかし，私は彼らに尋ねたい．実際に，手当を施さなかった場合にどうなっていたかということだ．この比較がない限り，医薬なのかそれとも自然治癒であったのか，どうして知ることができようか」と指摘している．

　このような時代の流れのなかで，Lind は，壊血病に対して，新鮮な野菜や果物の不足との因果関係を実証研究により突き詰めた人物として有名である．彼らは，12 名の壊血症の対象者に，1 群：ポータスープ，2 群：25 粒のエリキシル，3 群：小さじ 6 杯の酢，4 群：1 パイントの海水，5 群：オレンジ 2 個とレモン 1 個，第 6 群：麦汁と胡椒を与えた結果，5 群で壊血症の改善効果を認めたことで，この結論を導き出した．

　その後，近代疫学の大家のひとりといわれている Snow らが，コレラの治療法を明らかにするために，①コレラの対象者の死因を調査し，②これらの伝染が飲料水によるものと仮説を立て，③死者と各水道会社との契約関係を綿密に調査し，④最も疑わしいポンプを封鎖するという介入を行ったうえで，それまでの期間との死亡率の比較を行い，⑤コレラによる死者の減少を認めた，というものである．この結果は，①後ろ向きに観察研究を実施，②観察研究の結果から仮説を生成，③仮説に従った前向きの観察研究，④さらなる細かな因果関係を探るための介入研究の実施，⑤④の結果から仮説の検証と因果関係の実証を行う，といった流れになることが推測される．

　このように，臨床研究における介入研究によって，疾患と原因の因果関係が明らかになった．これらの臨床研究によるステップを踏んだ後に，対処的な疾患対策を行った．その後，この知見をもとにした基礎研究により原因が明らかになることも多くある．例えば，上記に挙げたコレラに関する研究では，当時の基礎科学の技術では明らかにできなかったものが，30 年後にコレラ菌といった病原菌が発見され，それに対する抗生物質が開発され，根治治療としての疾患対策に成功するまでになっている．また，上記に挙げた壊血症も，後にビタミン C の欠乏によって，体内タンパク質を構成するアミノ酸のひとつであるヒドロキシプロリンの合成が不十分になることが明らかになっており，根治可能な病気であることがわかってきた．

介入研究結果をまとめた診療ガイドライン

1 診療ガイドラインとは

　診療ガイドラインとは，福井ら[1]によると「診療上の重要度の高い医療行為や手法について，多くの無作為化比較試験を利用したシステマティックレビューの結果に対する相対評価であり，対象者の利益と害のバランスを考慮しつつ，対象者と医療者の治療に対する意思決定を支援するために，その時点で最適とされる推奨状況を提示する文書」とされている．診療ガイドラインは，多くの臨床研究を調査し，そのなかでもエビデンスレベルの高いデザインで実施された研究（特に介入研究）が系統的に収載されており，その内容について，ガイドライン委員会などを構成する専門家の知見を通して，各々の医療行為や手法に対する推奨度（グレード）を提示する（表1）．

　この推奨度については，ガイドラインを使用してこなかった作業療法士には軽視されがちではあるが，非常に重要なものである．厳選された多数の正確な無作為化比較試験や，システマティックレビューの結果を鑑みたうえで抽出されている指標であり，その背景には数百例，数千例の事例の積み重ねがある重い指標である．

　よって，ある対象者やアウトカムに対し，ガイドラインで推奨度が高いアプローチは必然的に優先するものと考えるべきである．ただし「A：行うよう強く勧められる」といった文言からもわかるように，義務ではなく，あくまでも推奨にとどまるものである．これは，対象者と作業療法士が医療行為または手法選択に対して意思決定を行うことを前提にした文言であるためといえる．よって，ガイドラインは，対象者が疾患を罹患した後の人生をより良きものとするための医療行為または手法選択に関する補助的ツールとして用いる必要がある．

　診療ガイドラインにはさまざまなものがある．有名なところではAmerican Heart Associationが発行するガイドラインや，Lancetが提示するガイドラインなど，世界のさまざまな学会や雑誌が公表している．日本では，日本脳卒中学会，日本リハビリテーション医学会，日本循環器学会，日本呼吸器学会などが，リハビリテーションに関するガイドラインを発刊している．また，日本作業療法士協会も，脳卒中，認知症，脳性麻痺のガイドラインを作成中であり，2018年4月現在，0版（パブリックコメントを募集）が公開されている．

2 診療ガイドラインの役割

　診療ガイドラインについては，その本質を理解し，適切に使うということについて一般化されていないのが現状である．例えば，ガイドラインの使いかたとして，最も誤った使用方法は医療行為・手法の格付け帳的な位置付けとして扱うことである．これの位置付けは建設的な意味を全く持たずただ単に業界における信念対立を深めるばかりである．

　では，本質的な使用方法はどのようなものなのであろうか．中山[2]は，診療ガイドラインについて，①対象者（および家族）と医療従事者の医療行為や手法に対する説明・理解・意思決定の支援，②治療行為に関わる関係者間のコミュニケーショ

表1　医療行為や手法に対する推奨度（グレード）

推奨グレード	内容
A	行うよう強く勧められる
B	行うよう勧められる
C1	行うことを考慮してもよいが，十分な科学的根拠がない
C2	行うように勧められている科学的根拠がない
D	無効性や害を示す科学的な根拠がある

ンのためのツール(対象者[家族]と医療従事者, 対象者間, 医療従事者間のコミュニケーション)に影響をもたらすことができるとしている. また, コミュニケーションのツールとして診療ガイドラインを使用した際の影響力について, Grimshawら[3]は, 診療ガイドラインを活用して得られる利得に関してシステマティックレビューを行っており, 臨床におけるさまざまなアウトカムが改善したという報告が全体の約8割を占めていた. さらに, ガイドラインを導入する最も重要な目的である臨床プロセスにおける改善は9割を超える論文で認められたと報告されている.

このように, ガイドラインはエビデンスを示すものであり, 各手法の序列を明確にするといった誤解を受けてはきたものの, 本質的な位置付けは, ヘルスコミュニケーションにおける優秀なエイドであることがよくわかる. しかしながら, このコミュニケーションエイドを適切に使用するためには, shared decision makingと呼ばれるコミュニケーションの手法を併用しなければならない(128頁参照).

3 脳卒中に対する作業療法ガイドラインの具体例[4]

5-1 ADL改善に向けた作業療法の効果　　推奨レベル A

システマティックレビューにおいて, 作業療法を受けた脳卒中患者は受けていない患者に比べてADL能力の改善を認めることが示されており, 社会参加への効果にも寄与することが報告されている[1,2]. そのなかで, ADLに焦点をあてた作業療法は, より健康促進や自立にむけた精神面の効果を期待できるとも報告されている[1]. 効果を示す指標についても, 単にADLを見るものだけでなく, carer strain index(介護指数)やthe London handicap scaleをはじめ, 健康満足度や介護負担感など幅広く調査されている. それらも作業療法を行うことで, 有意な改善もしくは有意差は認めないものの改善傾向にある[1,4]. ADL能力が改善する時期は, 発症後1か月ほどの患者や, 作業療法を開始した8週後のほうが6か月後より有意に改善すると報告されており, より早期からの支援が必要であると考えられる[5,6]. 指導内容は, community walking training program(CWTP)を通常の支援に加えると, 移動能力と社会参加に有意な改善を認めた報告がみられる. また, 通常の活動にバーチャルリアリティプログラムを組み合わせた支援により, ADL能力, 上肢機能ともに改善されている[7]. Xbox Kinectのビデオゲームを用いての支援も紹介されており, ADL能力と筋力に改善を認めている[8]. また, 有意な効果は検証されなかったが, メトロノーム(リズム, タイミング)を活用することでADL改善に寄与するかどうかの報告も見受けられる[9]. その他の指導内容において, 内容報告はあるものの, 明確に効果を検討する報告は少なかった. それらは, 以下の項目にて報告する.

一方, ADLに基づいた作業療法について明確に効果を示すことができなかった報告もある[10,11]. それらについて今後継続して検討していく必要があると考える.

1) Legg L, et al：Occupational therapy for patients with problems in personal activities of daily living after stroke. Cochrane Database Syst Rev 18：CD003585. 2006
2) Esther MJ, et al：Occupational therapy for Stroke patients：a systematic review. Stroke 34：676-687, 2003
3) Walker MF, et al：Occupational therapy for stroke patients not admitted to hospital a randomised controlled trial. Lancet 24：278-280, 1999
4) Guidetti S, et al：Client-centred self-care intervention after stroke：a feasibility study. Scand J Occup Ther 17：276-285, 2010
5) Gilbertson L, et al：Domiciliary occupational therapy for patients with stroke discharged from hospital randomised controlled trial. BMJ 320：603-606, 2000
6) Bai Y, et al：A prospective, randomized, single-blinded trial on the effect of early rehabilitation on daily activities and motor function of patients with hemorrhagic stroke. J clin Neurosci 19：1376-1379, 2012
7) Kwon JS, et al：Effects of virtual reality on upper extremity function and activities of daily living performance in acute stroke. Neuro Rehabil 31：379-385, 2012
8) Lee GC：Effects of training using video games on the muscle strength, muscle tone, and activities of daily living of chronic stroke patients. J Phys Ther Sci 25：595-597, 2013
9) Hill V, et al：A pilot study of rhythm and timing training as a supplement to occupational therapy in stroke rehabilitation. Topics Stroke Rehabil 18：728-737, 2011
10) Sackley C, et al：Cluster randomized pilot controlled trial of an occupational therapy intervention for residents with stroke in UK care homes. Stroke 37：2336-2341, 2006
11) Parker CJ, et al：A multicentre randomized controlled trial of leisure therapy and conventional occupational therapy after stroke. Clin Rehabil 15：42-52, 2001

文献

1) 福井次矢, 他(監修)：Minds 診療ガイドライン作成の手引き 2014. p3, 医学書院, 2014
2) 中山健夫：診療ガイドライン―現状と今後の展望. Gout and Nucleic Acid Metabolism 33：137-147, 2009
3) Grimshaw, et al：Effect of clinical guidlines on medical practice：a systematic review of rigorous evaluations. Lancet 342：1317-1322, 1993
4) 日本作業療法士協会学術部脳卒中に対する作業療法ガイドライン作成班：脳卒中に対する作業療法ガイドライン. 0版(http://www.jaot.or.jp/wp-content/uploads/2017/01/guideline_stroke_o.pdf)

EBP のためのコミュニケーション

1 EBP のためのコミュニケーションとは？

医療者と対象者の間において，意思決定のためのコミュニケーション手法として Paternalism model, Informed consent model, Shared decision making model が提唱されている．各々の特徴は，表1に示すとおりである．

2 往年のコミュニケーションモデル

Paternalism model とは，医療場面では医師や療法士といった比較的強い立場にある人間が，対象者に代表される弱い立場の人間の利益になるに違いないと思い，対象者の意思に関わらず，医師や療法士が良好と判断した手法を提供する行為を指す．本人の意思決定はほぼなされず，権威のあるもの意思が本人のその後の行動を決定するというものである[1]．このモデルは1970年代までは主流になっていたものの，対象者の人権をないがしろにしているといった社会問題にまで発展し，現在は主流ではなくなっている．

ただしこれは過去の話ではない．現在の一般的なリハビリテーション医療や作業療法においてはどうだろうか．例えば，作業療法士に対して，リハビリテーション医師から作業療法士に対して「上肢機能練習」という処方が出たとする．その時点で，上肢機能を向上させるための手法として，多くの場合で担当の作業療法士が得意な療法を手段として用いることが多い．その際，対象者に対し，その手法に対する意思決定を促したうえで介入を行うといった場面にはほとんど遭遇しない．つまり，手法選択における意思決定はほとんど Paternalism model で行われている印象がある．

3 近年のコミュニケーションモデル

近年これに取って変わっているのが，対象者の自由意志を尊重する Informed consent model と Shared decision making model といわれる意思決定を促す方法である．どちらも患者の利益および自己決定権を尊重するものであり，意思決定を促す手法として使い分けることが推奨されている．

Informed consent model は，意思決定が対象者に委ねられており，主に手法を選択するための余地が少ない場合（ある疾患に対する治療についてエビデンスが確立された唯一無二のものがある場合）に用いられる手法である[2]．一方，Shared decision making model は，医師や療法士と対象者が協働して意思決定を行うことが特徴的である．このモデルでは，意思決定を行うためのエビデンスが曖昧・不明，もしくは同等のエビデンスを有する手法が複数存在する場合などに，対象者の意見だけではなく，専門家としての医師・療法士の意見も鑑みて意思決定を行うものである．

Shared decision making model において，医師・療法士は，主に①情報の収集者・対象者に対

表1 Paternalism model, Informed consent model, Shared decision making model の特徴

	Paternalism	Informed consent	Shared decision-making
療法士の役割	○能動的	×受動的	○能動的
対象者の役割	×受動的	○能動的	○能動的
情報のやり取り	療法士→対象者	対象者→療法士	対象者＆療法士
意思決定	同意	同意	同意
最終決定権	療法士	対象者	対象者＆療法士

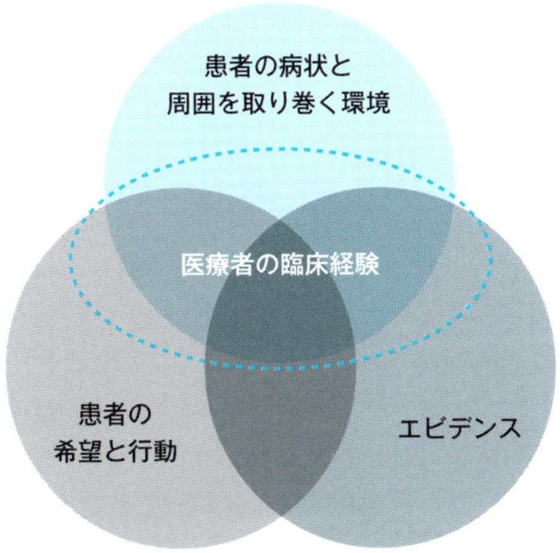

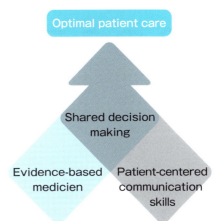

図1 EBM
(Haynes RB, et al : Physicians' and patients' choices in evidence based practice. BMJ 324 : 1350, 2002 より)

する情報の解説者，②対象者が疑問に思ったことを質問できる指導者，③対象者が選択肢を選ぶ際の助言者，④意思決定に関わる行動を行う場所・時期，その他対象者にとって最適な状況を整える交渉者，⑤対象者の意思決定をサポートし，強化する世話人といった役割が挙げられる[3]．

4　EBP と Shared decision making model

Evidence-based medicine（EBM）を提唱した Sackett ら[4]は，「EBM はランダム化比較試験やメタアナリシスに限定されるものではなく，臨床疑問に応えるための最良のエビデンスを見つけ出すことである」と述べている．つまり，エビデンスレベルで決まるものではないということがいえる．Haynes[5]は，「意思決定はエビデンスではなく人々によって行われる」と題した論文で，EBM は，①対象者の意向，②医療者の専門技能，③臨床研究による実証報告，④対象者を取り巻く状況，①～④のすべてを考慮して意思決定を行う必要があると述べている（図1）．

また Hoffman ら[6]は，対象者に対し適切な EBP を提供するためには，対象者中心のコミュニケーション技術に立脚した Shared decision making model が重要であると述べている（図2）．さらに，Quaschning ら[7]は，Shared decision making model による EBP を提供した場合は，①介入に対する対象者および家族の満足度，②介入に対す

図2 Shared decision making model による EBP
〔Hoffmann TC, et al : The connection between evidence-based medicine and shared decision making. JAMA 312 : 1295-1296, 2014（doi : 10.1001/jama.2014.10186.）より〕

る対象者および家族の知識，③対象者の介入に対するアドヒアランス，④対象者のうつ傾向が改善したと報告している．EBPとは，確立されたエビデンスを基盤に眼前の対象者に対するアプローチを選択する方法である．EBP を実現するためには，エビデンスレベルの高い研究を調査し，手法選択を行うことがもちろん重要であるが，それと同等に Shared decision making model が重要視されている（図2）．

文献

1) エリオット　フリードソン（著），進藤雄三，他（訳）：医療と専門家支配．pp118-148，恒星社厚生閣，1992
2) Beachamp TL, et al : Principles of Biomedical Ethics. 6th ed, pp114-115, Oxford University Press, New York, 2009
3) Charles C, et al : Shared-decision making in the medical encounter : What does it mean?（or it takes at least two to tango）. Soc Sci Med 44 : 681, 1997
4) Sackett DL, et al : Evidence based medicine : what it is and what it isn't. BMJ 312 : 71-72, 1996
5) Haynes RB, et al : Physicians' and patients' choices in evidence based practice. BMJ 324 : 1350, 2002
6) Hoffmann TC, et al : The connection between evidence-based medicine and shared decision making. JAMA 312 : 1295-1296, 2014（doi : 10.1001/jama.2014.10186.）
7) Quaschning K, et al : Analyzing the effects of shared decision making, empath and team interation on patient satipication and treatment acceptance in medical rehabilitation using astructural equation modeling approach. Patient Educ Couns 91 : 167-175, 2013

EBP の 5 ステップ

1 EBP の施行

EBP の手順を EBM に倣って考えていくと，下記に示すとおり，5 段階のステップを踏むことになる．

ステップ 1　対象者の問題の定式化

臨床ではさまざまな事象が複雑に絡まりあっており，ある程度の不確実さを許容しながら意思決定がなされていく．しかし疑問があやふやなままでは，その後の文献検索や意思決定に支障をきたす．よって，まず最初に，明らかにしたい対象者の問題を定式化しておく．

そこで第 1 のステップは問題の定式化である．これには研究疑問を作る際にも活用した PICO や PECO が用いられる（25 頁参照）．介入について調べたい場合は PICO で，要因について調べたい場合は PECO となる．すなわち，誰に（Patient），ある介入をすると（Intervention），あるいはある要因があると（Exprosure），他の介入あるいは要因や，介入も要因も何もない場合と比べて（Comparison），どのような結果になるのか（Outcome）が PICO または PECO と呼ばれる（表1）．

ステップ 2　定式化した問題を解決する情報の収集

PICO ができると，それを解決するための情報収集を行う．検索は基本的にインターネット上で行う．エビデンスレベルの高い研究や診療ガイドラインなどを参考に，現時点で最良の情報を多く集める．ただし，闇雲にエビデンスレベルが高い研究を探すのではなく，「定式化した問題」を解決するための情報を探す．福原は，研究の目的に適した研究デザインの「型」を提示しているが，これは EBP でも十分活用できる（表2）[1]．読者は，自分の研究目的がどの研究デザインに当てはまるのか吟味したうえで，情報を収集するとよいだろう．

ステップ 3　検索して得られた情報の批判的吟味

批判的吟味とは，情報の信頼性や妥当性について客観的な評価を行うことである．診療ガイドラ

表1　PICO，PECO の例

PICO	PECO
P：軽度上肢運動麻痺のある片麻痺患者に対して	P：軽度上肢運動麻痺のある片麻痺患者において
I：CI 療法を実施すると	E：自宅で生活している場合
C：通常の作業療法と比べて	C：病院で生活している場合と比べて
O：麻痺手の生活での使用頻度は上がるだろうか	O：麻痺手の使用頻度が高いか

表2　クリニカルクエスチョンの種類と研究デザインの「型」

研究の目的 \ デザインの「型」	記述研究	横断研究	コホート研究	ケース・コントロール研究	介入研究
病気や診療の実態を調べる	○				
要因とアウトカムとの関係を調べる		○	◎	○	
治療・予防法の効果を調べる			○		◎
診断法を評価する		○	○		○

◎：最適　　○：適している

（福原俊一：臨床研究の道標　下巻．第 2 版，p50，健康医療評価研究機構，2017 より）

インにおいて推奨度が高く，たとえグレードAであったとしても診療ガイドラインを鵜呑みにせず，その推奨度を提示するために使用された原著論文まで情報を遡り，介入のどの要素がどのアウトカムに，どの程度の大きさで影響を与えるのかを検討する．また，研究の結果が偶然ではないか，誤差やバイアスはどの程度影響しているのか，臨床的に意義のある結果なのかなどといったように情報を精査する．日本理学療法士協会が批判的吟味を行う際のチェックリストを公開している（表3）[2]．これをもう少し詳細に記載したものとしてPEDro Scaleもある．作業療法でも十分参考になるので参照してほしい．その他，本書でも紹介している各研究デザインのチェックリストがある：観察研究（STROBE 144頁），ランダム化比較試験（CONSORT 192頁），システマティックレビューとメタアナリシス（PRISMA 205頁），質的研究（COREQ 232頁），尺度開発（COSMIN 288頁）．

批判的吟味で注意したいのは，エビデンスレベルは研究そのものの信頼性や介入と結果の因果関係は強くなるが（内的妥当性），その研究結果が他の集団や目前の対象者に当てはまるかどうか（外的妥当性）まで担保しているわけではない．外的妥当性の判断は，エビデンスを使う側の判断に委ねられている．特に，研究対象者の適格基準を厳格にしている研究ほど，内的妥当性は高いものの外的妥当性は低くなる．介入方法だけでなく，母集団の特性，脱落者の数，海外の研究の場合は医療制度の違いなども抑えておく．

ステップ4　批判的吟味をした情報の対象者への適用

ここでは精査したエビデンスを対象者に実施してみる．とはいえ，エビデンスはあくまで意思決定のための一つの情報源であり，エビデンスが最優先されるわけではない．他にも，対象者の価値観，置かれている環境，医療者の経験なども総合的に加味されて，作業療法方針の意思決定がなされる（128頁）．

表3　文献の比較的吟味のチェックリスト

- 研究デザインのレベルの高さ
- PEDro Scaleなどの批判的吟味の基準の程度
- 症例数は十分に多いか
- 対象者の85％以上が介入効果の判定対象となっているか
- 脱落者を割付け時のグループに含めて解析しているか
- 統計的解析方法は妥当であるか
- 結果と考察との論理的整合性が認められるか
- フォローアップは十分に長く行われたか
- 臨床的アウトカムが評価指標（エンドポイント）とされているか
- 理学療法の介入によるマイナスの影響についても報告されているか

〔日本理学療法士協会：EBPTの実践手順（http://jspt.japanpt.or.jp/ebpt/ebpt_basic/ebpt03.html）より〕

また作業療法では，エビデンスが少ないうえに，実際に作業を行ってみないと結果が予測できない，または反応を見ながら修正を加えていく，という介入の特性がある．エビデンスがあるとしても，普段の臨床で予見性が高くなるかと言われるとそうでもない．不確実性が高い状況での意思決定は，Shared decision making modelが適しているといわれており，医療者と対象者がよく対話を交わしながら作業療法を進めていくとよいだろう．

ステップ5　上記1〜4ステップの評価

第5のステップでは，EBP施行時の計画どおりの結果が出ているかを関わったメンバーで振り返り，必要であれば1〜4ステップを振り返り，次回に生かす．内省的臨床家を目指すためには，ある意味重要なステップともいえよう．

文献

1) 福原俊一：臨床研究の道標 下巻．第2版，健康医療評価研究機構，2017
2) 日本理学療法士協会：EBPTの実践手順（http://jspt.japanpt.or.jp/ebpt/ebpt_basic/ebpt03.html）
3) Haynes RB, et al：Physicians' and patients' choices in evidence based practice. BMJ 324：1350, 2002

EBP 事例（脳卒中）

1 事例

対象者は，発症から2年が経つ，被殻・前頭葉皮質下出血の50歳台の男性で，右利き，左麻痺であった．MMSEは28点，Fugl-Meyer Assessment（FMA）30点，Brunnstrom Stageは上肢・手指Ⅲレベルであった．上肢機能検査の詳細は表1に示す．ニードは「麻痺手を補助手として用いて，経営しているお好み焼き屋で行うキャベツの千切りなどの仕込みを両手で行うこと」であった．CI療法のプロトコルでは対象外の重度上肢麻痺の事例に対し，上肢の機能改善と麻痺手の生活における使用頻度を促すために，既存のCI療法と，その欠点を補うアプローチを併用できないか調べるべくEBPを実践した．

2 EBPの実践

ステップ1　対象者の問題の定式化

P：重度上肢麻痺の片麻痺患者に対して，I：事例が単独でできるアプローチは，C：従来のアプローチと比べて（or何もしなかった場合と比べて），O：上肢機能の向上および麻痺手の生活での使用を促すかどうか．

表1　介入前後の経過

検査	介入前	介入後
Fugl-Meyer Assessment	26	34
Wolf Motor Function Test		
パフォーマンスタイム	80.81	65.2
Functional Ability Scale	25	29
Motor Activity Log		
Amount of Use	0.58	1.13
Quality of Movement	0.58	1.08

ステップ2〜3　情報収集と批判的吟味

脳卒中後の上肢麻痺に対し，エビデンスが確立されているアプローチとしてCI療法があるが，手指と手関節の伸展がわずかでも認められる事例を対象としており[1]，中等度から重度の麻痺を呈した対象者は適応外とされている．重度の上肢麻痺に対して，エビデンスが確立されたアプローチを検索すると，手指の随意伸展を遮る屈筋の痙縮軽減を目的としたボツリヌス療法[2]と，上肢近位部の機能改善を促すロボット療法のみで，特に手指の機能改善においてはエビデンスが不明確な状況である[3]．上肢近位部の機能改善にエビデンスを有するロボット療法ですら，介入によって改善した機能は実生活における麻痺手の使用に影響を与えないと報告されている[4]．以下，各種アプローチについて概説する．

1）ボツリヌス療法

各種ガイドラインにおいて，痙縮の低下，ADL上で手指の清潔や衣服の引っかかりを防ぐという点で，グレードAのエビデンスを有している．また，エビデンスのある治療法と併用することにより，上肢機能の改善に一定の効果がある可能性が述べられている．これらのことから，屈筋の痙縮を低下させ手指の伸展をわずかでも出現させることで，CI療法の適応となるよう採用した．

2）ロボット療法

今回は，上肢機能訓練支援装置であるReoGo（帝人ファーマ株式会社製）を使用した．ロボット療法は，脳卒中後の麻痺手の近位部機能改善に対して，グレードAのエビデンスを有している．特にReoGo（図1）は，回復期の知見ではあるが，無作為化比較試験においても対照群と比べて有意な機能改善が示されている（特にFMA<30以下の事例に有効）．

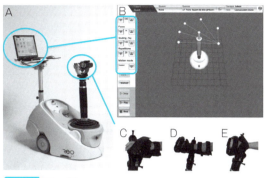

図1 ReoGo
A：外観，B：練習モニタ，C，D：前腕サポートハンドル，E：ジャイロハンドル

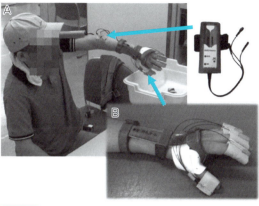

図2 多角的なCI療法
A：実施場面（電気刺激の装着部位）
B：短対立装具・手関節背屈装具・スパイダースプリント

3）CI療法（図2）

CI療法は麻痺手の機能と実生活における使用行動の改善においてエビデンスグレードAを有している．ただし，今回の事例は，従来のCI療法の適応を下回る対象者であったため，このエビデンスは適用外である．ただし，Morrisら[1]のプロトコルを鑑みても，手指の開閉が可能であればCI療法は実施できるとの記載もある．そこで，CI療法の特徴である実生活における麻痺手の使用行動の改善といった特徴を生かし，ロボット療法の欠点を補う目的で，上記の手指伸展機構を有する装具を併用したCI療法の導入を考えた．

4）装具療法

上肢に対する装具療法は，主に補助具として，変形の防止や痙縮の抑制といった観点でのエビデンスはグレードCとされている．

5）末梢電気刺激療法

脳卒中後の上肢麻痺に対する改善効果として，末梢電気刺激はグレードBのエビデンスを有している．無作為化比較試験では運動閾値周辺の刺激を実施することで，通常の運動療法のみ実施する際よりも，より効率的な機能改善を示した無作為化比較試験が数件認められている．この特徴を利用するために，末梢電気刺激を併用することとした．

ステップ4　批判的吟味をした情報の対象者への適用

上記1）～5）のアプローチを併用することとした．

ボツリヌス毒素A型施注から練習開始まで，数時間で開始する研究者と1週間後から開始する研究者がいるが，この点についてより有効な施注期間はわかっていない．よって実施施設標準のボツリヌス毒素A型施注後1週間から練習を開始することとした．

ロボット療法の使用方法は，われわれが発表した論文[5]の内容を履行した．CI療法については，Morrisらが提唱する，①麻痺手に対する集中練習，②反復的課題指向型アプローチ（ShapingとTask practice），③麻痺手の機能改善を生活に反映するための行動学的手法（Transfer package）を採用し，彼らのプロトコルに準じて実施した．なお，課題指向型アプローチとTransfer packageの実施時間の配分は，対象者の機能回復や心理的な状況を考慮し，日によって柔軟に調整した．Peiralaらの研究[6]で最も効果を残しているCI療法の介入時間は20～56時間と言われている．また，Pageらが1日0.5時間，週3回，10週間（計15時間）の修正CI療法によって効果を示している．これらの論文を参考に，1日の練習時間を1.5時間（0.5時間のCI療法［装具・電気刺激療法併用下］，1.0時間ロボット療法），週3回，10週間（計45時間）を設定した．

今回は手指のウェブスペースを確保するための短対立装具を，手指の屈筋の過剰収縮を抑制するために，手関節の背側カックアップスプリント，橈骨神経麻痺用の手指の伸展外力を有するスパイダースプリントを採用し，手指の伸展を促し，物

品の「握り」,「離し」ができるように工夫した．これらのことから，エビデンスは確立されていない手法ではあるが，メカニズムからリーズニングし今回の採用に至った．

介入前後に評価を実施し，検査は，国際生活機能分類(ICF)の機能・構造範囲をFMA，活動をWolf Motor Function Test(WMFT)のパフォーマンスタイムやFunctional Assessment Scale(FAS)，参加をMotor Activity Log(MAL)のAmount of Use(AOU)とQuality of Movement(QOM)を採用した．なお，これらのプロトコルを各種ガイドラインの他の手法も対象者に提示し，対象者からの疑問やニーズも聴取したうえで，本プロトコルの履行に同意を得た．

ステップ5　上記1〜4ステップの評価

今回われわれは，ロボット療法の欠点となる生活における麻痺手の使用について，対象者の機能が不足している部分を比較的エビデンスの低い他の手法を組み合わせることにより，実生活の使用に影響力を持つCI療法を実施した．その結果，FMA，WMFTのパフォーマンスタイム，FAS，MALのAOUについては，慢性期に脳卒中患者の上肢麻痺に対して実施された研究から算出した臨床上の最小変化量や最小可検変化量を超える改善を認めた．さらに，対象者が求めるニーズの実現にも繋がった．

3　本事例の解説

臨床においてEBPを実施する際には，エビデンスが明確に確立されている部分とされていない部分をしっかりと認知する必要がある．例えば，本事例についてエビデンスが明確に確立されている部分は，ロボット療法における麻痺手近位部の機能改善と，ボツリヌス毒素A型施注における痙縮減退効果のみである．他の部分については，先行研究における少数の無作為化比較試験であったり，基礎研究レベルのメカニズムレベルからの推定がほとんどである．

EBPの思考過程においては，①慣行や前例にありきの考えかたを是としない，②目標指向型思考である，③憶測や推量のみによる判断はくださない，④証拠(実証，事実)に基づいて判断をくだす，⑤科学の原理・方法を基本とするといった点に注意する．そのうえで，Sackettら[7]は，「1人1人の患者の臨床判断にあたって，今現在証明されている最良の証拠・実証知識を明確かつ妥当に用いること」と述べている．つまり，ある分野で既に実証がなされエビデンス構築がなされている手法を他の手法よりも優先して用い，未だエビデンスが確立されていない分野は，エビデンスが低い手法，もしくは基礎研究なども含め，妥当な思考過程で推察されたプロトコルで，対象者の利益を追求するということを示している．

文献

1) Taub E, et al：Constraint-induced movement therapy combined with conventional neurorehabilitation techniques in chronic stroke patients with plegic hands：a case series. Arch Phys Med Rehabil 94：86-94, 2013

2) Winstein CJ, et al：Guidelines for adult stoke rehabilitation and recovery：A guideline for healthcare professionals from the American heart association/American Stroke Association. Stroke 47：e98-e169, 2016

3) Langhorne P：Motor recovery after stroke：a systematic review. Lancet Neurol 8：741-754, 2009

4) Takahashi K, et al：Efficacy of upper extremity robotic therapy in subacute post stroke hemiplegia：An exploratory randomized trial. Stroke 47：1385-1388, 2016

5) Takebayashi T, et al：Therapeutic synergism in the treatment of post-stroke arm paresis utilizing botulinum toxin, robotic therapy, and constraint-induced movement therapy. PMR 6：1054-1058, 2014

6) Peirala SH, et al：Effectiveness of constraint-induced movement therapy on activity and participation after stroke：a systematic review and meta-analysis of randomized controlled trials. Clin rehabil 26：209-223, 2011

7) Sackett DL, et al：Evidence based medicine：what it is and what it isn't. BMJ 312：71-72, 1996

介入研究と基礎研究

　古い時代の研究では，後追いの基礎研究によって詳細な因果関係が明らかになっていたが，近年では基礎研究から臨床研究につながるtranslational study（橋渡し研究）が実施されることが多い．例えば，作業療法の領域で，translational studyの代表格といえば，constraint-induced movement therapy（CI療法）である．例えば，1980年にTaubらは，リスザルの脊髄の後根を切断し，上肢の感覚が脱失したモデルを作成したところ，リスザルは，通常の生活を実施していると感覚脱失をきたした上肢を全く使用しなくなった．そこで，感覚脱失をきたしていない上肢を拘束するという介入を実施した結果，リスザルは感覚脱失をきたした上肢を使用し始めたといった知見を報告した．この知見を臨床研究にトランスレーションした研究が，CI療法である．

　また，CI療法の臨床研究が進み，自己対照比較研究が実施されたのと同じ時期に，Nudoらは，リスザルを用いて麻痺手で餌を食べる課題を実施したところ，麻痺手の機能改善および一次運動野の麻痺手の手指・手関節・前腕に関わる領野が拡大したという知見を報告した（図1）．これにより，CI療法による回復メカニズムも明らかになり，その後の大規模無作為化比較試験へと臨床研究の舵を切ることとなった．

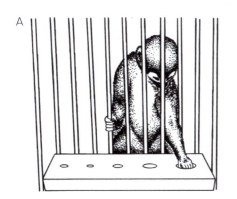
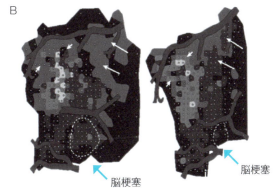

図1　基礎研究の様子と実験の結果
A：サルの訓練場面
(Platz E, et al: Effects of repetitive motor training on movement representatins in adult squirrel monkeys: role of use versus learning. Neurobiology of learning and memory 74：27-55, 2000 より)
B：巧緻運動練習前後のサルの一次運動野
(Nudo RJ, et al: Neural substrates for the effects of rehabilitative training on motor recovery following ischemic infarct. Science 271：1791-1794, 1996 より)

EBP 事例（精神障害）

1 シナリオ

　作業療法は，クライエントと作業療法士が協働し，クライエントにとって意味のある作業への参加を促し，健康と幸福を改善するアプローチである．精神障害作業療法では，クライエントの地域生活を支援するために，個別と集団で作業を活用しており，外来作業療法やデイケアなどでは集団で活動を行うことが多い．集団活動の目的は，作業遂行技能を発達させ，コミュニケーションを促進することである．作業療法士は，人間は作業を通して生活，文化，価値を育むため，集団活動は効果的であると信じている[1-3]．

　今回，地域で暮らす統合失調症をもつクライエントが，デイケアで提供される集団活動に参加したがらなかったため，作業療法士は集団活動への参加を促すべきか，個人活動を中心にプログラムを提供するべきかで迷った．臨床判断のひとつの材料として，EBPを活用することにした．

2 EBPの実践

　EBPは標準的な5ステップの手続きに従った（130頁参照）．

ステップ1　対象者の問題の定式化

　対象者の問題の定式化は一般にPICOで行う．Pはpatient（患者），Iはintervention（介入），Cはcomparison（比較），Oはoutcome（成果）である．今回，PICOは「地域で暮らす精神障害者（P）に対する集団活動（I）は，他の支援法（C）に比べて，精神症状の軽減や作業遂行・作業参加を高める効果（O）があるか？」にした．

ステップ2　定式化した問題を解決する情報の収集

　情報収集は，作業療法に関連するエビデンスを集めたOTseeker（http://www.otseeker.com/default.aspx）を用いた．OTseekerはオーストラリアの作業療法士たちが立ち上げたwebサイトで，無作為化比較試験（RCT），システマティックレビュー，メタ分析といったエビデンスレベルの高い研究デザインを採用した研究論文を収録しており，Pubmed（https://www.ncbi.nlm.nih.gov/pubmed/）などに比べると検索効率がよい．欠点として，ときに最新の情報が反映されていないことがある．今回は，OTseekerのAdvanced Searchを使い，エビデンスレベルが最も高い研究デザインであるシステマティックレビュー，メタ分析を効率的に探せるように設定し，検索した．その結果，133本の研究論文がヒットしたため，目ぼしいタイトルを探し，順に，ざっと目を通したところ，ステップ1で設定したPICOに関連しそうな「Effectiveness of Activity-Based Group Work in Community Mental Health：A Systematic Review」[4]という研究論文を見つけ，本文をネットから無料ダウンロードした．

ステップ3　検索して得られた情報の批判的吟味

　システマティックレビューの批判的吟味はSPELLで無料公開されているシート（http://spell.umin.jp/BTS_SR5.0.pdf）を使用した．批判的吟味の結果の概略は表1に示した．この結果から，システマティックレビューとしての質はある程度高いだろうと考え，臨床判断の参考になるものと判断した．

　システマティックレビューで明らかになった知見をまとめると，3つのRCTは作業に根ざした集団活動が，言葉のやりとりを中心にした集団活動よりも効果がありそうだと示していることはわかった．しかし，3つのRCT自体にさまざまな問題があり，これらの研究から結果を一般化することは不可能であった．つまり，今回のシステマティックレビューは，地域で暮らす精神障害者に

表1 システマティックレビューの批判的吟味

批判的吟味の主なポイント	主な結果
研究論文のPICOは？	PICOは「地域で暮らす重度の精神障害をもつクライエントに対する集団活動は，精神症状を軽減し，機能的能力を向上させるか？」であった．
研究は網羅的に集められたか？	研究は15の電子データベースから体系的な検索ストラテジーで集められているため，十分に網羅的であった．
集められた研究は複数の研究者が評価したか？	複数の研究者が研究を評価していた．
集められた研究の妥当性は明確な基準で評価されたか？	CASPというシステマティックレビュー用の評価基準を用いており，適切に研究の妥当性を評価していた．
集められた研究の異質性は検定されたか？	メタ分析が不可能なぐらい異質性が認められた．
結果はメタ分析されたか？	最終的に3件のRCTしか残らなかった．メタ分析は実施できなかった．
結果の評価は？	メタ分析でさなかったため，質的に評価していた．

対する集団活動は症状の軽減や帰納的能力の改善に効果があるという十分な証拠を示せていないことが明らかであった．

ステップ4　批判的吟味をした情報の対象者への適用

作業療法士は「集団活動への参加を促すべきか，個人活動を中心にプログラムを提供するべきか」で迷っていたが，ステップ3の結果からクライエントと相談しながら決めようと思った．クライエントに改めて話を聞くと，集団活動への参加に対して「一緒にやるとどうしていいかわからないことがある」「何していいかわからくなってつらい」「ひとりでいい．本当は駄目なんだろうけど」などと語った．作業療法士は，クライエントが集団活動そのものに価値を見いだしてないのではなく，集団活動における行動の仕かたを捉えきれていないために拒否していると理解した．そこで，個人活動を行いつつ，集団活動における役割を明確化する工夫を行った．役割を理解するまでは，参加したり，拒否したりを繰り返したものの，数回経て役割を内面化し始めるとメンバーのなかで主体的に動けるようになり，表情も明るくなって作業の幅が広がった．

ステップ5　上記1〜4ステップの評価

ステップ1，3，4は上手くいったと思うが，ステップ2が不十分だった可能性がある．OTseekerは効率よくエビデンスを集めることができるものの，他の有益なエビデンスを発見できないリスクもある．今後，同様の問題が起こったときは別の電子データベースも活用したい．

3 まとめ

EBPは精神障害領域の作業療法でも臨床判断に活用できる．判断に迷ったり，より効果的な介入を行いたいときは積極的に活用すべきと考える．

文献

1) Denton PL：Psychiatric Occupational Therapy：A Work-book of Practical Skills. Little, Brown, Boston, 1987
2) Breines EB：Occupational Therapy Activities from Clay to Computers：Theory and Practice. F. A. Davis, Philadelphia, 1995
3) Remocker AJ, et al：Actions Speak Louder：A Handbook of Structured Group Techniques. 5th ed., Churchill Livingstone, London, 1992
4) Bullock A, et al：Effectiveness of activity-based group work in community mental health：a systematic review. Am J Occup Ther 65(3)：257-266, 2011

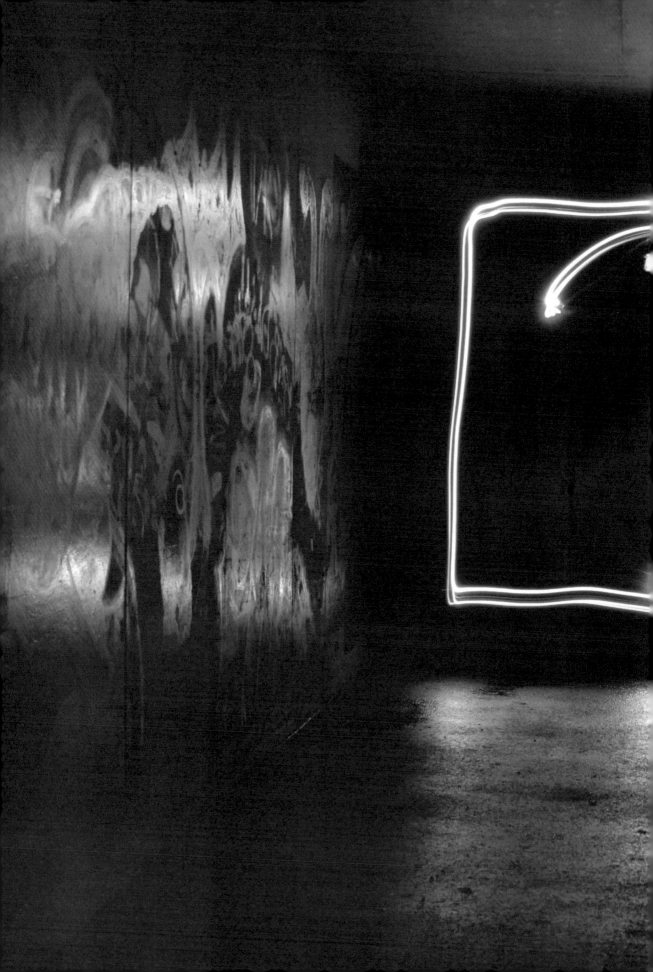

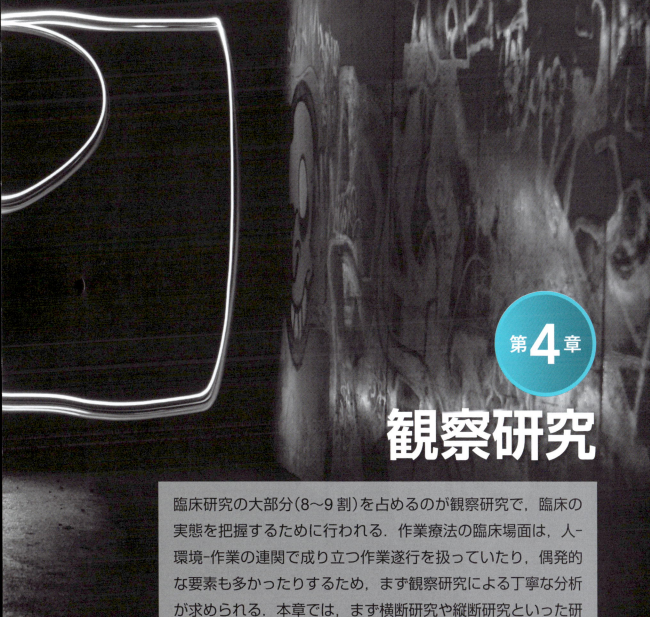

第4章 観察研究

臨床研究の大部分（8〜9割）を占めるのが観察研究で，臨床の実態を把握するために行われる．作業療法の臨床場面は，人-環境-作業の連関で成り立つ作業遂行を扱っていたり，偶発的な要素も多かったりするため，まず観察研究による丁寧な分析が求められる．本章では，まず横断研究や縦断研究といった研究デザインをしっかり理解しつつ，研究の質を高めるためのサンプリング法やバイアスへの対処なども学んでおきたい．

臨床の実態を調べる観察研究

1 観察研究とは何か

　観察研究（observational study）とは，特定の要因に対する実験的な介入を伴わない研究法の総称である．つまりこれは臨床の実態把握を観察中心に行うことをいう．観察研究は，相関関係から因果関係まで幅広い事象を扱える有益な方法である．臨床系の学術雑誌に掲載された研究論文の約10分の9は観察研究ともいわれており，多くの臨床研究でこの方法が活用されている[1]．臨床研究の質を高めるためには，観察研究の質の底上げが期待される．

　それに対して，「5章 臨床介入研究」（⇒168頁）は，特定の要因に対する実験的な介入が伴う研究法である．作業療法の効果を明確にするためには，臨床介入研究が欠かせない．臨床介入研究はエビデンスレベルも高く，まさに求められている研究デザインではあるが，介入の実態やメカニズムの解明には観察研究が必要である．つまり観察研究と臨床介入研究は臨床研究において両輪の関係といえる（図1）[2]．

2 観察研究

　観察研究は記述的研究と分析的研究に分類される．記述的研究とは，研究対象者の健康状態に関する特徴を人間・場所・時間の観点から記述統計で整理する方法であり，観察研究の第一段階である．分析的研究とは，研究対象者の健康状態に関連する因子を推測統計で分析する方法である．

　分析的研究は大きく分けると，生態学的研究，横断研究，ケースコントロール研究，コホート研究から構成される．生態学的研究とは，集団，地域，国家間を対象に疾病・障害の状態を調査する方法であり，既存の資料を使うことが多い．例えば，都道府県別に作業機能障害とうつ病の資料を入手して全体の傾向を調べる．横断研究とは，同時点で測定した変数間の関係を調査する方法である．例えば，ある時点で，作業をしているかどうか，健康な状態かどうかを調べる．ケースコントロール研究とは，疾病・障害に関連する要因を過去に遡って調査する方法である．例えば現時点での健康な人と不健康な人を選別して，過去のデータで作業をしていたかどうか調べる．コホート研究とは，任意の集団を一定期間にわたって調査する方法である．例えば現状で作業をしているかどうかを調べ，この人たちが将来健康なのかどうかを長期間追跡して調査を行う．これらの詳細については別項（⇒162頁）で述べるが，観察研究で

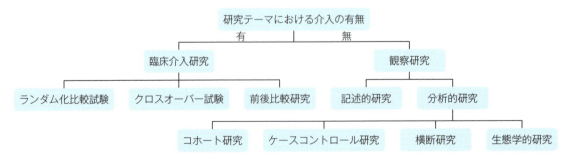

図1　観察研究と臨床介入研究の分類
〔Gordis L（編），木原正博，他（訳）：疫学，医学的研究と実践のサイエンス．メディカル・サイエンス・インターナショナル，2010をもとに作成〕

は縦断的，横断的に臨床の実態を探求していく．

3 観察研究と作業療法

観察研究はさまざまな変数の因果関係あるいは相関関係を解明する手法である．例えば，作業療法では，作業，健康，幸福（well-being）の関係に着目してきた．観察研究は実際のありさまとして，これらの変数がいかなる関係にあるのかを明らかにできるという利点がある．また作業療法では，作業機能障害によって健康と幸福が悪化すると考えられてきたが，入念に計画・実施された観察研究ではその実情を明らかにすることができる．

しかしながら，観察研究はバイアスや交絡の影響を受けやすい．そのため，原因と結果の因果関係については，臨床介入研究のランダム化比較試験以上に強く主張できない．しかし，適切に設計された観察研究はバイアスの影響を減少させたり，ランダム化比較試験と同程度の推定精度を確保できることもある[3]．また，時間経過が伴わない横断的なデータから因果推論できる統計手法も開発されつつある[4]．観察研究は臨床研究で多く用いられており，適切な観察研究によって作業療法に関連する各因子の相関関係から因果関係まで解明していく必要がある．

4 観察研究の例

観察研究の例として，社会参加と認知症発症の関係を検討したコホート研究を紹介する[5]．

1）目的

本研究の目的は，13,850名の健常高齢者を対象に，社会参加におけるリーダー的役割と認知症発症の関連を検討することであった．高齢化に伴って，認知症患者の数は非常に増加しており，その予防が重視されている．システマティックレビューやメタ分析などの先行研究では，社会参加は認知機能を高めて，認知症が発生するリスクを低下させることを示している．しかし，これらの研究は社会参加におけるリーダー的役割と認知症発症の関係は検討されていない．リーダー的役割は死亡リスクを約12％低下させるし，うつ病発症リスクの低下〔オッズ比0.57（95％CI：0.37-0.88）〕にも関連している．それゆえ，認知症発症においても社会参加におけるリーダー的役割の有無が影響している可能性がある．

2）方法

研究方法はコホート研究であり，調査期間は2003年11月から2013年3月の約10年間であった．社会参加におけるリーダー的役割の有無と認知症発症リスクは年齢によって異なる可能性があるため，対象者は4,616名の後期高齢者（75歳以上）と9,234名の前期高齢者（65〜74歳）に分けて比較検討を行った．社会参加におけるリーダー的役割と認知症発症リスクを検討するために，ADLに支障があるなどの認知症の前駆症状を示した者，調査開始から2年以内に認知症を発症した者は対象者から除外した．

3）主な結果

本研究では，社会参加している高齢者は社会参加していない高齢者に比べて認知症発症リスクが低いことがわかった．前期高齢者は社会参加におけるリーダー的役割があると，認知症発症リスクが有意に低下することがわかった．他方，後期高齢者は社会参加やリーダー役割と認知症発症との間に有意な関係を認めなかった．本研究の知見は，認知症予防に社会参加が効果的であり，特に前期高齢者は社会参加でリーダー的役割を得られると効果を得やすい可能性がある．

文献

1) Vandenbroucke JP, et al：Strengthening the reporting of observational studies in epidemiology（STROBE）：explanation and elaboration. PLoS Med 4(10)：e297, 2007.（https://doi.org/10.1371/journal.pmed.0040297）
2) Gordis L（編），木原正博，他（訳）：疫学，医学的研究と実践のサイエンス．メディカル・サイエンス・インターナショナル，2010
3) 星野崇宏：調査観察データの統計科学―因果推論・選択バイアス・データ融合．岩波書店，2009
4) 清水昌平：統計的因果探索．講談社，2017
5) Nemoto Y, et al：An additive effect of leading role in the organization between social participation and dementia onset among Japanese older adults：the AGES cohort study. BMC Geriatr 17(1)：297, 2017（doi：10.1186/s12877-017-0688-9）

観察研究の基本過程

1 観察研究の手順

観察研究の基本的な手順を表1に示す．観察研究にはさまざまな方法があるものの，この過程はおおよそ共通している．

2 研究テーマの設定

研究テーマは，日々の臨床や先行研究の課題などから設定することが多い（第1章「臨床疑問を研究疑問へ変換する」の項参照⇒24頁）．

まず介入の有無で観察研究と臨床介入研究に大別されるが，両者は別物ではなく，図1に示すような階層性を持っている[1]．観察研究における記述的研究では人間，場所，時間の側面から疾病・障害の特徴を把握し，仮説モデルの手がかりを得る．分析的研究ではさまざまな要因間の関連を検討し，因果関係の推定を試みる．

臨床介入研究では，分析的研究で同定した要因を，実験的な介入によってコントロールすることで原因と結果の関係を確認する．もちろん臨床介入研究まで進む研究は多くはないだろうが，作業療法士は，観察研究と臨床介入研究の役割について理解したうえで，常に発展的展望を持ち，研究テーマを設定する必要がある．

3 先行研究の吟味

観察研究を行うことに決めたら，先行研究の吟味を入念に行う．観察研究は調査を通して実態を解明するが，研究者はその実施に先立って先行研究に根ざした何らかの見解を持っておく必要がある．例えば，コホート研究は曝露群と非曝露群を設定し，長期間にわたって追跡調査し，因果関係の推定を行うが，先行研究の吟味によって原因と結果の強力な関連を予測できない，曝露群と非曝露群の区別が困難である，発生率が低い，などがわかれば実施困難である[2]．このように，観察研究は実施の可否を含めて，先行研究の吟味が必要である．

4 仮説モデルの設定

先行研究の吟味を行いつつ，研究で検証したい仮説モデルを設定する必要がある．例えば，横断研究は1時点におけるデータであるものの，ときに要因間の影響力の方向性を検討することがあ

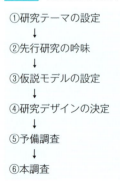

表1 観察研究の基本過程
①研究テーマの設定
↓
②先行研究の吟味
↓
③仮説モデルの設定
↓
④研究デザインの決定
↓
⑤予備調査
↓
⑥本調査

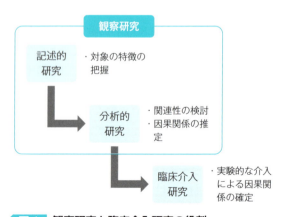

図1 観察研究と臨床介入研究の役割
〔日本疫学会（監修）：はじめて学ぶ やさしい疫学—疫学への招待．改訂第2版．南江堂，2010をもとに作成〕

る．その際，先行研究によって裏付けられた影響力の方向性を示す仮説モデルを明確に示さなければならない．もちろん，ケースコントロール研究やコホート研究においても，先行研究から原因と結果の関係について明確な見通しが必要であり，研究者が想定する仮説モデルを明瞭に示す．

5 研究デザインの決定

仮説モデルの骨格ができれば，研究デザインを策定する．観察研究は記述的研究，分析的研究（コホート研究，ケースコントロール研究，横断研究，生態学的研究）からなる．研究デザインには，対象者，サンプリング法（無作為抽出，有意抽出など），データ収集法（集合調査法，郵便調査法，インターネット調査法など），使用する調査道具，データ解析（メイン解析，サブ解析，推定法，欠損値処理など），研究遂行体制，調査期間，倫理的配慮，クレーム対応，予想される結果，予定どおり進行しない場合の対策，研究予算などの情報を含める．観察研究はバイアスが問題になりやすいため，研究デザインの設定ではデータ解析などでその対策も明記しておく（本章「誤差とその対処」の項を参照⇒150頁）．

使用する調査道具は妥当性，信頼性，反応性などが高いものにする．妥当性とは，調査道具が測定したい事象を意図したとおりに測定できている程度である．信頼性とは，測定値に測定誤差を含まない程度である．反応性とは，調査道具が評価尺度が経時的な変化を検出する能力の程度である．調査道具の妥当性や信頼性などが低いと，研究目的に関連した要因を適切に測定できない．調査道具の妥当性や信頼性などは先行研究を調べるとわかる．

また研究者は研究テーマ，先行研究の吟味，仮説モデルに加えて，現実的制約も考慮しながら研究デザインを決める必要がある．例えば，因果関係について推定したければ，理想論を言えばコホート研究が最適である．しかし，一般にコホート研究は調査期間が数年にわたり，人手や研究費の負担も大きくなりやすい．すると，現実には実施困難だと判断され，より低コストで実行できるケースコントロール研究や横断研究をすることになる．ここで，先行研究の吟味からケース群とコントロール群の設定が難しいと判断されれば，より実行しやすい横断研究が選択されるだろう．ただし，横断研究は時間経過を追わないことから因果関係を強く主張できず，影響力の方向性を構造的関連性として検証することになる．

このように，研究デザインは現実的制約を考慮しながら最適な内容にしていく必要がある．

6 予備調査

予備調査は本調査の実施可能性を検討するために必ず行う．予備調査のサンプルサイズは本調査に比べて相対的に小さくてもよいが，対象者は本調査と同様の属性を持つ者にし，使用する調査用紙も本調査で使用するものと同じ内容にする必要がある．予備調査を通して，研究デザインの洗練を行う．また結果は記述統計で回答傾向を確認する．

7 本調査

予備調査を通して研究デザインの洗練を行ったら，本調査を実施する．本調査は，横断研究やケースコントロール研究は数か月で終了するが，コホート研究は数年から十数年（ときに数十年）かかるため，採用した研究法に応じて適切にモニタリングする必要がある．また，本調査では，対象者の脱落やクレームなどさまざまな問題が起こるため，それらへの対応もしっかり行ってほしい．本調査終了後はデータの入力や解析，学会発表，研究論文の執筆などさまざまな課題がある．

文献
1) 日本疫学会（監修）：はじめて学ぶ やさしい疫学─疫学への招待．改訂第2版．南江堂，2010
2) Gordis L（編），木原正博，他（訳）：疫学，医学的研究と実践のサイエンス．メディカル・サイエンス・インターナショナル，2010

観察研究の評価

1 観察研究の利点と欠点

表1に示したように,観察研究にはさまざまな利点と欠点がある.横断研究やケースコントロール研究は,比較的リーズナブルに実施できる反面,バイアスや交絡の影響を受けてしまう.ただし事前の準備によってバイアスや交絡もいくらかコントロールできるため,作業療法士はこれらの欠点を把握し,少しでも観察研究の質を高める努力が求められる.

観察研究の報告の質を高めるために,Strengthening the Reporting of Observational Studies in Epidemiology(STROBE)声明が提案されている[1].STROBE声明は観察研究のうち横断研究,ケースコントロール研究,コホート研究に対応している.以下に,この3つの観察研究について概説する.

横断研究は,観察研究のなかで最も実行しやすく,多くの因子の構造的関連性を明らかにすることができる.構造的関連性とは,ある時点における要因間の関係の程度である.横断研究は,作業療法研究で最も多く実施されている観察研究である.しかし,1時点のデータであるため,因果関係の証明力は乏しいうえに,バイアスの影響を受けやすい.

ケースコントロール研究は,ケース群とコントロール群を設定し,現在から過去を調べるために,コホート研究に比べるとサンプルサイズも小さくて済み,時間もかからないことから,ハンドリングしやすい.しかし,現在から過去にさかのぼってデータ収集するため,データの欠損が生じやすく,バイアスが入りやすいため,コホート研究よりも因果関係の証明力は低い.

観察研究で因果関係の証明力が最も強いのは,コホート研究である.疾病・障害の原因やリスクの解明に有益であるため,疫学研究で重視されている.しかし,前項の例を見てもらえばわかるように,研究期間は非常に長く,大きなサンプルサイズが必要で,研究費も比較的多く必要である.

表1 観察研究の利点と欠点

	主な利点	主な欠点	例
横断研究	観察研究のなかで最も時間的,経済的な負担が少ない 研究テーマに関連したさまざまな因子を多角的に検討できる	1時点のデータであるため,相関関係は明らかにできるが,因果関係は直に明らかにできない ケースコントロール研究と同様にバイアスや交絡の影響を受ける	作業機能障害とQOLの関係を明らかにするために,関連する評価尺度でデータを収集し,その構造的関係を検討する
ケースコントロール研究	コホート研究に比べると,時間的・経済的な負担が少なく,サンプルサイズが小さくてもよい	結果から原因を探索するため,さまざまなバイアスや交絡の影響を受けやすい	作業機能障害と精神疾患の関係を明らかにするために,精神疾患群と非精神疾患群に対象者を分け,過去に作業機能障害を体験した場合や程度などを両群で比較する
コホート研究	観察研究のなかで最も強く因果関係を解明できる さまざまな疾患・障害に関するリスクを明らかにできる	時間や費用がかかり,非効率である 大きなサンプルサイズが必要である	作業機能障害と寿命の関係を調べるために,任意の集団を一定期間追跡し,作業機能障害に陥った人と陥らなかった人の平均寿命を検討する

表2　STROBE声明による観察研究で報告すべき内容

	no	推奨	報告頁
タイトル・抄録 [title and abstract]	1	(a)タイトルまたは抄録のなかで，試験デザインを一般に用いられる用語で明示する． (b)抄録では，研究で行われたことと明らかにされたことについて，十分な情報を含み，かつバランスのよい要約を記載する．	
はじめに[introduction] 　背景[background]／ 　論拠[rationale]	2	研究の科学的な背景と論拠を説明する．	
目的[objective]	3	特定の仮説を含む目的を明記する．	
方法[methods] 　研究デザイン[study design]	4	研究デザインの重要な要素を論文のはじめの[early]部分で示す．	
セッティング[setting]	5	セッティング，実施場所のほか，基準となる日付については，登録，曝露[exposure]，追跡，データ収集の時間を含めて明記する．	
参加者[participant]	6	(a)・コホート研究[cohort study]：適格基準[eligibility criteria]，参加者の母集団[sources]，選定方法を明記する．追跡の方法についても記述する． ・ケース・コントロール研究[case-control study]：適格基準，参加者の母集団，ケース[case]の確定方法とコントロール[control]の選択方法を示す．ケースとコントロールの選択における論拠を示す． ・横断研究[cross-sectional study]：適格基準，参加者の母集団，選択方法を示す． (b)・コホート研究：マッチング研究[matched study]の場合，マッチングの基準，曝露群[exposed]と非曝露群[unexposed]の各人数を記載する． ・ケース・コントロール研究：マッチング研究[matched study]の場合，マッチングの基準，ケースあたりのコントロールの人数を記載する．	
変数[variable]	7	すべてのアウトカム，曝露，予測因子[predictor]，潜在的交絡因子[potential confounder]，潜在的な効果修飾因子[effect modifier]を明確に定義する．該当する場合は，診断方法を示す．	
データ源[data source] ／測定方法	8*	関連する各因子に対して，データ源，測定・評価方法の詳細を示す．二つ以上の群がある場合は，測定方法の比較可能性[comparability]を明記する．	
バイアス[bias]	9	潜在的なバイアス源に対応するためにとられた措置があればすべて示す．	
研究サイズ[study size]	10	研究サイズ[訳者注：観察対象者数]がどのように算出されたかを説明する．	
量的変数 [quantitative variable]	11	(a)量的変数の分析方法を説明する．該当する場合は，どのグルーピング[grouping]がなぜ選ばれたかを記載する．	
統計・分析方法 [statistical method]	12	(a)交絡因子の調整に用いた方法を含め，すべての統計学的方法を示す． (b)サブグループと相互作用[interaction]の検証に用いたすべての方法を示す． (c)欠損データ[missing data]をどのように扱ったかを説明する． (d)・コホート研究：該当する場合は，脱落例[loss to follow-up]をどのように扱ったかを説明する． ・ケースコントロール研究：該当する場合は，ケースとコントロールのマッチングをどのように行ったかを説明する． ・横断研究：該当する場合は，サンプリング方式[sampling strategy]を考慮した分析法について記述する． (e)あらゆる感度分析[sensitivity analysis]の方法を示す．	
結果[result] 　参加者[participant]	13*	(a)研究の各段階における人数を示す（例：潜在的な適格[eligible]者数，適格性が調査された数，適格と確認された数，研究に組入れられた数，フォローアップを完了した数，分析された数）． (b)各段階での非参加者の理由を示す． (c)フローチャートによる記載を考慮する．	
記述的データ [descriptive data]	14*	(a)参加者の特徴（例：人口統計学的，臨床的，社会学的特徴）と曝露や潜在的交絡因子の情報を示す． (b)それぞれの変数について，データが欠損した参加者数を記載する． (c)コホート研究：追跡期間を平均および合計で要約する．	
アウトカムデータ [outcome data]	15*	・コホート研究：アウトカム事象の発生数や集約尺度[summary measure]の数値を経時的に示す． ・ケース・コントロール研究：各曝露カテゴリーの数，または曝露の集約尺度を示す． ・横断研究：アウトカム事象の発生数または集約尺度を示す．	

（次頁に続く）

表2 （続き）STROBE 声明による観察研究で報告すべき内容

	no	推奨	報告頁
おもな結果 [maint result]	16	(a) 調整前[unadjusted]の推定値と，該当する場合は交絡因子での調整後の推定値，そしてそれらの精度（例：95％信頼区間）を記述する．どの交絡因子が，なぜ調整されたかを明確にする． (b) 連続変数[continuous variable]がカテゴリー化されているときは，カテゴリー境界[category boundary]を報告する． (c) 意味のある[relevant]場合は，相対リスク[relative risk]を，意味をもつ期間の絶対リスク[absolute risk]に換算することを考慮する．	
他の解析 [other analysis]	17	その他に行われたすべての分析（例：サブグループと相互作用の解析や感度分析）の結果を報告する．	
考察[discussion] 鍵となる結果[key result]	18	研究目的に関しての鍵となる結果を要約する．	
限界[limitation]	19	潜在的なバイアスや精度の問題を考慮して，研究の限界を議論する．潜在的バイアスの方向性と大きさを議論する．	
解釈[interpretation]	20	目的，限界，解析の多重性[multiplicity]，同様の研究で得られた結果やその他の関連するエビデンスを考慮し，慎重で総合的な結果の解釈を記載する．	
一般化可能性 [generalisability]	21	研究結果の一般化可能性（外的妥当性[external validity]）を議論する．	
その他の情報 [other information] 研究の財源[funding]	22	研究の資金源，本研究における資金提供者[funder]の役割を示す．該当する場合には，現在の研究の元となる研究[original study]についても同様に示す．	

＊ケース・コントロール研究では，ケース群とコントロール群に分けて記述する．コホート研究と横断研究において該当する場合には，曝露群と非曝露群に分けて記述する．

注：本 STROBE 声明の解説と詳細について記述した "Stregthening the Reporting of Observational studies in Epidemiology (STROBE)：Explanation and elaboration" では，それぞれのチェックリスト項目について考察し，方法論的背景や報告された実例についても紹介している．STROBE チェックリストはこの論文（Annals of Internal Medicine の website(www.annals.org)，Epidemiology の website(www.epidem.org)もしくは PLoS Medicine の website(www.plosmedicine.com)で自由に閲覧可能）とともに使用することが最も適している．コホート研究，ケースコントロール研究，および横断研究のための個別のチェックリストは，STROBE の website(www.strobe-statement.org)にて閲覧できる．

（http://www.jspe.jp/publication/img/STROBE%20checklist-J.pdf より）

2 STROBE 声明

STROBE 声明は，全22項目中18項目はコホート研究，ケースコントロール研究，横断研究に共通するチェックポイントである[2]．残りの4項目は各研究固有の項目である．表2には，STROBE 声明による観察研究で報告すべき内容を示した[3]．作業療法士は，これを参考に観察研究の質の向上に努める必要がある．

なお，STROBE 声明は方法のチェック項目が充実しているが，使用する統計手法を網羅していない．例えば，観察研究で活用しやすい構造方程式モデルは潜在変数があるパス解析の場合，Step 1 で確認的因子分析を行い，Step 2 でパス解析を実施することが求められる．STROBE 声明は個別の統計手法の質を高めるチェック項目を含まないため，作業療法士は使用する統計手法にあわせて他のチェック項目を柔軟に活用する必要がある．

文献

1) Vandenbroucke JP, et al：Strengthening the reporting of observational studies in epidemiology (STROBE)：explanation and elaboration. PLoS Med 4(10)：e297, 2007.（https://doi.org/10.1371/journal.pmed.0040297）
2) World Health Organization, 木原雅子, 他（監訳）：WHO の標準疫学．第2版，三煌社，2008
3) http://www.jspe.jp/publication/img/STROBE%20checklist-J.pdf

リアルワールドデータ

　リアルワールドデータ(Real World Data；RWD)とは，レセプトの請求情報，電子カルテ，ウェアラブルデバイスなどから吸い上げられる日々の臨床データをさす．その数は膨大で，数百～数十万に及ぶこともある．このRWDから導かれたエビデンスをリアルワールドエビデンス(Real World Evidence；RWE)という．RWDを扱う研究は観察研究に位置づけられる．ランダム化比較試験と比べてエビデンスレベルは低くなってしまうものの，近年ではRWDの価値が年々高まっている．

　エビデンスを構築するには，ランダム化比較試験による検証は欠かせない．しかしランダム化比較試験は，①膨大な費用，労力，時間がかかる，②研究対象者(つまりエビデンスを使える人)や方法がかなり制限される，③研究で行った介入を日々の臨床で実際行うには少し無理がある，などといった意見もある．つまり，かなりの費用と労力をかけたにもかかわらず，現場で使えないエビデンスになってしまうことがある．

　これらの弱点を克服するための一手段として，RWDが期待されている．活用法としては，①ランダム化比較試験を行う前段階の探索的研究と，②RWDからエビデンスを創ることが挙げられる．ランダム化比較試験は一か八かでは行えない．概ね仮説に近い結果が得られるだろうという予測のもとに行われる．その予測精度を高めるために，RWDを用いて探索的にPICO(対象，介入，比較対照，アウトカム)を洗練するとよいだろう．例えば，効果が出やすい対象は？　介入にはどの程度の効果量があるのか？　どのアウトカムが反応がよいか？　などとランダム化比較試験の前に十分な検討が可能である．次にRWDをエビデンスにする方法だが，RWDはレセプトの請求や電子カルテのように，元々エビデンスを作るための情報ではなく，二次利用であることが多い．バラバラなデータが何十万と集まっても，それがすべて使えるとは言い難い．せめてアウトカムを統一しておく必要がある．また，データ入力が普段の臨床業務に支障を来さないことや，半ば強制的にデータを入力しないといけない環境でないとデータが集積されないとも言われている．ただしこれらをクリアすることで，普段の臨床実践の記録がそのままエビデンスの構築へとつながる一石二鳥の仕組みになる可能性がある．

　研究は自分に関係ないと思う臨床家も少なくないと思われるが，このRWDの仕組みが構築されれば，すべての臨床家がエビデンスの構築に関係し，自らの臨床で使うエビデンスを自らで創り出す，そんな環境になるのかもしれない．

サンプリング法と調査方法

1 母集団を代表する対象者の選択

観察研究は対象者から収集したデータ（標本）を使って，背後にある母集団における結果を推定するために実施する．母集団とは，研究で本当に明らかにしたい集団全体である．例えば，統合失調症をもつ青年期クライエントのADLとQOLの関連性を明らかにしたいならば，「統合失調症をもつ青年期クライエント」集団全体が母集団になる．

対象者を通して母集団の結果を予測したいならば，母集団の特性を明確に定義づけ，母集団を代表する対象者を選択しなければならない[1]．例えば，母集団が脳血管障害がある40〜60歳の女性クライエントならば，対象者はそれと同じ特性を反映した者を選ぶ必要がある．母集団の特性と対象者の特性が異なれば，対象者を通して母集団の結果を予測することはできない．

表1 サンプリング法

区分	種類	概要	主な利点	主な欠点
確率抽出法	単純無作為抽出法	母集団に番号をつけ，必要な対象者数に達するまでランダムに選ぶ	最も精度が高い	母集団の完全なリストが入手できない 時間的，経済的なコストが高い
	系統抽出法	母集団に番号をつけ，最初の1名はランダムに選び，その後は等間隔で選ぶ	比較的簡単である	バイアスが生じやすい
	多段抽出法	母集団を複数のグループに分け，その中からランダムに抽出し，さらにその中からランダムに対象者を選ぶ	効率よくデータを収集しやすい	集団を抽出する段階が増えると測定精度が低下しやすい
	層化抽出法	母集団の特性が既知の場合，母集団をいくつかの層に分け，そのなかからランダムに対象者を選ぶ	比較的少ないサンプルサイズでも高い精度で測定できる	母集団の特性に関する情報が不明あるいは不正確な場合はバイアスが生じる
	クラスター抽出法	母集団を複数の集団に分け，その中からランダムに集団を抽出し，そこに含まれる全対象者からデータを得る	時間的，経済的なコストが比較的低い	バイアスが生じやすい
非確率抽出法	割当て法	専門的な判断のもと，母集団を代表するであろう対象者を選び，母集団の構成比率に近似するように対象者を選択する	確率抽出法が使えない場合の代替手段として活用できる	母集団と対象者の全属性を近似できないため，結局のところ母集団を代表する対象者を選択できない
	有意抽出法	専門的な判断のもと，母集団を代表するであろう対象者を選択する	実施が容易である	対象者が母集団を代表しない場合は結果を一般化できない
	便宜的抽出法	調査時に偶然その場にいる者を対象にする	時間的，経済的なコストが低い	母集団を代表する対象者を選べないバイアスが生じる
	応募法	調査協力を呼びかけるポスターなどを見て，自主的に応募してきた者を対象にする	調査に協力的な者を対象にできる	母集団を代表する対象者を選べないバイアスが生じる
	機縁法	調査者（研究者）が頼みやすい者を対象にする	時間的，経済的なコストが低い	母集団を代表する対象者を選べないバイアスが生じる

（鈴木淳子：質問紙デザインの技法．pp57-66，ナカニシヤ出版，2016をもとに作成）

2 サンプリング法

母集団から対象者を選択する方法は，サンプリング法と呼ぶ．サンプリング法の種類を表1にまとめた[2]．各サンプリング法には利点と欠点があるため，研究目的と現実的制約を考慮しながら最も使えそうな方法を選択するとよい．

3 情報収集

対象者から研究協力の同意が得られれば，研究目的に関連するさまざまな情報を収集する．情報収集は直接的方法と間接的方法がある[1]．直接的方法は対象者に対して評価尺度や種々の検査法を用いるものである．間接的方法は検査記録，入退院記録，死亡診断書，病理剖検記録など既存の資料を用いるものである．本項では，作業療法士が観察研究を実施するにあたって，主に使用するであろう調査用紙を用いた直接的方法について以下に解説する．

4 直接的方法

直接的方法を表2にまとめた[2]．本項では，集団調査法，郵送調査法，留め置き調査法，インターネット調査法，電話調査法，構造化面接法を示したが，それぞれ利点と欠点があるため，研究目的と現実的制約を考慮しながら最も使えそうな方法を選択するとよい．

文献

1) 日本疫学会（監修）：はじめて学ぶ やさしい疫学—疫学への招待．改訂第2版，南江堂，2010
2) 鈴木淳子：質問紙デザインの技法．ナカニシヤ出版，2016

表2 調査用紙を用いた直接的方法

種類	概要	主な利点	主な欠点
集合調査法	特定の場所に対象者を集め，一斉に調査用紙を配布，説明し，その場で回答してもらい，データを回収する	短時間で多くのデータを収集できる 時間的，経済的なコストが低い 回収率が高い	測定値がその場の雰囲気に影響される サンプルの代表性に問題が生じやすい 回答者の統制が困難である
郵送調査法	対象者に挨拶状，研究主旨，調査用紙，返信用封筒を同封した封筒を郵送し，一定の期日内に回答してもらい，データを回収する	地理的な制約を受けない 対象者のプライバシーを守りやすい 研究者の影響を受けない	回収率は低い 記入ミスが生じやすい 代理で回答している可能性がある
留め置き調査法	調査者（研究者）が対象者の自宅や職場に訪問し，調査用紙を渡し，一定の期日内に回答してもらい，再び訪問してデータを回収する	回収率は高い 正確なデータを収集しやすい 調査用紙の数は多くてもよい	時間的，経済的なコストが高い 記入ミスが生じやすい 代理で回答している可能性がある
インターネット調査法	対象者にweb調査のURLなどが記載されたメールなどを送信し，一定期日内にアクセス，回答してもらい，データを回収する	大規模な調査を迅速に行いやすい 時間的，経済的なコストが低い データ入力の手間が省ける	セキュリティ対策が必要である サンプルの代表性に問題が生じやすい 重複回答，代理回答している可能性がある
電話調査法	調査者（研究者）が対象者本人に電話をかけ，調査協力を依頼し，調査用紙にそって質問し，回答を求めてデータを回収する	やり取りしながらデータを得られる 調査結果が迅速に得られる 不在でも何度も電話をかけ直すことができる	回収率が低い 聞き間違いなどのミスが生じやすい 突然の電話で対象者に迷惑をかける可能性がある
構造化面接法	調査者（研究者）が対象者個人に対して，調査用紙にそって質問しながらデータを記述することによってデータを回収する	データを正確に入手できる 調査者の影響を統制しやすい 代理回答を防ぎやすい	時間的，経済的なコストが高い 回収率は低い 回答が画一的になりやすい

（鈴木淳子：質問紙デザインの技法．pp37-55，ナカニシヤ出版，2016をもとに作成）

誤差とその対処

1 誤差とは何か

　観察研究では，コホート研究，ケースコントロール研究，横断研究，生態学的研究，記述的研究の違いに関係なく，常に何らかの測定を行う．その際，真値と測定値のズレが生じる．このズレは誤差と呼び，たまたま生じる偶然誤差（random error），一定の方向性をもって生じる系統誤差（systematic error）＝バイアスがある（図1)[1]．

2 偶然誤差とその対応

　偶然誤差と系統誤差＝バイアスの関係は図2に示すとおりである．偶然誤差とバイアスがともに小さければ，真値と測定値は近似している（A）．偶然誤差が大きく，バイアスが小さければ，真値を中心に測定値がバラつく（B）．偶然誤差とバイアスがともに大きければ，真値と測定値は乖離する（C）．偶然誤差が小さく，バイアスが大きければ，真値から離れたところで測定値が偏る（D）．C，Dのようにバイアスが大きければ，いくらデータ数を増やしても真値を測定できていないことがわかる．例えば，運動した後に心拍数を測定したら，安静時よりも必ず増加した測定値が得られる．このように，一定の方向性をもって測定値が偏ることを，バイアスと呼ぶ．そのため，バイアスは偶然誤差とは異なって，サンプルサイズを大きくしても真値と測定値のズレが小さくならない．

　他方，偶然誤差とは，たまたま生じる真値と測定値のズレである[2]．偶然誤差は95％信頼区間で検討できる．例えば，推定値が3.0，95％信頼区間が1.0から10.0だと範囲が広すぎ，精度が低いため偶然誤差の影響を考慮したほうがよい．偶然誤差はサンプルサイズを大きくすれば真値と測定値のズレを小さくできる．そのため，偶然誤差の対処は，サンプルサイズを大きくすることに尽きる．どのくらい大きくすればよいかは，「第2章　統計」で論じたサンプルサイズの決めかたを参照してほしい（61頁）．

　バイアスの種類には選択バイアス（selection bias），情報バイアス（information bias），交絡

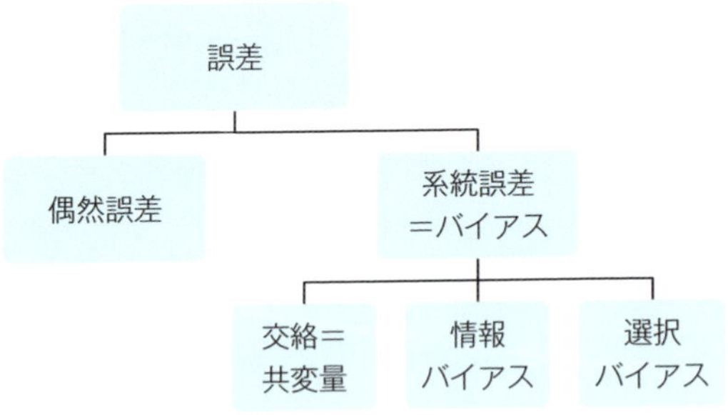

図1　誤差の種類
（中村好一：基礎から学ぶ楽しい疫学．第3版，p84，医学書院，2013より）

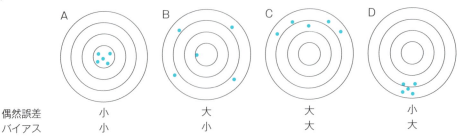

図2　偶然誤差とバイアス（系統誤差）
（中村好一：基礎から学ぶ楽しい疫学．第3版，p86，医学書院，2013より）

(confounding)＝共変量(covariate)がある[1]．選択バイアスと情報バイアスは研究計画を立案するときに対処する．交絡は研究計画立案時に加えて，データ収集後に行うデータ解析時でも対処できる．このように，バイアスの対処は，バイアスの種類によって異なる．以下と次項では，バイアスの種類とその対処について述べる．

3 選択バイアスとその対処

選択バイアスは対象者の選定で生じる偏りである．選択バイアスの典型例は，母集団を代表しない対象者を選んだときに生じる（図3）．単純にいうと，母集団に類似した対象を選べば，選択バイアスを制御できる．ところが，母集団とは異なる対象を選べば，選択バイアスが生じる．そうなると，対象者集団は母集団とは異なるため，当然のことながら結果も異なったものになる．

もうひとつの例として，対象者をケース群（あるいは曝露群），コントロール群（あるいは非曝露群）に割付けるときに選択バイアスが発生するという問題が挙げられる．例えば，入院中の患者を対象にすると，その疾患全体を代表しない対象者が選ばれることがある．また，医師の診断や作業療法士の評価の傾向によってケース群に割付けられる対象者に偏ることもある．こうした問題は，特にケースコントロール研究で問題になりやすい．その他にも選択バイアスにはさまざまな種類がある（表1）[3]．

選択バイアスに対処するためには，適切に研究計画を立案する必要がある．具体的にいうと，母集団を代表する対象者を確実に担保するためには，前項で述べた確率抽出法を採用するしかない．しかし，それにしても母集団の完全なリストがなかったり，コストの問題で実行できなかったりするなど，適切な方法で無作為に抽出できない制約がつきまとう．それゆえ，多くの場合，非確率抽出法を活用することになるだろうが，単純にそれを行うと母集団を代表する対象者を選べないため，作業療法士は対象者が母集団を代表しているか否かに注意を払いながら実行していく必要がある．

選択バイアスやさまざまな種類への対処には，①同一方法でケース群とコントロール群を選択する，②複数のコントロール群を設定する，③地域住民からコントロール群を選択する，④マッチン

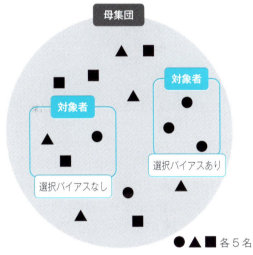

図3 選択バイアス

表1 さまざまな選択バイアスの種類

種類	概説
ネイマンバイアス	新規罹患者ではなく有病者を対象にした場合，死亡例や回復例を把握できなくなるために生じる
入院バイアス	入院患者を対象にした場合，一般集団よりも有病率などが高くなったり，疾患，障害の質に偏りがあるために生じる
診断バイアス	医師の診断や作業療法士の評価に偏りがあるときに生じる
非協力者バイアスまたは積極協力者バイアス	調査に協力的または非協力的な対象者がいるときに偏りが生じる
さらけ出しバイアス	曝露が疾病・障害の発生を上げないにもかかわらず，それを疑わせるような兆候を示す場合，曝露群が増えるために生じる

〔日本疫学会（監修）：はじめて学ぶ やさしい疫学—疫学への招待．改訂第2版，p61，南江堂，2010をもとに作成〕

表2 情報バイアスの種類

種類	概説
思い出しバイアス	過去の曝露について情報を収集するときに，問いかたや思い出しかたによって情報の質が異なるために生じる
家族情報バイアス	曝露群またはケース群は疾病・障害に関心があるため，家族の疾患・障害にも気づきやすく，非曝露群またはコントロール群に比べて家族歴の情報が豊かになりやすい
曝露疑いバイアス	調査者(研究者)が曝露に予断があると，曝露群・非曝露群またはケース群・コントロール群で質問の仕かたが変わることによって生じる偏りである
質問者バイアス	面接の技術が原因で生じる系統的な偏りである

〔日本疫学会(監修)：はじめて学ぶ やさしい疫学—疫学への招待．改訂第2版，p62，南江堂，2010 をもとに作成〕

グを実施する，⑤データの回収率を高める，などがある[1,3]．これらもまた，基本的に研究計画段階で決めておく必要があり，後のデータ解析で対応できないため注意が必要である．

4 情報バイアスとその対処

情報バイアスは，情報の質に偏りがあるために生じる誤分類をさす．主な情報バイアスの種類を表2に示す[3]．これを見るとわかるように，情報バイアスは，先入観や思い込みなどによってデータに偏りが生じる問題といえる．

情報バイアスの対処は，情報の質に偏りが生じにくいようにすること，ある程度の誤分類は避けられないため非差異誤分類[1]（誤分類の発生確率が同程度になる）になるように工夫することなどがある．情報の質の偏りに対処するためには，研究に関連する要因について明確な定義を与え，できるだけ正確な情報を活用するとよい[4]．非差異誤分類にするためには，同一の方法でケース群とコントロール群(あるいは曝露群と非曝露群)を判定したり，情報収集したりする必要がある[4]．例えば，曝露疑いバイアスを予防するために，調査者には曝露に関する情報を与えず(いわゆる盲検化)，面接内容と時間を一定に保つという方法がある．そうすることによって，曝露疑いバイアスが軽減され，非差異誤分類に近づけられる可能性がある．

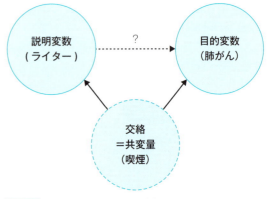

図4 交絡が関与している例

5 交絡とその対処

交絡とは2つ以上の変数の双方に関連する第三の変数であり，社会科学や心理学などでは共変量とも呼ばれる(図4)．交絡が存在すれば，説明変数と目的変数の関連を調べても，真の関連を明らかにすることはできない．交絡は説明変数と目的変数の関連を歪める作用があるためである．

例えば，作業参加と認知症の関連が知りたいとする．仮に，年齢が高いほど作業参加が不十分な傾向があり，年齢が高いほど認知症傾向が増加する場合，年齢を考慮せず作業参加と認知症の関連を調べても，作業参加と認知症の間に関連があるのか，年齢が高い人に作業参加が不十分で認知症傾向が増加しているためなのかを区別できない．このように，交絡は本来知りたい変数の関連を偏らせるため，その影響を除かない限りにおいて真の関連を知ることはできない．

交絡の候補は，①疾病・障害発生の危険因子で

表3 交絡への対処法

手順	対処法	概説	主な利点	主な欠点	例
研究計画段階	無作為割付け	比較する群がある介入研究の場合, 各群にランダムに割付ける	未知の交絡も含めて制御できる	観察研究では使えない	作業療法群と理学療法群に無作為に割付けると, 既知の交絡因子だけでなく, 未知の交絡因子もあわせて制御できる
研究計画段階	マッチング	コホート研究やケースコントロール研究など比較する群がある場合, 各群で交絡因子が等しく分布するように設定する	精度の高い結果を推定できる	多くの変数でマッチングすると対象者の設定が困難である 説明変数と強く関連する変数をマッチングすると重要な事実を見落とす可能性がある(オーバーマッチング)	作業機能障害群と非作業機能障害群で飲酒割合が等しくなるように抽出する
研究計画段階	限定	特定の交絡因子にしぼり込む方法である	比較的平易に実行できる	結果の一般化が難しくなる 制御できる交絡因子は1つであるため, 2つ以上の交絡因子がある場合に制御できない	女性, 統合失調症, 30～40歳などのように対象を限定することで, 交絡因子の影響を制御する
データ解析段階	層化	交絡因子ごとにデータ解析する	比較的平易に実行できる	制御できる交絡因子が少ない 交絡因子をカテゴリ化するため, 情報量が少なくなる 層化が恣意的になり, 解釈が難しいことがある	40～60歳, 61～80歳に対象者を区分する
データ解析段階	統計モデル	多変量解析での交絡因子の影響を除く統計手法としては, 構造方程式モデル, 傾向スコア分析などがある	複数の交絡因子を同時に扱える 層化に比べると, サンプルサイズが小さくても実行できる(傾向スコア分析は大きなサンプルサイズが必要である)交絡因子の情報を豊かに扱える	モデルが複雑になると結果の解釈が難しくなる	作業参加が作業機能障害に与える影響を調べるために, 交絡因子になりそうな性別, 年齢, 診断, 重症度, 家族構成などの変数をまとめて統計モデルに投入する

(中村好一:基礎から学ぶ楽しい疫学. 第3版, pp102-103, 医学書院, 2013 をもとに作成)

ある, ②曝露と関連する, ③曝露と疾病・障害発生の中間変数(または媒介変数)ではない, という3つの条件を満たす変数である[1]. 例えば, ライターと肺がんの関連を調べると, ライターの所有は肺がんのリスクであるという関係性が見出される. 直観的にこれはおかしいと感じると思うが, それはそのとおりであり, 背後に喫煙行為がある. このとき, 喫煙行為は肺がんの危険因子である(①), 曝露であるライターの所有と関連している(②), ライターの所有と肺がんの中間変数ではない(③)の3条件を満たしており, 交絡因子であると判断できる. このように, 交絡か否かは3つの条件を全て満たすか否かで判定する. ただし, 性別と年齢は基本的に交絡因子として扱う[1]. また, 国際研究の場合は人種も基本的に交絡因子である[1].

交絡への対処は, 研究計画段階とデータ解析段階で可能となる(表3). ただし, データ解析で交絡を制御するためには, 性別や年齢など交絡に関するデータを収集しておく必要がある. 交絡への対処にはそれぞれ利点と欠点があるため, 研究目的と現実的制約を考慮しながら最も使えそうな方法を選択する.

文献

1) 中村好一:基礎から学ぶ楽しい疫学. 第3版, 医学書院, 2013
2) Gordis L(編), 木原正博, 他(訳):疫学, 医学的研究と実践のサイエンス. メディカル・サイエンス・インターナショナル, 2010
3) 日本疫学会(監修):はじめて学ぶ やさしい疫学―疫学への招待. 改訂第2版, 南江堂, 2010
4) 大木秀一:基礎からわかる看護疫学入門. 第2版, 医歯薬出版, 2011

相関と因果

1 関連の探求

観察研究は実験的な介入を行わず,何らかの事象の関連を解明するものである.例えば,観察研究では,意味のある作業への参加とQOLは関連するか否か,身体活動量と作業機能障害は関連するか否か,作業的挑戦と作業参加は関連するか否かを検討していく.こうした関連は大別すると,相関と因果によって説明できる(図1).

因果とは,事象Aを変化させれば事象Bも変化する関係をもつことであり,時間経過が必ず伴っている.これは,因果関係とも呼ばれる.例えば,交通事故と死亡率の関連は,時間的に先行して交通事故が起こり,その後,(不幸なことに)死が訪れるために因果関係があるといえる.

相関とは,2つ以上の事象がお互いに関係をもつことである.これは,相関関係とも呼ばれる.例えば,ADL尺度の得点が高いとQOL尺度の得点も高くなりやすいが,これは同時にデータをとっている限りにおいて,相関関係を示していると理解できる.

他方,別の事象が介在することによって,疑似相関が生じることもある.このように,見かけ上の関連を生みだす別の事象は交絡または交絡因子と呼ばれる.例えば,チーズの消費量とベッドのシーツに絡まって死ぬ人数は相関関係を示すが,これは疑似相関である[1].文献1に示したサイトにはさまざまな擬似相関の例があり,相関や因果の関連性の検討に関心がある人は,自身の視点を増やすために一度アクセスしてほしい.

観察研究で関連を探求するときは,大別すると因果や相関があると念頭におく必要があり,研究目的に照らして相関関係あるいは因果関係を検討できる研究デザインを組まなければならない.

2 相関と因果の関係

相関と因果は独立したものではなく,相関のなかに因果がある(疑似相関も含む).相関>因果であるため,因果のない相関はありえるが,相関のない因果はありえない.極端な例を挙げれば,ア

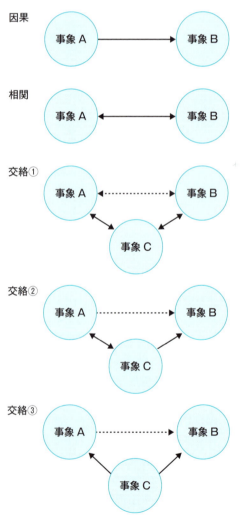

註)実線は相関または因果,破線は見かけ上の相関または因果を表す.

図1 相関と因果の関連の図的理解

メリカの政治行動委員の総数と車椅子から落ちてなくなった人の数の相関係数は約0.9ある[1]．これは非常に強い相関（疑似相関）であるが，両者の間に因果関係を認めることはできない．他方，科学的に適正な方法によって何らかの因果関係が認められれば，2つ以上の事象は関連していることは明白であり，因果関係と同時に相関関係を認めることができる．このように，相関は因果を含み，因果が伴わない相関があると言える．

では，相関のうち因果があると判定するにはどうしたらよいだろうか．因果関係の判定ガイドラインには，①時間的関係，②関連の強さ，③量－反応関係，④結果の再現性，⑤生物学的妥当性，⑥他の解釈可能性の検討，⑦曝露停止の効果，⑧他の知見との一致，⑨関連の特異性，があると示されている[2]．相関との違いという点でいえば，時間的関係が最も重要であると考えられる．

時間的関係とは，事象Aが事象Bの原因であるならば，事象Aは事象Bに対して先行していなければならない，ということである．その逆の場合，事象Aが事象Bの原因であると主張することはできない．このような，時間的先行性を捉えるためには，観察研究のうちコホート研究が最も適していることになる．コホート研究は時間経過を追跡する方法だからである．

それに対して，ケースコントロール研究や横断研究などは時間的関係性を研究デザインに織り込めず，コホート研究に比べると相対的に因果関係の証明力が低いものになる．ケースコントロール研究は，結果から原因を探求する方法であるため，原因の時間的な位置の特定が不正確になるためである．また，横断研究は同一時点で収集したデータで関連性を検討するため，原因と結果について明確な主張を行いがたい（全く不可能というわけではない）．

3 ヒュームの呪い

ただし，因果関係にはさまざまな難題が伴うため，因果関係の証明に適したコホート研究やランダム化比較試験であっても単純にそれを主張できない，ということは理解したほうがよい．人類史上，最も有名な難問はヒュームの呪いである[3]．その要諦は以下のとおりである．

因果関係を主張するためには，原因と結果の時間的関係，関連の強さなどの条件を満たす必要がある．では，そうした因果関係の判定基準は，いかにして成立するのか．結論からいえば，それらは過去の経験から確からしい判定基準として導き出したものである．例えば，業火（原因）を触ると火傷する（結果）．業火から火傷までの時間的距離は切れ目がなく，火傷の程度も業火に触った時間に対応しているため，これを繰り返しているうちに人間は業火と火傷に因果関係を見出すようになる．

では，同型の経験の繰り返しから，ある種の因果関係を見出すというのは，なぜ可能なのか．実のところ，この問いに対しては，経験的にそう確かめてきたからだと答えるほかない．人間は自身の経験から，時間経過や結果の再現性などの特定の条件を満たすと因果関係を主張できる，と見出したのである．すると，因果関係の証明は循環論法という論理的な誤りに陥っていることがわかる．というのも，因果関係は観察事実の積み重ねから，原因から結果という法則を見出し，それを正当化するために，同様に観察事実の積み重ねから，原因から結果という法則を見出しているからである．たとえるなら，これは「犯人はお前だ．なぜなら，お前が犯人だからだ」と主張しているのと同じである．

ヒュームの呪いは因果関係を否定したのではなく，それの成立条件を解き明かしている．因果関係の証明は，帰納法によって帰納法を正当化するという循環論法で成り立っており，たとえコホート研究やランダム化比較試験であっても原理的には不確実な知識であると理解する必要がある．

文献

1) Spurious correlation (http://tylervigen.com/spurious-correlations)
2) Gordis L（著），木原正博，他（訳）：疫学―医学的研究と実践のサイエンス．メディカル・サイエンス・インターナショナル，2010
3) Hume D（著），斎藤繁雄，他（訳）：人間知性研究―付・人間本性論摘要．法政大学出版局，2011

記述的研究と生態学的研究

本項では，観察研究のうち記述的研究と生態学的研究について解説する．観察研究の質を評価するSTROBE声明は，記述的研究と生態学的研究を対象にしていないが，どちらも実態を記述する方法として極めて重要である．

1 記述的研究

1) 記述的研究とは何か

記述的研究（descriptive study）とは新たなデータまたは既存の資料を用いて，人間，場所，時間の観点から疾病・障害の頻度や分布を記述し，それらに関する何らかの仮説を設定する方法である[1]．記述的研究は疾病・障害の特性を明らかにするために欠かせない．記述的研究で主に観察する内容を表1にまとめた．

記述的研究は，観察研究の基礎になった方法である．そのとっかかりになったのが，スノウ医師によるコレラの感染経路の特定である．1854年のイギリスの首都ロンドンのブロードストリートでは，急性の下痢を引き起こす原因不明の疫病が大流行していた．後に，これはコレラであると判明するが，当時は謎の病気であった．コレラは同年，8月末から9月上旬までに約500名の命を奪った．スノウ医師は，原因不明の疾病がいかなる経路で広がったかを，人間，場所，時間の観点から調査した．その結果，ある井戸を中心に疾病が流行していることが明らかになった．スノウ医師は汚染された井戸の利用を禁止することで，コレラの感染拡大を防ぐことに成功した（図1）[2]．

この例でわかるように，記述的研究は人間，場所，時間の観点から疾病・障害の頻度や分布を記述し，何らかの仮説を立てることによって健康状態の改善に役立つ知見をもたらすことができる．

2) 仮説設定の方法

記述的研究では，結果に基づいて仮説を設定する．その方法を表2に示した[1]．例えば，作業機能障害の発生率が，A地域（山間部）で高く，B地域（都会）で低かったとしよう．作業機能障害に関連するさまざまな要因を比較したところ，両地域の差は交通の利便性にあったとするならば，それが作業機能障害の原因である可能性を考えることになる（相違法）．このように，疾病・障害の分布や発生頻度などに着目し，結果から何らかの仮説を設定するとよい．

2 生態学的研究

1) 生態学的研究とは何か

生態学的研究は，既存の資料を用いて，集団単

表1 人間，場所，時間で記述するポイント

種類	ポイント
人間	疾病・障害の頻度や分布を，性別，年齢，人種，作業歴，人種，遺伝，家族構成などで記述する
場所	疾病・障害の頻度や分布を，国内比較や国際比較などで記述する
時間	疾病・障害の頻度や分布を，年次変化や季節・周期変動などの時間・期間によって記述する

〔日本疫学会（監修）：はじめて学ぶ やさしい疫学―疫学への招待．改訂第2版，p 41，南江堂，2010 をもとに作成〕

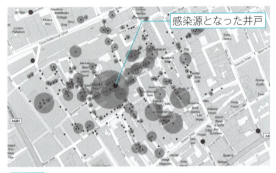

図1 スノウ医師によるコレラ地図
〔John Snow's Cholera Map in Mathematica v10 format（http://community.wolfram.com/groups/-/m/t/339663）より〕

表2	記述的研究で仮説を設定する方法
方法	**概説**
類似法	新たな疾病・障害の分布が，既知の疾病・障害の分布に非常に類似している場合，両者に共通の原因がある可能性を想定し，類似している点を見出す方法である
同時変化法	疾病・障害の発生頻度の変化と同時期に変化する要因があれば，それが疾病・障害の原因である可能性を想定する方法である
相異法	疾病・障害の発生頻度に差がある集団を比較し，ある要因が両群で差があれば，それが疾病・障害の原因であると仮定する方法である
一致法	疾病・障害のさまざまな状態において，共通の要因が認められるならば，それが疾病・障害の可能性であると考える方法である

〔日本疫学会（監修）：はじめて学ぶ やさしい疫学―疫学への招待．改訂第2版，p46，南江堂，2010をもとに作成〕

表3	生態学的研究の利点と欠点
主な利点	既存の資料を活用するため，調査を行いやすい 原因が不明でも調査できる 多くの集団を対象にできる
主な欠点	集団単位で調査するため，得られた結果を個人に当てはめることができないことがある（生態学的錯誤） 交絡の制御が困難である

〔日本疫学会（監修）：はじめて学ぶ やさしい疫学―疫学への招待．改訂第2版，p55，南江堂，2010をもとに作成〕

位（国家，都道府県，市町村）で疾病・障害に関係する要因との関連を検討する方法である[1]．生態学的研究の利点と欠点を表3に示した．

利点で示したように，生態学的研究は既存の資料をデータにし，要因間の関連性を検討するため，特性の異なる多数の集団を対象にしたり，原因が不明な健康問題を探求することができる[3]．例えば，都道府県別のうつ病の発症率と労働時間の資料を入手することができれば，わが国におけるうつ病と労働時間の関連性を明らかにすることができる．こうした検討は，一般に相関分析で行う．つまり，生態学的研究では，要因間の相関係数をもとに仮説を考えていくことができる．

他方，主な欠点としては，生態学的錯誤（ecological fallacy）と交絡がある[3]．生態学的錯誤は集団傾向と個人傾向を混同するために生じる問題である．例えば，集団レベルでは脳血管障害と飲酒に正の相関が認められたとしても，個人レベルでは妥当しないこともある．こうした問題を解消するためには，個人単位で観察研究や臨床介入研究を実施する必要がある．また，観察研究ではバイアスの一種である交絡の制御が重要であるが，生態学的研究ではそれができない．それゆえ，生態学的研究で得られた結果は隠れた第三の変数の影響を受けている可能性がある．

2）生態学的研究の方法

生態学的研究の方法は，①ある調査時点において，異なる地域（市町村，都道府県，国家）間で研究に関連する要因を検討する，②ある調査期間において，異なる地域（市町村，都道府県，国家）間で研究に関連する要因を検討する，という2つがある．両者の違いは，①が横断データ，②が縦断データを扱う点が挙げられる．例えば，ある時点における主要先進国別の脊髄損傷の発生率と交通事故件数の関係を調べる場合は，①を実行することになる．他方，数年間かけて都道府県別の大腿骨頸部骨折の発生率と高齢者の増加率を観察し，両者の相関関係を検討した場合は，②を実行したことになる．生態学的研究は，横断データあるいは縦断データを扱うが，いずれにおいても集団単位で記述するため，生態学的錯誤を伴い，しかも交絡を制御できない点に留意してほしい．しかし生態学的研究は，ケースコントロール研究，コホート研究などに比べて圧倒的に時間的，経済的な負担が少なくて済む．それゆえ，生態学的研究は交絡の影響が少ないテーマで，生態学的錯誤に注意しながら集団単位の傾向を把握することができれば有益な知見をもたらしてくれる．

文献

1) 日本疫学会（監修）：はじめて学ぶ やさしい疫学―疫学への招待．改訂第2版，南江堂，2010
2) John Snow's Cholera Map in Mathematica v10 format.（http://community.wolfram.com/groups/-/m/t/339663）
3) 中村好一：基礎から学ぶ楽しい疫学．第3版，医学書院，2013

横断研究

1 横断研究とは何か

横断研究は，ある時点における要因間の関連性を解き明かす方法である[1]．横断研究は，さまざまな要因の関連を同時に評価できる．横断研究はケースコントロール研究やコホート研究に比べて短期間で実施でき，経済的であり，多くの要因間の構造的関連性を調べられるという利点がある．

しかし，横断研究は時間経過を含まないため，AによってBが起こるといった因果関係については確定できない[1]．先行研究を十分に精査したうえで，予測される原因と結果を想定した仮説モデルを設定し，それに対するデータの当てはまりの程度を評価することはできるが，それは決して因果関係の証明ではない．この点には十分に注意が必要である．また，コホート研究に比べると，横断研究はバイアスの影響を受けやすい．

とはいえ，適切な横断研究は，現象を理解するために有益な示唆を与えてくれる．例えば，使用する測定道具が，曝露と非曝露を区別できる機能を備えていれば，疾病・障害の有病率を明らかにすることができる．また，先行研究から予測される仮説モデルに対してデータが当てはまる程度を評価することもできる．

2 横断研究のデザイン

適切な横断研究は，調査時点における要因間の関連を検討できるため，現象を理解するうえで有益な示唆を与えてくれる．例えば，曝露や疾患・障害の有無を区別できる方法で調査すれば，疾病・障害の存在率＝有病率を明らかにすることができる（図1）[1]．研究したい母集団からサンプルを抽出し，研究テーマに関連したデータを収集する．このとき，曝露の有無や疾患・障害の有無に関するデータを集めると，その組み合わせで結果を4つに整理することができる（表1）[1]．表1をもとに，曝露ありの人における疾患・障害の存在率（a/a+b），および曝露なしの人における疾患・障害の存在率（c/c+d）を計算することができる．また，疾患・障害ありの人における曝露の存在率（a/a+c），および疾患・障害なしの人における曝露の存在率も計算できる（b/b+d）．それによって，横断研究から存在率に関する知見を得ることができる．

また，ある時点において，複数の要因を測定すれば，要因間の相関関係を明らかにすることができる（図2）．また，先行研究から予測される仮説

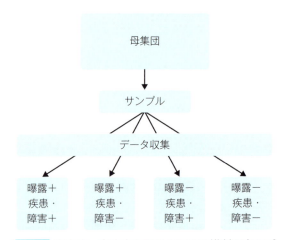

図1 存在率＝有病率を明らかにする横断研究のデザインの例

〔Gordis L（編），木原正博，他（訳）：疫学，医学的研究と実践のサイエンス．p203，メディカル・サイエンス・インターナショナル，2010より一部改変〕

表1 曝露と疾患・障害の有無の整理

	疾病・障害あり	疾病・障害なし
曝露あり	a	b
曝露なし	c	d

〔Gordis L（編），木原正博，他（訳）：疫学，医学的研究と実践のサイエンス．p203，メディカル・サイエンス・インターナショナル，2010より一部改変〕

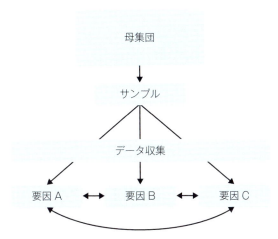

図2 相関関係を明らかにする横断研究のデザインの例

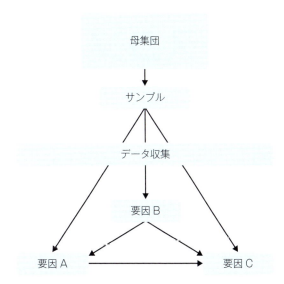

図3 影響力の方向性を検討する横断研究のデザインの例

モデルに対してデータが当てはまる程度を評価することもできる．そのほかにも複数の仮説モデルの比較からよりよい仮説モデルを選ぶこともできる．相関関係は相関係数，効果量などから解釈する．相関の効果量は相関係数がそのまま使われ，効果量「小」が相関係数 0.10，効果量「中」が相関係数 0.30，効果量「大」が相関係数 0.50 に対応する[2]．要因の測定に評価尺度を用いた場合，相関係数の希薄化が生じる．対策としては，確認的因子分析で相関係数を推定する，希薄化を修正した相関係数を求める，といった方法が挙げられる[3]．

さらに，先行研究の精査を通して影響力の方向性を仮定した仮説モデルを設定し，それに対してデータが当てはまる程度を評価することもできる．図3は要因Aが要因Cに影響し，要因Bが両者の交絡因子であると想定した仮説モデルである．先行研究の十分な検討結果にもとづいて影響力の方向を決定し，横断データがそれに当てはまる程度を検討することによって，仮説モデルに関する示唆を得ることができる．ただし，横断研究で評価できるのは構造的関連性であり，決して因果関係ではない点に注意が必要である．

3 横断研究の例

2,297 名の医療従事者を対象に，作業機能障害が心理的問題に与える影響を調査した横断研究がある[4]．この論文は3つの研究で構成されており，対象者は研究1が468名，研究2が1,142名，研究3が687名であり，それぞれで作業機能障害がストレス反応（研究1），バーンアウト症候群（研究2），抑うつ状態（研究3）に影響するという仮説モデルを設定し，それに対するデータの当てはまりの程度を，構造方程式モデルで評価している．結果として，交絡因子を制御したうえで，作業機能障害は心理的問題に影響しているという仮説モデルにデータが強く適合することが明らかになった．もちろん，本研究は横断研究であるため，因果関係については言及しておらず，影響力の方向性を示す構造的関連性を支持する結果が得られたと主張する内容であった．

文献

1) Gordis L（編），木原正博，他（訳）：疫学，医学的研究と実践のサイエンス．メディカル・サイエンス・インターナショナル，2010
2) 水本 篤，他：研究論文における効果量の報告のために―基礎的概念と注意点．英語教育研究 31，57-66，2008
3) 水本 篤：質問紙調査における相関係数の解釈について．外国語教育メディア学会関西支部メソドロジー研究部会 2011 年度報告論集：63-73，2011
4) Teraoka M, et al：Analysis of structural relationship among the occupational dysfunction on the psychological problem in healthcare workers: a study using structural equation modeling. PeerJ 3: e1389, 2015.（doi: 10.7717/peerj.1389.）

ケースコントロール研究

1 ケースコントロール研究とは何か

　ケースコントロール研究（症例対照研究）は，何らかの疾病・障害のある群と疾患・障害のない群を対象に，曝露歴の有無を調べていき，疾患・障害の原因と結果の関連を明らかにする研究法である[1]．つまり，これは結果から原因を探し出す手法である．次項で述べるコホート研究に比べると，ケースコントロール研究は時間的，経済的な負担が少なく，実行しやすい．また，稀な疾病・障害の探求に適しており，複数の曝露の影響を評価できる．しかし，コホート研究に比べると，ケースコントロール研究は因果関係の証明力が弱く，バイアスの影響を受けやすい．

　ケースコントロール研究は，現在から過去に向かってデータを収集する点で，後ろ向きコホート研究と同型である．ケースコントロール研究も後ろ向き研究と表現することがあるため，初学者は両者の異同について混乱しやすい．ケースコントロール研究と後ろ向きコホート研究の違いは，前者が曝露の存在率，後者が疾患・障害などの出来事の発生率を比較するという点にある[1]．ケースコントロール研究は，ケース群（疾患・障害あり）とコントロール群（疾患・障害なし）の間を比較し，曝露の存在率を計算する．他方，後ろ向きコホート研究は，曝露群と非曝露群の間を比較し，疾患・障害などの出来事の発生率を計算する．このように，ケースコントロール研究と後ろ向きコホート研究は過去のデータを活用するという点では同型であるものの，その内実が大きく異なっていると理解する必要がある．

2 ケースコントロール研究のデザイン

　ケースコントロール研究の基本を図1に示す[1]．
　まず，ケースとは，研究目的に関連した疾患・障害および何らかの状態をもつ集団である[1]．例えば，作業機能障害，脳血管障害，統合失調症などがケースに含まれることがある．ケースは単一の病院・施設から選ぶとバイアスが生じやすいため，複数の病院・施設から抽出する必要がある．また，ケースを選ぶ基準やケースから除外する基準を明確にする必要がある．例えば，新規症例なのか既存症例なのか，軽症なのか重症なのか，合併症を持つ人は除くか否か，などの基準を前もって明瞭にしておく．

　他方，コントロールとは，研究目的に関連した疾患・障害および何らかの状態をもたない集団である[1]．ケースコントロール研究の正否は，コントロールの選定によって決まるが，よりよいコントロールの選択は非常に難しい．理想論をいうと，コントロールとケースは同一の母集団からサンプリングされ，両者の違いはケースが有してい

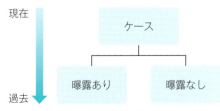
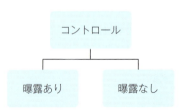

図1　ケースコントロール研究の基本
〔Gordis L（編），木原正博，他（訳）：疫学，医学的研究と実践のサイエンス．p183，メディカル・サイエンス・インターナショナル，2010より〕

表1　コントロール選択の方法

コントロールの選択	概要	主な利点	主な欠点
病院・施設	ケースと同じ病院・施設の患者・利用者からコントロールを選択する	既に病院・施設に名簿があるため実行しやすい 研究協力が得られやすい データ収集しやすい	コントロールに偏りが生じやすい ケースの疾患・障害とは関係ない疾患・障害をもつ人を選択する必要がある
健常な一般住民	ケースと条件下で暮らす一般住民からコントロールを無作為に選択する	母集団の代表性を担保できる	時間的、経済的な負担が大きい コントロールは曝露に関心が薄く、ケースほど記憶していない可能性がある 研究協力を拒否されやすい
マッチング	ケースとコントロールで年齢、性別、職業、経済状況などの交絡を前もってそろえる方法である	性別や年齢などの交絡を制御するため、精度の高い結果を推定しやすい	多くの交絡を制御すると、ケースとコントロールをそろえることが困難になるため、制御できる交絡に限りがある 曝露との関連が強い交絡因子でマッチングすると、曝露と疾患・障害の関連を見落とす可能性がある（オーバーマッチング）
ペアマッチング	交絡が同じになるように、個々のケースとコントロールを組み合わせる方法である		
非ペアマッチング	交絡の平均値がケースとコントロールで等しくなるように組み合わせる方法である		

〔日本疫学会（監修）：はじめて学ぶ やさしい疫学―疫学への招待．pp59-60，改訂第2版，南江堂，2010より〕

表2　曝露の存在率の求めかた

	ケース	コントロール
曝露あり	a	b
曝露なし	c	d
合計	a＋c	b＋d
曝露の存在率	a/a＋c	b/b＋d

〔Gordis L（編），木原正博，他（訳）：疫学，医学的研究と実践のサイエンス．p213，メディカル・サイエンス・インターナショナル，2010より〕

る疾患・障害および何らかの状態のみであることが望まれる．しかし，通常は母集団そのものが曖昧であり，これは極めて困難である．

そこで，コントロールの設定は表1に示した方法で行う[2]．例えば，地域で暮らす高齢のがん患者への治療が機能障害やQOLに与える影響を調べたケースコントロール研究では，ケースによく似たコントロールを選ぶために傾向スコア（201頁）分析に基づくマッチングを活用している[3]．

曝露があり／なしで区分できるデータであれば，表2に示すように4グループに整理することによって，曝露の存在率やオッズ比を計算できる．曝露と疾患・障害との関係が認められるならば，ケースにおける曝露の存在率はコントロールにおける曝露の存在率よりも大きいと期待される[1]．

なお，ケースコントロール研究は疾患・障害の存在率や相対危険を直に評価できない．例えば，ケースコントロール研究では，研究者の任意でケースに対するコントロールの数を決めるため，研究者が恣意的に疾患・障害の存在率を操作できる．それゆえ，ケースコントロール研究では曝露の存在率を評価できても，疾患・障害の存在率は評価できないことになる．

文献

1) Gordis L（編），木原正博，他（訳）：疫学，医学的研究と実践のサイエンス．メディカル・サイエンス・インターナショナル，2010
2) 日本疫学会（監修）：はじめて学ぶ やさしい疫学―疫学への招待．改訂第2版，南江堂，2010
3) Lee MK：Disability and quality of life in community-dwelling elderly cancer survivors：case-control study in the Korean population. Eur J Oncol Nurs 24：22-28, 2016（doi：10.1016/j.ejon.2016.08.003.）

コホート研究

1 コホート研究とは何か

　コホート研究は縦断研究の一種であり、観察研究のなかで最も因果関係の証明力がある[1]。コホートとは、共通する属性をもつ個人から構成される集団である。コホート研究では、研究目的に関連する要因（タバコやコカインなどの好ましくない物質、出来事、病原体、薬剤など）に曝露（exposure）した群と曝露しなかった群を一定期間にわたってデータ収集し、疾患・障害の発症率や死亡率などの出来事が発生する程度を比較検討し、要因と疾患・障害の関連を明らかにする。

　一般に、コホート研究は大きなサンプルサイズが必要であり、時間的、経済的な負担が大きく、入念な準備を行う必要がある。しかし、適切にデザインした場合興味深い知見が得られる、例えば、予防的作業療法で健常者を対象に作業機能障害群（曝露群）と非作業機能障害群（非曝露群）に分けて10～20年程度追跡し、各群で精神障害などの発生率を調べたり、死亡率を明らかにしたりすることができる。

　コホート研究は横断研究やケースコントロール研究に比べるとバイアスを制御しやすいが、決してそうした問題と無縁ではない。研究計画段階とデータ解析段階でバイアスを制御する工夫が必要である（本章「誤差とその対処」の項参照⇒150頁）。

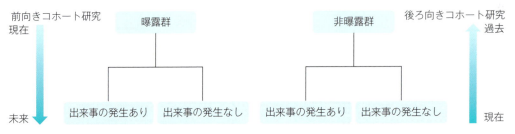

図1 前向きコホート研究と後ろ向きコホート研究の比較
〔Gordis L（編）、木原正博、他（訳）：疫学、医学的研究と実践のサイエンス．pp175-176, メディカル・サイエンス・インターナショナル，2010をもとに作成〕

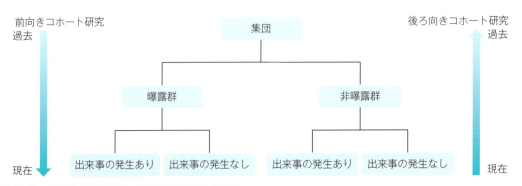

図2 特定の集団から曝露群と非曝露群を振り分ける
〔Gordis L（編）、木原正博、他（訳）：疫学、医学的研究と実践のサイエンス．p176, メディカル・サイエンス・インターナショナル，2010をもとに作成〕

2 コホート研究のデザイン

コホート研究の基本を図1,2に示す[2].図1は曝露の有無によって対象を選択する方法である.図2は対象となる集団を選び,そのなかから曝露群と非曝露群に振り分ける方法である.図1の方法は図2に比べると,相対的に研究期間が短くなりやすい利点がある.図2の方法は,集団を決めてから追跡調査中に発生する曝露の有無で対象を振り分けるため,曝露が発生するまでに時間がかかるからである[2].しかし,図1の方法は設定した特定の曝露の比較しかできないが,図2の方法は多くの曝露の比較検討を同時に行うことができるという利点がある[2].

なお,コホート研究では対象者の非無作為なサンプリングを行うことになるので,その点においてランダム化比較試験と根本的に異なる.また,コホート研究はランダム化比較試験のように実験的な介入を行わず,対象となった集団を長期間にわたって観察するのみである.

コホート研究は前向きコホート研究(prospective cohort study)と後ろ向きコホート研究(retrospective cohort study)に分類できる[2].前向きコホート研究は,研究の開始から終了まで時間経過に沿って対象となる集団を追跡する方法である(図1)[2].例えば,前向きコホート研究で幼少期における両親の離別体験が青年期における作業機能障害の発生率に与える影響を調べたいならば,研究に必要な期間は20年前後ということになる.

研究に時間がかかるということは,そのぶん人件費や調査費などの経済的負担も大きいということである.その対策として役立つのが,後ろ向きコホート研究である(図1).これは,過去のデータを利用することによって,曝露群と非曝露群を比較検討する方法である.曝露の有無で比較するという点は基本的には前向きコホート研究と同じである.両者の違いは,前向きコホート研究が研究開始時点で曝露群と非曝露群を設定し,出来事が発生する程度を比較検討するのに対して,後ろ向きコホート研究が過去のデータから曝露群と非曝露群を設定し,出来事の発生の程度を検討するという点にある[2].そのぶん,後ろ向きコホート研究は前向きコホート研究に比べて相対的に時間的,経済的な負担を軽減しやすい.後ろ向きコホート研究は前向きコホート研究に比べて交絡の制御が難しいなどの限界があるため,因果関係の証明力は低下する.

なお,前向きコホート研究と後ろ向きコホート研究の併用もできる[2].例えば,曝露群の有無は過去のデータを利用し,曝露群と非曝露群の発症率・死亡率の比較は追跡調査によって得られたデータを利用する場合,前向きコホート研究と後ろ向きコホート研究の両方を活用したことになる.

3 コホート研究の例

高齢者の社会参加がIADLに関連しているか否かを前向きコホート研究で調査した研究がある[3].対象者は65～96歳の男性2,774名,女性3,586名,研究期間は3年間であった.データは自記式アンケートで収集した.研究期間を通して,男性では13.6%,女性では9.0%がIADLの低下を示した.さまざまな交絡を調整した後に因果関係を推定したところ,趣味に関する社会参加は性別に関係なくIADLの自律に関連していることがわかった.ただし,さまざまな社会参加については,女性ではIADLの自律に関連していたが,男性ではそうした関連は見出されなかった.性別に配慮した社会参加を促進する必要がある可能性があることがわかった.

4 ハイブリッドな研究法

ここまで,ケースコントロール研究とコホート研究を別々に論じてきたが,前向きコホート研究のなかにケースコントロール研究を組みこんだ手法がある.これは両者の利点を活かした研究法であり,主にコホート内ケースコントロール研究(case-control study within a cohort)とケースコホート研究(case-cohort study)がある[2].従来のケースコントロール研究やコホート研究に比べて,ハイブリッドな研究法の利点は,①選択バイアスや情報バイアスを制御しやすい,②コホートからケースの発生を観察するため,因果関係を論

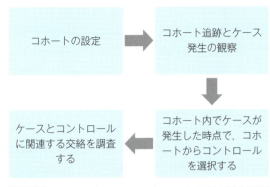

図3 コホート内ケースコントロール研究の基本手順
〔竹内久朗, 他：コホート内ケース・コントロール研究. 薬剤疫学 18(2)：77-83, 2013をもとに作成〕

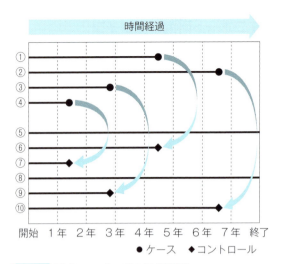

図4 時点マッチングの図的理解
〔竹内久朗, 他：コホート内ケース・コントロール研究. 薬剤疫学 18(2)：77-83, 2013より一部改変〕

じやすい，③経済的負担が減る，④ケースとコントロールを比較しやすい，などといった点が挙げられる[2]．ただし，両方ともコホート研究のなかでケースコントロール研究を行うため，研究期間は従来のケースコントロール研究よりも長くなるなどの欠点がある．

5 コホート内ケースコントロール研究

コホート内ケースコントロール研究の基本手順は図3に示すとおりで，ネステッド・ケースコントロール研究(nested case-control study)，シンセティック・ケースコントロール研究(synthetic case-control study)とも呼ぶ[4]．これは，コホート研究のなかでケースコントロール研究を行うものであり，効率よく研究を遂行しやすく，最初からコホートを明確に定義しているため，選択バイアスなどの系統誤差を制御しやすい．

コホート内ケースコントロール研究の代表的なコントロール選択の方法のひとつとして，時点マッチングがある[5]．これは，ケースが発生した「時点」で観察期間が一致するコホートのなかから無作為に1名以上のコントロールを選択するという方法である(図4)．またこれは，コントロールに選ばれた者のなかからケースが発生した場合，今度はその者をケースとして組み込むこともできる．

主な欠点は，ケースが発生した時点でコントロールを選択するという手法の構造上，複数のアウトカムに関心がある場合は各々でケースとコントロールが必要になり，多くの知見を明らかにしたいときに負担が増える点にある．こうした欠点を克服する方法としてケースコホート研究が考案された．

6 ケースコホート研究

ケースコホート研究の基本手順は図5に示すとおりである[6]．上記の方法と同様にコホート研究のなかでケースコントロール研究を行う．コホート内ケースコントロール研究とケースコホート研究の違いはコントロールの選択にある．コホート内ケースコントロール研究はコホートを観察し，ケースが発生した時点で，観察期間が一致するコホートのなかから無作為にコントロールを選択する．他方，ケースコホート研究はケースの発生に先立って，観察開始時に設定したコホートのなかから無作為にサブコホートを選択しコントロールとする(図6)．発生したケースはすべて用いてもよいし，そのなかから無作為に選択してもよい．

その際，サブコホートで重要な交絡の分布が偏重しないようにするために，交絡因子で層別したサンプリングを行うこともある(層別サンプリング)．サブコホートを含めたコホート全体から

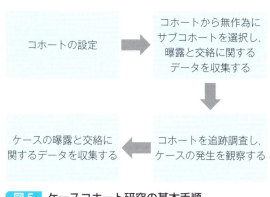

図5 ケースコホート研究の基本手順
〔佐々木紀幸,他：ケース・コホート研究.薬剤疫学 18(2)：84-89, 2013 をもとに作成〕

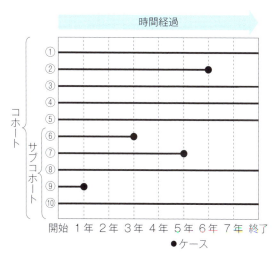

図6 ケースコホート研究のサンプリングの図的理解
〔佐々木紀幸,他：ケース・コホート研究.薬剤疫学 18(2)：84-89, 2013 より改変〕

ケースを選択することによって，ケースごとにコントロールをマッチする必要がなく，複数のアウトカムに関心があっても同じサブコホートをコントロールとして活用することができる．

ただし，コホート内ケースコントロール研究と同様に，ケースコホート研究もコホートからケースの発生を観察するため，前向き研究の場合，従来のケースコントロール研究に比べて研究期間が長くなる．

7 コホート研究を活用したケースコントロール研究の例

コホート内ケースコントロール研究を活用して，死産，流産，中絶を経験した女性（ケース）と出産を経験した女性（コントロール）を比較し，自殺未遂や自殺完遂のリスクを調査した研究がある[7]．調査期間は 2001 年からの 11 年間，時点マッチングを行い，条件付きロジスティック回帰で推定した．結果として，死産，流産，中絶を経験した女性は，そうでない女性に比べて，自殺未遂や自殺完遂のリスクが高いことがわかった．医療従事者や家族は，死産，流産，中絶を経験した女性の心理的ケアを行う必要がある．

8 まとめ

ケースコントロール研究とコホート研究の利点を活かした主な研究法には，コホート内ケースコントロール研究とケースコホート研究がある．作業療法研究の使用例は少ないが，従来に比べて系統誤差を制御しやすく，効率的に研究を遂行しやすい．ただし，コホート研究のなかでケースコントロール研究を実施するため研究期間が長くなる．

文献

1) World Health Organization（編），木原雅子,他（監訳）：WHO の標準疫学.第2版，三煌社，2008
2) Gordis L（編），木原正博,他（訳）：疫学，医学的研究と実践のサイエンス.メディカル・サイエンス・インターナショナル，2010
3) Tomioka K, et al：Association between social participation and 3-year change in instrumental activities of daily living in community-dwelling elderly adults. J Am Geriatr Soc 65(1)：107-113, 2017 (doi：10.1111/jgs.14447.)
4) 竹内久朗,他：コホート内ケース・コントロール研究.薬剤疫学 18(2)：77-83, 2013
5) 小森哲志,他：サンプリングとコホート研究―ケース・コントロール研究.薬剤疫学 18(2)：95-111, 2013
6) 佐々木紀幸,他：ケース・コホート研究.薬剤疫学 18(2)：84-89, 2013
7) Weng SC, et al：Do stillbirth, miscarriage, and termination of pregnancy increase risks of attempted and completed suicide within a year? a population-based nested case-control study. BJOG. 2017 Dec 20 (doi：10.1111/1471-0528.15105.)

統計的因果探索という新しい方法

1 統計的因果探索

　臨床介入研究であるランダム化比較試験，あるいは観察研究のなかでもコホート研究やケースコントロール研究を実施できれば，因果関係を推定することはできる．しかし，さまざまな理由でそれらを行えないこともある．ランダム化比較試験が実施できない，あるいは時間情報を含む観察データを入手できない場合，因果関係を同定することは完全に諦めるしかないのだろうか．また，実質科学的に意味のある事前知識がなければ，観察データから因果関係を推測することはできないのだろうか．

　これまで，そうした観察データから因果関係を同定することはできないと考えられてきた．本章も基本的にはその前提のもとで，横断研究，ケースコントロール研究，コホート研究を解説してきた．ところが，統計的因果探索の発展に伴って，時間情報や事前知識がない場合でも，いくつかの仮定を満たせば観察データから因果関係を同定できることがわかってきた．

　時間情報や事前知識がない場合でも，観察データから因果構造を推定できる統計的因果探索（causal discovery）という方法が発展しつつある[2]．統計的因果探索は統計的因果推論（causal inference）のひとつの技術であり，因果関係が未知（時間情報や事前知識がない）の場合を対象にしている点に特徴がある．

　例えば，横断研究によって作業機能障害と作業参加に関する時間情報をもたない観察データが与えられたと仮定しよう．その観察データで相関分析を行うと相関係数が0.8あり，作業機能障害が重度な人は作業参加が制約されている傾向がある，とわかったとする．そこで次に作業療法士は，作業機能障害と作業参加の相関関係の背後にどのような因果関係があるのかを考え始める．その結果として予測される関係を網羅したところ，図1に示すような4つのモデルができたとする．

　モデル1は，作業機能障害が作業参加を制約する原因になるという仮説モデルである．モデル2は，作業参加の制約が作業機能障害を悪化させる原因になるという仮説モデルである．モデル3は，作業機能障害と作業参加はお互いに原因であり，結果であるという仮説モデルである．モデル4は，作業機能障害と作業参加に相関関係は認められるものの因果関係はないという仮説モデルである．

　仮に，モデル1が妥当であれば，作業参加を改善しても作業機能障害を低減できない．モデル2が妥当であれば，作業機能障害を低減しても作業参加は改善しない．モデル3が妥当であれば，作業機能障害と作業参加は双方向の因果であるため，どちらを変化させても低減・改善する．もし，モデル4が妥当であれば，作業機能障害の程度を変化させても，作業参加の状態は変化しないことになる（もちろん，その逆も成り立つ）．相関関係が認められる作業機能障害と作業参加の観察データから疑似相関を切り分けて，モデル1，モデル2，モデル3，モデル4のうちどれが妥当なのかを推測できるようになりつつある．

2 LiNGAM

　そうしたデータ解析技術のひとつに，LiNGAM（linear non-Gaussian acyclic model）がある[2]．LiNGAMは線形性，非巡回性，非ガウス性という仮定を満たせば，未観測共通原因があっても観察データから因果関係を同定できる構造方程式モデルの一種である（第2章「構造方程式モデル」の項

統計的因果探索という新しい方法

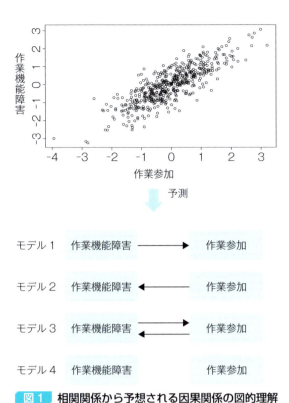

図1 相関関係から予想される因果関係の図的理解

を参照⇒88頁)[2]．数学的な議論は文献2で確認してもらいたいが，上記の仮定が成り立てば，時間情報や事前知識がない場合でも，「A→B」「B→A」「A⇆B」でAとBとで異なる形状の同時確率分布になることから，それを手がかりに観察データから因果関係が「A→B」なのか「B→A」なのか「A⇆B」なのかを推測できる場合がある[2]．これは，上述の実質科学的に意味のある事前知識で仮説モデルを設定し，それとデータとの適合度を検討する従来の方法とは全く異なる発想であるといえる．

LiNGAMを活用するポイントとしては，横断研究を行った場合に，①影響力の方向性を仮定した複数の仮説モデルを比較検討し，そのなかから因果関係が推測された仮説モデルを選択する，②実質科学的に意味のある事前知識がない場合に，観察データから因果構造を探索する，③実質科学的に意味のある事前知識がない場合に，観察データから説明変数が原因系なのか，結果系なのか，無関係なのかを整理するなどといった点が挙げられる[3]．それによって，疾患・障害などの問題が生じる原因を特定しやすくなったり，新しい治療法の開発などが効率よく進むことが期待できる．また，LiNGAMの仮定である線形性，非巡回性，非ガウス性を緩める研究も盛んに行われており，今後さらに適用できる観察データが広がると期待される[2]．LiNGAMに対応した統計ソフトウェアにはTetrad（http://www.phil.cmu.edu/projects/tetrad/index.html）がある．作業療法では観察研究のうち横断研究が最も活用されており，読者は最新のデータ解析技術の発展を見定めながら，その成果を作業療法研究に活かしていってほしい．

文献

1) 豊田秀樹：共分散構造分析[入門編]—構造方程式モデリング．朝倉書店，1998
2) 清水昌平：統計的因果探索．講談社，2017
3) 清水昌平：非ガウス性を利用した因果構造探索．日本生態学会関東地区会会報64：2, 2016

Cradle Mountain

32

NATURAL TASMANIAN SPLENDOUR

AUSTRALIA // Often abbreviated, Cradle Mountain-Lake St Clair National Park lies in the northwest of Tasmania, Australia's captivating island, which is to say that it's a long way from the rest of the world. Make the trip, however, and you'll encounter Australia's quirky wildlife – wombats, wallabies and Tasmanian devils if you're very lucky – and pristine natural scenery. Pack walking boots (and waterproofs) because this is hiking country, whether you do some of the many day walks or take on the Overland Track, a six-day trek from Cradle Valley to Lake St Clair across alpine heaths and buttongrass-filled valleys. Tree lovers will be in raptures thanks to the varied ecosystems that include old-growth rainforest, deciduous beech and lofty King Billy pines. The park, all 168,000 hectares of it, is a World Heritage area thanks to its biodiversity.

One early fan was Austrian immigrant Gustav Weindorfer, who built a chalet, christened Waldheim, and campaigned for the preserve of the region. Today, Waldheim has been

第5章 臨床介入研究

エビデンスを確立するためには介入研究による検証が必須になるが，その実施は労力的にも倫理的にもハードルが高い．しかし本章では，事例報告からケースシリーズ，または群内前後比較研究，最終的にランダム化比較試験へと段階的に発展させていった一連の具体例を取り上げており，読者にも特に参考にしてほしいポイントである．その他，システマティックレビューやメタアナリシスなども，介入研究を行う前に理解・実施しておきたい．

介入研究の種類

1 介入研究とはなにか

対象者にある治療や予防医療を行い，その転帰（アウトカム）がどうなるかの因果関係を調べるのが介入研究である．10頁でも述べたとおり，作業は人の健康を促進することが明らかになっているが，それが作業療法介入することで促進するかどうか，つまり作業療法のエビデンスについては不足している．そして，このエビデンスとなるのが介入研究である．

ただし，介入研究では，実験的手続きに伴う労力，研究費用，さらには対象者のリスクも生じる．そのため，まずは観察研究などによって，その介入効果の可能性が吟味され，よりエビデンスレベルが高い手法での検討が必要であると判断されたときに初めて実施される（⇒ 122 頁）．

2 介入研究のデザイン

一般的な介入研究のデザインとして，介入群と対照群の2群以上を比較する群間比較デザインと，同一対象者の介入前後で比較を行う群内比較デザインがある（図1）．群間比較デザインは，母集団から抽出されたサンプル集団を介入群と対照群に振り分け，それぞれの群で研究計画に従った介入（非介入も含む）を実施し，両群間で最終的なアウトカムを比較する．群内比較デザインでは，単一群（シングルアームとも呼ばれる）において，介入前と介入後の結果を比較する．以下にデザインの種類について解説する．

3 群間比較デザイン

1）ランダム化比較試験

ランダム化比較試験とは，サンプル集団に対し，検証したい介入を行う群と，それ以外の介入（プラセボ，無介入も含む）を行う対照群に"ランダム"に割付け，両群に対して同時進行で，介入前評価 → 介入 → 再評価を行い，結果を比較検証する研究のことである．介入終了後，半年～1年ほど経過のフォローアップを組み合わせることもある．ランダム化比較試験における「ランダム化」とは，厳密にいえば「無作為化アルゴリズム」を指し，そうでない比較試験は，非ランダム化比較試験となる．ランダム化のメリットは，均等な2群を作れることにある．均等化によって介入以外のアウトカムに関係しそうな交絡因子の影響を少なくすることが可能となるが，それはすなわち介入とアウトカムの因果関係が強固になることを意味している（内的妥当性と呼ぶ）．ただし，単にランダム化ができればランダム化比較試験と銘打ってよいわけではなく，その他にも，盲検化や割付け方法など，介入とアウトカムとの因果関係を言及するにはいくつかの注意点が存在する（172頁参照）．

一方，ランダム化比較試験の短所は，研究対象者が厳選されてしまう点にある．内的妥当性を高めるために，介入以外のアウトカムに関連しそうな因子はできるだけ排除しておく必要がある．しかし，臨床では多様な症状を抱える対象者は少なくなく，内的妥当性の向上は，研究結果を彼らに当てはめて活用する機会を減少させる．これを外

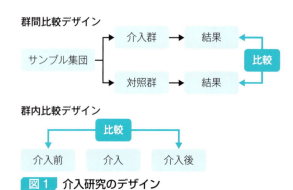

図1 介入研究のデザイン

的妥当性の低下と呼ぶ．研究者はこのジレンマに悩まされることとなる．

2) クラスターランダム化比較試験

クラスター(cluster)とは，固まり，群れ，房，などを意味する単語である．ランダム化比較試験が個人単位で割付けを行うのに対して，クラスター型ランダム化比較試験は施設単位，地区単位で割付けを行う．例えば20施設の100名が研究に参加するとして，介入群10施設(50名)，対照群10施設(50名)に振り分ける．これは一斉に行われるような介入(例えば，教室単位の教育，施設での食事のメニューなど)に適している．ただし，統計などの解析は少し複雑になる．サンプルサイズが施設単位になるので，上記の例でいうと，100名ではなく20施設になるので，統計的なパワーも減少してしまう[1]．よって本デザインでは，多くの施設(クラスター)の参加が求められる．

3) 準ランダム化比較試験

研究対象者のランダム化割付けは実施しないが，対照群を設定する比較研究全般を指す．偽ランダム化(pseudo-randomized controlled study)や準ランダム化(quasi-randomized controlled study)などとも呼ばれる．無ランダム化比較研究が，以前のデータや期を同じくしないデータから対照群を設定しているのに対し，非ランダム化比較試験は，同時派生的に前向きに対照群の設定を行う．

ランダム化に該当しない割付け方法としては，対象者にどちらの群に参加したいか選んでもらう，例えばコイントス，くじ引き，診察の曜日，交互法，などを用いたものが挙げられる．一見，偶発的な確率に任せているように思える割付け方法もあるが，あくまでも介入研究における無作為化とは「無作為化アルゴリズム」を使用することが前提なので，その事実は認識しておきたい．

4) クロスオーバー試験

これは群間比較デザインと，群内比較デザインを組み合わせた，やや変則的なデザインである．対象者をランダムもしくは非ランダムに2群に振り分け，片方の群には介入群→対照群の順で，もう一方の群には対照群→介入群の順で介入する．これにより，初回の介入群と対照群の群間比較を行うこともできる．また，介入群→対照群と対照群→介入群の差を比較することで，同一対象での群内比較(変則的に群間比較も可)も可能となる．このように，対応のある比較を行うことで統計学的パワーが大きくなり，研究に必要な対象者数を減らすことができる[1]．また，どちらの群に割付けられても介入を受けることができるため，対象者の協力を得られやすい場合もある．しかし欠点もいくつかあり，まず研究期間が2倍以上に長くなる．また介入群→対照群へ移る際に介入効果が長く持ち越される(carryover)ような場合は不適とされる．

4 群内比較デザイン

1) 群内前後比較研究

前向きに研究を実施する際に，対照群を設定しない，つまり単一群における介入研究全般を指す．この研究デザインでは，事前に研究で扱う介入および実施期間と，その対象者の包括基準と除外基準を設定する．その後，先に決めた基準に見合った対象者を連続で組み入れていく．これらの介入前後の推移について，実施前に決定したアウトカムによる変化を測定することで比較検討を行うデザインである．アウトカムを実施する検査者の盲検化(後の項に記載)の必要性については言及されていない場合が多いが，結果の精度を向上させるために実施している研究も散見する．

2) ヒストリカルコントロール研究

過去の類似した対象者で，今回の介入群とは異なる介入を行っている対象者群と，今回の介入群とを比較するデザインである．厳密には群内の比較ではないが，単群への介入であるため，ここに記載した．また，この類似例の採取はマッチングと呼ばれ，近年では傾向スコア(⇒202頁)などの手法が用いられている．

文献

1) Gordis L, 他(著), 木原正博, 他(訳)：疫学—医学的研究と実践のサイエンス．メディカル・サイエンス・インターナショナル，2010

介入研究のポイント

1 対照群の設定

　介入とアウトカムの因果関係を実証するには，対照群がある群間比較デザイン（⇒170頁）が望ましい．その理由は，因果関係を実証にするには，介入をすればアウトカムが変わったという事実だけでは不十分で，介入をしなければアウトカムは変わらなかったという反事実（⇒122頁）が必要だからである．よって，群間比較デザインによって反事実に近しい設定としての対照群を作り，因果関係をよりクリアにする．もちろん群間比較デザインはエビデンスレベルも高い．

　この対照群は，ただ設定すればよいということではなく，「均等な2群を作る」ということがポイントである．例えば，介入群には回復期の対象者が多く，対照群には維持期の対象者が多かったとすると，介入群における作業療法の効果について言及することができない．あくまで均等の対照群が必要になるが，アウトカムに関連する要因を挙げると，年齢，性別，家族環境…など枚挙にいとまがない．これをすべて考慮して均等の2群を作るなど不可能に思えてくる．よって均等化した比較可能な2群を作るための方策として，ランダム化割付けがある．

2 ランダム化

　介入群と対照群を均等化するために，対象者の割付けをランダムに行う．つまりランダムに2群に振り分けると，確率的に両群は均等化するだろうという前提に委ねる．蓋を開けると結果的に不均等になっている確率もあるが，それは偶然誤差（⇒150頁）であり，例数を増やすことで均等化される（平均への回帰）．とはいえ，例数をむやみに増やせばよいということにもならないので，対象者を層化したり，ブロックサイズによって均等数になるような工夫も用いられる（⇒190頁）．

　またランダム化は，研究者や対象者の意図に干渉されず，確実に遂行されるように，完全に独立した状態で行われることも重視され（⇒198頁），その点は論文執筆の際にも詳細な記載を求められる．

3 盲検化

　盲検化とは，どの群に割付けられているのか，対象者，介入者，アウトカムを測定する人などに知られないようにすることである．例えば，対象者が無介入群に割付けられたことを知ることでやる気をなくしてしまったり，逆に研究者が介入群に割付けられた対象者に熱心に取り組むということも予想される．可能な限り，盲検化は必要とされている．ただし作業療法の場合は，このような盲検化は非常に困難である．プラセボ（偽薬）のように，見た目は同じで中身が違うような介入ができないためである．よって作業療法のみならずリハビリテーション領域では，アウトカム測定者のみ盲検化する方法（PROBE法）が主流となっている．

4 対象者の選択

　介入研究の最終的な目的は結果の一般化であるが，そのためには，当該研究がどういう母集団を想定しているのかを明らかにすることが必要となる．これを選択基準という．選択基準は，包括基準（inclusion criteria）と除外基準（exclusion criteria）によって構成される．包括基準とは，当該研究がどのような母集団を想定しているのか明記したもので，除外基準は，包括基準にある対象者のなかで，研究の完遂が難しかったり，データの歪みを引き起こしそうな要因を持っている人々を除くための基準である．手順としては，まず包括基準によって対象者を取り込み，その後，除外

基準と照らし合わせながら，最終的な研究対象者が選択される．

ただし，結果の一般化には，統計学的に結論を出せるだけのサンプルサイズも必要となる．確かに一般化には明確な選択基準が必要だが，あまりに厳格だと対象者が集まらなかったり，何年にもわたる研究計画になったりする．よって選択基準は，実際にデータ収集を行う協力施設に実存した対象者に照らし合わせて，ひと月に何例確保でき，研究終了まで何か月かかるのかなどとシミュレーションしながら最終決定する．むしろそれなしにサンプルサイズを決めてはいけない．サンプルサイズを少なくするための工夫として，リスクの高い人々，治療効果が高い人々を対象とすることもある．

5 介入方法

介入研究では，介入群すべての対象者に同じ条件の介入を行うため，介入内容，介入量（時間や強度），頻度，必要に応じて推論など，細かく手順化されている必要がある．また安全性の確保はもちろんのこと，日常臨床での適用まで十分に考慮されていることが望ましい．エビデンスがあっても，特定の条件下でしか遂行できないとなると，結果の一般化が著しく低下する．これらのことを考慮して，介入方法を最終的に決定する．

6 アウトカムの選択

研究成果の判定を行うために，アウトカムを測定する（エンドポイントともいう）．研究疑問の項（⇒24頁）で，アウトカムは対象者にとって切実な問題（relevant）で，科学的に測定可能（measurable）であることが望ましいと述べた．relevantなアウトカムのコンセンサスとして，5Dsがある．死亡（death），疾患（disease），不快（disconfort），不便さ≒ADL（disability），不満足度≒QOL（dissatisfaction）と，対象者にとって直接関連ある項目が挙げられている[1]．一方，対象者に直接的な関係ない検査値や生理的指標などは，代用評価項目（substitute end point）といわれており，関節可動域，筋力などが挙げられる．

作業療法でも頻用される満足度やQOLは，relevantであるが主観的であるがために，介入前後で回答者の採点基準が変化する「レスポンスシフト」が生じる可能性が指摘されている．例えば，COPMなどで，明らかな作業遂行の改善が認められているにもかかわらず，満足度の数値は変化がないことがある．また，これらのアウトカムは信頼性，妥当性，反応性が検証されていることが必須である．特にアウトカムは信頼性と妥当性のみの検証で終わり，介入前後の効果を正しく測定する反応性（⇒310頁）の検証がなされていないことが多いので，事前によく確認する．

Column レスポンスシフト

患者中心の医療の普及に伴い，患者自身が健康状態について評定を行う患者報告式アウトカム（patient-reported outcome；PRO）が数多く開発されてきた．PROの開発研究が進むなかで，PRO特有の評価バイアスであるレスポンスシフト（response shift）が課題として明らかとなっている．レスポンスシフトとは，介入前後のPRO測定時に患者個人の判断基準が変化する現象である．

作業療法で使用頻度の多いPROとして，COPMがある．COPMでは，患者が特定した作業遂行上の問題点について，遂行度と満足度を1から10の10段階で評定する．入院直後で重度介助を要する患者が「トイレ動作の自立」をCOPMの目標とし，遂行度，満足度ともに1/10点と評定したとする．数か月のリハビリテーションを経て明らかな能力の改善が見られ，トイレ動作が自立したにもかかわらず，COPMの再評価では4/10点となり，療法士の予想を下回る結果となった．この場面は，入院時の患者は「どのような形でもトイレが一人でできる」ことを目標にしていたが，再評価時には「自立はしているがもっと素早く，安定してできる」と，「トイレ動作の自立」に関する内的基準が変化することで，遂行度や満足度が過小評価となるような現象である（逆の場合は過大評価となる）．

介入研究における倫理

1 近年の研究倫理の動向

近年，研究倫理に対する関心の高まりとともに，研究倫理と個人情報の保護は非常に重要な事項として扱われている．大学や大学病院では研究倫理審査委員会が設置されており，中・大規模な病院でも，年に数回の研究倫理に関する研修会が開かれることも当然のようになりつつある．ただし地域でのクリニックや介護保険関連の施設には倫理審査委員会が設置されておらず，研究に対する倫理的観念が院長や理事長権限に委ねられている．学会や論文で発表する際には倫理審査委員会の承認を得た記載が要求されるようになり，地域での研究を困難にしている．研究者が大学院生として在籍していたり，研究員として所属していればそこで審査を受けることが可能で，もし大学関係者が共同研究者となっていれば審査を依頼することもできる．現在のところ，第3者機関としての倫理審査委員会は期待できない（今後できるかもしれないが）．これらは基本中の基本であり，臨床研究を始める前に確認するよう心がけたい．

2 研究倫理上の「介入」とはなにか？

昨今，西洋医学においては，エビデンス（証拠／実証）が非常に重要視されている．それらを確立するための方法として，ことさら重要視されているのが介入研究である．臨床研究という言葉が，観察研究の代表的な例である自己対照研究や後ろ向きのコホート研究を含むことに対して，介入研究は，前向きに因果関係を整理・検証する「介入試験」が主になる．

"介入"と聞くと，作業療法によるアプローチが想起されるだろうが，人を対象とする医学系研究に関する倫理指針ガイダンスでは，介入の定義を「研究目的で，人の健康に関するさまざまな事象に影響を与える要因（健康の保持・増進につながる行動および医療における傷病の予防，診断または治療のための投薬，検査を含む）の有無または程度を制御する行為（通常診療を超える行為であって，研究目的で実施したものを含む）」と定めている．つまり介入とは，アプローチの有無の範疇を超え，研究目的によって臨床で何かしらの実験的統制までを包括している用語であり，無作為化，盲検化，割付けなども「介入」に含まれている（図1）．逆に，通常の臨床介入に一切制御を加えず，事例の転帰や予後の情報を集める研究は，介入を伴わない観察研究に分類される．

もし自分が対象者に提供しようとしている行為自体が「介入なのか？」と迷った際には，当該施設の倫理委員会に問い合わせるとよい．倫理委員会が「介入」と判断したものは，介入として扱うのが現実的である．かつて，倫理審査を必要としない，介入を実施しない観察研究に分類されていたケースシリーズ，アンケート調査対照群を設定しない自己比較試験，ケース・コントロール研究などにも，近年では倫理審査が必要とされる場合があるので，注意が必要である．

3 対照群を設定することの倫理的解釈

1) リスクと標準介入の有無で判断する

上記のような介入を臨床で実施することについ

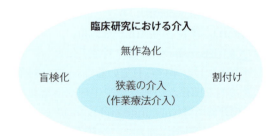

図1 介入とは

て，医療職としての倫理はどのように解釈すればよいだろうか．ヘルシンキ宣言では，プラセボ（無介入群も含む）の設置に関して，「証明されている介入手段が存在しない場合，プラセボの使用または無介入は受け入れられる．または説得力を有し科学的に正しい方法論上の理由により，ある介入手段の有効性または安全性を決定するためには，最善と証明されている方法より有効性が低い介入手段の使用，プラセボの使用，または無介入が必要であり，かつ，最善と証明されている方法より有効性が低い介入手段，プラセボ，または無介入に割付けられた患者が，最善と証明されている介入手段を受けられなかった結果として，重篤もしくは不可逆的な健康被害のリスクに曝されることはないと予想される場合」とされている．つまり，図2[1]に示すとおり，エビデンスレベルの高い手法で検証された標準介入の有無と，対照群に割当てられた場合の重大なリスクの有無によって，倫理的課題のハードルが決められる．

2) 臨床介入研究の倫理的課題の3本柱

ランダム化比較試験はエビデンスが高い客観的な手法である．ただし客観性を高めれば高めるほど，解決すべき倫理的課題も多くなる．例えば，臨床介入研究の倫理的課題の3本柱といわれるものに，①ランダム化，②プラセボの使用，③二重盲検化がある[1]．

①ランダム化とは，対象者を研究者や対象者の意図とは関係なく，ランダムに介入する群と対照群に割付けられることである．ランダム化がなされないと，一方の群に介入以外の要因が偏ってしまう状況になりかねない．②プラセボとは，外見は本物の薬と同じだが，中身は効果も害もない偽薬のことである．これはプラセボ効果といって，薬効はないのに偽薬を飲んだだけで治療効果が現れることが明らかにされており，基本的にプラセボを超える効果がないと治療効果として認められない．またプラセボを適用することにより，③二重盲検化が可能となる．つまり，対象者だけでなく，治療者でさえも，どちらの群に割当てられたかわからない状況を設定することができる．このように，徹底的に交絡（⇒197頁）を排除することにより，介入と効果の因果関係を追求すること

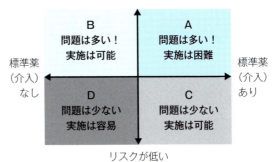

図2 プラセボ使用で生じる倫理的問題と実施の難易度
（中野重行：プラセボの使用に関する倫理的ジレンマとそれを乗り越える試み．薬理と治療 42：711-719, 2014 より）

が可能となる．

3) 作業療法の場合

わが国の医療制度では，リハビリテーションの対象者では作業療法を受けること自体が（エビデンスの有無に限らず）標準になっていることが多いため，対照群には通常の作業療法を実施することが多い．プラセボや二重盲検についても，リハビリテーションの介入方法下でそれを実現することは難しく，研究実施者と研究対象者はどの群に割当てられているかわかっている状況で行われる．その場合の対策として，アウトカム測定者を盲検化するPROBE法が用いられる（⇒172頁）．これらのことから，重大なリスクがない条件であれば，倫理的に対照群を設定するハードルはそれほど高くない．

では逆に，課題となることは何だろうか？　薬の研究のように，無介入群の設定が困難なこと，プラセボや二重盲検も適用できないことから，作業療法の場合は対照群との差を検出しづらい構造であることが理解できる．よって新しい介入の効果を検証しようとする際には，標準的作業療法での効果を大きく超えるパワーが必要であり，比較試験の前に，効果量をどの程度確認しているのか，サンプルサイズはどうかといった入念な準備が必要になる．

文献

1) 中野重行：プラセボの使用に関する倫理的ジレンマとそれを乗り越える試み．薬理と治療 42：711-719, 2014

事例報告からエビデンスを紡ぐ

1 事例報告からエビデンスを紡ぐ

本書は作業療法のエビデンスをどう構築するかに主眼を置いている．そのためには，作業療法研究の多くを占める事例報告を，その次の探索・分析的研究へ押し上げ，最終的にはエビデンスレベルの高い介入研究へと発展させていくのが理想である．したがって本章では，本来介入研究の分類にされていない事例報告や傾向スコアなどの研究デザインも，介入研究としてまとめることとした．事例報告から臨床研究へどのように発展させればよいか，読者のヒントになれば幸いである．

2 事例報告の目的

事例報告は作業療法研究の基本である．学生や新人などの教育を目的に事例報告をまとめることはあるが，事例報告の本来の目的は，臨床での探索的な取り組みから，観察研究や介入研究へと続く新しい仮説を生成することにある．よって事例報告は新規性を内包していることが望ましい．新規性とは，基本的には事例の経験を通して，臨床に何かしら役立つ示唆のことを指している．めったにない事例や最先端の治療技術といった稀有性の高さも確かに重要だが，日常の臨床で注意すべきポイントなど，従来の視点を変えてくれるような示唆があるかがまず問われる．

3 事例報告から臨床研究への展開

では事例報告から何らかの仮説が生じたとして，次の臨床研究へと展開するためには，臨床疫学の知識が必要になる．臨床疫学とは，個人ではなく集団を対象とした研究である．集団を対象に，仮説検証を目的に臨床上のアウトカムなどを定量的に計測して，統計学的手法を活用しながら科学的に検証する．つまり，①事例報告で仮説を生成し，②集団を対象に仮説を分析・検証してより洗練させて，③最終的に仮説を介入研究（比較試験）によって実証する，という流れがスタンダードである．もちろん③の介入研究が最も難易度は高く，エビデンスレベルも高い．しかし現状の作業療法では，そもそも①から②へ進むのに障壁があるように思われる．

事例報告から臨床研究へ進むための戦略を，集団－個人，前方視的－後方視的のマトリクスを用いて示した（図1）．事例報告によって生成された仮説を分析・検証するために，まずスモールステップとしてABCの領域に進み，介入と結果の因果関係がある程度確認できたものが，Dのランダム化比較試験へと進むことができる．ランダム化比較試験にはかなりの資金と労力，何より対象者の協力が必要になる．よってすべての研究でランダム化比較試験まで実施できるわけではなく，ABC領域でふるいにかけられる．

1）既存のデータから介入の要因を調べる A 領域

A 領域は，これまで集積した事例のデータから，介入結果の要因を後方視的に分析する研究を指す．観察研究に分類されるケースコントロール研究（⇒160頁）などが代表的である．例えば，COPMが初期評価と最終評価で6点以上向上したグループと，2点以下の向上だったグループを抽出し，効果が現れやすい対象者の特徴があるかどうか，両者の作業療法介入量と質に違いはあったかどうか，などと後方視的に分析するデザインである．既存のデータを活用するため，新たにデータをとる必要がなく，研究の初学者にはお勧めである．近年では傾向スコア（⇒201頁）や操作変数法といった計量経済学で用いられる手法を適用することで，擬似的にランダム化比較試験のような解析も可能である．また既存のデータを分析するという観点から，システマティックレ

事例報告からエビデンスを紡ぐ

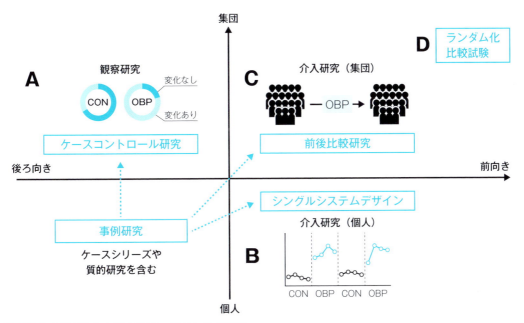

図1 事例報告から臨床研究へ進むための戦略
CON：対照群，OBP：作業に焦点を当てた実践

ビュー（⇒ 205 頁）やメタ・アナリシス（⇒ 210頁）もこの領域に分類される．この二つはエビデンスレベルが最も高く，臨床的にも有用だが，その領域の膨大な文献を読み込める専門的な知識と先見性が求められる．作業療法の場合はこれらの材料となるランダム化比較試験が少ないこともあり，初学者が容易にできる代物ではない．

2) 1 事例内で実験的に介入の要因を調べる B 領域

B 領域は，1 事例を対象とした前方視的な研究を対象としている．例えば，ある仮説に基づく実験的介入を行い，介入と結果の因果関係を探るものである．ABAB 法などのシングルシステムデザイン（⇒ 186 頁），n-of-1 研究もこれに当たる．介入した時期としない時期を設定し，一定期間定量的データを計測し，その両者の結果を比較検証する．結果を折れ線グラフに転記して，目視で判断することが多い．シングルシステムデザインは臨床実践に近い研究であり，実施の敷居が低い．また個人内にコントロールを持つため，交絡の影響がかなり少なくなる．ただし，事例の自然回復または効果のキャリーオーバー（効果が持続して）がある場合は，適応が一気に困難になる．また研究期間が長くなることもデメリットとして挙げられる．ちなみに，事例報告と事例研究の違いについ

ては，次項を参照いただきたい．

3) 集団事例内で介入の要因を調べる C 領域

C 領域は，群内比較デザイン（⇒ 170 頁），すなわち単群を対象に介入前後でアウトカムを測定し，介入効果を前向きに比較する方法である．群内前後比較研究（⇒ 171 頁）がこれに当てはまる．研究計画にて介入，実施期間，アウトカム，対象者の包括 / 除外基準を設定し，その後，先に決めた基準に該当する対象者を連続的に組み入れ，計画に沿った介入を行い，介入前後のアウトカムを比較検討する．シングルシステムデザインと同様に，介入期と対照期が同一個体であるため，多くの交絡による影響を解消できる．事例報告，事例研究の次のステップとしては適切だが，同時並行の対照群がないので因果関係まで強く言及できない．学習効果や時期効果については十分気をつける．

4 まとめ

事例報告の次のステップについて概説した．ABC 領域で仮説を分析・検証したのち，実現可能であれば群間比較デザインの準ランダム化比較試験やランダム化比較試験へと進む．詳細は本章の後半部分を確認してほしい．

事例報告・事例研究とは？

1 事例報告の目的と役割

124頁でエビデンスピラミッドを示し、試験の信頼性について述べた。信頼性の観点からは、事例検討は偶発性が多く、信頼性はかなり低いと考えられている。そのため、結果の一般化は困難とされている。一方で、今や数多くのエビデンスが示されているCI療法がたどった研究方法は、事例研究（ケースレポート → ケースシリーズ）→ 前後比較研究 → 非ランダム化比較研究 → ランダム化比較研究の流れをたどっている。着目すべきは最初は事例報告である。つまり事例から将来の臨床研究につながる仮説が得られていることがわかる。筆者の経験からも「最新の知見」は事例報告にあると確信している。京極[1)]は、事例報告から生まれる新たな知見や仮説として以降に述べるものを挙げている（表1）。もし事例報告をまとめようと考えている読者には、事例を通して伝えたい内容がどれに該当するか考えてみるとよいだろう。

2 事例報告と事例研究

事例は、前向きの検証デザインである真の「事例研究」と後ろ向きの調査デザインである「事例報告」に分けることができる。一般的には、どちらの場合も事例研究と考えられがちであるが、実は明確な違いがある。最も大きな違いは結果と要因の関係性にある。図1に示すが、事例報告は、臨床中で既に生じた結果に対し、適切な研究方法やデータ分析の方法を選択することができる。その後、分析された現象について、先行研究の調査を通して整理する。つまり、結果から要因を推定する仮説生成や因果関係の示唆を目的に実施する方法論であるといえる。一方、事例研究は既に生成された仮説に基づき、対象者に対してアプローチを行う前に仮説を検証すべく、事前の研究計画に従って、データ収集、データ分析を行い、その結果について、仮説で示した要因と結果の因果関係を調べることにより、仮説の真偽を問うというものである。特に後者は、事例の逸話的な観察や記述だけでなく、独立変数と従属変数間の因果関係の検討を目指すシングルシステムデザインの手法を事例研究に流用することもできる。

3 CAREガイドライン

事例報告の質を高めるためのガイドラインとして、「CAREガイドライン」がある。標題、抄録、キーワード、緒言、現病歴、臨床情報、経過表、診断と評価、治療の焦点と評価、経過と転帰、考察、患者の視点、インフォームドコンセント、の13項目それぞれに注意点があり、日本語訳も入手可能である。チェックリストがホームページよ

表1　事例報告・事例研究から生まれる仮説

①未知のあるいは稀な事象
②新しい疾患・障害に対する評価・治療
③評価・治療に対する有害な反応
④新しい理論・評価・治療の臨床応用
⑤予想外の臨床経過

〔京極　真：これから事例報告を書く実践家のために（随時更新）
（https://note.mu/kyougoku/n/nd97a88fe2395）より〕

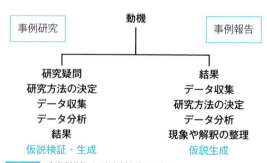

図1　事例報告と事例報告の違い

りダウンロードできる．京極[1]もCAREガイドラインに基づいた事例報告の書きかたについて詳細に解説しているので，参照してほしい．

4 ケースシリーズ

ケースシリーズとは，ある特定の疾患に罹患した事例や，同種の介入を受けた事例の経過の特徴を詳細に記載する事例研究の一種である．ケースレポートが主に単一事例を対象としていることに対し，ケースシリーズは複数例を対象としているため，ケースレポートに比べるとやや汎化性に優れているといえる．ランダム化比較試験など研究対象者の包括基準を厳密に決めて実施する前向き研究に対する，具体的なソリューションとして近年注目されている．ただし，前向き研究に比べて各種のバイアスが入りやすく，また対照群を設定しないことから厳密な効果について言及することはできないといった点については，厳密には例数が増えても単一の事例報告と変わらない．

5 シングルシステムデザイン

シングルシステムデザインの特徴として，①参加者の数が少数，②同一個体に対する反復測定，③結果に対する評価法として記述統計を前提としない，などが挙げられる．この手法は，比較対象となるアプローチと介入をそれぞれ繰り返して比較することにより，同一個体のなかで介入といった独立変数がアウトカムという従属変数に与える影響を確認する方法である．この前提のもとで実施される代表的なシングルシステムデザインの特徴として，反転デザインの1種といわれるABデザイン，ABAデザイン，ABABデザインなどが挙げられる（図2）．AB法は自然経過，学習効果，偶発性による影響を否定できないため，少なくともABAデザイン以上が望ましい．

シングルシステムデザインは，もともと心理学において，ある標的となる行動変容の効果判定を主眼に発展してきた手法である．したがって，作

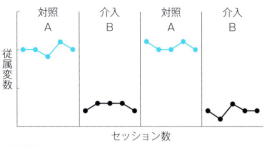

図2 介入を独立変数，アウトカムを従属変数とした際のABABデザインの例

業療法の包括的な介入というよりは，ある限局された行動や動作と，介入にすばやく反応するアウトカムが選択される．例えば，ターゲットとなる行動が片麻痺患者の麻痺側袖通しに要する時間や，左半側空間無視患者の食事と左の見落とし回数などと，限局的な行動と測定可能な内容であることが望ましい．

得られた定量データの解析は，図2のように折れ線グラフに落とし込み，視覚的に行う．すなわち各期を前半と後半に二分し，それぞれの従属変数の値の中央値を求めて線を引く．線の水準（高低）と勾配（傾斜）から，研究者が効果判定を行う．この判定は主観的であり，統計的な手法（加減速線法や標準偏差帯法など）が用いられるが，これは一般化を目的とするよりも，目視法による判断基準を一定にすることに主眼が置かれる．

シングルシステムデザインを臨床研究として使う際には，発症からの期間といった自然回復に影響を与える大きなバイアスが存在する急性期や回復期の初期にはあまり向かないデザインといえる．また複数の介入において，介入時期から対照時期へ移行する際に，効果が解消される時間（ウォッシュアウト）も必要となる．

文献

1) 京極　真：これから事例報告を書く実践家のために（随時更新）（https://note.mu/kyougoku/n/nd97a88fe2395）

事例報告
―新しいニューロモデュレーションとCI療法の併用―

1 はじめに

tDCS(図1)はrTMSに比べると安価であり、てんかんなどのリスクも報告されていない比較的簡便な機器である。tDCSは陽極から陰極に電流が向かうため、錐体細胞に直接的に作用する。この手法により、陽極下の細胞が脱分極を起こし、皮質興奮性を増加させ、陰極下では過分極が生じ、興奮性を低下させるといわれている。この機能を活かして、tDCSを用いたニューロモデュレーションを実施後にさまざまな運動療法を行うことで、運動療法単体で実施するよりも大きな成果が上げられるといわれている。ただし、tDCSによる刺激の即時効果について、Uyらの報告[1]では、5分の刺激で15分程度といわれており、tDCSの修飾効果は短いものと考えられている。そのようななかUyらは、tDCSの修飾時間を延長するために末梢電気刺激が有用であることを示した基礎研究を報告した(図2)[1]。

今回、筆者らはある事例に対して、tDCSの効果を延長できる末梢電気刺激を併用した新たなニューロモデュレーションを利用し、CI療法を実施したので、この経過についてまとめる。

2 方法

1)対象

60歳代の右利きの女性。診断名は左側前頭葉皮質下および頭頂側頭葉における多発性梗塞。X-4年に右小脳半球外側部、左側側頭葉および頭頂葉、左側前頭葉に心原性の脳梗塞を発症し、非流暢性の失語を呈した。さらに、X年-10か月に左側前頭葉内側と左側一次運動野および運動前野、左側頭頂葉に2度目の心原性の脳梗塞を発症し、上下肢に運動麻痺を呈した。初期評価を「結果」に示す。なお、介入時において、Taubら[2]が示すCI療法の適応は満たしていた。

2)プロトコル

先行研究の報告を参考にして、1日4時間のCI療法を平日のみ10日間実施した。それに加え、午前1.5時間・午後2.5時間の各訓練の前半30分にニューロモデレーションとして、B-tDCS(bilateral-transcranial direct current stimulation)を20分、総指伸筋に対するP-NMES(peripheral neuromuscular electrical stimulation)を10分続けて実施した。B-tDCSにはDC-STIMULATOR(Neuro Conn GmbH社、ドイツ)を、P-NMESはTrio 300(伊藤超短波社、日本)を使用した。

3)ニューロモデュレーション

tDCSは、大脳皮質を活性化するAnodal(陽極)と、その逆に抑制するCathodal(陰極)の2つからなる。一般的には、陽極を損傷部位付近に、陰極を非損傷側前額部に設置し、損傷した大脳皮質を活性化する方法と、陰極を損傷側半球の損傷部位に相当する非損傷側半球領域に、陽極を損傷側前額部に設置し、非損傷側の大脳の過活動を抑制

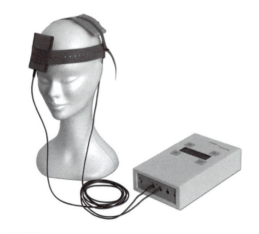

図1 tDCSの外観
〔neuroCare Group ホームページ(https://www.neurocaregroup.com/dc_stimulator_plus.html)より〕

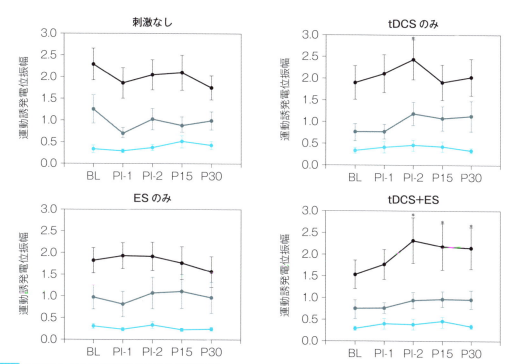

図2 tDCSとES（末梢電気刺激）の併用効果
皮質脊髄路の興奮性の増大を示す動誘発電位の振幅の向上時間は，tDCSと末梢電気刺激を実施したほうが，tDCS単体よりも長い．
(Uy J, et al：Increased cortical excitability increased by transcranial DC and peripheral nerve stimulation. J Neurosci Methods 127：193-197, 2003 より)

する方法がある．しかし，近年では，より効率的な訓練を実現するために，損傷側半球に陽極を，損傷側半球の損傷部位に相当する非損傷側半球領域に陰極を設置するB-tDCSが実施されている．本症例には，B-tDCSを採用し，損傷側の一次運動野の手の領域（10/20法脳波システムにおけるC3/C4領域）に陽極を，非損傷側の上記と同じ領域に陰極を設置し，1 mA（max current density：0.57 mA/cm^2, max total charge：4.8C, fade in/fade out phase = 10秒）の強度で刺激を行った．さらに，本症例には，B-tDCSによる皮質の活性・抑制時間を引き延ばすための処置として，Uyらが提唱するtDCSによる刺激後に対応領域に対するP-NMES（パルス幅300 μsec，周波数25 Hz，運動閾値前後の刺激強度）を併用した．

4）CI療法

CI療法は，①麻痺手への集中的訓練，②課題指向型訓練，③訓練で獲得した機能を生活に反映させる方略（transfer package）を主な構成要素としている．担当療法士は，対象者の麻痺手の状況や目標に合わせた作業課題を1日10～15項目程度提供した．作業課題はshapingと呼ばれる手段的な作業課題（お手玉移動，コーン移動，など）とtask practiceと呼ばれる目的的な作業課題（書字動作，箸やスプーンなどの食器の操作など）を提供した．すべての課題は，対象者の麻痺手の機能にあわせて徐々に難易度を向上させた．transfer packageでは対象者に，①毎日の日常生活において麻痺手を使用した場面を日記で療法士に伝えてもらう，②日常生活において麻痺手を使用する場面を療法士と対象者が1日に10項目ずつ合議し，日常生活で麻痺手を使用してもらう．さらに，対象者が③日常生活で実際に麻痺手を使用できるように，現在の麻痺手の機能にあわせた自助具の工夫や動作方法について指導した．なお，transfer packageにおけるやり取りは本人のコミュニケーション能力に問題があるため，介助者である夫と本人の双方に指導した．本研究中対

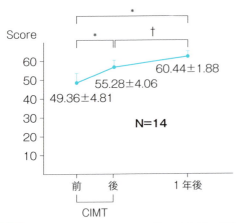
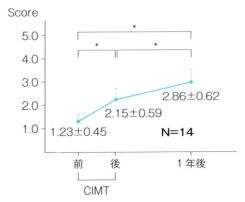

図3 CI療法前後，および1年後の変化量の平均（介入前と介入後の変化） ＊：P＜0.01，†：P＜0.05

象者は，他のリハビリテーションアプローチを一切受けなかった．

5）機能評価

介入前後の麻痺側上肢の機能と日常生活内の使用頻度を観察するため，FMAとMotor Activity Log（MAL）のAmount of Use（AOU）とQuality of Movement（QOM）を用いた．

3 結果

介入後，対象者のFMA（34点→42点），MAL（AOU 1.14点→1.50点，QOM 1.21点→1.46点）は各々上昇した．

4 考察

今回の結果は，Pageら[3]が示した慢性期におけるFMAの臨床的に意味のある最小変化（MCID）である4.5点を超えた変化であった．しかし，MALは，van der Leeら[4]が示した慢性期のMCIDである0.5点を超えず，意味のある改善ではなかった．ただし，非流暢性の失語があったこともあり，主観評価であるMALについては低く点数がでた可能性も考えられた．その証拠に，夫が記載した日記には，食事・更衣・整容（洗体や清拭）・手段的日常生活活動（家事動作［洗濯や食器洗いにおいて麻痺手で物品を固定する］，買い物のカートを両手で押す，支払い時に財布を麻痺手で持つ，カードを麻痺手でもって提示する，麻痺手で手すりを握る，介助箸を使って食事をとる）など多くのADL場面において，自発的な使用場面の増加が認められた．過去のわれわれのCI療法の短期効果は，ほぼ同時間のプロトコルで，平均で6点以下であった（図3）．本事例が改善効率の悪い多発性の脳障害であったことからも，従来法を超える回復を示した可能性が考えられた．よって，今後の複数例による効果検証に移行することとした．

文献

1) Uy J, et al：Increased cortical excitability increased by transcranial DC and peripheral nerve stimulation. J Neurosci Methods 127：193-197, 2003
2) Taub E, et al：A placebo controlled trial of constraint-induced movement therapy for upper extremity after stroke. Stroke 37：1045-1049, 2006
3) Page SJ, et al：Clinically important differences for the upper-extremity Fugl-Meyer Scale in people with minimal to moderate important due to chronic stroke. Phys Ther 92：791-798, 2012
4) van der Lee JH, et al：Forced use of the upper extremity in chronic stroke patients：results from a single-blind randomized clinical trial. Stroke 30：2369-2375, 1999

Column 臨床上の意味のある最小重要差（MCID）

1 事例研究の価値を再考する

「エビデンスレベルの低い事例研究は価値の低い研究である」．読者のなかには，このような認識を持つ方も多いだろう．たしかに，ランダム化比較試験などの信頼性の高い研究デザインに比べると，効果検証研究としての価値は低い．しかし，事例研究の本質的な目的は，現行の治療法よりもよい効果が得られる介入方法の検討であり，仮説生成研究として位置付けられている．つまり，臨床現場において治療効果が実感できた介入方法の効果検証を行うためには，事例研究を通して介入方法と効果指標（アウトカム）との因果関係を丁寧に分析することが重要となる．このような事例研究による仮説生成過程のなかで，無視できない問題がある．それは，効果指標の変化量をどのように解釈するかという点である．これまで，介入効果の検証は，統計学的検定手法を用いて有意差の有無をもって判断されることが多かった．しかし，事例研究では比較対照群を設定することができないため，統計学的手法による効果検証を実施することはできない．また，統計学的検定はサンプルサイズの影響を強く受けるとされている．変化量がごくわずかであったとしても，サンプルサイズが大きくなれば有意差が検出されやすくなるため，一概に統計学的有意差のみで結果を解釈することはできない．このような問題を解決するための指標として，臨床上の意味のある最小重要差（minimal clinically important difference；MCID）が用いられるようになった．MCIDとは，治療の有効性が得られたと判断できる効果指標の変化量であり，介入による変化量がMCIDを上回っていれば，意味のある変化（改善）が生じたと判断することができる．さらに，事例研究においても介入結果とMCIDを比較することで，介入効果を解釈する一助となる．

2 MICとMDC（図1）

MCIDは，算出方法によって最小限の重要な変化量（minimally important change；MIC）と最小可検変化量（minimally detectable change；MDC）に大別される．MICとMDCは，それぞれanchor-based method, distribution-based methodを用いて求められる．anchor-based methodでは，診断や評価の精度が高いと広く容認されている尺度であるゴールドスタンダードを外的基準（anchor）に設定する．anchorとなる尺度の結果と，MICを算出したい尺度の変化量を比較検討することで，対象者にとって臨床上の意味のある最小の変化量を明らかにすることができる．一方MDCは，尺度の変化量が測定による誤差を上回っているかを判断する最小の数値を意味する．すなわち，介入によって得られた意味のある変化と，測定のばらつきによって発生した誤差を鑑別する値がMDCである．

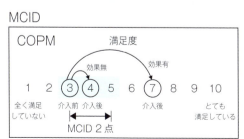

MCIDの概念図（例：COPM満足度）

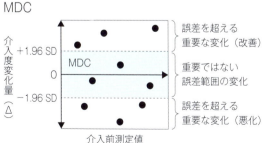

図1 上肢のアウトカムにおける代表的なMCIDとMDC

ケースシリーズ

1 事例研究からケースシリーズへ

事例研究において，事例に対し介入を実施した際のケースレポートが完遂し，その結果，MCIDやMDCを超えるアウトカムの変化を認めた場合は，その介入にある一定の効果が見込める可能性が生じる．ただし，事例研究の項にも記したが，一事例の対象者に対する介入は，偶発的な要素を多く含むため，一般汎化性という点で大きな限界を抱えている（この疑義は逆の場合も然りである，ケースレポートでMCIDやMDCを超える変化を認めない介入でも，ケースレポートなどの多数例で実施した場合には，これらの指標を超える場合もある）．

そこで，ケースレポートで効果の可能性を認めた介入が，多数例においても同様の傾向を認めるかどうかについて，次の段階として，ケースシリーズの履行が目標となる．臨床研究においては，このように積み上げ式に，事実を確認していくことが非常に重要である．

2 過去の研究事例の解釈

例えば，事例研究（180頁）において，tDCSと末梢電気刺激をCI療法と併用した結果，過去の慢性期におけるFugl-Meyer Assessment（FMA）とMotor Activity Log（MAL）のAmount of Use（AOU）におけるMCIDやMDCを超えた対象者が認められた．そこでわれわれは，一般汎化性を探るために，ケースレポートに示した事例を含む3名の慢性期脳卒中患者に対して，事例報告（180頁）と同様の介入を実施した．3名の特徴を表1に示す．また，この3名は，ケースレポートと同様，介入時にTaubらが示すCI療法の適応を満たしていた．

結果，FMAは平均で38.3点から47点（変化量平均8.7点），MALは平均で1.49点から1.98点（変化量平均0.53点）と，3例ともに慢性期の脳卒中後上肢麻痺を呈した事例のFMAのMCIDおよびMDC，MALのAOUのMCIDを超える変化を認めた（表2）．

この変化から，3例に実施したtDCS，末梢電気刺激とCI療法を併用する方法は，自然回復の

表1 tDCSと末梢電気刺激とCI療法の併用療法を実施した対象者の特徴

	事例1	事例2	事例3
年齢	50歳台	60歳台	60歳台
性別	女性	男性	女性
麻痺側	左	右	右
損傷部位	内包～放線冠	被殻	前頭葉皮質下
脳卒中の種類	梗塞	出血	梗塞
発症からの期間	25か月	44か月	10か月
感覚障害 表在覚	手関節遠位6/10	問題なし	上腕以遠5/10
感覚障害 深部覚	母指探し：0度	母指探し：0度	母指探し：Ⅱ度
高次脳機能障害	なし	なし	非流暢性失語

表2 訓練前後の変化

上肢機能評価		対象者1	対象者2	対象者3
Fugl-Meyer Assessment	訓練前	45	36	34
	訓練後	52	47	42
Motor Activity Log 使用後 (Amount of Use)	訓練前	2.63	0.71	1.14
	訓練後	3.0	1.46	1.5
主観的使用感 (Quality of Movement)	訓練前	2.31	0.64	1.21
	訓練後	2.95	1.64	1.46

すべての評価で訓練前後に向上が認められる.

表3 脳卒中後の上肢麻痺に関する一般的な MDC と MCID

Fugl-Meyer Assessment 上肢項目	MDC＝5.2点(Wagner, et al. 2008) MCID＝急性期 10点(Shelton, et al. 2001) 　　　　慢性期 4.25～7.25点(Page, et al. 2012)
Action Research Arm Test	MDC 90＝3.0点, MDC 95＝3.5点(Simpson, et al. 2013) MCID＝急性期12～17点(Lang, et al. 2008) 　　　　慢性期5.7点(van der Lee, et al. 2001)
Wolf Motor Function Test	MDC＝遂行時間 10.5秒, FAS 1.5点(Fritz, et al. 2009) 　　　遂行時間 4.36秒, FAS 0.37点(Lin, et al. 2009) MCID＝急性期 遂行時間 19秒(利き手) 　　　　FAS 1.0点(利き手), 1.2点(非利き手) 　　　　(Lang, et al. 2008)
Box and Block Test	MDC＝5.5(Chen, et al. 2009) 　　　4.0(Siebers, et al. 2010)
Motor Activity Log	AOU MCID＝慢性期 0.5点(van der Lee. 1999) QOM MCID＝急性期 1.0点(利き手), 1.1点(非利き手)

MDC: minimal detectable change, MCID: minimal clinical important difference,
FAS: Functional Ability Scale, AOU: Amount of Use, QOM: Quality of Movement

影響を受けにくい慢性期において，MCIDやMDCといった指標を超える良好な結果を示す可能性があることがわかった(表3)．ただし，この時点では，対照群を設定していないケースシリーズレベルにおける変化のため，効果とは言及することができない．ケースシリーズは，経過における変化を示すためには良好な研究デザインであるが，それ以上の議論には言及できない．そのため，今回用いた介入方法の効果に言及した場合には，今後，対照群を設定する非ランダム化比較研究やランダム化比較研究などの研究デザインを使用し，この介入特有の効果を示す努力が必要となる．一般的には，このような研究デザインが有する限界については，考察において「研究の限界」として言及したり，「おわりに，結語」などで触れるのが一般的である．

3 ケースシリーズ研究の題名における注意点

上記に示した理由から，ケースシリーズによって紡ぎ出された結果を事実として解釈する際には慎重な姿勢が求められる．学会などでも散見されるが，研究の題名に「○○(介入方法)の効果」といった他の介入や状況と比較した結果を連想するようなワードを用いることは好ましくないと筆者は考える．対照群を設定しない研究においては，「○○(介入方法)の経験・経過・影響」といった控えめな表現のワードを用いることが望ましい．

シングルシステムデザイン

1 振動刺激とCI療法が運動失調に与える影響

運動失調の要因となる感覚障害は，脳卒中罹患者の50〜85％に認められる．感覚障害を呈した対象者に対するアプローチとして，振動刺激療法が挙げられる．臨床的にもSeo[1]らは，表在感覚障害を呈した慢性期の脳卒中上肢麻痺患者に対して，バイブレーターを装着したほうが，しなかった場合に比べて上肢機能およびピンチ力の向上を認めたと報告している．

今回，視床出血により固有感覚の低下を認め感覚性失調を呈した症例に対し，感覚障害に影響を与える可能性がある振動刺激と運動失調に対する有効なアプローチと報告されている課題指向型アプローチを実施した．その結果，振動刺激を併用した時期のほうが，併用していない時期に比べMCIDを超える上肢機能の変化を認めたため，考察を交え報告する．

2 対象者

事例は左視床出血と診断された60代男性．現病歴は，X年Y月に起床後より右半身の運動麻痺・痺れ，構音障害を認め当院へ救急搬送された．保存的治療が行われた後，第2病日より作業療法介入を実施した．既往歴には糖尿病があった．第16病日より回復期リハビリテーション病棟に転棟となり，第21病日に作業療法が処方された．第21病日の作業療法評価は，麻痺の程度を測るBRSが上肢Ⅵ，手指Ⅵ，上肢の麻痺の程度を測るFMAが55/66点であった．上肢の感覚機能はスクリーニング検査において，麻痺側にて表在感覚が8/10，深部感覚が5/10，母指探し検査がⅡ度，ロンベルグサイン陽性であった．鼻－指－鼻試験では右上肢に運動失調を認め，運動失調の程度を測るScale for the Assessment and Rating of Ataxia(SARA)の上肢項目の得点は2/12点であった．

3 介入プロトコル

本研究は，振動刺激が感覚性運動失調を呈した上肢機能に与える影響について検証することを目的に実施した．なお，本目的およびデータの保管や管理・利用については，ヘルシンキ宣言に沿い，事例に対し紙面にて十分に説明し，同意を得たうえで実施した．

本研究では，シングルケースデザインのABAデザインを用い，各期間は1週間として設定した．30分間のADL練習などの一般的な作業療法を行った時間を除いて，A期は課題指向型アプローチのみを，B期は振動刺激後に課題指向型アプローチを実施した．なお，「人を対象とする医学系研究に関する倫理指針ガイダンス」に従い，倫理審査は行っていない．

4 振動刺激の方法

振動刺激にはTHRIVE HANDY MASSAGER(大東電気工業株式会社製)を用いた．刺激部位については，振動刺激の目的は異なるものの，探索的に今井ら[2]，兒玉ら[3]の手続きを参考に，右手関節総指伸筋腱，上腕二頭筋腱部を刺激した．刺激周波数は兒玉ら[3]の手続きを参考に91.7Hzとした．刺激時間も兒玉らの手法を参考に，1回1分の刺激を課題指向型アプローチの直前に2回実施した．なお，1回目と2回目の間には1分間の休憩をとった．刺激時は，閉眼で安静座位をとり，肘関節より末梢を机上に置き振動刺激を与えた．

5 課題指向型アプローチ

事例のニーズである日常生活動作，手段的日常

表1 対象者の上肢機能と失調症状の推移

評価	A1期前半	A1期後半	B期前半	B期後半	A2期前半	A2期後半
FMA	60		60		62	62
BBT	36	34.7	37.7	41.7	43	43.7
SARA	2.0		1.5		1.0	1.5
母指探し検査	1.7		2.2		1.4	1.7

FMA：Fugl-Meyer Assessment, BBT：Box and Block Test, SARA：Scale for the Assessment and Rating of Ataxia

生活動作に必要な関節運動を含む訓練課題を実施した．その回数としては事例の上肢機能や目標にあわせて1日4～5項目程度とした．課題は，shapingと呼ばれる手段的な作業課題（お手玉，コーン移動，ペグボード，など）と，task practiceと呼ばれる目的的な作業課題（書字動作，箸やスプーンなどの食器操作，など）を用いた．すべての課題は，事例の上肢機能の回復にあわせて徐々に難易度を上げた．

6 機能評価

評価は，粗大な上肢パフォーマンスの結果を定量的に判定することができるという観点から，Box and Block Test（BBT）（インターリハ社）を毎日測定した．BBTについては，単一の評価日同士の比較では運動失調の日内および日差変動の影響により正確な比較が困難なため，各介入期間7日間のうち，前半3日間の平均と後半3日間の平均の差を求めた．

その他，介入前，およびA期，B期の最終日にFMA，母指探し検査，SARAを測定した．母指探し検査は日内変動を鑑み，1日10回行い，すべての検査の平均値を求めた．SARAは運動失調の半定量的な評価法である．SARAは全8項目で構成され，0点（失調なし）から最重度の40点で評価される．本研究では，上肢の項目のみ使用し，点数は0点が正常，12点が重度の失調症状を示すこととした．結果を表1に示す．

7 考察

本症例は，シングルケースデザインのABAデザインに従って振動刺激後に課題指向型アプローチを実施した．第1期および第3期のBBTは，著変はなかった．介入期の第2期では，前半37.7個，後半が41.7個と，BBTの最小可検変化量である4点であった．その他の検査では，母指探し検査が第2期の時期のみⅡ-Ⅲ度域からⅠ-Ⅱ度域に変化しており，振動刺激が深部感覚障害の変化に影響を与えていることがわかる．最後に，SARAおよびFMAについては，推移のばらつきや，変化量の小ささ（FMAについては，臨床における最小変化量，最小可検変化量を超えていない），各評価の天井効果などが影響し，確実な変化と誤差の判断がつかなかった．

上肢の評価について，天野ら[4]は，FMAをICFにおける心身機能・身体構造レベルの評価，BBTを活動レベルの評価と述べている．本事例の結果は，上肢の心身機能・身体構造レベルの評価では変化がなかったが，活動レベルの評価で変化が生じた可能性がある．今後は，振動刺激が感覚性運動失調を軽減させるメカニズムや，より明確な検証デザイン（ランダム化比較試験など）によりさらなる検証の必要性がある．

文献

1) Seo NJ, et al：Effect of remote sensory noise on hand function post stroke. Front Hum Neurosci 8：934, 2014
2) 今井亮太，他：橈骨遠位端骨折術後患者に対する腱振動刺激による運動錯覚が急性疼痛に与える効果－手術後翌日からの早期介入．理学療法学 42：1-7, 2015
3) 兒玉隆之，他：脳血管障害患者の脳内神経活動に振動刺激が及ぼす影響．ヘルスプロモーション理学療法研究 4：13-18, 2014
4) 天野 暁，他：脳卒中後に影響を受けた上肢に対する評価手段．J Clin Rehabil 26：19-26, 2017

群内前後比較研究

1 事例研究から群内前後比較研究へ

　ケースレポートやケースシリーズにおいて，MCIDやMDC（183頁）を超える変化を認めた介入に対しては，それらの事例に関する経過を分析し，介入の因子を明確にする．また，それらの介入への効能がよりありそうな対象を母集団から抽出し，対象の選択基準を分析する．そして，分析した介入の因子や踏まえた介入プロトコルを作成し，その介入と介入前後のアウトカムの変化との因果関係を調べることで，介入方法の一般化を図る場合が多い．

　ただし，特に海外において，他の研究者が既にこれらの手続きを済ませたプロトコルを使用する際は，事例研究を省略もしくは予備研究（preliminary study）として実施したうえで，群内前後比較研究から開始する場合も多い．例えば，脳卒中後の上肢麻痺に対する介入であるCI療法については，大まかなプロトコルは米国で既に確立されていたため，事例研究を用いて，わが国の医療システムにおいて実現可能なプロトコルを探索した．その探索のなかで，米国では作業療法室において1日6時間の集中練習を実施し，それ以外の実生活においても，非麻痺手を活動時間の90％以上で拘束するといったプロトコルであったのに対し，われわれは1日5時間の集中練習，作業療法室以外の場面での麻痺手の拘束を中止することとした．その後，自己比較研究を用いて，CI療法が慢性期脳卒中患者の上肢機能や実生活における麻痺手の使用頻度を測るFMAやMALのAmount of Use（AOU）といったアウトカムに与える影響を調査した．

2 ケースシリーズと群内前後比較研究の違い

　事例研究におけるケースシリーズは，記述的研究や，場合によっては観察研究に含まれることがあり，因果関係の証明方法も前向き・後ろ向き，両方の方向性を柔軟に有する研究デザインである（表1）．

　これに対して，群内前後比較研究は，事前に対象者の選択基準，方法，期間といったプロトコルや結果を評価するためのアウトカムを設定したうえで，前向きに介入と結果の因果関係を探索する研究デザインである．群内前後比較研究は，集団を対象に介入前後の2回以上アウトカムに対する評価を実施し，比較を行う．介入前後のアウトカムの変化について統計的な処理を施し，差を確認することが多いため，前もってサンプルサイズを決定する必要も生じる．この場合，事例研究におけるケースシリーズなどで求めた介入前後の差から求めた効果量（61頁）を用いて決定する．なお，サンプルサイズを数学的に決定できない場合も，研究者が意図的に有意な結果を示せるような操作ができないように，前もって研究計画を立てる際に，研究の履行期間を決定する必要がある．

　ただし，アウトカムに対する評価に盲検化を整備しておかなければ，介入に対する研究者側の主観を排除することが難しい．また，対照群を設定していないので，介入の効果を言及するには限界

表1 ケースシリーズと自己比較試験の違い

大分類	小分類	研究デザイン
記述的研究	事例研究 ケースシリーズ研究	後ろ向き （まれに前向き）
分析的研究 （介入研究）	自己対照試験	前向き

があるため，結果の解釈には慎重な姿勢が必要である．ただし，ケースシリーズに比べると介入と対象が明確になることから，より介入とアウトカムの因果関係が明確になるという利点がある．

3 群内前後比較研究の実際と解釈

1）CI療法の短期・長期変化に関する研究

CI療法の長期経過を確認したわれわれの研究を例に挙げる．CI療法が脳卒中後の上肢機能や実生活における麻痺手の使用頻度を測るFMAやMALのAOUといったアウトカムに与える影響を調査した．対象者の包括基準は，Taub[1]らに従い，20歳以上の脳卒中患者を受け入れ基準とし，除外基準として，①MP関節やIP関節のどちらかが10°以上の伸展が不可能，手関節の伸展が20°以上不可能，②重度のバランス，歩行障害がある，③認知症や精神障害がある，④強い痛み，痙縮，失調，その他の臨床上の問題がある，⑤エンドステージもしくは他の医療的な治療が必要，といった点を設定した．また，実施するCI療法もMorris[2]らの手順に従い，①麻痺手の量的練習，②反復的課題指向型アプローチ，③麻痺手の機能を生活に転移するための行動学的手法（transfer package）を含む介入を1日5時間，計10日間実施した．なお，非麻痺手の拘束は集中練習中のみとし，実生活における拘束は行わなかった．

なおこの研究論文では，群内前後比較研究のため方法論をかなり詳細にまとめている．実施期間も前もって試験終了時に決定し，その時期までに受け入れが可能である事例とした．FMAおよびMALのAOUはCI療法前後で有意な変化を認め，さらに，介入1年後（上肢に特別な介入が行われていない）にかけても有意なアウトカムの向上が認められた．なお，各変化量はともに，FMAおよびMALのAOUの慢性期のMCIDを超える変化を認めていた．また，介入前から介入1年後のFMAの変化量とMALのAOUの変化量において有意な相関を認めた（図1）[3]．この結果から，自然回復の影響を受けにくい慢性期において，CI療法は上肢機能と生活における使用頻度に対して良好な影響を与える可能性が示唆された．

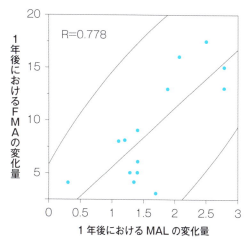

図1 CI療法実施前から1年後までのFMAとMALのAOUの変化量の関係性

（Takebayashi T, et al：A one-year follow-up after modified constraint-induced movement therapy for chronic stroke patients with paretic arm：a prospective case series study. Top Stroke Rehabil 22：18-25, 2015 より）

4 群内前後比較研究の結果から生まれる次の疑問

群内前後比較研究の結果，上肢機能の長期的な改善が認められた．またその因子として，実生活における麻痺手の使用頻度があることも確認ができた．CI療法の介入において，実生活における麻痺手の使用頻度に影響を与えうるコンセプトとしてtransfer packageが挙げられる．よって，長期的な変化をもたらすためのコンセプトとしてtransfer packageが機能しているか，また，CI療法の本質である長期的な変化に関わる因子を検討するために，trasnfer packageという介入の効果を検討する必要が生じた．

文献

1) Taub E, et al：Placebo-controlled trial of constraint-induced movement therapy for upper extremity after stroke. Stroke 37：1045-1049, 2006
2) Morris DM, Taub E, Mark VW：Constraint-induced movement therapy：characterizing the intervention protocol. Eura Medicophys 42：257-268, 2006
3) Takebayashi T, et al：A one-year follow-up after modified constraint-induced movement therapy for chronic stroke patients with paretic arm：a prospective case series study. Top Stroke Rehabil 22：18-25, 2015

ランダム化割付けとは

1 ランダム化割付けにより交絡を抑える

ランダム割付けの手法については，①単純ランダム化，②ブロックランダム化，③階層ランダム化，④適応的ランダム化，⑤クラスターランダム化が挙げられる．現在，臨床的で最も使用される割付け方法は，③階層ランダム化である．

1)単純ランダム化

乱数表やランダム化のためのアルゴリズムの指示のままに，ただ単純に介入群と対照群に割付けるため，各群の人数や交絡となるパラメータの因子が統一されず，交絡因子が統制できない．加えて，各群の人数も大きく異なり，正確な統計分析にも悪影響を与える危険性を孕んでいる．おおむね1,000名以上だと単純ランダム化でもよいとされている[1]．

2)ブロックランダム化

単純ランダム化が単純に1/群数の確率で各群に割付けることに対し，ブロックランダム化はある一定の人数ごとにブロックを形成し，そのなかで無作為割付けを行うというものである．例えば，介入群をA，対照群をBとし，2名ずつのブロックを作成したとする．ブロック内での組み合わせはAA，AB，BA，BBのいずれかである．AAとBBについては，同ブロックのなかで，同群すべての対象者に割付けられることになるので，その条件の割付けを選択しないように教示を与えると，基本的にブロックを形成した2名はABもしくはBAの組み合わせで異なる群に割付けられる．この手法を用いれば，各群の人数の隔たりはなくなり，正確な統計分析に与える影響を最小化できる．しかしながら，ブロック無作為化でも，交絡因子を統制することはできない．

3)階層ランダム化

偶発的に各群に隔たることで影響を与えてしまう因子（交絡因子）を考慮したうえでブロックランダム化を行う方法である（図1）．この手法を採用すれば，交絡因子が介入群と対照群間で統制され，群間に生じる介入が結果に与える効果に対し交絡因子による影響を最小化することができる．ただし，ブロックが集まるまでは割付けが行われないといったブロック割付けならではの問題点があり，実施速度に若干の問題を抱えている．

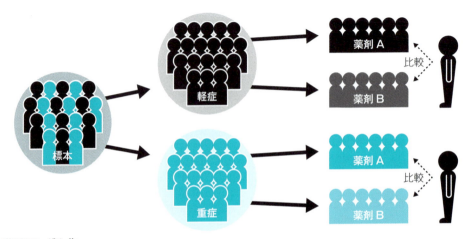

図1 階層ランダム化

4）適応的ランダム化

単純無作為化やブロック無作為化の割付け途中で，介入群と対照群の人数の隔たりや，交絡因子の隔たりが出てしまう．そこで，両群間のバランスをとるために，次に登録する対象者は，人数が少ないグループや交絡因子が等価になるように割付けるといったように，割付け途中の各群の状況に適応しながら割付けを決める方法である．

5）クラスターランダム化

1）〜4）のように無作為化の割付け単位が個人に終始せず，地域単位や施設単位といった塊別（クラスター）単位で行われる無作為化の方法を指す．

2 まとめ

リハビリテーション領域において，仮にランダム化比較試験を実施する場合，先行研究を鑑みた場合や，あるいは現実的に考えても，対象者数が非常に小さな試験が多い．こういった場合，①単純ランダム化や②ブロックランダム化の割付け方法を採用すると，交絡因子の影響で結果の精度が大きく落ちることが予測される．これらの要因から，規模の小さな試験を実施する際には，③階層ランダム化や④適応的ランダム化などの手法を利用することが必要となる．

文献

1) 川村　孝：臨床研究の教科書―研究デザインとデータ処理のポイント　p68, 医学書院, 2016

最小化法

臨床試験における比較試験では，完全にランダム化を行うと設定した群間に無視し得ない交絡因子の差が生じる可能性がある．このような事態を防止するためにブロック割付けや最小化法を利用する動的割付け法が用いられている．これらの割付け方法はランダム化にある一定の制限を設けて，比較対象となる群間の交絡因子のバランスをある程度一定に保つことを目的としている．このなかでも最小化法は，Pocock ら[1]によって提案された手法で，結果に影響を与えうる交絡因子の水準ごとに各群の頻度が揃うように割付けを制御する方法である．つまり，いくつかの予後に影響を与えうる交絡因子を全体的なバランスを図る方向へ割付ける手法といえる．ただし，最小化法にはさまざまな意見があり，群間に生じる予後に影響を与えうる交絡因子について，全体のバランスをとるといった観点から揃えてしまうという事実は，ある識者からは「恣意的」と捉えられることもあり，ランダム化ではないと指摘されることもある．しかし一般的な見解としてはランダム化比較試験として認められている．

文献

1) Pocock SJ, et al: Sequential treatment assignment with balancing for prognostic factors in the controlled clinical trials. Biometrics 31: 103-115, 1975

CONSORT 声明

1 CONSORT 声明について

単体の研究のなかでは最もエビデンスレベルが高いランダム化比較試験は，介入法におけるゴールドスタンダードである．ただし，適切に計画・実施・報告されることが前提であり，これらの方法論における厳格さを欠いてしまった場合は，いかにランダム化比較試験と主張しようとも，バイアスを孕んだ結果を生み出すことになり，それは意味のないものとなる．

臨床研究を適切に評価するためには，その研究の方法論について，明確かつ透明性の高い情報が必要となる．しかし，多くのランダム化比較試験においては，明確な記載が欠けていることが多く，各研究の正確な評価に難渋することが少なくない．こういった問題点を解決するために，ランダム化比較試験の実施および報告の際に，最低限明確に記載しなければならない箇所を記載した統合基準が開発されることとなった．Consolidated Standards of Reporting Trials(CONSROT)(臨床試験報告に関する統合基準)声明は，ランダム化比較試験の論文や発表による報告の質を改善する目的で世界中で広く用いられている統合基準である．初版は1996年に提示され，5年後に改訂，最新版が2010年に開示されている．CONSORT2010声明は，25項目のチェックリスト(表1)[1]とフローチャート(図1)[1]から構成される．

文献

1) 津谷喜一郎, 他：CONSORT2010声明ランダム化並行群間比較試験報告のための最新版ガイド. Jpn Pharmacol Ther 38：939-947, 2010

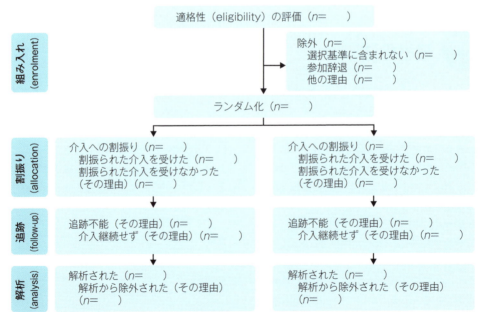

図1 2群間並行ランダム化比較試験の各段階の過程を示すフローチャート(組み入れ，介入への割振り，追跡，データ解析)

(津谷喜一郎, 他：CONSORT2010声明ランダム化並行群間比較試験報告のための最新版ガイド. 薬理と治療 38：939-947, 2010 より)

表1 ランダム化比較試験を報告する際に含まれるべき情報のCONSORT 2010チェックリスト*
CONSORT 2010 checklist of information to include when reporting a randomized trial

章／トピック (Section/Topic)	項目番号 (Item No)	チェックリスト項目 (Checklist Item)	報告頁 (Reported on page No)
タイトル・抄録 (Title and Abstract)			
	1a	タイトルにランダム化比較試験であることを記載.	
	1b	試験デザイン(trial design), 方法(method), 結果(result), 結論(conclusion)の構造化抄録(詳細は「雑誌および会議録でのランダム化試験の抄録に対するCONSORT声明」[21, 31]を参照).	
はじめに(Introduction)			
背景・目的 (Background and Objective)	2a	科学的背景と論拠(rationale)の説明.	
	2b	特定の目的または仮説(hypothesis).	
方法(Method)			
試験デザイン(Trial Design)	3a	試験デザインの記述(並行群間, 要因分析など), 割付け比を含む.	
	3b	試験開始後の方法上の重要な変更(適格基準 eligibility criteria など)とその理由.	
参加者(Participant)	4a	参加者の適格基準(eligibility criteria).	
	4b	データが収集されたセッティング(setting)と場所.	
介入(Intervention)	5	再現可能となるような詳細な各群の介入. 実際にいつどのように実施されたかを含む.	
アウトカム(Outcome)	6a	事前に特定され明確に定義された主要・副次的アウトカム評価項目. いつどのように評価されたかを含む.	
	6b	試験開始後のアウトカムの変更とその理由.	
症例数(Sample size)	7a	どのように目標症例数が決められたか.	
	7b	あてはまる場合には, 中間解析と中止基準の説明.	
ランダム化(Randomization)			
順番の作成 (Sequence generation)	8a	割振り(allocation)順番を作成(generate)した方法.	
	8b	割振りのタイプ：制限の詳細(ブロック化, ブロックサイズなど).	
割振りの隠蔽機構 (Allocation concealment mechanism)	9	ランダム割振り順番の実施に用いられた機構(番号付き容器など), 各群の割付けが終了するまで割振り順番が隠蔽されていたかどうかの記述.	
実施(Implementation)	10	誰が割振り順番を作成したか, 誰が参加者を組入れ(enrollment)たか, 誰が参加者を各群に割付けた(assign)か.	
ブラインディング(Blinding)	11a	ブラインド化されていた場合, 介入に割付け後, 誰がどのようにブラインド化されていたか(参加者, 介入実施者, アウトカムの評価者など).	
	11b	関連する場合, 介入の類似性の記述.	
統計学的手法 (Statistical method)	12a	主要・副次的アウトカムの群間比較に用いられた統計学的手法.	
	12b	サブグループ解析や調整解析のような追加的解析の手法.	
結果(Results)			
参加者の流れ (Participant flow) (フローチャートを強く推奨)	13a	各群について, ランダム割付けされた人数, 意図された治療を受けた人数, 主要アウトカムの解析に用いられた人数の記述.	
	13b	各群について, 追跡不能例とランダム化後の除外例を理由とともに記述.	
募集(Recruitment)	14a	参加者の募集期間と追跡期間を特定する日付.	
	14b	試験が終了または中止した理由.	
ベースライン・データ (Baseline data)	15	各群のベースラインにおける人口統計学的(demographic), 臨床的な特性を示す表.	
解析された人数 (Number analyzed)	16	各群について, 各解析における参加者数(分母), 解析が元の割付け群によるものであるか.	
アウトカムと推定 (Outcome and estimation)	17a	主要・副次的アウトカムのそれぞれについて, 各群の結果, 介入のエフェクト・サイズの推定とその精度(95%信頼区間など).	
	17b	2項アウトカムについては, 絶対エフェクト・サイズと相対エフェクト・サイズの両方を記載することが推奨される.	
補助的解析 (Ancillary analysis)	18	サブグループ解析や調整解析を含む, 実施した他の解析の結果. 事前に特定された解析と探索的解析を区別する.	
害(Harm)	19	各群のすべての重要な害(harm)または意図しない効果(詳細は「ランダム化試験における害のよりよい報告：CONSORT声明の拡張」[28]を参照).	
考察(Discussion)			
限界(Limitation)	20	試験の限界, 可能性のあるバイアスや精度低下の原因, 関連する場合は解析の多重性の原因を記載.	
一般化可能(Generalisability)	21	試験結果の一般化可能性(外的妥当性, 適用性).	
解釈(Interpretation)	22	結果の解釈, 有益性と有害性のバランス, 他の関連するエビデンス.	
その他の情報(Other information)			
登録(Registration)	23	登録番号と試験登録名.	
プロトコル(Protocol)	24	可能であれば, 完全なプロトコルの入手方法.	
資金提供者(Funding)	25	資金提供者と他の支援者(薬剤の供給者など), 資金提供者の役割.	

(津谷喜一郎, 他：CONSORT2010声明ランダム化並行群間比較試験報告のための最新版ガイド. 薬理と治療 38：939-947, 2010 より)

偽・非ランダム化比較試験

1 偽・非ランダム化比較試験とは

　ランダム化比較試験と非ランダム化比較試験の違いは，介入群と対照群に対する割付け方法（190頁）による．基本的に，ランダム化比較試験においては，コンピュータによるアルゴリズムを使用することが求められ，それ以外の方法で両群間の割付けが行われた場合は，偽・非ランダム化比較試験とされている．

　それでは，偽・非ランダム化比較試験にはどのような割付け方法があるのだろうか．例えば，対象者にどちらの群に参加したいか選んでもらう，コイントス（表：介入群，裏：対照群），くじ引き，診察の曜日（月・水・木：介入群，火・木・土：対照群），交互法，封筒法，生活区域，カルテ番号，サイコロ，乱数表，などを用いた方法がある．これらの方法は一見，ランダム化しているような印象を受けるが，偶発的な因子を大きく孕んでおり，厳密にはランダム化とは見なされない．研究者が，良好な結果を残せそうな対象者を意図的に介入群に，その逆で良好な結果を残せない印象がある対象者を対照群へ割付けることも可能であり，交絡（バイアス）が入り込む余地が多いとされている．

2 事例研究，群内前後比較研究からランダム化比較試験へ

　群内前後比較研究（171頁）の結果から，CI療法の長期的変化について，影響を及ぼす因子を探索・検証することが必要となった．そこでわれわれは，ランダム化比較試験を行うことを考えた．ただし，完全なランダム化比較試験を実施しようとするならば，非常に大きなコストと時間がかかることが予測される．そこで，可能な範囲内での最大限のエビデンスが確証される手段を用いるため，偽・非ランダム化比較試験を実施することを考えた．なお，実際に実施する際には，探索的デザインと検証的デザインがあるが，コストや時間の関係から探索的デザインを採用した．

3 過去に実施した偽・非ランダム化比較研究の解釈

1) transfer package が CI 療法の長期効果に与える影響に関する研究[1]

　群内前後比較研究によって，CI療法が麻痺手の上肢機能と実生活における麻痺手の使用頻度に影響を与える可能性が確認できた．さらに，麻痺手の機能回復は実生活における麻痺手の使用頻度の改善量が影響を与える可能性も明らかとなった．そこで，実生活における麻痺手の使用頻度に影響を与えうるコンセプトであるtransfer packageが上肢の機能および実生活における麻痺手の使用頻度に影響を与え得るかについて，偽・非ランダム化比較試験を用いて探索的に検討を行った．

　前もって研究の終了時期を決定し，その時期に集積された対象者を本研究の対象とし，分析を行うこととした．なお割付け方法は，ランダム化アルゴリズムは使用せずに，対象者の居住地域により介入群と対照群への割付けを決定した．アウトカムについてもプライマリ・セカンダリアウトカムに関し，前向きに設定しなかった．また，探索的デザインであることから，上肢麻痺の改善に影響を与え得る交絡因子を調整せずに研究を開始した．

　プロトコルは，介入に関わる群内前後比較研究と同様のものを使用した．なお，偽・非ランダム化比較試験を実施する際に，介入群には前回と同様のプロトコルを使用し，対照群は麻痺手の使用頻度に影響を与えうるコンセプトであるtransfer

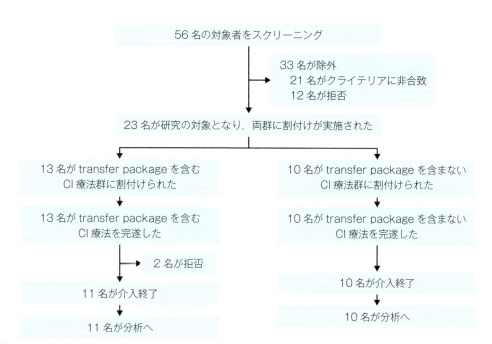

図1 研究の履行

（Takebayashi T, et al：A 6 month follow-up after constraint-induced movement therapy with and without transfer package for patient with hemiparesis after stroke：a pilot quasi-randomized controlled trial. Clin Rehabil 27：418-426, 2013 より）

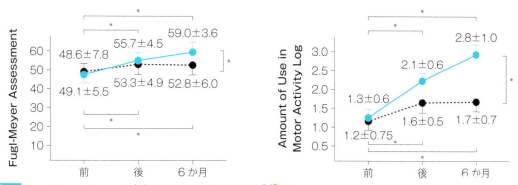

図2 transfer package の有無による CI 療法の効果の違い

＊ $p<0.05$，● transfer package を含む CI 療法，○ transfer package を含まない CI 療法

（Takebayashi T, et al：A 6 month follow-up after constraint-induced movement therapy with and without transfer package for patient with hemiparesis after stroke：a pilot quasi-randomized controlled trial. Clin Rehabil 27：418-426, 2013 より）

package の要素のみを除いた介入を設定した．なお，実施施設は単施設で実施した．

研究の履行を図1に示し，結果を図2に示す．なお，両群の特徴に差はなかった．結果に大きく影響を与えうる交絡因子（詳細は196頁に記載）はないと判断し，transfer package を実施した介入群が，それを実施しなかった対照群に比べて，介入直後に示される短期効果では麻痺手の使用頻度に有意な改善を認め，介入から6か月の長期効果においては，その両方において有意な改善を認めた．この結果から，CI 療法における transfer package の効果が探索的なレベルではあるものの実証できたと考える．

文献

1) Takebayashi T, et al：A 6 month follow-up after constraint-induced movement therapy with and without transfer package for patient with hemiparesis after stroke：a pilot quasi-randomized controlled trial. Clin Rehabil 27：418-426, 2013

Column 交絡とは

1 交絡

交絡(confounding)とは，試験によって意図的・非意図的に生じるバイアス(隔たり)の一つであり，交絡バイアスとも呼ばれる．他のバイアスには，選択，情報，出版バイアスなどがある(⇒211頁)．交絡とは，「結果に対する介入とは独立した危険因子であり，なおかつ介入の内容とも相関関係にあるもの」と定義されている．しかしながら，この文章だけを見ると，非常に理解しにくい文章なので，脳卒中後の上肢麻痺において，実際に遭遇するであろう例を挙げて解説する．

例えば，脳卒中後の上肢麻痺に対する治療方法であるCI療法の効果を示したいと考え，ランダム化比較試験を設定し・介入群と対照群をランダムに割付けたとする．この際に，介入群に「CI療法」を，対照群に「従来の治療法(作業療法)」を提供したとする．次に，この条件のもとで，上肢機能の予後に影響を与えそうな「CI療法以外の因子」について文献検索を行う．ここでいう他の因子とは，例えば回復期では作業療法士が特定の介入を全く実施せずとも(実際にそんなことはあり得ないが)，疾患の自然回復により回復するといったもののことを指す．

上肢麻痺の予後に影響を与える因子について文献検索を進めていくと，脳卒中後の機能予後を予測する際に，年齢という因子は確実に関連があることが周知の事実であるということが判明した(年齢が若ければ若いほど，機能回復には有利であるという知見)[1]．しかも，さらに文献検索を進めると，年齢という因子はCI療法の効果にも影響があると先行研究で示されていることが発見された(年齢が若いほうが，CI療法の効果も大きくなるという知見)[2]．

これらの先行研究の知見を鑑みると，実施したランダム化比較試験において，2群間の年齢の平均に有意な差があった(CI療法を実施した群のほうが若く，対照群が年を取っていた)場合，2群間の効果の差は，CI療法の手法自体による影響なのか，それとも2群間の年齢の差が生み出した差なのか，判断がつかなくなる．

このような現象が，ランダム化比較試験における交絡の影響と考えられ(図1)，この影響を少しでも排除しなければ真実は見えてこないということになる．このほかにも，発症からの期間(急性期や回復期，生活期における自然回復の程度や練習に対する反応性が異なる)や，介入前の上肢機能の程度などにより，上肢麻痺に対する介入の結果が異なる可能性が示唆されていることから，ランダム化比較試験を実施する際には，これらの交絡因子をできるだけ揃える必要がある．

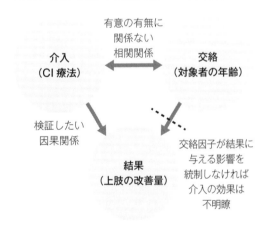

図1 介入と結果の間に存在しうる交絡因子

文献

1) Jongbloed L：Predication of function after stroke：a critical review. Stroke 17：765-776, 1986
2) Hang YH：Determinants of change in stroke-specific Quality of life after distributed constraint-induced movement therapy. Am J Occup Ther 67：54-63, 2013

ランダム化比較試験

1 ランダム化比較試験

　対照群を設定し，割付けを実施する際に，ランダム化の手続きを実施する試験をランダム化比較臨床試験という．

　ランダム化割付けは，①単純ランダム化，②ブロックランダム化，③階層ランダム化，④適応的ランダム化といった手法が用いられる（190頁参照）．また，ランダム化比較試験においては，盲検と併用することが多くの場面で認められる．この手続きによるエビデンスレベルは1bであり，単一の試験が示す結果の信頼性としては最も高い．

　ランダム化比較試験の応用版には，第一セッションでは，介入群と対照群に割付けられた対象者を，第二セッションでは，それぞれ逆の群に割付け，群間の比較に加え，前向きの自己比較試験の要素を含有したクロスオーバーランダム化比較試験や，単施設実施による施設の優越に関する影響を最小限にするために，後述する階層ランダム化の一因子に「施設」を導入した多施設共同ランダム化比較試験や，評価者のみを外部評価委員として独立させ，盲検を図るPROBE法などが挙げられる．

2 ケースシリーズからランダム化比較試験

　ケースシリーズの項（184頁）で，tDCSと末梢電気刺激を併用したCI療法が，さまざまな特徴を有した3名の軽度脳卒中患者に対し，介入前後でFMAとMALのMCIDやMDCを超える変化を得たことと，過去に実施したわれわれのCI療法単独の介入よりも，FMAの変化量が優れていたことを確認した．これらの予備研究を通して，介入方法の確かさとその効果の可能性を感じた．この印象を実際に検証するために，多施設における探索的ランダム化比較試験を実施することで，この新しい介入方法の「効果」を検討することとした[1]．

3 過去に実施したランダム化比較試験の解釈

　われわれは，tDCSと末梢電気刺激，CI療法を併用した介入効果を調べるために，介入群には，tDCSと末梢電気刺激，およびCI療法を実施し，対照群には一般的なCI療法を実施することとした．研究の段階としては，検証的研究を実施するための経済的コストおよび人的資源が不足していたため，探索的研究を選択することとした．

　探索的研究を進めるなかで，本試験のプライマリアウトカムについては，上肢麻痺に関する評価ではゴールドスタンダードであるFMAに，セカンダリアウトカムをMALのAOUとQOMに設定した．次にサンプルサイズは，ケースシリーズで調査した効果量から産出せず，Connellyら[2]の「探索的研究では，先行研究で主軸となる大規模研究の10%程度のサンプルサイズが必要」という主張に従い，CI療法の大規模研究であるEXCITE[3]で設定された1群（約100名）の10%として，各群10名の対象者を選定することとした．

　次に対象者はケースシリーズと同様，Taubら[4]のCI療法の適応を満たしたものとした．さらに介入群と対照群の2群への割付けについては，2群間で結果に影響を与える可能性がある「介入時のFMAの値」，「発症からの日数」，「年齢」といった交絡因子を等しくするためのアルゴリズムを有する最小化法（⇒191頁）を用いて実施した．なお，介入群に対するtDCSと末梢電気刺激の刺激方法と両群に対するCI療法については，事例報告の項（180頁）に示した介入の内容で実施した．統計の手順としては，両群間のアウトカムの差を確認するために，各アウトカムの介入時の値を共変量とした共分散分析を採用した．また，各

表1 両群における介入前の特徴の差

特徴		介入群	対照群	差(P)
年齢		58.9 ± 8.3	59.7 ± 15.8	0.89
性別(男性/女性)		8/2	6/4	0.33
脳卒中発症からの期間(日)		922.3 ± 694.0	1,195.7 ± 1,546.5	0.62
損傷側(右/左)		5/5	5/5	1.00
利き手(右/左)		10/0	9/1	0.30
脳卒中の種類				
損傷部位	被殻	3	3	
	前頭葉皮質	2	3	
	放線冠	1	1	
	視床	3	2	
	内包後脚	1	1	
FMA		43.0 ± 9.8	44.0 ± 8.0	0.81
MAL AOU		1.5 ± 0.8	1.4 ± 0.79	0.80
MAL QOM		1.6 ± 0.8	1.4 ± 0.7	0.57

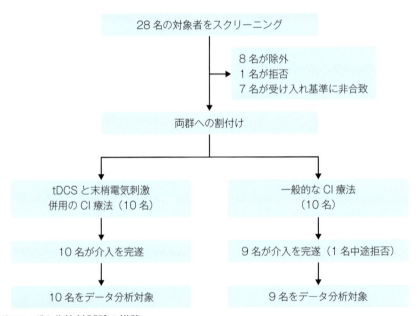

図1 探索的ランダム化比較試験の推移

群の各アウトカムの差に関しては，対応のあるt検定を用いることとした．

2群間の対象者の特徴と探索的なランダム化比較試験の経過について表1，図1に示す．結果に影響を与えうる交絡因子をはじめとした多くの特徴が，2群間において差がない状況を作り出すことができた．この状況において，tDCS群のFMAおよびMALのAOUが対照群に比べて有意な変化を示した(表2)．MALのQOMでは有意な変化を得ることはなかったが，効果量の大きさから，サンプルサイズが小さいことによる偽陰性を示した第二種の過誤が生じたと考え，すべてのア

表2 両群における介入前後の結果の比較

アウトカム	介入群	対照群	差P値(η^2)
Fugl-Meyer Assessment			
介入前	43.0 ± 9.8	45.4 ± 7.0	
介入後	52.2 ± 8.3	50.0 ± 8.8	
改善量	9.2 ± 4.6	4.6 ± 2.6	< 0.01(0.43)
Motor Activity Log の Amount of Use			
介入前	1.5 ± 0.8	1.4 ± 0.8	
介入後	2.6 ± 0.7	2.0 ± 0.7	
改善量	1.1 ± 0.7	0.6 ± 0.9	0.02(0.52)
Motor Activity Log の Quality of Movement			
介入前	1.6 ± 0.8	1.3 ± 0.7	
介入後	2.6 ± 0.7	2.0 ± 0.7	
改善量	1.1 ± 0.7	0.7 ± 0.7	0.07(0.43)

ウトカムに有意な差がある可能性を考えた.

4 事例報告から無作為化比較試験までを終えて

tDCSと末梢電気刺激を利用した新たなニューロモデュレーションの効果を検証するために，事例報告(180頁)，ケースシリーズ(184頁)を経て，探索的なランダム化比較試験までを実施した．この結果，事例研究では，単一事例に対しMCIDを超える結果を残せるという印象を持ち，ケースシリーズではその現象が複数例に及ぶことを確認した．これらの予備研究を経ることで感じた本刺激方法の可能性を実証するために，探索的ランダム化比較試験を実施した．

その結果，この新たなニューロモデュレーション法の「効果」を実証することができた．この手続きにより，初めて「効果」に言及することができ，さらには論文にすることで，探索的なデザインではあるが，臨床家への信頼がある程度担保された方法論を提供することができる．このように，一つの手法の確かさや効果を実証するためには多くのステップと時間が必要である．ただし，この手続きから目を背け，経験ベースに実施してきたのが，今日までの作業療法であるといえる．

今後は，できるだけ多くの整備された臨床試験が実施され，実証に根ざした対象者中心のオーダーメードな実践(evidence-based medicine)が一般化されることが望まれる．

文献

1) Takebayashi T, et al：Improvement of Upper Extremity Deficit after Constraint-Induced Movement Therapy Combined with and without Preconditioning Stimulation Using Dual-hemisphere Transcranial Direct Current Stimulation and Peripheral Neuromuscular Stimulaton in Chronic Stroke. Front Neurol 8：568, 2017
2) Connelly LM：pilot studies. Medsurg Nurs 17：411-412, 2008
3) Wolf SL, et al：Effect of constraint-induced movement therapy on upper extremity function 3 to 9 months after stroke：the EXCITE randomized controlled clinical trial. JAMA 296：2095-2104, 2006
4) Taub E, et al：Placebo-controlled trial of constraint-induced movement therapy for upper extremity after stroke. Stroke 37：1045-1049, 2006

Column 盲検化とは

1 情報バイアス

　情報バイアスとは，介入試験の前後において，検査者が機能評価などを行った際に観察や評価の方法によって生じるバイアスのことを指す（150頁）．例えば，対象者によって回答がばらつくことや，評価者によって検査方法が一定でないことなどが一般的である．特に，リハビリテーション領域の臨床試験では，対象者および評価者の主観に頼る検査が多いため，情報バイアスの統制は必要となる．情報バイアスの統制方法として，盲検という手続きがある．盲検は，単純盲検，二重盲検，三重盲検，四重盲検に大別されている．

1）単純盲検

　単純盲検とは，介入を実施されているのか，実施されていないのかについて対象者自身をわからない状況（マスク）にしてしまうというものである．この手続きはどういった目的で実施するのかを説明したい．

　例えば，慢性期の作業療法における介入試験に参加した対象者は，そもそも本格的な集中練習を受けられる環境下にない．あったとしても介護保険下のサービスを利用している場合がほとんどである．そのような対象者が，「臨床試験」という名の下に大学病院などで密な集中練習を実施するとなると，非日常がもたらす環境因子（例：「大学病院で最先端の治療を受けている気がする」，「懇切丁寧な治療を受けている気がする」，「とにかく毎日外出するので，充実している気がする」など）により，対象者自身に変化が生じる場合がある．こういった現象を「プラセボ効果」と呼ぶ．臨床試験を行う際には，このプラセボ効果を排除するために，対象者が「介入」を受けているのか，それとも「偽介入」を受けているのかわからない状況にする．ただし，作業療法の研究ではこの盲検化は困難を伴う場合が多い．そのため，評価者のみを外部評価者として盲検化するPROBE（Prospective randomized, open blinded end-point）法が用いられる．

2）二重盲検

　単純盲検が，介入が行われているのか，偽介入が行われていないかという点を対象者にのみマスクする方法であるのに対し，二重盲検は介入・偽介入を行う医療従事者に対しても，その事実をマスクするというものである．

　介入者に対しての盲検について，医療従事者が対象者に介入・偽介入を行う際に，割付けに関わる事前情報があった場合，人によってはノンバーバルなコミュニケーションで対象者に暴露してしまう恐れがある．また，介入に際して，介入者の意思（例：「介入群に結果が出るように，偽介入群に対して負荷を意図的に落とす」など）によって試験の結果が影響を受ける恐れもある．こういったリスクを最小化するために，介入および評価に関わる医療従事者および試験関係者に対してはこのような二重盲検の手続きが必要となる．

3）三重盲検

　介入前後の評価に携わる医療従事者に対し，割付けに関わる事前情報があった場合，どれだけ客観的に評価を行おうとしても，事前の割付け情報が影響を与える恐れは否めない．そこで二重盲検の手続きに加え，評価者に対して盲検を施すことで，「評価者が介入群の結果だけ甘く評価し，恣意的に結果を操作する」といった極端なバイアスも排除することができる．

4）四重盲検

　四重盲検は，三重盲検の手続きにより厳密に採取したデータを扱う統計家にも目隠しをするという要素が加わる．これは，統計家に送られてきたデータが，「どこの施設で採取された」，「誰のデータで」，「介入群または偽介入群」，「介入の内容」といったすべての情報がマスクされることで，統計家自身ですらデータ解析をした際に，その結果の意味が何を意図するのかわからない状況を作ることである．

傾向スコアによる効果推定

1 傾向スコアとは何か

傾向スコア（propensity score）とは，ある疾患に対して，2つの介入があるとき，各患者がどちらの介入に割当てられるかの確率である[1]．例えば，脳血管障害の患者に対して，更衣動作訓練を実施する・しない，といった2つの介入があるとする．作業療法士は，患者の状態を表す変数（麻痺の程度，痛み，認知機能，患者のニード，年齢など）から更衣動作訓練を実施する・しないの判断を下すだろう．これらの患者の状態を表すさまざまな変数から，更衣動作訓練を実施する確率を算出したものが傾向スコアである．近年，この傾向スコアを用いて因果効果を推定する分析が医療分野で数多く発表されている．

傾向スコアは，患者の複数の変数（例：麻痺の程度，痛み，認知機能，患者のニード，年齢など）を独立変数，介入の割付け（例：更衣動作訓練の実施の有無）を従属変数とするロジスティック回帰分析により算出され，1つの得点として表される（0 < PS < 1）．このスコアが近い場合，同じような患者の状態であると仮定できる．この傾向スコアを用いた解析方法としては，2つの群で傾向スコアが等しいと見なせる被験者のペアを抽出し解析する傾向スコアマッチング，傾向スコアの大小によっていくつかのサブクラスに分け解析する層別解析，傾向スコアを共変量として解析する共分散分析がある[2]．本項では，今後，作業療法に応用可能性が高い傾向スコアマッチングを中心に述べる．

2 傾向スコアマッチングによる効果の推定

ある介入の効果を推定する場合，ランダム化割付けによって，結果に影響を与えるすべての交絡因子を調整し，検証することが一般的である．しかし，さまざまな要因によって，ランダム化割付けが困難な場合がある．例えば，回復期リハビリテーション病棟において，脳血管障害患者に対する更衣動作訓練の実施の有無による自立度向上に対する効果を検証したいとする．しかしながら，更衣動作訓練を実施しない群を対照群とすることは倫理的に困難であり，現実的ではない．なぜならば，更衣動作訓練は，必要な人に提供することが前提となっているため，対照群が不利益を被る可能性が高い．このような無作為割付けが困難な場合において，観察データを用いて，後方視的に検証することがある．しかしながら，この場合においても介入群と非介入群は，患者の背景因子が異なっている可能性があり（例では，更衣動作訓練を実施した人は，元々自立する可能性が高い状態にあり，純粋な更衣動作訓練の効果とはいえない），交絡の影響を十分に検討する必要がある（図1，2）．

傾向スコアは複数の変数を一つの得点として表し，その値が近い場合，患者の状態（例：麻痺の程度，痛み，認知機能，患者のニード，年齢など）が近いと仮定できる（図3）．したがって，実際に効果を検証したい介入を受けたグループと受けなかったグループで，傾向スコアが近い患者をマッチングすることで，患者の状態がほぼ均一と

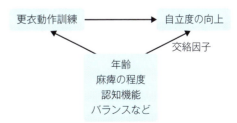

図1 更衣動作訓練における交絡因子の例
交絡因子は，「更衣動作訓練を実施するか否か」という割付けと「自立度の向上」という結果の両方に影響を及ぼしている．

```
ある介入を受けたAさん    介入を受けていないBさん        ある介入を受けたAさん    介入を受けていないBさん
左片麻痺                右片麻痺                       左片麻痺                左片麻痺
25歳                    80歳                          75歳                    72歳
女性                    男性                          女性                    女性
握力：右25kg 左5kg       握力：右0kg 左15kg             握力：右25kg 左5kg       握力：右22kg 左6kg
BRS：上肢Ⅴ, 手指Ⅴ,      BRS：上肢Ⅱ, 手指Ⅱ,            BRS：上肢Ⅴ, 手指Ⅴ,      BRS：上肢Ⅴ, 手指Ⅴ,
     下肢Ⅴ                   下肢Ⅱ                         下肢Ⅴ                   下肢Ⅴ
MMSE：30点              MMSE：15点                    MMSE：25点              MMSE：24点
 …                      …                             …                       …

傾向スコア＝0.83        傾向スコア＝0.22              傾向スコア＝0.77        傾向スコア＝0.75
```

図2 背景（交絡因子）が異なる例

※本図の傾向スコアや値はすべて架空である．

図3 背景（交絡因子）がほぼ同等の例

図2では，AさんとBさんは背景因子が異なり，介入効果に影響を及ぼす因子が介入以外にも考えられ，純粋な介入効果を推定できない．このとき，傾向スコアの値も離れている．本図のように背景因子がほぼ同じ状態であれば，交絡因子の影響を最小限にとどめたうえで介入効果の推定が可能となる．傾向スコアの値も近い．

仮定できるため，交絡因子の影響を最小限にとどめたうえで，擬似的な比較試験として介入の効果を検証することができる．しかしながら，傾向スコアマッチングでは，測定できる（している）交絡因子のみを調整しており，測定できない（していない）交絡因子については調整できない点に注意が必要である．また，マッチングにあたり，傾向スコアが近い者のペアが少数となり，マッチングの困難であったサンプルの多くが脱落し，統計的な検出力が低下し，一般化可能性が大きく低下する場合もある．

3 傾向スコアマッチングによる効果推定の手順

傾向スコアマッチングによる効果推定の方法としては，前方視的（アウトカム測定前）に傾向スコアを算出し，追跡する集団を特定したうえで，介入（曝露）の効果（影響）を推定する方法と，後方視的（アウトカム測定後）に傾向スコア分析にて，交絡因子の影響を最小限にとどめたうえで介入（曝露）の効果（影響）を推定する方法がある．

手順は，「傾向スコアモデルのための変数（交絡因子）選択」，「傾向スコアの算出」，「傾向スコアの利用」，「バランスの評価」，「治療効果の推定」，「効果推定の解釈」とされており，論文を発表する際には，報告する必要がある（図4）[3]．以下に手順について説明する．

「傾向スコアモデルのための変数（交絡因子）選択」では，傾向スコアを算出するための変数（交絡因子）選択の根拠を示す必要性がある．選択の根拠として，先行研究，専門家の意見，相関係数などがある．この際，選択される変数は，割当て変数（例では，更衣動作訓練をする・しない）に影響を及ぼす変数，もしくは，結果にも影響を及ぼす変数，または，両方に影響を及ぼす変数である．

「傾向スコアの算出」では，傾向スコアを算出した方法を報告する必要がある．傾向スコアを算出する方法はさまざまな方法があるが，ロジスティック回帰分析にて算出されることが多い．

「傾向スコアの利用」では，傾向スコアを解析でどのように利用したかの報告が必要である．解析方法は，前述のとおり，傾向スコアマッチング，層別解析，共分散分析などである．

「バランスの評価」では，群ごとの要約統計量や標準化差（standard difference），効果量，C統計量などで，マッチング前後の変数の変化を確認する．もし，マッチング後にも共変量の不均等が認められれば，再度，変数選択などを検討する必要がある．

「治療効果の推定」では，通常の効果推定と同様に，どのような解析を用いて効果推定を実施したかを報告する．傾向スコアマッチングでは，マッチングしない場合の結果と変化があるかといった感度分析も実施される．

「効果推定の解釈」では，最終的な解析結果を最初の研究疑問と照らし合わせ解釈する．その際，傾向スコアマッチングにより対象者数が減少し，母集団を反映していない場合もあるため，それらのことも含め，慎重に結果を解釈する必要が

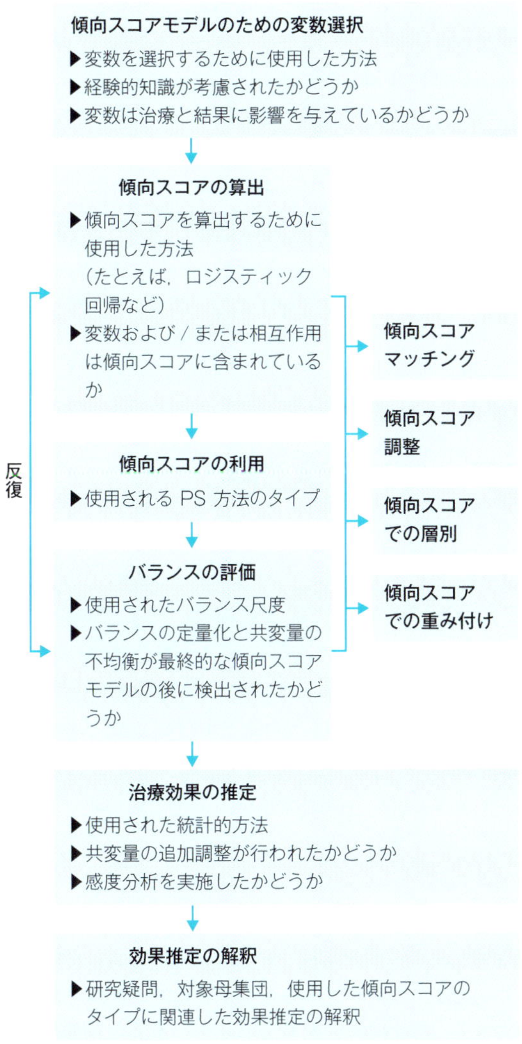

図4 傾向スコア分析を用いたときの解析の手順
(Ali MS, et al：Reporting of covariate selection and balance assessment in propensity score analysis is suboptimal：a systematic review. J Clin Epidemiol 68：112-121, 2015 より筆者訳したうえで，一部改変)

傾向スコアモデルのための変数選択
- 変数を選択するために使用した方法
- 経験的知識が考慮されたかどうか
- 変数は治療と結果に影響を与えているかどうか

傾向スコアの算出
- 傾向スコアを算出するために使用した方法（たとえば，ロジスティック回帰など）
- 変数および／または相互作用は傾向スコアに含まれているか

傾向スコアの利用
- 使用されるPS方法のタイプ

→ 傾向スコアマッチング
→ 傾向スコア調整
→ 傾向スコアでの層別
→ 傾向スコアでの重み付け

バランスの評価
- 使用されたバランス尺度
- バランスの定量化と共変量の不均衡が最終的な傾向スコアモデルの後に検出されたかどうか

治療効果の推定
- 使用された統計的方法
- 共変量の追加調整が行われたかどうか
- 感度分析を実施したかどうか

効果推定の解釈
- 研究疑問，対象母集団，使用した傾向スコアのタイプに関連した効果推定の解釈

ある．

4 傾向スコアマッチングによる効果推定の例

傾向スコアマッチングによる効果推定の例として，「院外心停止患者における目撃者による胸骨圧迫のみの蘇生法と従来の心肺蘇生法の比較─143,500人の患者から傾向スコアマッチングによる解析」という研究がある[4]．この研究では，消防庁のデータベースのなかから2005年1月から2012年12月までに登録された院外心停止患者117万人のデータを使用している．方法としては，目撃者によって胸骨圧迫のみの蘇生法を受けた患者と従来の心肺蘇生法を受けた患者を1対1で傾向スコアマッチング後，多変量ロジスティック回帰分析で検討している．主要アウトカムは，1か月後の神経学的良好な生存率とした．結果は，単変量解析では，胸骨圧迫のみの心肺蘇生法のほうが有意に良好な神経学的転帰を有する1か月生存例の割合が低かった（5.6%［5,749/102,487］対6.5%［2,682/41,013］）．しかしながら，傾向スコアで，共変量を調整しマッチングして解析したところ胸骨圧迫のみの心肺蘇生法のほうが有意に良好な神経学的転帰を示した（7.2%［2,894/40,096］対6.5%［2,610/40,096］，調整されたOR：1.14，95%CI：1.09-1.22）．結論としては，院外心停止患者に対して，目撃者の介入として胸骨圧迫のみの心肺蘇生法でも許容できるとしている．

本研究では，院外心停止患者で，かつ目撃者の介入の違いによる効果を検討しており，ランダム化比較試験は困難であることが容易に想像できる（いつどこで院外心停止患者が現れるかわからないし，その場所で目撃した人に対して，介入方法を割付けることは倫理的にも現実的にも困難である）．このような場合でも，データをしっかり蓄積することで，後方視的に介入の効果を検証することが可能であった例である．傾向スコアの登場で，今までバイアスや交絡の影響によって不確かな結果しか得られなかった分野においても，交絡を最小限にとどめたうえで介入効果を検証することが可能となっている．

作業療法においてランダム化比較試験を実施しなくても，膨大なカルテデータから傾向スコアで交絡因子を調整し，介入効果の検証が可能となる．また，他医学関連学会でも実施されているような大規模なデータベースを作成し，作業療法の効果を示していくことが期待される．

5 まとめ

傾向スコアを用いることで，ランダム化割付けが困難である場合においても，ランダム化比較試験と同様に因果効果を検証できるため，ランダム

化比較試験が困難な状況が多い作業療法分野において非常に有用な手法となりうる．今後，症例データを蓄積することで，傾向スコアを用いた作業療法の効果研究が大いに期待される．

文献

1) Rosenbaum PR, et al：The central role of the propensity score in observational studies for causal effects. Biometrika 70(1)：41-55, 1983
2) 星野崇宏，他：傾向スコアを用いた共変量調整による因果効果の推定と臨床医学・疫学・薬学・公衆衛生分野での応用について．保健医療科学 55(3)：230-243, 2006
3) Ali MS, et al：Reporting of covariate selection and balance assessment in propensity score analysis is suboptimal：a systematic review. J Clin Epidemiol 68：112-121, 2015
4) Kitamura T, et al：Chest compression-only versus conventional cardiopulmonary resuscitation for bystander-witnessed out-of-hospital cardiac arrest of medical origin：A propensity score-matched cohort from 143,500 patients. Resuscitation 126：29-35, 2018

Column 作業に焦点を当てた実践をテーマに介入研究に取り組む際のポイント

作業療法の最大の強みは，クライエント個々に合わせた生活の支援である．クライエントの生活歴，価値観，歩んできた人生といった個々の文脈に合わせて，個別的な介入方法を用いる．一方，介入研究とは，Ａという介入をすればＢというアウトカムが良くなる，といったＡ→Ｂの因果関係を検証するものである．その際に，研究対象者の個別性，個人に合わせたきめ細やかな介入，経験による技術，といった作業療法の長所といえる部分をなるべく排除しなければいけない．なぜなら，これらは次項で述べる交絡になってしまう可能性があり，Ｂの結果がＡの介入「のみ」によるものであるという因果関係の証明に議論の余地を残してしまうことになるからである．このように，介入研究では作業療法の強みを排除しなければならず，作業療法のエビデンス構築が遅れている理由の1つともいえるだろう．

では本題の，作業に焦点を当てた実践をテーマに介入研究に取り組む際のポイントとしては，介入研究の質を高めるというより，介入研究に至るまでの，「研究仮説とその分析の精度を高める」ことを重視したほうがよいと筆者は考えている．まず普段の臨床実践における事例を起点にして仮説を生成する．そしてその仮説に対し，疫学研究や質的研究を組み合わせて丁寧に分析し，介入のコアとなる部分をある程度確定させてから，最終的にそのコアな部分だけを抽出して介入研究を行う．分析的研究には，量的研究でいえば176頁で示したような，ケースコントロール研究，シングルシステムデザインによる研究，前後比較研究などがある．特に前頁の傾向スコアによる分析は，既存のカルテなどの情報から擬似的にランダム化比較試験に類似した検証が行えるため，ぜひ理解してほしい手法の1つである．一方，質的研究は介入研究とは関連がないように思われがちだが，仮説を生成するうえでは欠かせない．仮説とは，研究で明らかにしたい問いである．この問い(仮説)が不十分だと，いくら統計や疫学研究のデザインの知識や技術，または研究に協力してくれる施設やスタッフを確保したとしても意味を成さない…実は質的研究もそのくらい重要な位置づけである．近年さまざまな手法が開発されており，その選びかたもまとめてあるので参照してほしい．また，介入研究で使用するアウトカムの感度や適用範囲も調べておく必要がある．いくら介入にパワーがあっても，違う物差しで測っていたり，物差しの間隔が広すぎたりすると，介入によるクライエントの変化を正確に測定することはできない．すでに広く用いられているからという理由だけで尺度を安易に選択せず，尺度の質も確認しておきたい．

このように，介入研究以前にやらなければいけない分析的研究が山のようにある．特に個別性をなるべく損なわずに介入研究を行いたい作業療法では，多くの分析的研究によって介入のコアとなる部分を抽出することが求められる．

システマティックレビュー

1 システマティックレビューとは何か

システマティックレビュー（systematic review；SR）は、「クリニカルクエスチョン（clinical question；CQ）に対して、研究を網羅的に調査し、研究デザインごとに同質の研究をまとめ、バイアスを評価しながら分析・統合を行うこと」[1]である。つまり、特定のCQやリサーチクエスチョン（research question；RQ）に対し、世界中で発表されている（進行中の）研究論文を隈なく収集し、予設定された適合基準に照らし合わせ、恣意性を限りなく除去したうえで研究を絞り込む。そして、研究の質を評価し、その研究結果を統合し、1つの回答を示すものである。いわゆる文献研究（literature reviewやnarrative review）との大きな違いは、SRは通常2人以上のチームで実施し、厳格な手順に従って研究が進められる点である。したがって、SRで得られた見解は一般化可能性を確立し、特定のRQに対しての回答を文脈として解釈可能なものにする[2]。これは、同じようなRQに対し、1つの研究では得られないさまざまな側面（対象者の選択基準が異なったり、治療法の種類が異なったりなど）を含めて吟味することができる。ただし、SRでは、研究結果の質的統合である。統計的統合については、次項のメタ・アナリシスで解説する。

2 システマティックレビューのデザイン

SRをデザインするにあたり、PRISMA（Preferred Reporting Items for Systematic Reviews and Meta-analyses Statement）声明[3]を熟知している必要がある。この声明は、27項目のチェックリストおよび4段階のフローチャートで構成されており、SRを実施するうえで、必要な項目を把握することができる。また、介入研究におけるSRを実施するならば、Cochranから無料で発刊されているCochrane Handbook for Systematic Reviews of Interventions Version 5.1.0[4]があり非常に参考になる。

SRの研究のプロトコルは、研究を実施する前に、専門の登録機関に登録しておくことが望ましい。登録しておくことで研究の重複を防止でき、自分の選んだテーマで既に登録していないか確認しておくことが可能となる。代表的登録機関としては、PROSPERO（International prospective register of systematic review）がある。また、研究プロトコルを発表できる雑誌もいくつかあり、SRを実施する前にプロトコルを論文として発表しておくこともできる。

SRは、表1に示す6ステップの手順となる。通常②〜⑤は2人以上で独立して実施し、⑥で内容を付き合わせ、合意がなされなければ、2人以上で合意をとりながら進めていく。以下に例を交えながら各工程について説明する。

3 システマティックレビューの例

「在宅高齢者の作業遂行に対する作業に焦点を当てた／作業に基づく作業療法の短期的・長期的な効果はなにか―システマティックレビュー」[5]

表1 システマティックレビュー（SR）の6ステップ

① P・I/E・C・OでRQを作成
② RQについて検証された論文を隈なく収集できる検索式（search strategy）を作成
③ 複数のデータベースで検索
④ 予設定された適合基準に照らし合わせ論文を選択（通常はtitle, abstractからのスクリーニングと全文読み込みの2段階）
⑤ 採用された研究論文の質を評価
⑥ 最終的に統合する

表2 検索式の例

Cochrane(MeSH and free text): occupational therapy, activities of daily living, self-care, independent living, home, residence characteristics
PubMed(MeSH and free text): occupational therapy, goal setting, ADL-based, activities of daily living, home, residence characteristics, independent living, community dwelling
Embase(Emtree and free text): occupational therapy, occupational therapist, home rehabilitation, activities of daily living, home, community living
Cinahl(Cinahl headings and free text): occupational therapy, home occupational therapy, adl-based, activities of daily living, residence characteristics, home, community dwelling
Psych INFO(SU exact and free text): occupational therapy, home rehabilitation, occupation-based, activities of daily living, daily activities, social participation, home ,home based
SwMed+(MeSH and free text): occupational therapy, home
OT-seeker(free text): occupational therapy, occupational, occupation-based, goal setting, ADL-based, ADL, home, community dwelling

PubMed Search, Query, Items found
#5, 'Search(((((occupational therapy[MeSH Terms])OR "occupational therapy")OR "ADL-based"))AND activities of daily living[MeSH Terms])AND((((home)OR residence characteristics[MeSH Terms])OR independent living[MeSH Terms])OR "community dwelling")Filters: Aged: 65+ years', 327
#4, 'Search(((((occupational therapy[MeSH Terms])OR "occupational therapy")OR "ADL-based"))AND activities of daily living[MeSH Terms])AND((((home)OR residence characteristics[MeSH Terms])OR independent living[MeSH Terms])OR "community dwelling")', 492
#3, 'Search(((home)OR residence characteristics[MeSH Terms])OR independent living[MeSH Terms])OR "community dwelling"', 247671
#2, 'Search activities of daily living[MeSH Terms]', 54798
#1, 'Search((occupational therapy[MeSH Terms])OR "occupational therapy")OR "ADL-based"', 19769

(Nielsen TL, et al: What are the short-term and long-term effects of occupation-focused and occupation-based occupational therapy in the home on older adults' occupational performance? A systematic review. Scand J Occup Ther 24:235-248, 2017 より)

を例に，手順について説明する．

① P・I/E・C・O で RQ を作成：研究課題について，PICO（25 頁参照）で表す．例では，P：在宅高齢者に対して，I：作業に焦点をあてた/作業に基づく作業療法は，C：他の作業療法介入，通常介入（usual practice）や無介入と比較し，O：作業遂行に短期的・長期的効果があるか，となる．

② RQ について検証された論文を隈なく収集できる検索式（search strategy）を作成：データベースで検索する語句について，網羅的に検索できるように検索式を作成する．表2 に例で示した論文の検索式（search strategy）を示す[5]．

③ 複数のデータベースで検索：実際のデータベースで検索する際，1 つのデータベースでは拾いきれない研究がある可能性があるため，2 つ以上のデータベースを使用し，英語だけでなく，日本語やその他の言語も網羅的に検索することが望ましい．また，データベースではヒットしない論文があるため，検索した論文の引用論文なども注意深く検索する．例で示した論文では，Cochrane, PubMed, Embase, CINAHL, Psych INFO, SveMed, OT Seeker が用いられている．

④ 予め設定された適合基準に照らし合わせ論文を選択：PICO に沿って，どのような研究論文を適合基準とするかについて予め厳密に設定しておく．例えば，どのようなデザインの研究であるか（ランダム化比較試験とする，など），具体的な介入方法はどう定義するか，対象者はどのような疾患や年齢層とするか，アウトカムは何にするかなどである．例で示した論文の適合基準について表3 に示す．論文の選択は，原則として 2 名以上で独立して実施する．1 次スクリーニングとして，タイトルとアブストラクトから RQ に合っていない論文や適合基準に当てはまらない論文を除外する．2 次スクリーニングでは，全文を読み，適合基準に当てはまらな

表3 適合基準の例

論文の特徴	適合基準：効果を検証している定量的またはミックスメソッドの科学的な研究．実験的研究のデザイン（ランダム化／ランダム化していない，準実験的研究）．オリジナルな研究，査読付き科学雑誌に掲載されていること．時間の制限はない．英語，ドイツ語，デンマーク語，オランダ語またはスウェーデン語で書かれていること． 除外基準：システマティックレビューとメタ・アナリシス，パイロットや feasible 研究．医療経済研究．
対象者	適合基準：在宅生活をしており，60歳以上，健康の問題によって機能レベルが低下している者． 除外基準：認知症，がんの終末期の高齢者を対象としている特定の作業療法の研究．
介入	適合基準：作業に焦点を当てた，作業に基づく作業療法；介入前後で作業遂行により評価する．目的は作業遂行の向上であり，活動やタスクが介入の主な練習であること．作業療法士が主要部分を計画し，実施していること． 除外基準：主な焦点が，転倒予防，機能の問題がない高齢者に対する機能予防，自動車運転，作業遂行の練習が明白ではない自助具の準備や家屋調整である場合．集団での介入．仮退院による家屋訪問，もしくは病院と自宅の両方で介入が実施されている場合．
対照群	適合基準：他の作業療法介入，通常の介入または無介入．
アウトカム	適合基準：定量的に両群の作業遂行の差を妥当性のあるツールを用いて評価していること．
文脈	適合基準：対象者の作業遂行の通常の状況：主に家庭内だけでなく，その他の自然な環境下，または設定した環境下，庭，お店，バスなど． 除外基準：施設でのセッティング（病院，リハビリテーションセンターなど）

表4 採用した研究の質の評価の例

	1	2	3	4	5	6	7	8	9	10	POINTS
Walker et al.	Y	N	Y	N	Y	Y	Y	Y	Y	Y	8/10
Walker et al.	Y	N	Y	N	Y	Y	Y	Y	Y	Y	8/10
Parker et al.	Y	N	Y	N	Y	Y	Y	Y	Y	Y	8/10
Logan et al.	Y	N	Y	Y	Y	Y	Y	Y	Y	Y	9/10
Gitlin et al.	Y	N	Y	N	Y	Y	Y	Y	Y	Y	8/10
Gitlin et al.	Y	N	Y	N	Y	Y	Y	Y	Y	Y	8/10
Sturkenboom et al.	Y	N	Y	N	Y	Y	Y	Y	Y	Y	8/10
De vriendt et al	Y	N	Y	N	Y	Y	Y	Y	Y	Y	8/10

1－10＝ランダム化比較試験のための MAStARI の質問　Y：Yes　N：No
1. 治療グループは真にランダム割付けされていたか？
2. 対象者は治療の割付けが盲検化されていたか？
3. 割付け者から治療グループの割付けは隠蔽されていたか？
4. 離脱した対象者のアウトカムについて，説明されているか，また解析に含めているか？
5. 治療の割付けを盲検化した状態でアウトカムを評価したか？
6. 対照群と治療群でエントリー時に比較しているか？
7. グループ間で名前のついた介入と同様の治療が行われていたか？
8. すべてのグループで同じ方法でアウトカムは測定されていたか？
9. 信頼性のある方法でアウトカムは測定されていたか？
10. 統計解析は適切であったか？

い論文を除外し，採用論文を決定する．それぞれの過程において2名の結果が異なる場合は，第3者の意見を取り入れ，採用論文を決定する．

⑤採用された研究論文の質を評価：採用された論文について，その研究論文の方法に対し，バイアスのリスクを評価する．さまざまな評価ツールがあり，The Cochrane Collaboration's tool

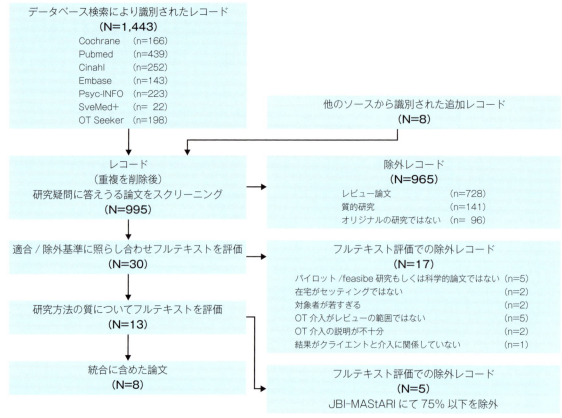

図1 フロー図の例

for assessing risk of bias[4]やAMSTAR(a measurement tool to assess the methodological quality of systematic reviews)[6]などがある．評価項目としては，割付けの隠蔽が的確であるか，盲検化の実施，選択的アウトカム報告の有無などである．例で示した論文では，the Joanna Briggs Institute Meta-Analysis of Statistics Assessment and Review Instrument（JBI-MAStARI）を用いて評価している（表4）．この評価表において75％以上適合していない論文は，研究の質が低いと判断し，除外している．この過程も2名で独立して実施することが望ましい．

⑥最終的に統合する：上記の過程を経て，採用された論文の結果を統合し，結論を導き出す．また，採用した論文がどのような過程で採用されたのかについてフロー図で示す必要がある．これは，恣意的に論文を除外していないことを示すことにもなる．また，2次スクリーニングで除外した論文は，付録などで，タイトルと雑誌，著者と除外した理由を提示することもある．最終的に採用した研究論文のフロー図を図1に示す．最終的に採用した論文については，それぞれの研究結果を表として示す．表の項目としては，著者，発表年，国，デザイン，対象者，介入方法や対照群，結果などである．例で示した論文の最終結果の表の一部を表5に示す[5]．この研究の結論としては，在宅高齢者に対して，低頻度の作業に焦点を当てた／作業に基づいた作業療法は，有意に作業遂行を向上させるとしている．

4 まとめ

SRは，厳格な手順に基づき，世界中で行われている研究を収集することで，特定のRQに対しての回答を示してくれる手法である．ただし，ネガティブな結果は発表されないといったパブリケーションバイアスも考慮する必要がある．ま

表5 最終的な論文検索結果の例

研究／国／目的	デザイン	対象者	介入／対照	アウトカム：評価／結果
Walkerら (1999+2001) UK 作業療法のADLやIADLに対する効果検証 病院に入院していない脳卒中の高齢者に対して無介入群との比較	ランダム化比較試験 2群 6か月追跡 N=163 12か月追跡 N=147	平均年齢74歳 女性49％ 一人暮らし33％ 健康状態：脳卒中発症後1か月以内	グループA：作業に焦点を当てた，作業に基づく作業療法 作業に焦点を当てた目的：ADLやIADLの自立 作業に基づく介入：ADLやIADLに対しての積極的介入．具体的な課題は，個別の練習している活動に関連している．もしくは，目標設定として挙げられていない可能性がある場合は，ホームワークとして設定された． 期間：5か月間，平均5.8セッション グループB：対照群 日常的な練習，既存のサービス	ADL（Barthel Index）： 短期6か月後：作業療法群に最も利得あり． グループ間での得点差は1点（95％ CI：0-1）Mann-Whitney, p=.002 長期12か月後：差なし IADL（EADL）： 短期6か月後：作業療法群に最も利得あり． グループ間での得点差は3点（95％ CI：1-4）Mann-Whitney, p=.009 長期12か月後：作業療法群に最も利得あり． Mann-Whitney, p=.04

(Nielsen TL, et al：What are the short-term and long-term effects of occupation-focused and occupation-based occupational therapy in the home on older adults' occupational performance? A systematic review. Scand J Occup Ther 24:235-248, 2017 より)

た，質的な統合であり，統計的な統合は後述するメタ・アナリシスという手法が必要である．的確な手法で実施されたSRは，日々の臨床における治療選択に影響を及ぼし，新たな介入研究の指針となりうる．

文献

1) 小島原典子，他（編），Minds診療ガイドライン作成マニュアル2017．公益財団法人日本医療機能評価機構，2017
2) Chalmers Iain, 他（著），津谷喜一郎，他（監訳）：システマティック・レビュー エビデンスをまとめてつたえる．サイエンティスト社，2000
3) Moher D, et al：Preferred Reporting Items for Systematic Reviews and Meta-Analyses：The PRISMA Statement. PLOS Medicine 6(7)：e1000097, 2009
4) Higgins JP, et al：Cochrane Handbook for Systematic Reviews of Interventions Version 5.1.0 [up dated March 2011]. Oxford：The Cochrane Collaboration,；2011（www.cochrane-handbook.org）
5) Nielsen TL, et al：What are the short-term and long-term effects of occupation-focused and occupation-based occupational therapy in the home on older adults' occupational performance? A systematic review. Scand J Occup Ther 24：235-248, 2017
6) Shea BJ, et al：Development of AMSTAR：a measurement tool to assess the methodological quality of systematic reviews. BMC Med Res Methodol 7：10, 2007

メタ・アナリシス

1 メタ・アナリシスとは何か

　メタ・アナリシス(meta-analysis)は，特定のリサーチクエスチョン(RQ)について，複数のランダム化比較試験などの研究結果を統計的に統合し，一定の結論を導き出す手法である．これは，外的妥当性が低いとされるランダム化比較試験の弱点を補い，エビデンスレベルが最も高い手法に位置づけられる．例えば，1つの研究だけではサンプル数が少ない研究でも，統合することでサンプル数が大きくなり，統計的検出力を高めることができる．また研究間で結論が異なる場合も，統合することで一定の結論を導き出すことができる．さらに，サブグループ解析で，効果のある対象を具体的に示すことや，長期的効果なども検証することができる．

　一般的には，システマティックレビューが質的な統合であるのに対し，メタ・アナリシスでは統計的に統合することを指す．したがって，文献の収集方法などはシステマティックレビューの手法を用いて収集する．また通常，メタ・アナリシスでは2群間の比較(例えば，作業に焦点を当てた作業療法群と通常作業療法群など)で用いられるが，ネットワークメタアナリシスなど新しい統計モデルも登場してきており，多群間での効果の比較も可能となっている[2]．

2 メタ・アナリシスのデザイン

　研究のデザインはシステマティックレビューと同様に行われるため，本項では，メタ・アナリシスの統計的手法に焦点を当て解説する．なお，統計解析のソフトとして，Cochran共同計画のホームページより無料でダウンロードできるソフトウェアReview Managerがあり(http://community.cochrane.org/tools/review-production-tools/revman-5/revman-5-download)，その詳しい使用方法を記した書籍[3]もある．メタ・アナリシスでは，大きく4つの事項について検討し，特定のRQに対しての結論を導き出す．

1) 集められた研究結果を統計的に統合する

　統合した結果は効果量で表す．通常，治療によって症状が改善するかしないか，介入によって転倒を抑制するかしないかなどの「あり」「なし」の人数を比較する場合では，リスク比(risk ratio；RR)，オッズ比(odds ratio；OR)が用いられ，生存時間とイベント発生率を比較する際には，ハザード比(hazard ratio；HR)が用いられる．一方，血圧などの平均値を用いる場合では，平均値の差(mean difference)や，標準化した平均値の差(standard mean difference；SMD)が用いられる．解析方法には，統合する研究の母集団が同じであると仮定する固定効果モデルと母集団が異なると仮定する変量効果モデルがある．効果量はフォレストプロットで示される(図1)．統合された結果の値と95%信頼区間が，RRやORでは1をまたいでいるかどうか，SMDでは0をまたいでいるかどうかで，その結果を判断する．

2) 集められた研究の異質性について検討する

　メタ・アナリシスで集められた研究は，治療方法，対象者のタイプ，結果の指標において多様なものとなる．結果を統合する際には，この異質性(heterogeneity)が結果に及ぼす影響について検討する必要がある．異質性には，「臨床的異質性」と「統計的異質性」がある．例えば，介入の種類や期間・頻度，対象者の年齢や重症度の違い，評価方法の違いなどは「臨床的異質性」といい，これらが結果のばらつきとして現れることを「統計的異質性」という．メタ・アナリシスでは，この「統計的異質性」について，異質性の尺度I^2値から判断する[5](図1)．

メタ・アナリシス

図1 フォレストプロットの例と見かた

図は，SMDの例を示している（筆者作成，図の数値は例）．

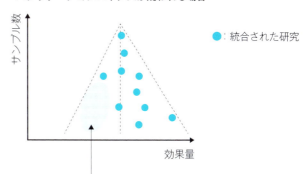

図2 ファンネルプロットの例

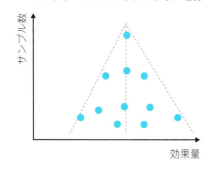

3) 異質性が認められる場合，サブグループ解析やメタ回帰分析などで検討する

統合する研究間において異質性が認められる場合，結果に影響を及ぼすと考えられる要因を明らかにする必要がある．また，メタ回帰分析では，従属変数を効果量，独立変数を要因として解析することで，効果量に影響を与えている要因とその大きさについて検討することができる．

4) パブリケーションバイアスについて検討する

結果を公表する際，"ポジティブ"な結果が"ネガティブ"な結果より公表されやすい．したがって，公表された研究のみを集めると"ネガティブ"な結果が含まれない可能性があり，統合された研究が10以上ある場合は，パブリケーションバイアスを検証する必要があるとされている[5]．このバイアスについて，メタ・アナリシスでは，ファンネルプロットで評価する．ファンネルプロットでは，Y軸（縦軸）にサンプル数，X軸に効果量を統合された研究をプロットする（図2）．このプロットにおいて，もしパブリケーションバイアスが存在しないなら左右対称的なプロットとなるはずである．左右の対象性についての検定には，さまざまな方法が提案されている[6]．

Study or Subgroup	Experimental Mean	SD	Total	Control Mean	SD	Total	Weight	Std. Mean Difference IV, Random, 95% CI
Dean 2012	4,365	3,350	64	3,357	3,256	62	10.6%	0.30 [-0.05, 0.65]
Duncan 2011a LTP (1)	3,926	2,913	120	3,360	2,857	68	13.9%	0.19 [-0.10, 0.49]
Duncan 2011b HEP (2)	4,343	3,501	120	3,360	2,857	68	13.8%	0.30 [-0.00, 0.60]
Galvin 2011	3.7	1.69	18	3.55	2.16	19	3.5%	0.08 [-0.57, 0.72]
Logan 2004	4.02	2	84	3.21	2.32	74	12.7%	0.37 [0.06, 0.69]
Mansfield 2015	6,195	2,918	29	5,604	2,524	28	5.3%	0.21 [-0.31, 0.73]
Mudge 2009	5,804	2,019	31	5,359	2,027	27	5.3%	0.22 [-0.30, 0.73]
Pang 2005	13.7	10.9	30	18.6	16.8	30	5.5%	-0.34 [-0.85, 0.17]
Pohl 2007	8.5	3.9	72	6.3	3.7	72	11.6%	0.58 [0.24, 0.91]
Van de Port 2012	13.47	1.44	125	12.82	1.9	117	17.8%	0.39 [0.13, 0.64]
Total (95% CI)			693			565	100.0%	0.29 [0.17, 0.41]

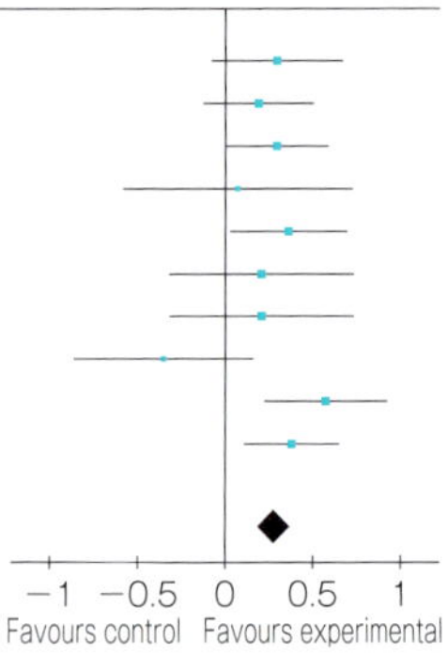

Heterogeneity: Tau^2=0.01; Chi^2=10.50, df=9 (P=0.31); I^2=14%
Test for overall effect: Z=4.58 (P<0.00001)

図3 介入直後のフォレストプロット

Study or Subgroup	Experimental Mean	SD	Total	Control Mean	SD	Total	Weight	Std. Mean Difference IV, Random, 95% CI
Pohl 2007	10	4.1	64	7.8	4.8	64	20.7%	0.49 [0.14, 0.84]
Galvin 2011	4.95	1.79	18	4.05	2.16	17	5.7%	0.44 [-0.23, 1.12]
Van de Port 2012	13.5	1.42	125	13.03	1.82	117	40.0%	0.29 [0.03, 0.54]
Logan 2004	3.55	2.18	76	2.98	2.3	69	24.0%	0.25 [-0.07, 0.58]
Mudge 2009	5,559	1,517.2	31	5,360	1,521.9	27	9.6%	0.13 [-0.39, 0.65]
Total (95% CI)			314			294	100.0%	0.32 [0.16, 0.48]

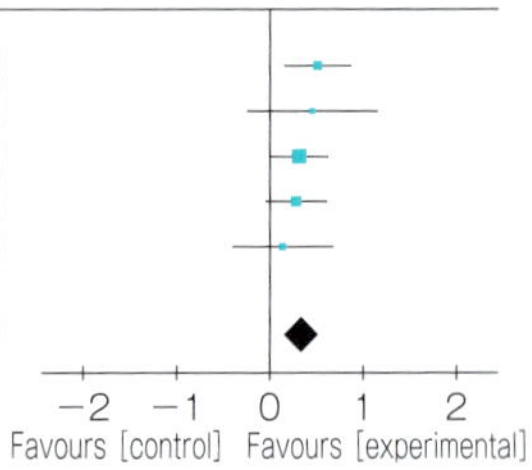

Heterogeneity: Tau^2=0.00; Chi^2=1.77, df=4 (P=0.78); I^2=0%
Test for overall effect: Z=3.86 (P=0.0001)

図4 フォローアップ時のフォレストプロット

5) 1)〜4)の結果から結論を導き出す

上記の解析結果から総合的に判断し，慎重に結論を導き出す．メタ・アナリシスでは統合結果から，ただ単に効果がある，なしを判断するのではなく，統合された研究の異質性，パブリケーションバイアスなどさまざまな側面から，特定のRQに対する結論を導き出す．

3 メタ・アナリシスの例

「脳卒中者の実環境歩行介入の効果：システマティックレビューとメタアナリシス」[7]を例にして，実際の解析方法について解説する．本研究のRQは，P：脳卒中者に対し，I：実環境での歩行訓練は，C：通常のケアや通常の理学療法と比較し，O：実環境での歩行機能は向上するか，である．文献収集の手順はシステマティックレビューの手順で収集されている．

- 統合の結果：フォレストプロットを図2に示す．介入直後のSMDは，0.29（95% CL：0.17-0.41 p<0.001）であり，コントロール群と比較し，実環境での歩行機能は有意に向上していた（図3）．また，効果の持続性についても検討されており，SMDは，0.32（95% CL：0.16-0.48 p<0.001）であり，有意に効果が持続されていた（図4）．
- 異質性：I^{2}値は14%であり，異質性については低いと考えられる．
- サブグループ解析：サブグループ解析として運動療法単独の介入と，認知行動療法と運動療法併用の介入に分類して検討したところ，運動療法単独の介入では有意な効果を認めず，(SMD=0.19 [95% CI=−0.11〜0.49])，認知行動療法併用を含んだ介入では有意な改善を認めた（SMD=0.27 [95% CI=0.12〜0.41]）（図5）．
- 本研究では，パブリケーションバイアスについては，統合された研究が10以下であるため，検討されていない．
- 結論としては，実環境での歩行練習は効果が認

Study or Subgroup	Experimental Mean	SD	Total	Control Mean	SD	Total	Weight	Std. Mean Difference IV, Random, 95% CI	Std. Mean Difference IV, Random, 95% CI
2.1.1 Exercise									
Pang 2005	13.7	10.9	30	18.6	16.8	30	5.0%	−0.34 [−0.85, 0.17]	
Mudge 2009	5,559	1,517	31	5,360	1,521	27	4.9%	0.13 [−0.39, 0.65]	
Van de Port 2012	13.5	1.42	125	13.03	1.82	117	20.2%	0.29 [0.03, 0.54]	
Pohl 2007	10	4.1	64	7.8	4.8	64	10.5%	0.49 [0.14, 0.84]	
Subtotal (95% CI)			250			238	40.6%	0.19 [−0.11, 0.49]	
Heterogeneity: Tau²=0.05; Chi²=7.25, df=3 (P=0.06); I²=59%									
Test for overall effect: Z=1.23 (P=0.22)									
2.1.2 BCT									
Duncan 2011a LTP	3,926	2,913	120	3,360	2,857	68	14.6%	0.19 [−0.10, 0.49]	
Mansfield 2015	6,195	2,918	29	5,604	2,524	28	4.8%	0.21 [−0.31, 0.73]	
Logan 2004	3.67	2.11	76	3.1	2.24	69	12.1%	0.26 [−0.07, 0.59]	
Duncan 2011b HEP	4,343	3,501	120	3,360	2,857	68	14.5%	0.30 [−0.00, 0.60]	
Dean 2012	4,365	3,350	64	3,357	3,256	62	10.5%	0.30 [−0.05, 0.65]	
Galvin 2011	4.95	1.79	18	4.05	2.16	17	2.9%	0.44 [−0.23, 1.12]	
Subtotal (95% CI)			427			312	59.4%	0.27 [0.12, 0.41]	
Heterogeneity: Tau²=0.00; Chi²=0.62, df=5 (P=0.99); I²=0%									
Test for overall effect: Z=3.53 (P=0.0004)									
Total (95% CI)			677			550	100.0%	0.26 [0.14, 0.37]	
Heterogeneity: Tau²=0.00; Chi²=7.90, df=9 (P=0.54); I²=0%									
Test for overall effect: Z=4.42 (P<0.00001)									
Test for subgroup differences: Chi²=0.20, df=1 (P=0.66); I²=0%									

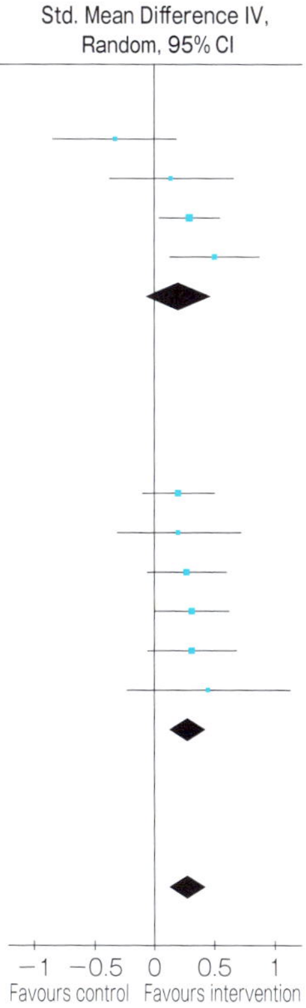

−1 −0.5 0 0.5 1
Favours control   Favours intervention

図5 サブグループ解析のフォレストプロット

められ，介入効果の持続性も認められた．またサブグループ解析により，運動療法のみの介入では効果を認めず，認知行動療法を併用することで効果が認められることも明らかとなった．

4 まとめ

メタ・アナリシスは，特定のRQについて，複数の研究結果を統計的に統合し，一定の結論を導き出すことができる．さらに，サブグループ解析などで，効果のある介入の特性などを絞り込むことが可能である．

文献

1) 丹後俊郎：メタ・アナリシス入門—エビデンスの統合をめざす統計手法．朝倉書店，2016
2) Salanti G：Indirect and mixed-treatment comparison, network, or multiple-treatments meta-analysis：many names, many benefits, many concerns for the next generation evidence synthesis tool. Res Synth Methods 3：80-97, 2012
3) 平林由広：初めの一歩 メタアナリシス—"Review Manager"ガイド．克誠堂出版，2014
4) Chalmers I, et al（著），津谷喜一郎，他（監訳）：システマティック・レビュー—エビデンスをまとめてつたえる．サイエンティスト社，2000
5) Higgins JP, et al：Measuring inconsistency in meta-analyses. BMJ 327：557-560, 2003
6) Lau J, et al：The case of the misleading funnel plot. BMJ 333：597-600, 2006
7) Stretton CM, et al：Interventions to improve real-world walking after stroke：a systematic review and meta-analysis. Clin Rehabil 31：310-318, 2017

医療技術の経済的評価
（費用対効果評価）研究

1 医療技術の経済的評価研究とは何か

　経済的評価とは,「費用と結果の両面からみた,行動選択肢の比較分析」と定義されている[1]．つまり,費やした費用が単に「高い」「安い」だけの話ではなく,その医療技術[注1]は,どのくらい効果があり,どのくらい費用がかかるのか,さらに,その効果に対して増加した費用は妥当であるのか,ということを評価する．

　現在世界各国において,医療費の高騰が国家財政の最優先課題となり,限られた医療資源（人,時間,施設,機器,お金など）の効率的な配分が求められている（わが国でも,2016年4月より,医療技術[注1]の費用対効果評価が試行的に導入されており,2018年には本格導入予定である）．多くの欧米諸国では,公的な保険償還の可否判断や価格設定などの医療政策に,医療経済的評価（＝費用対効果評価）が活用されている．

2 経済的評価研究の種類

　医療技術の医療経済的評価は,完全な経済的評価と部分的評価がある（表1）．完全な経済的評価には,費用最小化分析（近年では,費用分析として,部分的評価に位置づけられている）,費用効果分析,費用効用分析,費用便益分析がある．

　費用最小化分析とは,2つ以上の治療法において,効果が同等である場合に,費用を比較し,どの（どちらの）治療法の費用が低いかについて検討する手法である．費用効果分析とは,2つ以上の治療法において,効果と費用の両方を検討する手法である．効果指標には,生存年数の延長や臨床検査値,上肢機能評価の数値,ADLの指標（Barthel Indexなど）などさまざまな指標を用いることが可能である．費用効用分析とは,質調整生存年（quality adjusted life year；QALY）といった指標を用いる方法である．QALYとは,生活の質（quality of life）と生存年数の両方を考慮した指標である．この指標を用いることにより,疾患や年齢を問わず,統一した指標で測定できる．なお,効果の指標としてQALYを用いている費用効果分析と捉えることもでき,費用効用分析を費用効果分析の一部とみなす考えかたもある．費用便益分析とは,効果をすべて金銭換算することが大きな特徴である．費やした費用と金銭換算された効果を比較することで,その便益を検討する．ただし,医療においては,効果を金銭換算することが困難であることが多く,一般化が難しい[1-3]．

3 医療経済評価研究のデザイン

　デザインとしては,大きく分けると2つの方法がある．1つ目は,臨床試験におけるランダム化比較試験などと併用して行われる方法である．この方法は,ランダム化比較試験のデザインに,介入に費やされた費用や総医療費などを算出し,そ

注1：医療技術とは,予防やリハビリテーション,ワクチン,医薬品や医療機器,内科的および外科的処置,さらには健康を維持するシステムを指す（The International Network of Agencies for Health Technology Assessmentの定義より引用）

表1 医療技術の経済的評価の区分

		治療法の効果と費用をともに検討しているか	
		いいえ	はい
複数の治療法を比較しているか	いいえ	部分的評価	部分的評価
		効果のみ記述 / 費用のみ記述	費用結果分析
	はい	部分的評価	完全な経済的評価
		効果の評価 / 費用分析	・費用最小化分析 ・費用効果分析 ・費用効用分析 ・費用便益分析

の効果と費用の両面から対照群と比較し検討する．2つ目は，データベースや臨床研究などの既存のデータを用いて，統計モデルを作成し分析する方法である．これには，判断樹分析やマルコフモデルを用いた分析方法がある．この方法は，より現実世界に近い結果が得られるとされるが，モデル自体の頑健性が確保できなければ，結果自体の妥当性が低くなる可能性がある．なお，医療経済評価研究を実施するにあたり，Consolidated Health Economic Evaluation Reporting Standards (CHEERS)[4]，医療経済評価研究における分析手法に関するガイドライン[5]など方法に関する論文も数多くあり，プロトコルを作成するうえで参考になる．費用効果分析研究のデザインを作成する際の主な留意点としては，以下の7点が挙げられる．

(1) 検討しようとする治療法の効果は確立しているか

効果のない治療法は，そもそも提供するべきではないため，経済的評価をすることの価値は低い．ただし，効果の評価と同時に行うことは可能である．経済的評価を実施する治療法の既存の根拠，または，同時に得られる効果の根拠が必要である．

(2) 2つ以上の治療法と比較しているか

前述のとおり，完全な経済的評価では，2つ以上の治療法（プラセボも含む）との比較により，特定の立場から増分費用と効果について検討する．なお，比較対照群によって結果が変わることもあるため，ガイドラインでは，「幅広く臨床現場等で使用されており，当該技術が導入されたときに，最も置き換わりうると想定されるものとすることを推奨」とされている．

(3) 効果指標を何にするか

検討すべき治療法の効果は何かによって，その効果指標は異なる．しかしながら，経済的評価に用いる効果指標としてQALYを用いることがガイドラインでも推奨されている．これは，QOLの評価から算出された効用値（QOL値）をもとに算出される（図1）．QOL値は「0＝死亡，1＝完全な健康」と定義された尺度を用い，QOL値とその状態でいる生存年数の積で表される．例えば，

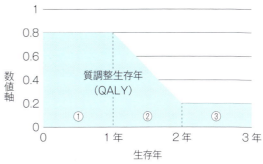

図1 質調整生存年（QALY）の算出方法

図では，
QALY ＝ ① + ② + ③
     ＝ 0.8 × 1 +｛(0.2 + 0.8) × 1｝/2 + 0.2 × 1
     ＝ 1.5 QALYとなる．

完全な健康状態で1年間生存すると1 QALYとなる．完全な健康状態で生存する2年間は2 QALYとなる．これに対して，脳血管障害などの障害によってQOL値が0.7となった場合のQALYは，1年間生存すると0.7 QALY，2年間生存すると1.4 QALYとなる．このQOL値を算出できる評価法としては，Euro-Qol(EQ-5D)やHealth Utilities Index(HUI)などがある．

(4) 含める費用の範囲はどうするか

一般的に，保健医療の費用というと，治療の費用と考えがちだが，それ以外にも治療によって影響が生じる費用（例えば，治療により悪化が防げることによって節約できる費用）も考慮する必要がある．治療にかかる費用やそれによって影響が生じる費用のことを直接医療費（direct medical cost）と呼ぶ．これに対して，医療機関に通院するための費用などを非直接医療費や機会費用（opportunity cost）と呼ぶ．また，病気や障害によって離職してしまった，仕事で得られるはずの報酬を失ってしまったなどの費用は生産性費用と呼ばれる．(5)で説明する分析の立場によって含める費用の範囲は異なるが，重要なのは，治療にかかる費用だけでなく，疾患や治療によって生じるさまざまな費用を考慮することである．

(5) 分析の立場（perspective）を何にするか

経済的評価を実施するに当たり，分析の立場を明確にすることは，(4)の含める費用の範囲も変わってくるため非常に重要である．分析の立場を表2に示す．ガイドラインでは，支払い者の立

表2 分析の立場と含める費用

立場	目的	費用範囲
患者・家族	個々の患者の臨床判断など	患者・家族が負担する費用(自己負担費用・市販薬など)
医療機関	医療機関経営での意思決定など	医療機関内の費用
支払者(保険者)	保険償還の決定,価格決定の参考	保険システム内の費用(直接医療費100%で算出)
社会	社会的な医療政策の決定	すべての費用(直接医療費,間接費用など)

場が推奨されており,直接医療費はすべて算出することが望ましい.

(6) 増分費用効果比と社会許容ラインの設定

増分費用効果比(incremental cost effectiveness ratio;ICER)とは,効果の単位あたり(例えば1QALYあたり)増加させるのに,どのくらいの費用がかかるかを表す.つまり,検討する治療法は,対照となる治療法と比較し,効果はどれくらい増加(減少)し,費用はどれくらい増加(減少)するかについての指標となる.効果がどれくらい増加しているか(増分効果)は,「増分効果=検討する治療法の効果−対照となる治療法の効果」で示すことができる.費用がどれくらい増加しているか(増分費用)は,「増分費用=検討する治療法の費用−対照となる治療法の費用」で表すことができる.したがって,「ICER=(検討する治療法の費用−対照となる治療法の費用)/(検討する治療法の効果−対照となる治療法の効果)」で表すことができる.このICERから,「検討する治療法は費用効果的であるのか」について判断する.判断については,図2で示すように,明らかに判断が可能な場合は,対照となる治療法と比較し「費用が安くて効果が高い(最も優れている結果)」「費用が高くて効果が低い(採択できない)」である.一方,「費用が安くて効果が低い」であるが,効果がないものをそもそも治療法として採用するかについては慎重であるべきである.最も検討すべき場合は,「費用が高くて効果がある」場合である.この場合,果たしてどのくらいまでのICERが許容されるのかといった基準が社会許容ライン(willing to pay)である.社会許容ラインの例としては,英国では,2〜3万£/QALY,米国では,5〜10万$/QALYと言われており,わが国では,500万円/QALYと言われている[6].

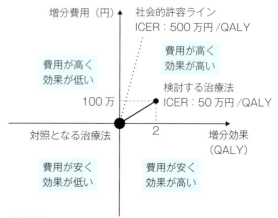

図2 増分費用効果比(ICER)と社会許容ライン(willing to pay)

対照となる治療法を中心とした場合,検討する治療法をプロットする.図では,ICER=50万円/QALYであり,費用対効果に優れると判断される.

(7) 費用と結果の評価に関する不確実性を考慮しているか

どのデザインでも不確実性を伴うが,経済的評価研究の場合,特に費用と効果の両面からの検証であるため,その不確実性は否めない.そこで,その不確実性を評価するために感度分析が実施される.感度分析には,各変数を独立に変化させるものが1元感度分析,2つの変数を同時に変化させるものが2元感度分析と呼ばれる.通常は,変数の95%信頼区間内で変数を変化させ,そのうえで,結果に変化がないかについて検討する.また,確率的感度分析の手法としてブートストラップ法がある.これは臨床試験に基づく費用効果分析の場合によく用いられる.観察されたデータから重複を許して再サンプリングを行い,それらの統計量を用いてICERの分布を実験的に形成する手法である.このように,不確実性を考慮したうえで,費用効果的であるかについて判断する.

4 医療経済的評価研究の例

「回復期脳卒中患者に対する作業に基づくアプローチの費用対効果(Cost effectiveness of the occupation-based approach for subacute stroke patients：result of a randomized controlled trial.)」[7]という研究がある．これは，P：回復期リハビリテーション病棟入院中の脳卒中患者に対し，I：作業に基づくアプローチは，C：機能訓練ベースの通常の作業療法と比較し，O：費用効果的であるかをランダム化比較試験と併用して検討している研究である．この研究の結果としては，作業に基づくアプローチが費用効果的である可能性が示唆されているものの，確率的感度分析によって，不確実性が認められるとしている．上記のデザインの留意点に沿って解説する．

①検討しようとする治療法の効果は確立しているか：すでに，効果に関する論文は出版されており，根拠は認められる．また，本研究内でも検討されており，有意な差を認めている．

②2つ以上の治療法と比較しているか：機能訓練ベースの通常作業療法と比較している．比較対照としては，広く日常臨床で行われている介入方法であり，問題ないと考えられる．

③効果指標を何にするか：効果指標は QALY である．ベースライン時の非均等を調整して，入院期間中の QALY を算出している．

④含める費用の範囲はどうするか：作業療法にかかった費用だけでなく，回復期リハビリテーション病棟入院に関わるすべての直接医療費を算出している．

⑤分析の立場(perspective)を何にするか：分析の立場は，社会的立場としている．しかしながら，機会費用や生産性費用などは算出していない．

⑥増分費用効果比(ICER)と社会許容ライン(willing to pay)の設定：今回のアプローチには効果があり，費用は安い(有意差はない)という結果であり，ICER は算出していない．

⑦費用と結果の評価に関する不確実性を考慮しているか：ブートストラッピング法を用いて確率的感度分析を実施している．その結果，65.3%の確率で 500 万円/QALY となることが示されている．

5 まとめ

本項では，基本的な保険医療の経済的評価について概説した．今後，作業療法の分野においても「効果」だけでなく「費用対効果研究」の必要性は高まることが予想され，この分野の研究が増えることが期待される．

文献

1) Drummond MF, 他(著), 久繁哲徳, 他(監訳)：保健医療の経済的評価—その方法と適用．じほう，2003
2) 福田 敬：医療経済評価手法の概要．保健医療科学 62：584-589，2013
3) 坂巻弘之：やさしく学ぶ薬剤経済学．じほう，2003
4) Husereau D, et al：Consolidated Health Economic Evaluation Reporting Standards (CHEERS)--explanation and elaboration：a report of the ISPOR Health Economic Evaluation Publication Guidelines Good Reporting Practices Task Force. Value Health 16：231-250, 2013
5) 福田 敬, 他：医療経済評価研究における分析手法に関するガイドライン．保健医療科学 62：625-640，2013
6) Shiroiwa T, et al：International survey on willingness-to-pay (WTP) for one additional QALY gained：what is the threshold of cost effectiveness? Health Econ 19：422-437, 2010
7) Nagayama H, et al：Cost effectiveness of the occupation-based approach for subacute stroke patients：result of a randomized controlled trial. Top Stroke Rehabil 24：337-344, 2017

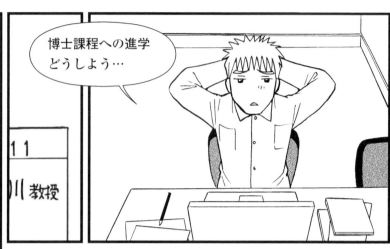
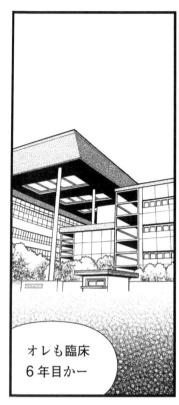
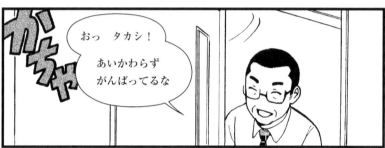
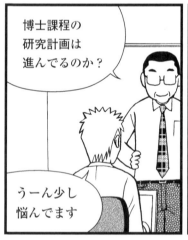
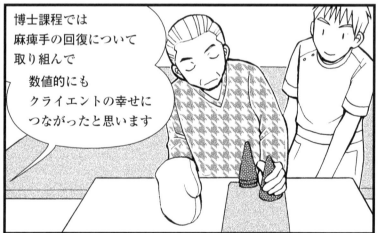
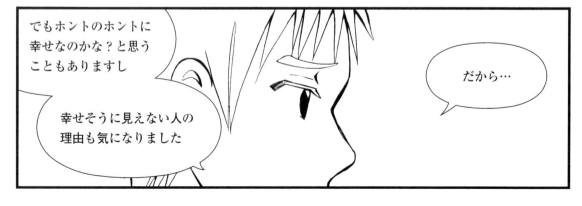

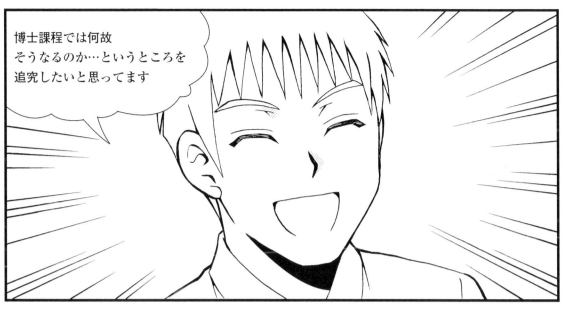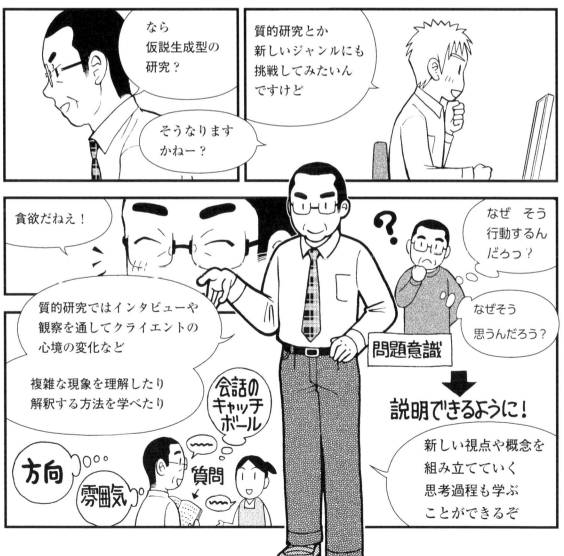

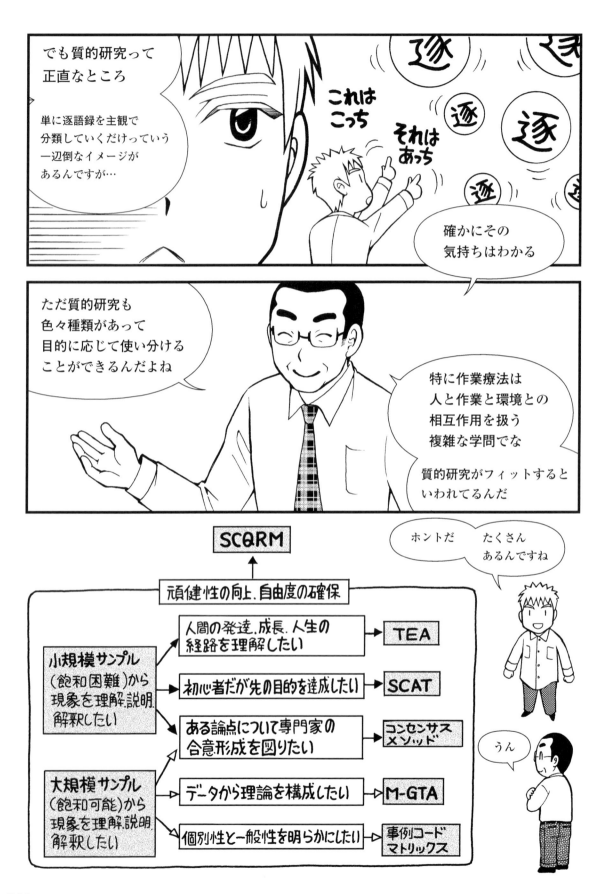

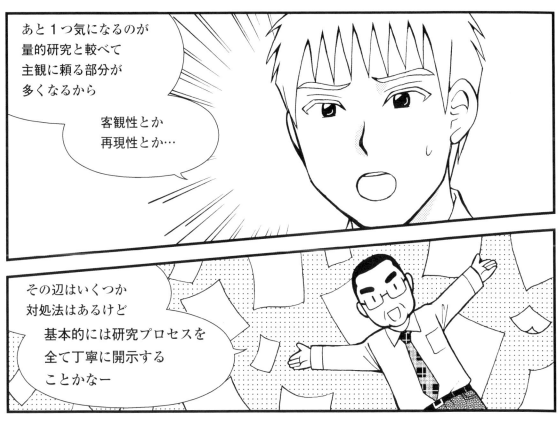
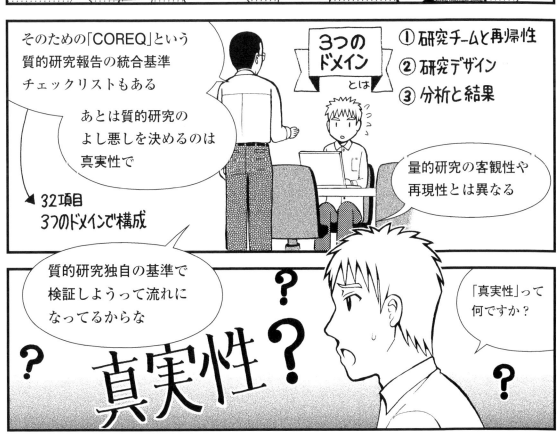

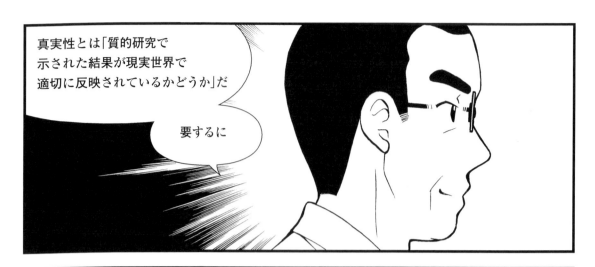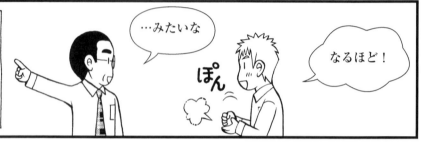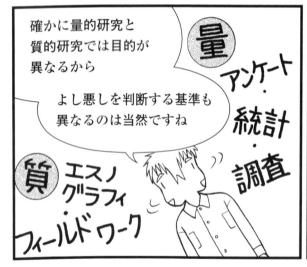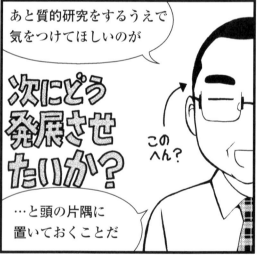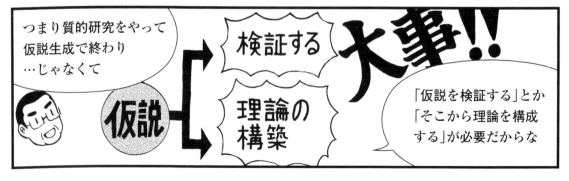

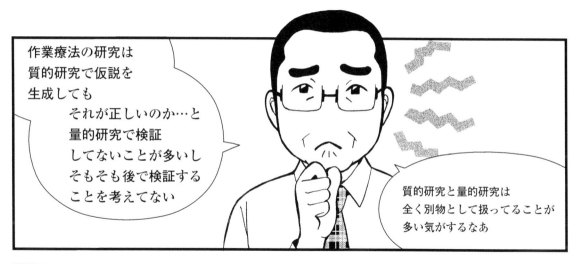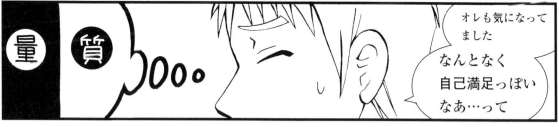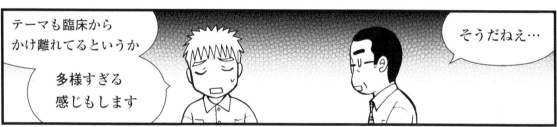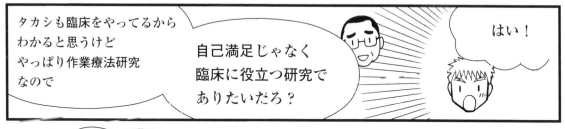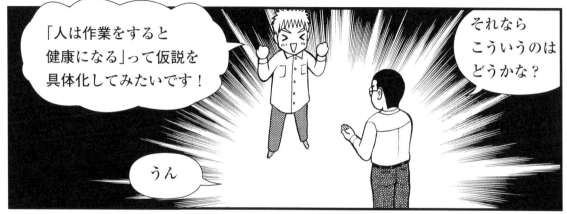

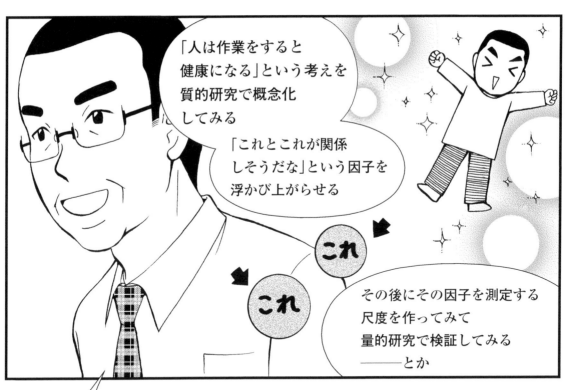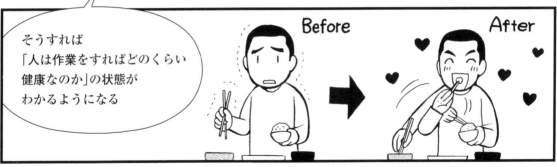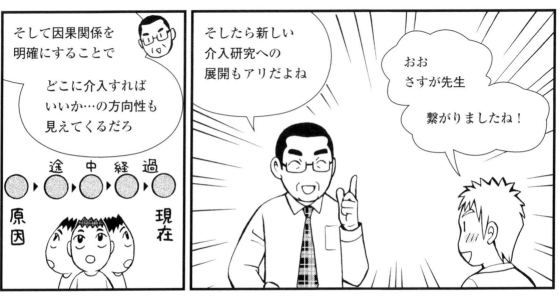

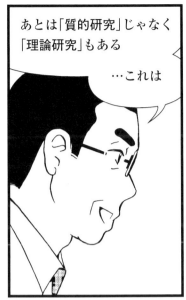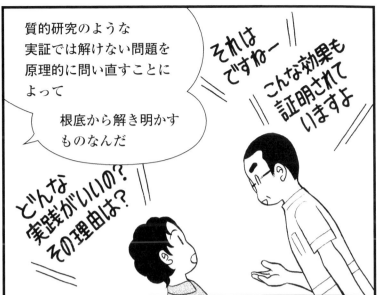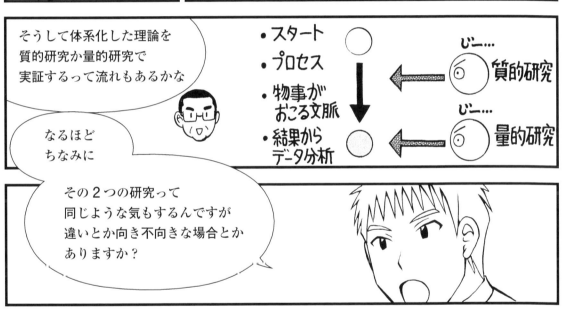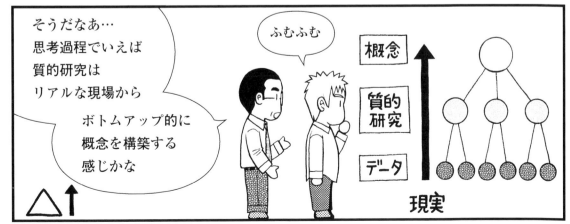

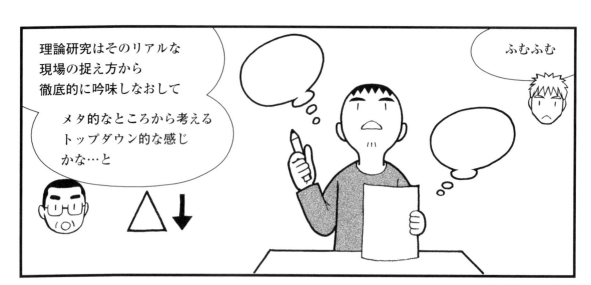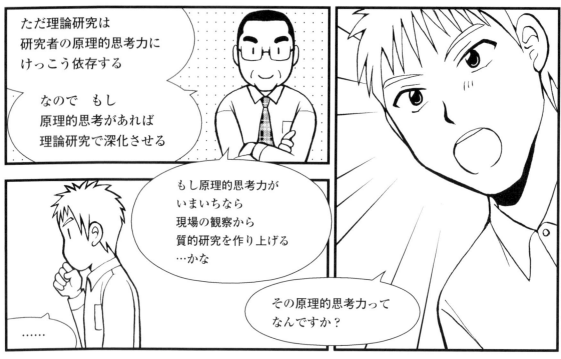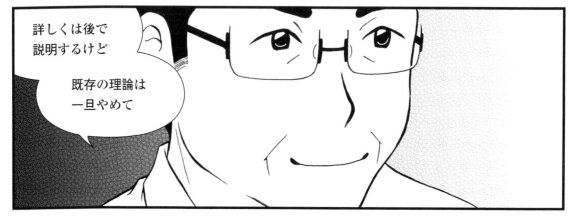

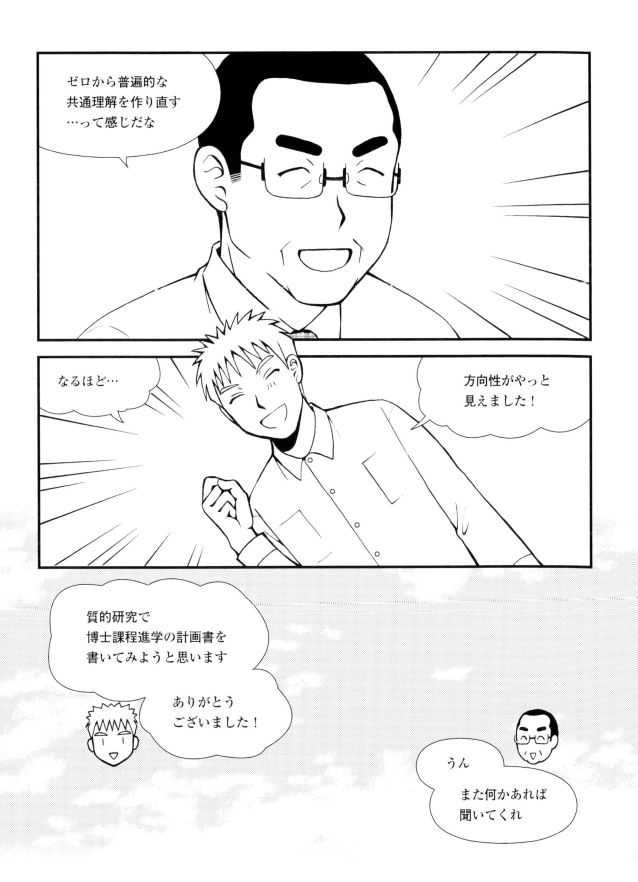

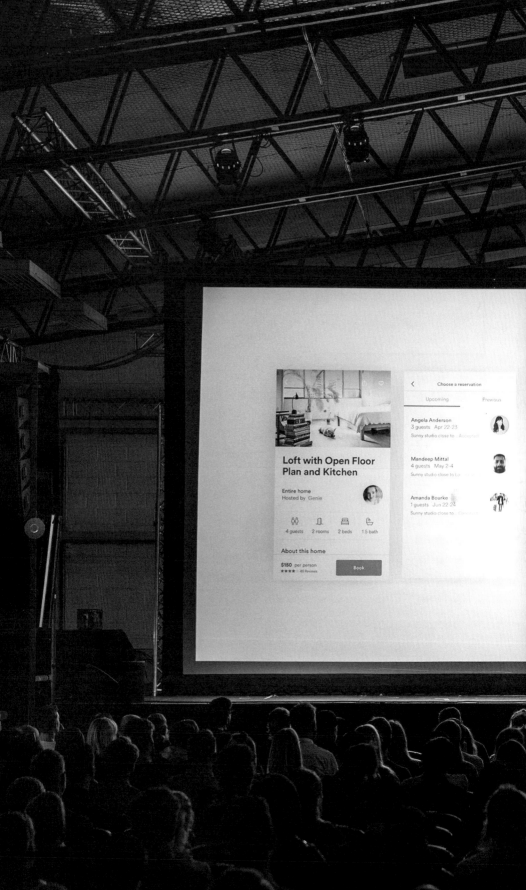

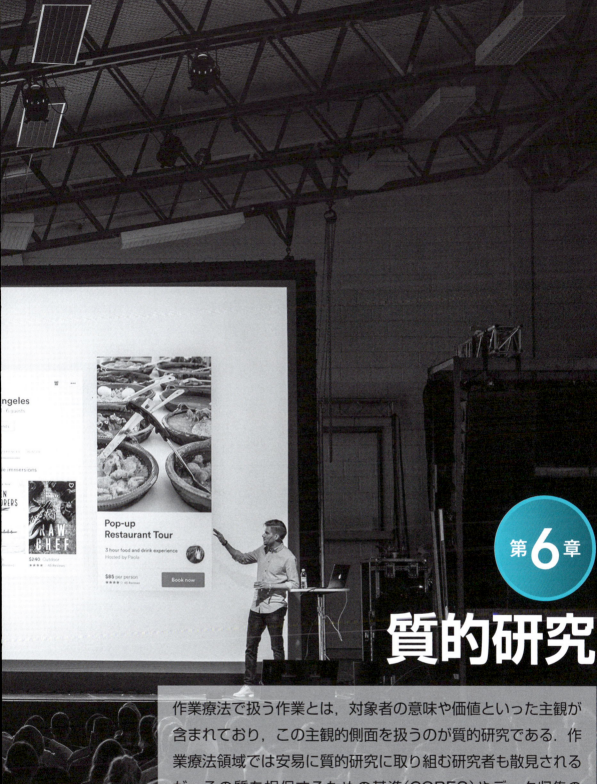

第6章 質的研究

作業療法で扱う作業とは，対象者の意味や価値といった主観が含まれており，この主観的側面を扱うのが質的研究である．作業療法領域では安易に質的研究に取り組む研究者も散見されるが，その質を担保するための基準(COREQ)やデータ収集の方法など，基本的なルールを本章でしっかり抑えておきたい．また質的研究の手法も近年多様化しており，研究疑問や目的に応じて使い分けられるようにしたい．

クライエントの心境の変化を知りたい

1 質的研究とは何か

　質的研究の目的は，数字で表現しがたい現象の理解，説明，解釈を行うことである．数字で表現しがたい現象とは，端的にいって，私たちの「作業」の意味・価値などの主観的側面である．もちろん，カナダ作業遂行測定(COPM)などの主観的評価を活用すれば，気持ちを数量化することができる．しかし数字に込められた意味は，5とか6などから理解できない．気持ちの息づかいに迫るには，質的研究が必要である．

　ただし，質的研究と量的研究は対立関係ではなく，むしろ相補関係にあると理解する必要がある．例えば，作業療法で有名なWell Elderly Studyは，質的研究で健常高齢者が生活に適応するために必要な作業を明らかにし，その後，量的研究(ランダム化比較試験)でその効果を検証している[1,2]．つまり，作業療法士は質的研究と量的研究の特性を理解し，活用する必要がある．

2 質的研究と作業

　作業は人間にとって必要不可欠である．作業とは人間の経験であり，経験は人間と環境の相互作用によって生じるため，生きている人間である限りにおいて作業がないことはありえない．経験と人間は不可分に結びついているため，人間は作業をすることによってそのありかたが決まり，今後のありようも規定されることになる．作業は健康と幸福の重要因子であると同時に，人間存在のありかたにも結びついている．

　質的研究では，対象者の語りや行動を記録し，概念化し，モデル化することで，作業が人間にどう関与しているのかを行為者本人の主観的な体験から明らかにすることができる．つまり，質的研究では，対象者の世界観の中で作業がいかなる意味，価値，役割を担っているのか，を明確化することができる．したがって，質的研究は作業の深い理解に有用である．

　図1に示したように，質的研究で作業を探求するポイントは，①誰が作業するのか(who)，②何の作業なのか(what)，③いつ作業するのか(when)，④どこで作業するのか(where)，⑤どのように作業するのか(how)，⑥なぜ作業するのか(why)を明確にするところにある[3]．作業は人間の経験であり，感情・思考・行動の総和以上である．つまり，作業は非常に複雑な事象であることから，その主観的体験を構造化するためには作業にしっかり結びついた疑問を明らかにしておく必要がある．

3 質的研究の選びかた

　本章で紹介する質的研究は構造構成的質的研究法(structure-constructive qualitative research method；SCQRM)，修正版グラウンデッドセオリーアプローチ(modified grounded theory approach；M-GTA)，steps for coding and theorization(SCAT)，事例コードマトリックス，複線経路等至性アプローチ(trajectory equifinality approach；TEA)，コンセンサスメソッドである．これらの研究法は提唱者も違えば，学派も異なるものであり，ときに相反する哲学を前提にしている．しかし，目的と状況いう視点で整理すれば，これらの研究法の選びかたはシンプルである．初学者のためにあえて単純化すると，質的研究の選びかたは図2のように図示することができる．

4 まとめ

　作業はときに白とも黒とも割りきれない主観的体験を生みだす．作業は生きることそのものであ

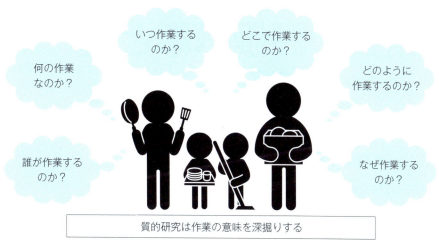

図1 質的研究と作業の関係

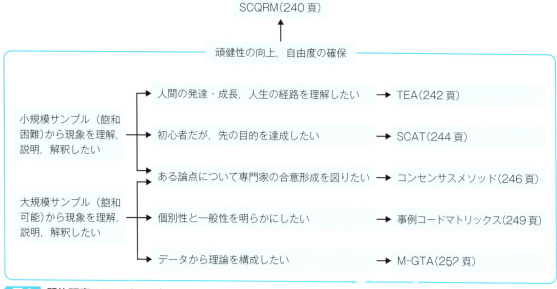

図2 質的研究フローチャート

り，私たち人間の希望，不安，とまどいといった彩りを反映したものになる．こうした現象は数字で表現しがたく，それを理解，説明，解釈するためにはインタビューや行動観察から主観的体験を深く把握していくしかない．その手法としては，質的研究が最適である．

文献

1) Clark F, et al：Life domains and adaptive strategies of a group of low-income, well older adults. Am J Occup Ther 50(2)：99-108, 1996
2) Clark F, et al：Occupational therapy for independent-living older adults：a randomized controlled trial. JAMA 278(16)：1321-1326, 1997
3) Christiansen C, et al：Introduction to Occupation：The Art of Science and Living. Pearson, 2013

質的研究の評価基準と質

1 質的研究独自の評価基準

質的研究の質を検討するために，何らかの評価基準が必要である．しかし，具体的な基準は，研究者間で一致していない．質的研究の評価基準は大きく分けると2つの立場がある(表1)[1]．

従来の主流派は，質的研究の質の評価に量的研究の評価基準を適用するものであった．しかし，「質的研究は科学なのか」(⇒258頁)で論じたように，質的研究と量的研究は異なる哲学的基盤を背景にしており，質的研究に量的研究の評価基準を適用すると認識論的に極めて不安定な状態になり，質的研究の質を適切に検討できないという問題が明らかになった．それゆえ，現在の主流派は，質的研究の質は独自の評価基準で検討すべきというものになる．

量的研究では客観性が重視されたが，質的研究では真実性(trustworthiness)が重視される[1]．真実性とは，質的研究で示された結果が現実世界を適切に反映している程度を意味する．真実性は明解性，信用可能性，移転可能性，確認可能性からなる．明解性は首尾一貫した内容を意味する．信用可能性は現象を適切に捉えていることを意味する．移転可能性とは，ある文脈で得られた知見が他の文脈に適用できることを意味する．確認可能性とは研究者以外の第三者が研究の適切性を判断できる状態を意味する．この他にも質的研究独自の評価基準には信憑性，確実性などがあるが，おおよそこの4つで網羅できるだろう．

2 真実性とCOREQによる決定に至る軌跡の開示

真実性の判断は，質的研究論文で決定に至る軌跡(decision trail)が開示されることによって可能になる[1]．決定に至る軌跡で開示すべき情報は，研究者の関心と行動，研究者に影響を与えた要因，研究期間で生じた出来事などがある．特に，インタビューやフォーカスグループの場合，質的研究のための統合基準(COnsolidated criteria for REporting Qualitative research；COREQ)が提案されており，そうした手法を用いた研究に関しては，このチェックリストを満たすように研究論文を書くと決定に至る軌跡を過不足なく開示することができる(表2)[2]．

観察の場合は，上記のCOREQを直接適用できない．しかし，観察においても，基本的に決定に至る軌跡を開示すればよいため，インタビューなどと同様に，研究者の関心と行動，研究者に影響を与えた要因，研究期間で生じた出来事を開示しつつ，COREQのインタビュアー／ファシリテーターを観察者に読み替えるなどして工夫するとよいだろう．

3 まとめ

質的研究の評価基準は，研究者間で共通の見解に至っていない．しかし現状は，質的研究独自の評価基準を推進する方向で進んでいる．質的研究の真実性を確保するために，決定に至る軌跡を開示してほしい．

表1 評価基準の比較

量的研究の評価基準の転用	質的研究独自の評価基準
客観性 ・妥当性 ・信頼性	真実性 ・明解性 ・信用可能性 ・移転可能性 ・確認可能性

〔Holloway I, 他(著)，野口美和子(監訳)：ナースのための質的研究入門―研究方法から論文作成まで．医学書院, 2006を参考に作成〕

表2 COREQによるチェックリスト

領域		チェック項目
研究チームと再帰性		
	個人特性	1. インタビュアー／ファシリテーターは誰か？ 2. 研究者の資格は？（例，OT，PhDなど） 3. 研究者の職業は？（例，大学教員，臨床家，大学院生など） 4. 研究者の性別は？（例，男，女，トランスジェンダーなど） 5. 研究者はどのような経験／訓練を積んでいるか？
	参加者との関係	6. 研究者と参加者の人間関係は研究前に確立されていたか？ 7. 参加者は研究者の人柄や目的などについて知っていたか？ 8. インタビュアー／ファシリテーターのどういった特徴が報告されたか？
研究デザイン		
	理論的枠組	9. 研究はどのような方法論で実施されたか？（例，SCQRM，M-GTA，SCATなど）
	参加者の募集	10. 参加者はどのような方法で選ばれたか？（例，スノーボールサンプリングなど） 11. 参加者にはどのようにアプローチしたか？（例，対面，電話，e-mailなど） 12. 何人の対象者が研究に参加したか？ 13. 何人の参加者が拒否または脱落したか？そしてその理由は？
	状況設定	14. データはどこで収集したか？（例，面接室，自宅，職場など） 15. データ収集場面に研究者と参加者以外に誰がいたか？ 16. データの特徴は何か？（例，日付，人口統計学的情報など）
	データ収集	17. インタビューガイドは準備したか？それはどのような手続きで作成した内容なのか？ 18. 同一の参加者にインタビューは繰り返し実施したか？それは何回か？ 19. データは録音・録画したか？ 20. フィールドノートはいかに作成したか？ 21. データ収集に要した時間はどれくらいか？ 22. データの飽和はどう担保したか？ 23. 記録した内容は参加者に確認してもらったか？
分析と結果		
	データ分析	24. データ分析で得られたコード，カテゴリー，概念の数は？ 25. データ分析を通して作成した図の説明はあるか？ 26. 研究テーマはあらかじめ決まったものだったか？あるいは，データからボトムアップに作成した研究テーマだったか？ 27. データ分析で使用したソフトウェアは？ 28. データ分析の結果は参加者にフィードバックしたか？
	報告	29. 透明性を保つために，複数の参加者の生データを引用したか？ 30. データと結果は首尾一貫しているか？ 31. 主テーマに対する解答は結果に明確に表れているか？ 32. 副テーマについても明確な結果と議論が展開されているか？

〔Tong A, et al：Consolidated criteria for reporting qualitative research (COREQ)：a 32-item checklist for interviews and focus groups. Int J Qual Health Care 19(6)：349-357, 2007 をもとに作成〕

文献

1) Holloway I, 他（著），野口美和子（監訳）：ナースのための質的研究入門―研究方法から論文作成まで．医学書院，2006
2) Tong A, et al：Consolidated criteria for reporting qualitative research (COREQ)：a 32-item checklist for interviews and focus groups. Int J Qual Health Care 19(6)：349-357, 2007

質的研究のサンプリング

1 基本は研究目的に応じて対象者をサンプリングする

　量的研究の対象者選択の理想は，ランダム抽出であった．これが厳格に適用されると，手元のデータから母集団における真値を推定できるからである（⇒ 53 頁）．しかし，質的研究ではランダムな対象者選択を行わず，むしろ研究目的に応じて恣意的に対象者をサンプリングしていく[1]．なぜなら，質的研究は研究したい現象に関する情報を提供してもらう必要があるため，対象者は現象を経験している人を意図的にサンプリングしていく必要があるためである．

　例えば，研究目的が新人作業療法士のリアリティショックを明らかにすることならば，対象者選択の基準は①経験年数 3 年以内，②仕事について悩んでいる，③理想と現実のギャップを経験したことがある，などになるだろう．他方，優秀な熟練作業療法士のクリニカルリーズニングを明らかにしたいならば，対象者選択の基準は①経験年数 10 年以上，②2 名以上の作業療法士が臨床的に優れた作業療法士であると名前を挙げた，③事例研究に関する学会発表や研究論文を公表している（※自身の思考過程を深く内省し，言語化できる能力を持つ人を選ぶために，こうした選定基準を設けることが多い），などになるかもしれない．このように，質的研究では研究目的に応じて選定基準を明確にし，対象者を選択していくとよい．

2 サンプリングの種類

　質的研究のサンプリングにはいくつかの種類がある（表1）[1,2]．すべてのサンプリングに共通しているのは，上述の研究目的に応じた対象者を選択することである．加えて，サンプリングは研究の進行に応じて試行錯誤しながら発展していくことも共通している．また，飽和に達するまでサンプリングする場合は，新しいデータがでなくなるまで対象者を収集すること，研究目的に関連する現象を経験しつつも例外的な解釈を行っている対象

表1　質的研究のサンプリング

方法名	概説
関心相関的サンプリング	現実的制約を考慮しつつ，研究目的に照らしあわせて対象者を選ぶこと
同質サンプリング	類似した特徴（例：立場，役割，疾患，資格，環境，年齢，経験のタイプ，性別など）を持つ対象者を選ぶこと
異質サンプリング	異なる特徴を持つ対象者を選ぶこと
全数サンプリング	レアな特徴を持つ少数の対象者を全員選ぶこと
スノーボールサンプリング	研究目的に照らして選んだ対象者から，研究目的に関する現象を経験している対象者を紹介してもらうこと
便宜的サンプリング	研究目的に照らしつつ，その都度有用そうな対象者を選択していくこと
理論的サンプリング	データから理論を創りだすために，対象者を選び，データを分析し，暫定版の理論を作成し，次の対象者を誰にするかを決めること

〔西條剛央：ライブ講義・質的研究とは何か．SCQRM ベーシック編，新曜社，2007，ならびに，Holloway I, 他（著），野口美和子（監訳）：ナースのための質的研究入門─研究方法から論文作成まで．医学書院，2006 を参考に作成〕

者を探すことを行う．

サンプリングには，関心相関的サンプリングがSCQRM，理論的サンプリングがGTAなどのように，個別の研究法から生まれたものもある．しかし，それでもなお，表1に示したサンプリングは併用することのほうが多い．例えば，最初は関心相関的サンプリングで研究目的に関連した対象者を選ぶが，その後は便宜的サンプリングでさまざまな機会を通して研究目的につながった経験のある対象者を集めたり，スノーボールサンプリングで対象者から次の対象者を紹介してもらったりする．量的研究では無作為抽出と有為抽出を併用することはなく，一方を選択したら他方を選択できないトレードオフの関係にある．しかし，質的研究においては，文脈にあわせて柔軟に複数のサンプリングを用いるものである．

3 対象者数

量的研究は手元のデータから真値を推定するため，対象者数は基本的に多ければ多いほどよかった．極論，無限のデータ（対象者）があれば真値と同じ値が得られるため，必然的に対象数の多さが非常に重要になる．

他方，質的研究は研究目的によって望ましい対象者数は変わってくるし，論者によっては対象者数が多すぎるとデータに深く潜ることができないため，むしろ対象者数の多さが質的研究の質の低下につながると指摘する者もいる[3]．質的研究の目的は，手元のデータから真の世界を明らかにすることではなく（むしろ真の世界なんてない，というのが質的研究の哲学である），手元のデータから背後にある生の世界を明らかにすることにある．この限りにおいて，対象者数の多さは相対的に重要にならない．

では，質的研究において，対象者数はどれくらいであればよいのか．実のところ，質的研究の最適な対象者数は明確に決まっていない．したがって，質的研究の対象者数も，研究目的に応じて決めることになる．例えば，伝説の打者であるイチローの世界観を明らかにしたいときは，どう頑張っても対象者数は1名である．他方，脳血管障害をもつクライエントの世界観を明らかにしたいときは，総患者数が約130万人いることから対象者数が1名でよいとは言いがたいだろう．もちろん，研究目的に該当する総数が何百万人，何千万人いたとしても，研究目的によっては1名でもよいことになる．

また，研究法によっても，必要な対象者数が異なる．例えば，M-GTAは理論的飽和を目指すため，他の質的研究に比べて対象者数が相対的に大きくなりがちである．理論的飽和は，新しくデータを集めても，新しい概念が出現しない状態を表す．つまり，理論的飽和に達したかどうかは，対象者を集めないことには確認できない．それゆえ，M-GTAは対象者数が比較的多くなりやすい．他方，SCATやTEAは1名の対象者から得られたデータからでも理論を構成できるため，他の質的研究に比べて対象者数が相対的に小さくても問題ない．TEAは対象者と研究者の見解が一致するトランスビュー的飽和を目指すため，対象者数が1名でも成立するからである．したがって，質的研究の対象者数は研究目的，研究法，データの飽和を視野に入れながら手探りで決めていくしかない．

4 まとめ

質的研究のサンプリングの基本は，研究目的に照らした対象者を選ぶことである．サンプリングにはいくつかの種類があるため，文脈にあわせて併用するとよい．また対象者数は研究目的と研究法によって変わるため，自身の質的研究にあわせた最適な数を集めるようにしよう．

文献

1) 西條剛央：ライブ講義・質的研究とは何か．SCQRMベーシック編，新曜社，2007
2) Holloway I, 他（著），野口美和子（監訳）：ナースのための質的研究入門—研究方法から論文作成まで．医学書院，2006
3) Banister P, et al：Qualitative Methods in Psychology. Open University Press, 1997

インタビューの注意点

1 質的研究の生命線

　質的研究は現象を数量化しない代わりに，日常言語で表現していく．例えば，研究者が「なぜその作業に取り組んだのですか？」と問い，対象者が「新しいことに挑戦したいと思ったからです」と答えたとする．質的研究では，対象者の応答がそのまま生データ(raw data)になる．実際の質的研究では膨大な生データが蓄積され，そこから共通するパターンを明らかにしたり，現象の個別性を抽出する．こうした生データは基本的に，インタビューや観察(≒参与観察)で集める．つまり，質的研究は，研究者が対象者から話を聞いたり，対象者の言動をつぶさに観ることによって，現象のデータ化を行うわけである．良質な質的データの収集は質的研究の成否を決める．

2 インタビューの種類

　インタビューは半構造化と構造化などがある．半構造化インタビューは次に述べるインタビューガイドを参照しつつも，対象者の語りに即して，研究目的から逸脱しすぎない範囲で自由に語ってもらう．他方，構造化インタビューでは，インタビューガイドに忠実に沿って話を聴くことになる．ほとんどの場合，作業療法研究では半構造化インタビューで実施する．一般に作業療法研究は人間，作業，環境の流動的で相互交流的な関係性を探求するため，ある程度の自由度を担保した半構造化インタビューが研究目的の達成に有効だからである．したがって，以下では半構造化インタビューを中心に解説する[1]．

3 インタビューガイドの作成

　インタビューでは，下準備としてインタビューガイドを作成する．これは研究者が予め用意する質問項目リストであり，その内容は研究目的に応じて決める必要がある[2]．例えば，脳血管障害をもつクライエントが，意味を感じる作業に参加するために採用している戦略を明らかにしたい，という研究目的を設定したとしよう．すると，インタビューガイドは，この研究目的に沿って「どんなことに意味を感じますか？」「やりたいことをするために，どうやっているのですか？」などになるだろう．

　また，良質なインタビューガイドを作るためには，先行研究の精査とプレインタビューが必要である．先行研究を丹念に調べると，誰かが関連したテーマで何かを明らかにしている．仮にそれが全くなければ，ブルーオーシャンを発見したか，探しかたが間違っているか，トンデモ領域に踏み込んだか，のいずれかである．先行研究の方法と結果を手がかりに，自身の研究目的を達成するためにインタビューガイドに何を盛りこめばよいかを決めていく．

　そして，インタビューガイドを作成したら，2，3名でよいので試験的にインタビューを実施し，修正点を明らかにし，よりよい内容に変えていく．可能ならば，プレインタビューでは対象者からインタビューについてフィードバックをもらうとよい．対象者のリアルな声は，インタビューガイドの改善に役立つ．

4 インタビューの方法

　インタビューは生き物であるため，インタビューガイドを作成しても，そのとおりに実施することは稀である．インタビューガイドの役割は現在地を知るための地図であり，実際のインタビューは対象者の自然な語りの流れに沿いながら行う．インタビュー時間は1，2時間になることが多いが，長くなりすぎるときは途中休憩を入れ

るなど対象者の疲労に配慮する．また，1回のインタビューで不十分だった場合は，対象者の同意を得たうえで複数回にわたってインタビューを実施することもある．

インタビューの基本は臨床と同じく傾聴，共感，質問である．傾聴は対象者の語りに注意を向け，深く丁寧に聴くことである．傾聴は言語的，非言語的からなる．言語的傾聴では相づち，繰り返し，促し，要約，意訳などを行う．例えば，対象者の語りにあわせて「はい」と頷くのは相づち，「それでどうしましたか？」と問うのは促し，「要するに○○ということですか」と確認するのは意訳である．非言語的傾聴では沈黙，態度，アイコンタクトなどがある．例えば，対象者の話を黙って聞くのは沈黙，語りにあわせて頷くのは態度である．

共感は対象者の感情に配慮し，共有することである．共感には妥当，尊重，反映がある．妥当とは，対象者の心情に理解を示すことである．例えば，対象者の心情に対して「不安になるのは当然だと思います」と言うのは妥当，対象者の語りに敬いの心情を伝えるのは尊重，辛そうな表情で言葉に詰まったときに「つらいですね」と言うのは反映である．

質問は開かれた質問と閉じた質問がある．開かれた質問は，対象者がある程度自由に答えられる問いである．例えば，「その作業を行ったときに何を感じましたか？」「やるべき作業ができなかったときに，どうしましたか？」などは，対象者が自分の経験をふり返って思い思いに語れるため，開かれた質問である．閉じた質問は，はい・いいえで答えられる問いである．たとえば，「作業は自分で選びましたか？」「（そのとき作業を）したのか，しなかったのか，どちらでしょうか？」などは二択で返答できるため閉じた質問である．

このように，インタビューの基本は臨床と同じく傾聴，共感，質問であり，作業療法士は日々の臨床を丁寧に重ねることで，質的研究に必要な技術を習得できる可能性がある．

5 記録

インタビューは対象者の同意を得たうえでICレコーダーなどで録音する．機材不良などで録音できない可能性は常にあるため，実際に使用する前に録音できるかどうかを確認しておく．録音機器からの文字起こしはインタビュー終了後に速やかに行う．以前は，研究者が一字一句書き起こしていたが，現在ではスマートフォンの音声入力アプリが高機能であるため，それを活用するとよい．

対象者が録音に同意しない場合，研究者はメモしたい旨を伝えたうえで手書きのメモを残す．対象者が語っている最中に詳細なメモを残すと十分に聴けなくなるため本末転倒である．メモは後で思い出すための手がかりになりそうなキーワードを中心に記す．そして，インタビュー終了後すぐに可能な限り詳細に手書きで記録する．

6 インタビューの質を高めるために

臨床と同様に，語りの内容はインタビューの基本を守っていても人間関係によって変わる．特に質的研究では，初対面の対象者から込みいった話を聴くことがある．研究者と対象者の間で早期から安定した信頼感・安心感を育むために，自己紹介や説明と同意などの人間としてのマナーを最大限守りつつも，ときに節度あるユーモアや笑いを交えたり，研究に対する熱意を意識的に示したり，対象者が心地よく話せるように環境に配慮したりするなどの工夫を行ってほしい．

また，研究者自身の緊張をコントロールする技術を身につけておくとよい．研究目的によっては，インタビューの対象が熟練の作業療法士になったり，非常に厳しい状況におかれたクライエントになったりする．その際，研究者は非日常的なプレッシャーを感じ，過度な緊張からまともなインタビューを行えなくなることがある．そうした場合に備えて，研究者は対象者に不快感を与えない方法で，自身の緊張を解す術を身につけておく必要がある．

文献

1) Flick U（著），小田博志，他（訳）：質的研究入門―"人間の科学"のための方法論．春秋社，2011
2) 西條剛央：ライブ講義・質的研究とは何か．SCQRMベーシック編，新曜社，2007

観察の注意点

1 観察とエスノグラフィー

　観察は質的研究の発展を牽引したエスノグラフィーの中心的方法である．エスノグラフィーとは人間集団の日常生活の観察とインタビューを通して予測可能なパターンを解明するものである[1]．エスノグラフィーは数年にわたって実施するものであり，作業療法士，大学院生，学部生が実施するにはハードルが高いため，本書では詳述していない．しかし，エスノグラフィーで用いる観察は，M-GTAやSCATなどの他の研究法と組み合わせることによって，現実的制約を踏まえたうえで豊かな知見をもたらす．したがって，本書では研究で行う観察について論じる（インタビューは前項参照）．

2 観察の意味

　観察は，研究者が自らの全感覚を活かして研究目的に沿って記録する行為である[2]．われわれは日ごろから常に周囲を観察しているが，多くの場合それは視覚に頼っている．しかし，質的研究で実施する観察は視覚に限局されない．つまり，観察では視覚以外にも触覚，聴覚，嗅覚，味覚といった全感覚を通してデータを収集する．例えば，精神科病院の作業療法室でクライエントの作業遂行を観察するときは，作業遂行技能の様子を視覚で捉えるだけでなく，全感覚を通して作業遂行に影響しそうなその場の雰囲気を記録に留めることもある．このように，観察は全感覚でキャッチした事象の記録として理解する必要がある．

　ただし，五感はバイアスがかかりやすい．バイアスとは研究者の捉えかたの偏りである．人それぞれ異なることから，バイアスを完全に制御することは不可能である．しかし，自己理解を深めることによって多少のコントロールは可能である．

自己評価を深めるには，自分の感情に気づく，健康状態をチェックする，得手不得手を把握する，自分の先入観を意識できるとよい[2]．これらは，五感に影響を与える要因であるため，理解を深めることによって観察の精度を高めることができる．

3 観察に適した研究テーマ

　観察はインタビューとは異なって，リアルタイムで行われる．つまり，対象者に後から過去を思い出してもらい，語ってもらうことによって法則を描き出す，ということができない．もちろん，ビデオに記録すればそれも可能だが，いつでもどこでもビデオ録画できるわけではないし，録画された映像にのみ頼ると，全感覚を活かした観察を行えず制約された結果しか得られない．そのため，観察はビデオ録画でデータ収集することだけでなく，現にそれが起こった場で観察することを考慮すべきである．

　こうした観察に適した研究テーマは，特定の場所を前提にしつつ，明確な目的のもとである程度の複雑性と規則性をもって繰り返し行われる営為に焦点化したものになる[2]．例えば，脳血管障害をもつクライエントが買い物するときにどのような作業遂行上の課題に直面するかといった研究テーマは観察が適しているであろう．買い物という作業は，クライエントの生活環境という特定の場所で，必要な物品を購入するという目的のもと反復されるものだからである．

4 観察の種類

　観察は，①完全な観察，②参与者としての観察，③観察者としての参与，④完全な参与に整理することができる[2]．作業療法研究では②と③を用いることになるだろうが，質的研究で観察を活

用するときは他の種類も理解しておく必要がある．

完全な観察は，フィールドと研究者自身を完全に切り離し，対象者が観察されていることに気づかないよう客観的に観る．しかし，これを実施するためには対象者をある意味で騙すことになるため，倫理的理由から作業療法研究には適さないだろう．完全な参与は，研究者としての立場を公表しているが，もはやそれと認識されることがないぐらい，フィールドに完全に入り込んでいる状態である．ほとんど当事者として研究できるため深く切り込んだ観察ができるものの，対象との距離が近すぎるため研究者として機能しない事態に陥ることもある．

他方，参与者としての観察は，研究者としてフィールドに参加し，対象者と関わりながらデータを収集する．これは比較的短時間で観察できる方法であり，作業療法士が質的研究で活用しやすい．観察者としての参与は，対象者から研究者として認識されているものの，データを収集するために数年にわたってフィールドにしっかり入り込むため，知人・友人のような関係性を構築したものになり，非常に豊かな結果を得やすい．

5 観察の手順

観察するためには，①フィールドを選ぶ，②フィールドへ参入する，③記録する，④理論的飽和に達するまで観察し続けるという手順を踏むことになる[2]．フィールドの選択は，研究テーマに応じて決める必要があり，「自分が働いている現場だから」「頼みやすいから」などの理由のみに頼らない．フィールドへの参入は，窓口になってくれる人を見つけて，倫理審査などの手続きを経てから行う．観察では自然な状態で参与することで実情にせまるため，フィールドの参入のときから信頼関係を育む必要がある．記録ではフィールドノートを記載するが，詳細は後で述べる．理論的飽和は，データから理論を立ち上げ，さらに新たなデータが追加されたとしても，データの説明・解釈ができる状態である．観察はフィールドノートをつけながら適宜データ分析を行い，おおよそ例外なく説明できる理論が構築できるまで実施する．

6 記録

観察はフィールドノートがデータになる[2]．そのため，フィールドノートは後で読んでも理解できるように，しっかり構造化されたかたちでつける必要がある．フィールドノートは①観察場面（病院，施設，自宅，地域など），②時系列情報，③対象者，④物，道具，⑤行動の記録，⑥相互作用の記録などの情報を含むとよい．フィールドノートは細部にわたって詳細に記録する必要がある．

具体的な記録の仕かたとして，「統合失調症をもつクライエントは身だしなみができていなかった」ではなく，「統合失調症をもつクライエントは，襟元がのび，茶色い汚れが目立つ半袖の白シャツを着ていた．また髭は白髪交じりで5ミリほど伸びており，口元には食べかすがついていた」などのように，解釈を交えないように注意しつつも，情景が活き活きと浮かぶぐらい詳細に記載する必要がある．また，会話の記録については，逐語録を作成するし，これも可能な限り情景がリアルにイメージできるようにする．特に，フィールドをビデオ録画できない場合はより詳細な記録が求められる．

なお，フィールドノートはひとりで書く場合は，上記の①から⑥の情報を織りこめばよいが，研究チームで書く場合は書きかたを統一しておく必要がある．研究者によって書きかたが異なると，データ分析するときに不都合が生じるためである．

文献

1) 小田博志：エスノグラフィー入門—〈現場〉を質的研究する．春秋社，2010
2) Angrosino M（著），柴山真琴（訳）：質的研究のためのエスノグラフィーと観察．SAGE 質的研究キット，新曜社，2016

構造構成的質的研究法 (SCQRM)

1 SCQRM とは何か

構造構成的質的研究法（Structure-Constructive Qualitative Research Method；SCQRM）は構造構成主義という哲学に依拠した質的研究法である[1,2]．これは，KJ法，事例コードマトリックス，TEA，M-GTA，SCAT，コンセンサスメソッドなど数ある質的研究に対して一段上（あるいは下）の次元で成立するメタ研究法として開発された．メタ研究法とは研究目的を軸に，質的研究の理論的頑健性を高めたり，既存の研究法を柔軟に補強・修正・拡張したり，異なる手法を組み合わせたりするアプローチの総称である．

これを実現するために，SCQRMは「関心相関的アプローチ」というメタ方法論を実装している．関心相関的アプローチは関心相関性という哲学原理を基盤にしている．関心相関性とはあらゆる意味・価値・存在は目的・欲望・身体などの関心に応じて規定されるという考えかたである．SCQRMにおいて，関心とは研究目的（≒研究疑問）である．つまり，SCQRMは，研究目的を軸に質的研究を実行し，その結果を評価・発表・吟味するというものになる．こうした営為はあらゆる質的研究に通底しており，SCQRMは構造上，多様なシーンで活用することができる．

2 SCQRM の使いかた

SCQRMの基本手順を図1に示す．

さて，メタ研究法というSCQRMの最たる特徴は，質的研究の認識論も研究目的に応じて選択できる点にある．認識論とは，世界認識の基盤にあるものであり，SCQRM以外の質的研究は特定の認識論に依拠しているため，研究目的に応じて選択することができない．そのため，従来の質的研究法では，M-GTAとTEAを独立して活用することはできても，その両方を同時に活かしがたい．それに対して，SCQRMは研究目的を軸に認識論ごと選べるため，M-GTAで質的データに根ざしたローカルモデルを構築したうえで，TEAで同じ質的データから個人の変化の過程を抽出し，より繊細な現象の解釈を行うといったことが可能になる．

もちろん，SCQRMは質的研究法の一種であるため，他の研究法と同様に基本的にはデータから概念を生成し，概念間の検討からカテゴリーを作成した後に，それらの関係性の検討を通して理論化を試みることになる．こうした過程におけるSCQRMの特徴は，やはり関心相関的アプローチ

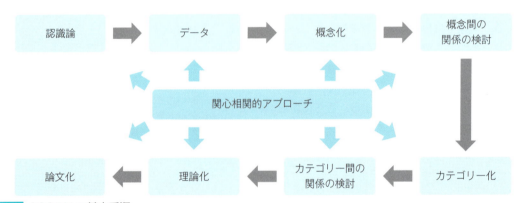

図1　SCQRMの基本手順

にある．この利点は，研究目的を中心に研究を実行するという視点からブレにくくなるため，初学者が判断に迷いがちな場面でも着実に研究を進めやすくなるところにある．

例えば，初学者は「理論的飽和」をどう判断するかで迷いがちである．理論的飽和とは，データからモデルを構築し，新たなデータを追加しても説明できる状態を表す．こう説明すると簡単なように感じるかもしれないが，データに対する視点を変えればいくらでも例外を探すことができるため，理論的飽和に達したかどうかの判別は初学者にとってなかなかやっかいである．

これに対して，SCQRMを導入すると，研究目的という視点を同定し，その視点からみたときにモデルが新たなデータを説明できるかを吟味することになる．つまり，SCQRMは関心相関的アプローチを軸にするため，初学者が理論的飽和で迷ったら「研究目的に還る」というルートを用意し，その視点からデータを見直すという単純解をもたらす．このように，SCQRMは初学者が陥りがちな落とし穴を埋めることができる．

ただし，SCQRMは極めて柔軟な研究法であり，研究目的に応じてこの基本手順は変わる可能性がある．また，SCQRMと接続する既存の研究法によっても基本手順は変わる可能性がある．

3 SCQRMの使用例

SCQRMの有用性を示すために，作業によって主観的体験に生じる変化を明らかにした研究例を示す．

1）目的

本研究は，パーソナリティ障害や双極性障害などの感情調整困難なクライエントを対象に，マインドフルネス作業療法（mindfulness based occupational therapy；MBOT）を実施した際にどのような気持ちの変化が生じるかを，SCQRMと事例コードマトリックスという質的研究で解明したものである[3]．データはクライエントに対するインタビューで得られた語りである．

2）方法

本研究では，気持ちの変化の全体像を捉えるという研究目的のもと，SCQRMで主観的体験の変化の全体性を描き出した．また，対象者の個別性を明らかにしたいという研究目的のもと，事例コードマトリックスで概念の出現頻度や個別のパターンを検討していった．この研究における事例コードマトリックスはSCQRMを基盤に実施しているため，そうした検討過程はすべて関心相関的アプローチを活用している．このように，データから包括的な理論を立ち上げることと，個別性を検討することは同時に行いがたいが，SCQRMを導入すると研究目的に応じて実施しやすくなる．

3）主な結果

その結果，感情調整困難なクライエントは，作業で体験する事柄を感じるままに感じるプロセスを通して，効果を実感したり，前向きになるなどのポジティブな状態に加えて，注意をコントロールできないことへの戸惑いや，自分をしばる感情や思考への気づきによるストレスなどのネガティブな状態を体験するというプロセスをたどることが明らかになった．つまり，MBOTはクライエントが正と負に揺れ動きながら，対象者自身が変化する過程を支えることがわかったのである．また，揺れ動くプロセスを通して，事例コードマトリクス法により約88％のクライエントが生きかたの更新という新しい生のありかたへの気づきに至ることが解明された．他方，約31％のクライエントは自らのありかたに危機を感じる状態を体験することがわかった．つまり，クライエントの主観的体験からいうと，MBOTはマインドフルな作業を通して感情のコントロールを可能化するだけでなく，クライエントの人生や生活のありかたを変えるものであったと言えるわけである．

文献

1) 西條剛央：ライブ講義・質的研究とは何か．SCQRMベーシック編，新曜社，2007
2) 西條剛央：ライブ講義・質的研究とは何か．SCQRMアドバンス編，新曜社，2008
3) 織田靖史，他：感情調節困難患者がマインドフルネス作業療法（MBOT）を実施した際の内的体験の解明．精神科治療学 32(1)：129-137，2016

複線径路等至性アプローチ (TEA)

1 TEAとは何か

複線径路等至性アプローチ(Trajectory Equifinality Approach；TEA)は文化心理学に依拠した質的研究法であり、人間の発達や人生の経路を明らかにするために開発された[1]。文化心理学は比較文化心理学とは異なって、文化の中で生きる人間の異同を着目するのではなく、人間が文化のなかで成長し、人生を全うする過程を解明するものである。つまり、文化心理学は歴史的・文化的・社会的状況における人間のありかたや生きかたを探求する領域である。

TEAは文化心理学を基盤に、システム論の観点から人間を理解し、時間の流れのなかで人間の経験を捉えるところに特徴がある[1]。もちろん、M-GTAやSCATでも人間と環境の流動的で相互交流的な過程を明らかにすることはできる。しかし、それらはプロセスの静的構造を明らかにしたものであり、TEAのように時間経過のなかで人間と環境の関係性を記述するものではない。それを可能にするために、TEAではさまざまな概念ツールを用意している。TEAの使いかたとあわせて、独自の概念ツールを確認していこう。

2 TEAの使いかた

TEAは、人間の発達や人生の径路を探求したいときに使う。TEAは時間的に変化するプロセスに着目し、歴史的・文化的・社会的状況のなかで人間と環境の関係性を記述するため、個々人の人生を深掘りできるように1事例からでも適用できるようになっている。開発者らの経験則から表1に示す法則が示されている[1]。

ただし、インタビューは丁寧に行う必要があり、トランスビュー(trans-view)を目指して可能な限り最低3回は会って話を聞くことが推奨されている[1]。トランスビューとは見かたが融合するという意味であり、TEAにおいてインタビューよりも研究者と対象者の見かた・視点が深くつながった状態を表す。これによって、描き出した径路の確実性を高めることになる。

TEAの主な概念ツールは複線径路等至性モデル(trajectory equifinality model；TEM)、歴史構造化ご招待(historically structured inviting；HSI)、発生の三層モデル(three layers model of genesis；TLMG)の3つである(図1)[1]。TEMはTEAの中核を担っており、人間の発達と人生の径路の過程を記述するものである。TEAは当初TEMと表現されていたが、後にTEMはTEAの一部に位置づけ直された[1]。HSIは、等至点＝研究者が探求したい事象を経験した人を対象者として招き、話を聞くことである。TLMGは、分岐点＝対象者の選択によって行為が多様に分かれる地点において、対象者が何をどう迷い、判断しているのかを描くものである。

その他にも、TEAは時間を含む過程をモデル化するために、豊富な概念ツールを用意している。あまり知られていない概念ツールが多いため、表2に特に重要なものを中心に示した[1]。

例えば、感情障害をもつクライエントが職場復帰に至るプロセスを明らかにしたとしよう。そ

表1 TEAの対象者数と利点

対象者数	利点
1名	個人の発達と人生の径路を深掘りできる
4±1名	人間の発達と人生の径路の多様性を明らかにできる
9±2名	人間の発達と人生の径路のパターンを明らかにできる

〔安田裕子, 他(編)：TEMでわかる人生の径路―質的研究の新展開. p7, 誠信書房, 2012より〕

複線径路等至性アプローチ（TEA）

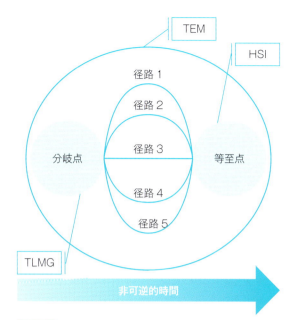

図1 TEAの基本モデル
〔安田裕子，他（編）：TEMでわかる人生の径路―質的研究の新展開．p210，誠信書房，2012より〕

表2 TEAの重要概念

概念	解説
等至点	研究者が探求したい事象である
分岐点	複数の径路が発生した分かれ道である
必須通過点	等至点に至る径路で多くの人が経験するものである
非可逆的時間	時間は持続的であるが，後戻りできず，人間の発達と人生の径路に不可分に結びついている
社会的方向づけ	等至点に至ることを阻害する事象を表す
社会的ガイド	等至点に至ることを促進する事象を表す
両極化した等至点	等至点に背反する事象である
等至点的飽和	等至点の対になる両極化した等至点が設定できた状態である

〔安田裕子，他（編）：TEMでわかる人生の径路―質的研究の新展開．pp209-243，誠信書房，2012をもとに作成〕

の場合，等至点は「職場復帰できた」であり，両極化した等至点は「職場復帰できなかった」である．職場復帰にあたってリワーク支援の有無が分かれ道にあれば，分岐点は「リワーク支援あり」「リワーク支援なし」となる．作業療法士の存在が職場復帰を促進していたとしたら，社会的ガイドとして記述することができる．他方，復職に至るまでに，ストレスで症状が悪化したために再入院したり，自らも自信を失うことがあったりしたら，社会的方向づけという概念で表現されることになる．以上をまとめると，図2のようなTEMを描くことができる．

TEAの概念ツールは聞き慣れないだろうが，時間経過のなかで人間の変化を記述していくためにはたいへん有用である．なお，TEAは時間を取捨しない記述に軸足を置くが，データ分析そのものはKJ法，M-GTA，SCATなどで行う．TEAはそれらの分析法で得られた概念を，歴史的・文化的・社会的状況のなかに位置づけて，人間と環境の関係を描き出す役割があるといえる．

3 まとめ

TEAは，歴史的・文化的・社会的状況におけ

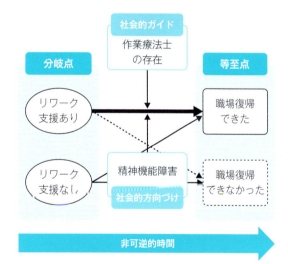

図2 模擬事例によるTEAのイメージ図

る人間の発達と人生の径路を理解したいときに有益である．TEAの活用が広がれば，作業機能障害の回復過程，OBPの実践プロセスなどが明らかになり，より有効な作業療法の考案につながるだろう．

文献

1) 安田裕子，他（編）：TEMでわかる人生の径路―質的研究の新展開．誠信書房，2012

SCAT

1 SCATとは何か

SCAT(Steps for Coding And Theorization)とは，初学者が質的データを容易に分析できるようにするための手法である[1]．質的研究は研究テーマの設定，研究計画の立案，観察やインタビューによるデータ収集，質的データの分析，学会発表や原著論文の公表といったプロセスで進行する．このうち，初学者は質的データの分析でつまずきやすいという問題がある．SCATはこの問題をシンプルに手続き化することによって解決している[2]．またSCATは，比較的小規模（例えば1事例）な質的データから理論を構築することができ，制約のある状況下においても実運用しやすいという利点がある[1]．SCATは特定の学派から創出された研究法ではないが，GTAやM-GTAの他に，トロント大学のRagsdaleやピッツバーグ大学のSchofieldの質的研究法グループとの討議を系譜にもつ[1]．つまり，SCATは質的研究の伝統を受け継ぎつつ，徹底的に手続き化することによって初学者でも質的研究を遂行できるようにした点に独創があるといえる．

2 SCATの使いかた

SCATは，初学者が質的研究を自律しながら完遂したいという目的をもったときに使いやすい方法である．また，SCATの特徴上，比較的少数の質的データから理論を構築したいときも使いどころになる．例えば，1事例やアンケートの自由記述欄に記載された質的データのように，理論的飽和が期待できないようなケースでも，SCATなら対応できる．もちろん，SCATが小さな質的データを扱えるということは，よりハンドリングが困難な大きな質的データでも適用できる．例えば，複数の病院・施設で収集した大規模な質的データでも，後で述べる手続きにしたがって分析できる．こうしたことから，読者が過度な困難なく質的データを扱いたいならば，基本的にSCATを使えばよいといえる．

SCATの基本手順を表1に示す．このうち，質的データ分析の中心を担うのは②から⑤の4ステップであるため，以下ではそれを中心に解説する．

②では，分割したデータを丹念に何度も読み，特に意味の中心を反映していると判断した部分を書き出すようにする．例えば，分割したデータ(①)が「あぁ，あれね．やってみたいことに取り組んでみたら，そのときはいつもより楽しかったかな．時間が過ぎるのが早かったというか．うーん，そんなかんじかな」だったとすると，着目すべき語句として抽出した内容(②)は「いつもより／楽しかった／時間が過ぎる／早かった」などにするわけである．それを見出すためには，分割したデータの前後の文脈に加えて，データに潜在する世界観や行間に隠された想いなども読み解くとよい．もし，複数の異なる注目すべき語句が見つかったら，③以降を円滑に進めるためにもより細かくデータを分割する．

③では，②でデータ内から抽出した着目するべき語句の意味を表すような別の語句を記入する．このとき，研究者は個別性のある質的データを，より一般性のある語句で表現するという意識を持つ必要がある．例えば，上記の分割したデータ(①)から着目すべき語句として抽出した内容(②)を踏まえて，③では，それの意味をコンパクトに表すコードとして，「興味のある作業」「強い楽しみ」「あっという間に終了」「味わい」などと記入する．こう表現し直すことによって，データに根ざしつつも抽象度が上がり，類似した事象を説明できるものへと展開することができる．

表1 SCATの基本手順

①データの分割
↓
②データのなかの着目すべき語句を抽出する
↓
③②を言い換えた語句を記入する
↓
④データの文脈で③で記入した語句を説明できるテキスト外の語句を記入する
↓
⑤②から④を熟読し、研究者自身がテーマ・構成概念を作成する
↓
⑥ストーリーラインを記述する
↓
⑦理論記述を作成する
↓
⑧質的データの分析を深めるために、②から⑤を実施中に疑問と課題を記入する
↓
⑨さらに追求すべき課題を記述する

---

④では、データの文脈（変化、原因、結果、影響、条件、特徴、背景、次元など）を検討し、③で記入した語句を説明できるテキスト外の語句を記入する。上記の例でいえば、「興味のある作業」「強い楽しみ」「あっという間に終了」「味わい」に対して、「作業としての遊び（原因）」「充実した時間（結果）」「相対的な楽しさ（特徴）」「体験の違い（変化）」などと記入することになるだろう。またこの検討では、ひとつのデータにのみ依拠するだけでなく、前後の分割したデータから着目すべき語句に対して付与された語句を考慮し、全体の流れも踏まえたかたちで行うことも有効である。つまり、④は単に直接対応関係がないものの、全体の流れで間接的に関連している語句も考慮しながら行うことになる。

⑤では、②から④を熟読し、研究者自身がテーマ・構成概念を考案することになる。テーマ・構成概念は名詞または名詞句で言語化する。先の例でいうと、「楽しい作業・時間経過の体験性」や「興味に基づく作業がもたらすフロー体験」などと表現するかもしれない。これは、独創性のある語句で表現できるとよいが、それが難しい場合は後者の例のように既存の概念を組み合わせたり、日ごろ用いる言葉で表現したりするとよい。また、テーマ・構成概念は②から④の熟読を重ねるうちに変化することがあるため、研究が完了するまで試行錯誤しながら精錬していく。

3 SCATの使用例

SCATは他の領域で多数使用されているが、作業療法研究で使用された例は少ない。現時点で貴重な使用例として、神保らの研究がある。この研究の目的は、作業適応の危機を経験した高齢者は、自らの作業にどのような意味を付与しているかを明らかにすることであった。対象は、作業適応の危機を経験しながらも、大切な作業を継続または変更しながら続けている地域で暮らす高齢者13名であった。データは非構造化インタビューで収集し、SCATでデータ分析した。その結果として、作業の意味生成様式には、①根本的価値観、②方略性、③作業がもたらす影響、④内外状況との対話、があることが明らかになった。これらの概念から描かれたストーリーラインは、作業適応の危機は内外状況との対話を生みだし、自らの生活を守るための方略性を発達させ、根本的価値観を基準に作業を選択し、作業によってポジティブな意志をもたらすというものであった。

4 まとめ

SCATは質的研究を手続き化しており、初学者が質的データを容易に分析でき、比較的小規模データからでも理論を立ち上げることができる。質的研究を困難に感じていたり、柔軟に研究したい人はぜひ活用してほしい。

文献

1) 大谷 尚：4ステップコーディングによる質的データ分析手法SCATの提案―着手しやすく小規模データにも適用可能な理論化の手続き．名古屋大学大学院教育発達科学研究科紀要．教育科学 54(2)：27-44, 2008
2) 大谷 尚：SCAT：Steps for coding and Theorization―明示的手続きで着手しやすく小規模データに適用可能な質的データ分析手法．日本感性工学会論文誌 10(3)：155-160, 2011
3) 神保洋平，他：作業適応の危機を経験しながらも大切な作業を継続している高齢者の作業の意味生成様式の探索的研究．作業療法 36(1)：53-63, 2017

コンセンサスメソッド

1 コンセンサスメソッドとは何か

コンセンサスメソッドは，専門家の間で意見が割れる主題を合意形成に導く手法である[1]．特にこれは，先行研究で明らかになった知見が不十分であったり，矛盾したりしているときに，意見を集約し，合意を促すために活用できる．ヘルスケア領域において，コンセンサスメソッドは①評価や治療ガイドライン開発，②実践や研究課題などの優先順位の決定，③評価基準の作成で使用されてきた．つまりこれは，決定的なエビデンスが欠け，意見の不一致が問題になる場合に，専門家の合意形成で決着をつけるための方法であるといえる．

コンセンサスメソッドに似た手法にフォーカスグループがあり，問題の核心を詳細に調査することができる．またフォーカスグループは，ファシリテーターが対象者同士の集団討議をコントロールしながらデータを収集するという特徴がある．それに対して，コンセンサスメソッドは，問題に対する解決策や合意形成を詳細に調査できる．またコンセンサスメソッドは手続きが構造化されており，ファシリテーターによる集団討議のコントロールを最小限に抑えることができ，対象者の知見をバランスよく反映しやすいという利点がある．

2 コンセンサスメソッドの使いかた

コンセンサスメソッドにはいくつかの方法があるものの，ヘルスケア領域では nominal group technique（NGT）とデルファイ法がよく使用されている．共通する特徴は，①匿名性，②反復性，③フィードバック，④統計処理，の4つである（表1）[2]．

両方法について説明すると，デルファイ法の基本的な手順は図1のとおりである[2]．デルファイ法の特徴は，すべての手続きで対象者を1カ所に招集せず，e-mail や書類の郵送で意見のやり取りを重ねるところにある．

次に，NGT の基本的な手順は図2のとおりである[2]．NGT の対象者数は8〜12名程度であり，これより少なくても多くても結果に疑念が生じやすい．対象者が集まるのは最初のブレインストーミングまたは意見の不一致に関する議論のときのみであり，後は e-mail や郵送でやり取りできる．また NGT では，合意形成したテーマについて説

表1 コンセンサスメソッドの特徴

専門性	サンプリングの厳格な基準はないが，基本的に研究目的に関連した領域の専門家を対象に選択する
匿名性	参加者間の意見のすり合わせは e-mail などを介した調査票で行ったり，参加者が匿名で評定したりし，結果も統計処理や整理されたコメントでフィードバックするため，他の参加者に身元がわかってしまうことなく研究に参加でき，自由な検討を促しやすい
反復性	コンセンサスメソッドは合意形成に至るまで，参加者に調査した結果をフィードバックし，同意の程度を評定してもらい，さらにそれをフィードバックするという手続きを繰り返す
フィードバック	研究者は参加者に他の参加者の反応をフィードバックし，その都度，参加者に合意形成に向けた洞察を促す
統計処理	参加者の合意の程度を明らかにするために，意見を数値化してもらい，一致率や代表値（中央値と四分位範囲など）を求める

〔Pope C，他（編），大滝純司（監訳）：質的研究実践ガイド―保健・医療サービス向上のために．医学書院，2001 をもとに作成〕

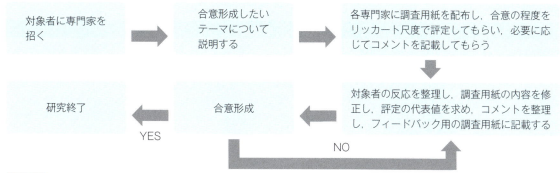

図1 デルファイ法の手順

〔Pope C, 他（編），大滝純司（監訳）：質的研究実践ガイド―保健・医療サービス向上のために．医学書院，2001をもとに作成〕

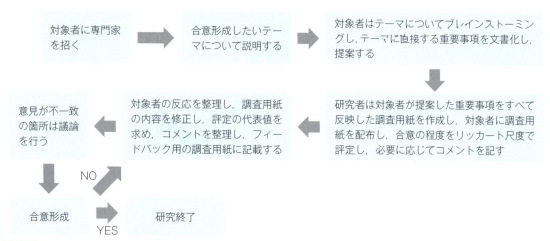

図2 NGTの手順

〔Pope C, 他（編），大滝純司（監訳）：質的研究実践ガイド―保健・医療サービス向上のために．医学書院，2001をもとに作成〕

明する前に，対象者に対してテーマに関連した先行研究のレビューを示し，見解のズレを埋めておくこともある．

合意形成の判断は，リッカート尺度に対する対象者の反応に求められる．リッカート尺度は「同意できる（4点）」「やや同意できる（3点）」「やや同意できない（2点）」「同意できない（1点）」の4件法，「同意（9～7点）」「どちらとも言えない（6～4点）」「非同意（3～1点）」の9件法などが用いられる．統計処理は一致率や代表値などを算出し，あらかじめ決めた基準に従って合意形成に至ったかどうかを判断する（表2）．その基準は先行研究と研究目的に照らして決める．

3 コンセンサスメソッドの使用例

デルファイ法の研究例として，非構成的評価の確からしさに影響する条件を解き明かしたものがある[3]．非構成的評価とは自然な会話と観察からクライエントの状態を把握する方法である．作業療法評価は現象を数量化できる構成的評価に比重が置かれる一方，クライエントの日常を評価できる非構成的評価の重要性が強調されてきた．しかし，非構成的評価はいかなる条件であれば確かな結果だといえるのかについて合意形成に至っていなかった．そこで，この研究は第一段階で非構成的評価の結果を収集し，第二段階で熟練作業療法士16名と新人作業療法士10名を対象にデルファイ法を実施し，非構成的評価の確からしさに関与する条件について合意形成を促した．その結果，非構成的評価の確からしさには，①作業遂行を通して変化した語りから作業有能性を評価する，②推論過程の省略が少なく暗黙の前提を共有できる，などの条件が関与していることが明らかになった．

表2　コンセンサスメソッドの統計処理

指標	概説
一致率による判断	リッカート尺度の特定の評定値の反応率で判断する．例えば，10名中7名の対象者が「同意できる（4点）」に回答したら一致率は70％あると判断する．現状の作業療法関連の研究では合意形成の基準は一致率70〜90％に設定されている．
代表値による判断	リッカート尺度の特定の範囲に代表値が収まっているかどうかで判断する．代表値は中央値と四分位範囲を用いる．例えば，10名の対象者全員が「同意（9〜7点）」に回答し，中央値が8点，四分位範囲が9〜7点であれば合意形成に至ったと判断する．

4　まとめ

コンセンサスメソッドは，専門家間で意見の不一致が認められる主題を合意形成するための方法である．特にガイドライン開発，優先順位の決定，評価基準の作成などに適していることから，こうしたテーマで意見が割れていれば適用を検討するとよい．

文献

1) Fink A, et al：Consensus methods：characteristics and guidelines for use. Am J Public Health 74(9)：979-983, 1984
2) Pope C, 他（編），大滝純司（監訳）：質的研究実践ガイド―保健・医療サービス向上のために．医学書院，2001
3) 京極　真，他：非構成的評価法の確かさに影響する条件とは何か．作業療法25(3)：200-210, 2006

Column　トライアンギュレーション

質的研究の質を高める戦略として，トライアンギュレーションがある．トライアンギュレーションとは，異なる切り口から現象の理解，説明，解釈を行うことである．つまりこれは，研究者が見出した知見は，さまざまな立場から吟味してもなお成立するかを検討する方法であるといえる．

トライアンギュレーションの種類と概説を表に示す[1]．研究者は，自身の研究に複数のトライアンギュレーションを含めると，質的研究の質を高めやすくなるだろう．方法論的トライアンギュレーションは質的研究と量的研究を組み合わせた混合研究法（⇒256頁）という手法にもつながる．

なお，質的研究の専門家間では，異なる切り口を併用するトライアンギュレーションをめぐって哲学的，党派的論争がある．しかし，全体の潮流は，複数の切り口から現象を探求するトライアンギュレーションを推している．したがって，質的研究のエンドユーザーとしては知識レベルで論争を追いつつも，実践レベルでトライアンギュレーションを導入するとよい．

文献

1) Holloway I, 他（著），野口美和子（監訳）：ナースのための質的研究入門―研究方法から論文作成まで．医学書院，2006

表　トライアンギュレーションの種類

種類	概説
データトライアンギュレーション	文脈の異なる対象者から多様なデータを収集し，それらを突き合わせながら現象を探求すること
研究者間トライアンギュレーション	2名以上の研究者がデータ収集やデータ分析に関わること
理論的トライアンギュレーション	研究者が研究テーマに照らして選んだ理論だけでなく，競合する理論の立場からもデータ分析すること
方法論的トライアンギュレーション	ひとつの研究のなかで2つ以上の方法（インタビュー，観察，フィールドノートなど）を用いてデータを収集すること

〔Holloway I, 他（著），野口美和子（監訳）：ナースのための質的研究入門―研究方法から論文作成まで．医学書院，2006を参考に作成〕

事例コードマトリックス

1 事例コードマトリックスとは何か

　M-GTAやKJ法は，観察やインタビューから得られた質的データをもとに概念を生成し，理論を構成する方法であった．理論の構成では，構成した概念の前後左右の関係を検討し，説得力のあるストーリーラインを叙述し，現象の解釈と説明に役立つ構造を組み立てる．その際，質的データの豊かな情報量を損なうことなく，個別性のあるパターンに配慮しつつ，それを越えて質的データに共通する一般性のあるパターンを明らかにしていく必要がある．

　しかし，実際に質的研究に取り組み始めると，限られた少数事例を過剰に一般化してしまったり，一般化しすぎるあまり個別の事例の特徴を表現し損なったりするということがたびたび起こる[1]．質的研究は膨大な質的データと格闘する必要があるため，その苦労を請け負いながら個別性と一般性の両者に過不足なく配慮した知見を形成するのは困難が伴うからである．良質な質的研究は，個別性と一般性を適切に反映した理論構成にあり，作業療法研究者は絶妙なバランスを実現する必要がある．

　その具体的対策として，事例コードマトリックスがある[1]．事例コードマトリックスは，KJ法，M-GTAなどで質的データから概念を生成した後に実施する．それによって，個々の事例の個別性と事例全体に共通する一般性を把握したストーリーラインの記述や理論の構成を行いやすくなる．事例コードマトリックスは質的研究で形成する知見の方向性を定めるうえで有益である．

2 事例コードマトリックスの使いかた

　繰り返しになるが，事例コードマトリックスの目的は，質的データの個別性と一般性の両方に目配せし，質的データの豊かな情報量を担保した知見を創出することである．その具体的方法は，表1に示したように，縦軸に事例，横軸にコード

表1 事例コードマトリックス

	コード1	〈中略〉	コード11
事例1			
〈中略〉			
事例13			

表2 事例コードマトリックスの例

	遂行の戦術	〈中略〉	関係の取りかた
事例1	先生に便利な道具を作ってもらって，できなかったことができるようになった	…	周囲に頼りすぎるのもあれかなって．頼られたほうも困るじゃないですか．
〈中略〉	…	…	…
事例13	自分でできないことは家族に手伝ってもらって，できるようにしていった	…	困ったときはお互い様じゃないですか．いま困っているので助けてもらおうと．

表3 事例コードマトリックスで個別性の把握

	遂行の戦術	〈中略〉	関係の取りかた
事例1	先生に便利な道具を作ってもらって，できなかったことができるようになった	…	周囲に頼りすぎるのもあれかなって．頼られたほうも困るじゃないですか．
〈中略〉	…	…	…
事例13	自分でできないことは家族に手伝ってもらって，できるようにしていった	…	困ったときはお互い様じゃないですか．いま困っているので助けてもらおうと．

表4 事例コードマトリックスで一般性の把握

	遂行の戦術	〈中略〉	関係の取りかた
事例1	先生に便利な道具を作ってもらって，できなかったことができるようになった	…	周囲に頼りすぎるのもあれかなって．頼られたほうも困るじゃないですか．
〈中略〉	…	…	…
事例13	自分でできないことは家族に手伝ってもらって，できるようにしていった	…	困ったときはお互い様じゃないですか．いま困っているので助けてもらおうと．

（概念）を配置した表をExcelなどで作成する．

次に，コードそれ自体，およびコードと事例に対応するマスに該当するデータを入力する（表2）．

事例の個別性を把握したいときは，表3のように事例ごとに熟読する．すると，例えば概念は同じ遂行の戦術と関係の取りかたでも，事例1は周囲の人々に頼らず道具を工夫することによってできる作業を増やし，事例13は周囲の人々に頼りながらできる作業を増やしていることがわかる．

次に，事例から一般性を引き出したいときは，表4のようにコードごとに熟読する．そうすると，遂行の戦術は道具の工夫と人的支援，関係の取りかたは距離感の調整といった共通項が浮かび上がってくることがわかる．

このように，事例コードマトリックスではM-GTAやKJ法などで質的データから概念を生成した後に，表1のような入力欄をExcelなどで作成し，コード（概念）とデータを入力し，縦軸と横軸で丹念に検討することで事例の個別性と一般性を明らかにしていく．

3 事例コードマトリックスの使用例

事例コードマトリックスを活用した例として，ハンドセラピィを受ける患者が体験する信念対立を明らかにした研究を紹介する（表5）[2]．対象者は15名（57.5±14.2歳）であり，信念対立の相手は患者自身，医師，看護師，作業療法士などのリハビリテーション担当者であった．

質的データから抽出された一般性として，患者は初めて体験する外傷に苦しみつつ，ハンドセラピィで体感する痛みと医療者の不誠実な対応にストレスを感じるが，医療者に対する遠慮によって我慢していることなどが明らかになった．また一般性の特徴として，患者は自分自身のなかで起こる信念対立と，患者と医療者との関係のなかで起こる信念対立で苦しんでいることが明らかになった．

他方，質的データから抽出された個別性として，有痛性のリハビリテーション，回復遅延，医療者の行為，不適切な行為が見出された．これらは個々の対象者の語りのパターンを分析し，4つのパターンに集約したものである．有痛性のリハビリテーションとは，ハンドセラピィによって耐

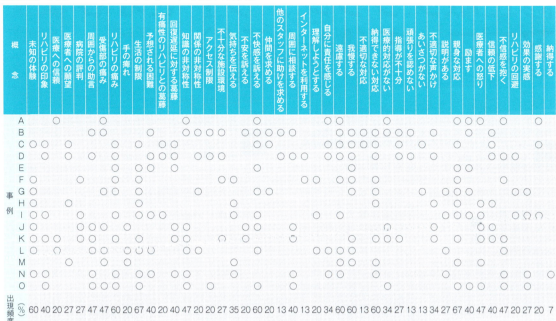

表5 事例－コードマトリックスに準拠した分析

（多田哲也，他：ハンドセラピィを受ける患者が体験する信念対立．日本臨床作業療法研究 4：31-36, 2017 より）

えがたい痛みが生じるために発生した信念対立を示す．回復遅延とは，受傷部位の改善が遅れたことによって生じる信念対立を示す．医療者の行為とは，患者に対する対応がきっかけになって生じる信念対立を示す．不適切な行為とは，医療者の倫理に反する行為によって生じた信念対立である．医療者の行為と不適切な行為の違いは，前者は医療者が善意で行っても生じる信念対立を表すが，後者は医療者が明らかに医療倫理を冒したために生じる信念対立を表すところにある．これらの個別性を反映したパターンは，1対象者につき1つ当てはまるのではなく，1対象者に複数当てはまることがあり，一概にどの個別性がどの対象者に対応していると示すことはできなかった．しかし，先の一般性の結果とは異なって，明らかに対象者の特殊性を示す結果であった．

4 まとめ

事例コードマトリックスは，質的データの個別性と一般性の両方を把握し，豊かな知見を創出することができる．事例コードマトリックスを用いれば，人間の作業という複雑で多様な事象を探求しやすくなる可能性がある．

文献

1) 佐藤郁哉：質的データ分析法—原理・方法・実践．新曜社，2008
2) 多田哲也，他：ハンドセラピィを受ける患者が体験する信念対立．日本臨床作業療法研究 4：31-36, 2017

修正版グラウンデッドセオリーアプローチ(M-GTA)

1 グラウンデッドセオリーアプローチ(GTA)界隈におけるM-GTAの位置づけ

　GTA(grounded theory approach)にはいくつかの流派があり，M-GTAの意味を理解するにはそれを理解する必要がある．オリジナル版GTAは，1960年代にグレイザーとストラウスが提案した質的データ分析手法である[1]．しかし，オリジナル版GTAは質的研究の考えかたを体系的に論じたものの，具体的なデータ分析法が不明確であるなどの問題を残した[2]．そのため，提唱者たちが後に独立し，1990年にストラウス版GTAが示され，それに対抗するかたちで1992年にグレイザー版GTAが提示された[3,4]．ストラウスがシンボリック相互作用論，グレイザーが数量的研究という対照的なスタイルであったため，GTAという名のもとに認識論や方法論の一貫性にブレを生み，いまなお残る信念対立を引き起こした．そうした状況を背景に，シャーマズの構成主義的GTAなど複数のバージョンのGTAが考案されるにいたった[5]．

　わが国では，ストラウス版GTAを発展的に継承した戈木クレイグヒル版GTA，オリジナル版GTAの認識論，方法論の混乱を根底から解消することを試みたM-GTAが提案されている[2,6]．本書では，筆者がGTA群のなかで最もメタである(つまり汎用性がある)と判断したM-GTAを紹介するが，M-GTAは他のGTAに共通する「切片化」を行わないなど独自の発展を遂げている．それによって，M-GTAは他のGTAにない機動性を実装することに成功したが，研究法のエンドユーザーとしては，M-GTAと他のGTAはモチーフを共有しているものの，似て非なるものであると理解しておく必要がある．

2 M-GTAの使いかた

　M-GTAは，データに根ざした理論を立ち上げて，人間の行動を説明，解釈し，理論を実社会の改善に役立てたいときに使用するとよい．M-GTAはgroundedという名が示すとおり，データにしっかり密着し，データの意味を読みとり，解釈することを最重視する．M-GTAの目的を踏まえると，理論の生成に力点があると受け取りやすい．しかし，それは「急いては事をし損じる」の典型であり，逆接的に聞こえるかもしれないが，M-GTAの目的を達成するためにはデータに根ざした分析に力点をおく必要がある．

　M-GTAのデータ分析は他のGTAとは異なってデータを切片化しない．切片化とは，質的研究の客観性を担保するために，データを可能な限り細かく分け，それぞれの意味を考えるというものである．しかし，認識論的にいうと，切片化は客観主義であり，広義の構成主義に含まれる質的研究を客観主義で直にサポートするのは原理的に不可能である．そこで，M-GTAでは，研究目的から導いた分析テーマに照らしてデータを丁寧に読み解き，読解するという方法を採用することになる．分析テーマとはデータの見かたを決めるという意味で，研究目的とデータを行き来しながら同定することが多い．

　M-GTAによってデータから理論を作成する基本手順を表1に示す．データから概念を作成したら，簡潔明瞭な定義を考案し，第三者と概念の意味を共有できるようにする．複数の概念ができたら，概念間の関係を検討し，関連する概念から構成されるカテゴリーを作成する．カテゴリーが決まれば，今度はカテゴリー間の関係を検討し，人間行動の説明と解釈に役立つ理論を構築する．これは何度も行ったり来たりするものであり，研

表1 データに密着した理論を作成する基本手順

1) データ
2) 概念化
3) 概念間の関係の検討
4) カテゴリー化 ⎫
5) カテゴリー間の関係の検討 ⎬ 繰り返し
6) 理論化

究者は共同研究者とともに繰り返し検討を重ねる必要がある．

では，こうした検討はいつ終わるのか．M-GTAでは理論的飽和に達するまで，これを実施する．理論的飽和とは，データから理論を構築し，さらに新たなデータを追加しても説明・解釈できる状態を指す．しかしこの判断は容易ではない．なぜなら，研究者個人が理論的飽和に達したと判断しても，少し視点を変えるだけで別の説明・解釈を比較的簡単に行うことができるからである．したがって，理論的飽和に達したかどうかの判断は，データ → 概念 → カテゴリー → 理論の作成過程と同様に複数の研究者で慎重に行う必要がある．

3 M-GTAの使用例

M-GTAは多くの作業療法研究で採用されている．例えば，高齢者に対する訪問作業療法における作業療法リーズニングを，クライエント6名とその家族，作業療法士6名の観察データをもとに構造化した研究がある[7]．観察データは訪問作業療法の内容を記録したものであり，対象者の言動や環境の変化を記述した．研究者は作業療法士にのみ，参与観察した後に非構造化インタビューを実施した．つまり，この研究ではインタビューと観察によって質的データを収集し，M-GTAによってデータを分析している．

その結果として，本研究は高齢者に対する訪問作業療法に関する作業療法リーズニングに，科学性による客観的リーズニング，個人的・状況的リーズニング，実践における道徳的リーズニング，信頼関係・物語的リーズニングというカテゴリーがあることが明らかにされた．科学性による客観的リーズニングは，作業療法士の専門的判断を尊重し，科学的な問題設定と問題解決に取り組むものであった．個人的・状況的リーズニングは，クライエントと家族の主観的体験を重視したものであった．実践における道徳的リーズニングは，作業療法士が倫理的ジレンマに悩んだり，倫理的に正しい判断を行おうとすることであった．信頼関係・物語的リーズニングは，クライエントと家族にとっての意味を尊重し，信頼関係を育むものであった．作業療法士はよりよい訪問作業療法を実現するために，複数の作業療法リーズニングを行ったり来たりしながら実践していた．

4 まとめ

GTAには複数の流派があるため，研究法のエンドユーザーとしてはこの研究法の基底にある信念対立を回避しつつ活用する必要がある．M-GTAの目的は，データに密着した理論を作成し，人間行動の説明と解釈を行い，実社会の改善に理論を役立てたいときに有益である．作業療法で役立つデータに根ざした理論を立ち上げてほしい．

文献

1) Glaser B, 他(著), 後藤 隆, 他(訳)：データ対話型理論の発見—調査からいかに理論をうみだすか. 新曜社, 1996
2) 木下康仁：グラウンデッド・セオリー・アプローチ—質的実証研究の再生. 弘文堂, 1999
3) Strauss AL, 他(著), 南 裕子(監訳)：質的研究の基礎—グラウンデッド・セオリーの技法と手順. 医学書院, 1999
4) Glaser B: Basics of Grounded Theory Analysis, Emergence vs. Forcing. Sociology Press, 1992
5) Sharmaz K(著), 抱井尚子, 他(監訳)：グラウンデッド・セオリーの構築—社会構成主義からの挑戦. ナカニシヤ出版, 2008
6) 戈木クレイグヒル滋子：グラウンデッド・セオリー・アプローチ—理論を生みだすまで. 改訂版, 新曜社, 2016
7) 丸山 祥, 他：高齢者に対する訪問作業療法における作業療法リーズニング研究—参加観察と半構成的面接を利用した質的研究. 日本臨床作業療法研究 4：13-22, 2017

KJ法

1 KJ法とは何か

　KJ法とは，文化人類学のフィールドワークで得られた膨大なデータを整理し，新しい発想や問題解決策を見いだす手法である[1,2]．KJは提唱者である文化人類学者の川喜田二郎のイニシャルからとったものである．KJ法の特徴は，研究者の先入観をいったん脇におき，データから浮かび上がってくるテーマをまとめ，分析前にはなかった視点へと昇華させていくところにある．つまり，KJ法は先行研究で明らかになった知見にデータを当てはめるものではなく，データに忠実に従うことによって新しい発想を手にする方法であるといえる．またここからいえることは，KJ法とはデータをカテゴリーに分ける方法ではないということである．KJ法の力点はあくまでもデータから新しい視点を得たり，問題解決策を見出すことにあると理解すべきである．質的研究法としてKJ法を活用するときは，本来のKJ法のモチーフを意識しておく必要があり，作成した叙述の臨床的意義まで論じてほしい．

2 KJ法の使いかた

　KJ法は質的データを整理したうえで，新しい発想や問題解決策を見出したいときに使用するとよい．具体的な手順は①ラベル作り，②グループ編成，③図解，④叙述に整理することができる（表1）[1,2]．

　ラベル作りでは，研究目的を念頭にどのような質的データに焦点を当てるかを明確に意識する．例えば，脊髄損傷のクライエントの作業参加の解明が目的ならば，それに関連した生データをラベルに起こすことになる．次のグループ編成で困るため，ひとつのラベルの中に複数の質的データを入れないようにする．

　グループ編成では，ラベルの整理を行い，ラベルに共通するさまざまなテーマをグループとして浮かび上がらせていく．グループ編成は試行錯誤の連続であり，研究者はなぜラベルの類似性を見出したのかを内省しながら，グループを構成していく．KJ法はデータで語ることが基本であるため，先行研究の知見に沿ってグループ化してはいけない．

　図解では，グループ同士の関係性を図式化していく．これも試行錯誤の連続であり，研究者は先入観を脇に置き，データの志に着目しながらグループ間の関係を整理していく．その際，研究者は論理的に首尾一貫したかたちでグループ間の関係を説明できるかという点に注意しておく．それ

表1 KJ法の手順

ラベル作り	・生データを読みとりやすいように整理する ・生データとラベルには対応する通し番号をつける ・ラベル1つにつき，1つの質的データを入れる
グループ編成	・作成したラベルを床または机の上に広げる ・先入観を排して，データから小グループを作り，表札をつける ・上記の手順で中グループ，大グループを必要に応じて作成し，それぞれ表札をつける
図解	・模造紙に表札とラベルをはり，グループごとに囲む ・大きいグループから順に関係を線で結ぶ ・線は研究目的に応じて結ぶ
叙述	・論理的に首尾一貫したかたちで新しい発想，問題解決策を文書化する ・KJ法の根本原則である「データをして語らしめる」を遵守し，研究者のオーバーリーズニングを避けるように意識する

（川喜田二郎：発想法―創造性開発のために．中央公論社，1967，ならびに，川喜田二郎：続・発想法―KJ法の展開と応用．中央公論社，1970をもとに作成）

表2 KJ法の評価基準

特性	チェック項目
データ収集	1) データ収集方法やフィールドにおける研究者の関わり度合いを明示しているか？ 2) データの加工法を示しているか？ 3) データの質と量は研究目的に対して適切か？ 4) 対象者について詳細に記述しているか？
データ分析	1) グループ編成はデータをして語らしめているか？ 2) 表札作成のプロセスは透明化されているか？ 3) 図解は他者と納得が共有できるものか？
結果	1) 叙述は図解にそって研究目的に応じて構成されているか？ 2) データと図解は結論とともに提示されているか？ 3) 結論を明示し，現象を構造化しているか？

(田中博晃：KJ法入門―質的データ分析法としてKJ法を行う前に．外国語教育メディア学会関西支部メソドロジー研究部会2010年度報告論集，pp17-29，2010をもとに作成)

によって，浮かび上がってくる発想や問題解決策を説得的に示しやすくなる．

叙述は，図解した内容を文章化することである．初学者はグループの関係性を見出した順に文章化しがちだが，これはつまずきのもとである．そうではなく，叙述では研究目的を念頭におき，どう論じたらグループの関係性を論理的に首尾一貫したかたちで論じることができるかという視点から行う必要がある．

KJ法の質は質的研究法の評価基準で検討できるが，独自の評価基準も提案されている（表2）[3]．これは，SCQRMの哲学的基盤である構造構成主義で，KJ法を基礎づけることによって導出されたものである．この評価基準は，KJ法の専門家間で合意に至ったものではないものの，KJ法を活用する研究者にとって質を高めるための視点として活用できるだろう．

3 KJ法の使用例

KJ法を活用した作業療法研究はたくさんある．例えば，回復期リハビリテーション病棟に勤務する作業療法士が行う住環境整備の業務内容をKJ法で明らかにした報告がある[4]．この研究は第一段階でアンケート調査を行い，第二段階でヒアリングを行い，KJ法はヒアリング内容の分析で用いている．作業療法士30名にヒアリングを行い，954枚のラベルが作成され，グループ編成の結果として業務内容に"訪問調査に向けての準備"，"訪問調査"，"住環境整備・隊員に向けての準備"，"退院後のフォローアップ"があることが明らかになった．研究論文ではこれらをもとに図解し，その意味を叙述している．

4 まとめ

KJ法はデータをして語らしめることによって，新しい発想や問題解決策を見出す方法である．手続きも明瞭で実運用させやすいことから既に多くの研究で活用されている．

文献

1) 川喜田二郎：発想法―創造性開発のために．中央公論社，1967
2) 川喜田二郎：続・発想法―KJ法の展開と応用．中央公論社，1970
3) 田中博晃：KJ法入門―質的データ分析法としてKJ法を行う前に．外国語教育メディア学会関西支部メソドロジー研究部会2010年度報告論集，pp17-29，2010
4) 澤田有希，他：回復期リハビリテーション病棟に勤務する作業療法士が行う住環境整備の業務内容に関する研究．福祉のまちづくり研究13(3)：30-40，2017

混合研究法

1 混合研究法とは何か

　混合研究法(mixed methods research)とは，研究目的を十全に達成するために，質的研究と量的研究を統合した手法である．これは単に2つの研究法を組み合わせるという意味ではない．混合研究法を実践するためには，質的研究と量的研究を併用するだけでなく，哲学の明確化，およびメタレベルの議論を実装させる必要がある[1]．

　混合研究法で哲学の明確化が求められる理由は，質的研究と量的研究が対立する哲学を基盤にしており(258頁)，両研究法の統合はメタ理論的対立(信念対立)を生じさせることになるためである[1]．研究は論理的な首尾一貫性が極めて重要であり，質的研究と量的研究の組み合わせによって生まれる哲学のパラドックスは致命傷になりかねない．したがって，混合研究法では対立する哲学を統合する哲学的立場(主にプラグマティズム)を明確に示す必要がある．

　プラグマティズムは多様な立場があるため一言で表しがたいが，混合研究法の文脈で単純化すれば有用性に着目した哲学であるといえる[2]．例えば，質的研究者が質的研究の重要性を，量的研究者が量的研究の重要性を主張する場面で，プラグマティズムに依拠する混合研究者は研究目的を達成できるかどうかで各研究法の価値が決まると主張する．混合研究法を実践するためには，質的研究と量的研究の信念対立を克服する理路を示しておく必要がある．

　また，メタレベルの議論が必要な理由は，混合研究法の目的が，質的研究と量的研究の両方で得られた知見を踏まえて，研究目的に対してより深い解答を示すことにあるからである[1]．混合研究法は質的研究または量的研究の一方のみで導けない解を導出するために実施する．それゆえ，質的研究または量的研究で得られた知見のみで議論するのではなく，両研究法で得られた知見を柔軟に往来しながら議論を展開する必要がある．

　なお，このように，研究目的をやり遂げるために，複数の研究法を活用することは方法論的トライアンギュレーションとも呼ぶ[2](248頁)．トライアンギュレーションは質的研究の質を高めるためにも，また質的研究と量的研究を統合するためにも活用される視点である．混合研究法のルーツはアリストテレスまで遡るが，具体的な発展は質的研究法の台頭に伴ったものである．

2 混合研究法の使いかた

　混合研究法は質的研究と量的研究で得られた結果を統合することによって，両研究法を単独で用いるよりも研究目的に十分応えられるようにするために実施する．対象者のサンプリングは，研究目的に照らして量的研究と質的研究の方法を組み合わせる[2]．またその他にも，混合研究法独自の方法が提案されている．最も基本的な混合研究法サンプリングを表1[2]に示す．

　混合研究法は説明的順次デザイン，探索的順次デザイン，収斂デザインの3つの研究デザイン

表1　混合研究法サンプリングの基本中の基本

方法名	概説
層別合目的的サンプリング	研究目的に関連する母集団を代表するサンプルを同定し(量的研究)，サンプルから合目的的に少数のサンプルを選択する(質的研究)
合目的的ランダムサンプリング	研究目的に関連する母集団からランダムにサンプルを抽出し(量的研究)，サンプルから合目的的に少数のサンプルを選択する(質的研究)

〔Teddlie C, 他(著), 土屋　敦, 他(監訳)：混合研究法の基礎—社会・行動科学の量的・質的アプローチの統合. p.136, 西村書店, 2017より〕

表2　混合研究法デザイン

デザイン	概説
説明的順次デザイン	量的研究を実施し，さらに質的研究によって量的研究の結果を説明する
探索的順次デザイン	第一段階で質的研究を実施し，第二段階で第一段階の結果を踏まえた量的研究を実施する
収斂デザイン	質的研究と量的研究を同時に実施し，結果を結合し，解釈する

〔日本混合研究法学会（監修），抱井尚子，他（編）：混合研究法への誘い―質的・量的研究を統合する新しい実践研究アプローチ．pp.20-21，遠見書房，2016より〕

に大別できる（表2）[1]．混合研究法はプラグマティズムに依拠するため，すべては研究目的によって決まるという立場である[2]．自身の研究目的を明確に意識し，各研究デザインを選択し，柔軟に修正していくとよい．

混合研究法の質は質的研究と量的研究の評価基準の組み合わせによって評価できる．加えて，混合研究法の力点である①哲学の明確化，②メタレベルの議論も質の評価に組みこまれる[1]．これはつまり，研究者が混合研究法の哲学（主にプラグマティズム）をしっかり説明しているか，質的研究と量的研究の統合によるメタな考察と結論を導いているかが混合研究法の質を評価する基準になっていることを意味する．したがって，混合研究法を実施するにあたっては，哲学の理解とメタ推論の実施が重要なポイントになるといえる．

なお，混合研究法の報告は，1つの研究論文で質的研究と量的研究の結果をまとめて示すべきという立場と，研究目的に応じて質的研究と量的研究をそれぞれ公表したらよいという立場があり，現在でも結論に至っていない．エンドユーザーとしてはプラグマティズムを尊重し，投稿する雑誌の特性や文字数などを鑑みて，都合がよいほうの立場をその都度選べばよい．

3 混合研究法の使用例

作業療法研究で混合研究法を用いた例は少ない．そのため，ここでは作業療法と密接に関係する多職種連携に焦点化した混合研究法の例を紹介する[3]．この研究では，ケア・カフェ®という多職種連携を促進するツールの効果を量的研究で検証するとともに，その体験の意味を質的研究で探索するという説明的順次デザインを採用している．それによって，ケア・カフェ®が量的研究の結果から多職種連携を促進すること，質的研究の結果から多職種の関係構築以外にも癒やしの場，コミュニケーション上の気づき，社会関係資本の形成，立場の多様性の理解などさまざまな意味をもたらしていることが明らかになった．研究者らは質的研究と量的研究の結果を踏まえて，ケア・カフェ®が多職種連携を改善するという結論を導いた．このように，混合研究法は質的研究と量的研究を個別に実施しただけでは見えない現象の側面を掘り出すことができる．

4 まとめ

作業療法研究では人間の作業という複雑で多様な現象を探求する．混合研究法は質的研究と量的研究の統合によって人間の作業に関するより深い理解をもたらすであろう．今後，混合研究法を活用した作業療法研究の増加が期待される．

文献

1) 日本混合研究法学会（監修），抱井尚子，他（編）：混合研究法への誘い―質的・量的研究を統合する新しい実践研究アプローチ．遠見書房，2016
2) Teddlie C, 他（著），土屋 敦，他（監訳）：混合研究法の基礎―社会・行動科学の量的・質的アプローチの統合．西村書店，2017
3) 阿部泰之，他：ケア・カフェ®が地域連携に与える影響―混合研究法を用いて．Palliative Care Research 10 (1)：134-140，2015

質的研究は科学なのか

1 質的研究の根本問題

　質的研究に対する批判のひとつに「非科学的」というものがある[1]．質的研究では，研究者が対象者にインタビューしたり，現場の様子を観察したりすることによって現象を言語化する．また，さらにそれを研究者自身が整理・分類しながら結果を導き，理論を構成することになる．つまり，質的研究は研究者の主観でデータを集めて分析し，解釈するため，客観的な知見を抽出できないことから，「非科学的」という批判を受けることになる．

　それに対して，質的研究は科学ではなく文学であると開き直ったり，そもそも科学でなくてもよいのだと主張する人もいる．しかし，非科学的であるという批判は，一般にいい加減であり，信用に値しないというレッテルにつながる．分野は違えども，作業療法は同型の批判によって存続の危機を体験したことがあることからもわかるように，そのネガティブな影響は想像する以上に大きい．また，研究に期待される機能は，確からしい知見の発見であり，信頼できる技術の開発であることから，質的研究の科学性を放棄する戦略は得策ではない．

2 科学とは何か

　質的研究は非科学的であると批判するとき，多くの場合，量的研究は科学的であるという暗黙の前提を置いている．では，そもそも科学とは何だろうか．

　その問いに対する一般解は，客観主義に求めることができる．従来，「科学とは何か」という問いへの解として，帰納主義，反証主義，実証主義，論理実証主義，還元主義，機械論などさまざまな理路が提示されてきたが，そのありかたを基底から支えるのが客観主義である．

　客観主義とは，私たち人間とは独立した外部実在があるという考えかたであり，世界それ自体が何であるかを探求するという立場である．例えば，あなたはいまこの世界に存在していると思うが，仮にあなたがこの世界からいなくなった後もいままでどおりこの世界が存続するかどうかを考えてほしい．その結果として，あなたが世界からいなくなっても，これまでと同じように世界が存在し続けると主張するならば，客観主義に依拠している考えることができる．客観主義は，私たちの経験に立ち現れる世界を手がかりに，世界それ自体が私たちとは独立した存在として見なす立場だからである．そのような，人間の存在に左右されない世界それ自体を，真理＝客観的真理＝真実などと呼ぶ．

　現代社会の発展の原動力になっている近代科学の誕生は，16〜17世紀ごろである．人類は宗教によって文化・社会を発展させ，その後，宗教から独立するかたちで哲学が誕生した．科学は哲学的思考から誕生した客観主義から生まれた．世界の真理を探究する科学の誕生は人類に空前絶後の変化をもたらした．例えば，科学誕生以前の世界人口は約5億人どまりだったが，科学誕生以後のそれはわずか500年で約70億人にまで達するようになった．また，科学誕生以前の人類は地上に縛りつけられていたが，科学誕生以後の人類は大空を舞うようになった．科学は人類史上最も劇的な変化をもたらしたが，客観主義はそのありかたを基底で決めている．

　研究は科学の方法である．それは質的研究においても例外ではない．では，なぜ質的研究に対しては「非科学的」と批判されることがあるのか．結論からいうと，質的研究は客観主義とは真逆の哲学である構成主義の系譜から生まれた研究法であ

り，科学の主流派である客観主義からみるといい加減に映るからである．

3 質的研究の科学性をめぐる信念対立

構成主義の立場に立つと，研究者は対象者と相互に作用しながら知識を共同生成していくことになる．そしてそれは，研究者と対象者の主観によるものであり，人間から切り離したかたちで成り立つことはない．またそうして得られた知識は客観的真理などではなく，文化・社会に規定されたローカルなものである．本章で解説した質的研究がまさにそれを体現している．

ところが，客観主義の立場に立つと，研究者は対象に一切関与しない観察者として位置づけられ，所与された世界の真実性を解き明かすことになる．他の章で解説した統計学，臨床介入研究，観察研究，開発研究は客観主義との相性がよく，適切な方法で研究している限りにおいて世界の真実にいずれ迫ることができる．

客観主義を前提にする限り，研究者の主観で知識を形成する構成主義は科学たり得ない．他方，構成主義を形成する限り，客観的真理を仮定する客観主義はフィクションに過ぎない．どちらの立場にたってもさまざまな研究法を活かしきれず，科学の主流派は客観主義であることから最終的に分が悪いのは質的研究である．

4 客観主義と構成主義を同時に基礎づける

こうした事態を解消するために，構造構成主義が提案されている．構造構成主義は科学の信念対立を克服するために体系化され，両哲学を同時に基礎づけたうえで量的研究と質的研究の科学性を同型の理路で担保できる[2]．

構造構成主義によると，客観主義が仮定する主体とは独立自存する外部実在も，構成主義が仮定する認識と行為によって構成する知識も，人間に立ち現れている現象（あらゆる経験）の一部に過ぎない．例えば，宇宙などの自然を観察したときに，人間の存在に関係なく成立する世界があると感じるだろうし，他方，文化などのように人間が創りだしたシステムに関わると，人間の営為が知識を構成すると感じるだろう．この感じは立ち現れた現象から人間の恣意性を越えて到来するものであり，その限りにおいて客観主義も構成主義も現象を探求対象にしている．

また，構造構成主義は客観主義も構成主義も現象をコトバでコード化し，その方法を開示するという営為で共通点があると位置づける．客観主義を前提に量的研究を行うと，例えば，脳のメカニズムという現象を数字というコトバで確率論的にコード化し，その手法を必ず開示しているはずである．他方，構成主義を前提に質的研究を行うと，例えば，障害受容という現象を日常使用するコトバ（日本語など）でコード化し，その手法を必ず開示するだろう．このように構造構成主義では，客観主義も構成主義もその基底のありかたは同型であると論証している．

つまり構造構成主義は，現象をコトバでコード化し，その方法を開示すれば，量的研究だけでなく質的研究でも，科学の条件である再現可能性，反証可能性，一般化可能性といった条件を同等に満たせることができる．質的研究でも，研究課題，対象者の選定条件，対象者と研究者の関係，観察やインタビューのポイント，データ分析の手法などの条件をそろえて現象をコトバでコード化し，そのプロセスを過不足なく開示すれば，再現可能性，反証可能性，一般化可能性などの科学の条件を満たしうる．

5 まとめ

質的研究の科学性をめぐる信念対立はしばらく続くだろうが，哲学の発展とともに質的研究の科学性を単純否定することはできなくなった．作業療法研究者は各種研究法だけでなく，背景にある哲学も理解する必要がある．

文献
1) 高木廣文：質的研究を科学する．医学書院，2010
2) 西條剛央：構造構成主義とは何か―次世代人間科学の原理．北大路書房，2005

事例報告の質を高めるには

1 事例報告とは

　事例報告とは1名以上の対象者に関する作業療法を記述し，検討し，文書化することである．事例報告には症例報告，事例検討，事例研究などさまざまな呼びかたがあり，それぞれ力点が少しずつ異なるものの，1例以上の対象者の作業療法プロセスを報告する点では同じである．事例報告は特定の対象者を通して作業療法の意義と問題を探求することに適しており，日常の臨床に直結する課題に取り組むことができる．

　事例報告は，前もって研究計画を立案するわけではなく，通常の臨床がひと段落したところで後ろ向きにまとめる．それゆえ，事例報告は研究ではないと思っている人がいるが，それは単純に誤解である．事例報告は明らかに質的研究の一種である[1]．事例報告はインタビュー，観察，フィールドノートなどの質的研究の方法を用いており，質的データから臨床に関連する課題を探求する点で，質的研究と同型の構造にあるからである．

　ただし，両者の違いは上記の研究計画の有無にある．よく書かれた研究計画書は，それ自体が研究の質を担保できる．逆にいえば，事例報告のように前もって準備した研究計画がないと，あらかじめ研究の質を向上させる工夫ができないことになる．事例報告は臨床のダイナミックでインタラクティブなプロセスから構成するため，その質を担保するためには次に述べる事例報告の基本構成を満たすようにする必要がある．

2 事例報告のコツ

　事例報告する場合，表1で示した基本構成を最低限満たすようにすると質を高めやすいだろう．ただし，基本構成は事例報告の目的によって変わるため，すべての事例報告にこれを当てはめたらよいというわけではない．

1）はじめに

　「はじめに」の最大のコツは，事例報告の目的である．事例報告のなかには「〜という事例を経験したため報告する」という仕かたで目的を示したものが少なからずある．特定の事例を経験したから報告するというのは，目的としては不十分である．目的とは達成したいことである．それゆえ，事例報告の目的では，報告する事例を通して何を明らかにしたいのかを第三者に明確に主張する必要がある．

　事例報告の目的例を示すと，例えば「パーソナリティ障害をもつ女性クライエントに対するOBPの経過を内省し，意味ある作業が幸福に与える影響に関する仮説を生成する」「リウマチをもつクライエントに対するCAODを適用した意義と問題点を明らかにする」「作業に対する動機が低下したクライエントに探索行動を促進する意味を

表1 事例報告の基本構成

はじめに	・事例報告に関連する社会的背景を論じる ・関連する先行研究をレビューし，事例報告の新規性を明確に示す ・事例報告の目的と意義を明確に示す
事例紹介	・倫理的配慮について明確に述べる ・事例報告の目的に関連する事例の情報を具体的に示す ・過去，現在の作業について明らかにする
経過	・事例報告の目的に関連する作業療法評価，目標，計画，戦略を具体的に示す ・作業療法の経過を具体的に示す ・事例に対する作業療法の成果を具体的に示す
考察	・事例報告の目的に対する解答を明確に論じる ・事例を通して明らかになった作業療法の利点と課題を明確に論じる ・事例を通して生成した新しい仮説を明確に述べる

明らかにする」などになるだろう．

先行研究のレビューは，こうした目的の新規性がわかるようにまとめる．つまり，先行研究のレビューでは，何がどこまで明らかになっているのかを明確にし，第三者が事例報告の新しさを理解できるようにすべきである．事例報告は質的研究の一種である以上，その新規性を示すことは極めて重要である．

2) 事例紹介

「事例紹介」では，事例報告の目的に照らしつつ，作業的存在としての人間が理解できる情報を中心に盛りこむべきである．事例報告のなかには，医学的な情報について詳細に示しているものの，作業に関する情報はほとんどないものがある．医学の事例報告であれば，疾患中心の事例報告でもよい．しかし，作業療法の事例報告の場合，疾患中心の事例紹介では事例の本質を理解できない．作業療法は，作業を通して健康と幸福を維持・改善する方法である．それゆえ，作業療法の事例紹介では，クライエントの作業機能障害を理解できるように，クライエントがどのような作業に取り組んできたのか，その作業はどう選択，経験，解釈，実行してきたのか，医学的な疾患や環境によって作業がどう制約されるようになったのかを明確に示す必要がある．

3) 経過

「経過」では，事例報告の目的を踏まえつつ，具体的な作業療法プロセスが理解できる情報を示す必要がある．事例報告のなかには，事例報告の目的には直接関係しない情報が盛りこまれているときがある．しかし，目的に関係しない情報を示しても，事例の理解が深まることはない．それゆえ，事例報告では膨大な質的データのなかから事例報告の目的に関連する情報を中心に示していくとよい．

また，医学的な経過は詳細に示しているのに，作業に関連する経過が乏しい事例報告もある．上述したように，作業療法は作業ができる/作業に関われる機会を提供することによって，クライエントの健康と幸福を変化させようとする方法である．つまり，作業療法の事例報告である以上，焦点化する経過は作業に関連した内容にしなければならない．

4) 考察

「考察」では，事例報告の目的に対する解答を明確に示す必要がある．例えば，「学習障害をもつクライエントの習慣を確立するために役割のある作業がもつ意義と課題を明らかにする」ことが目的ならば，事例の経過を通してどのような意義と課題が見出されたのかを具体的に論じるべきである．また「筋ジストロフィーをもつクライエントに対して作業療法理論を適応した実践の意義と課題を明らかにする」ことが目的ならば，この事例を通していかなる意義と課題がわかったのかを端的に主張しなければならない．事例報告のなかには，作業療法経過を単に解釈しているだけのものがある．しかし，単に解釈しても物語が豊かになるだけであり，クライエントと作業療法の発展に貢献することはできない．したがって，考察では事例報告の目的で示した内容に対する主張を具体的に展開するようにしよう．

また，事例報告は質的研究の一種であるため，その本分は仮説生成である．考察では，報告した事例の経過から研究目的に関連して，いかなる仮説を生成することができたのかを明確にしたほうがよい．ただその仮説は1事例あるいは少数の事例から生成したものであり，過度に一般化したかたちで主張してはならない．あくまでも特定の事例に根ざした仮説としておだやかに主張する．

しかし，それの有無は次の展開に対して大きな影響を与える．事例報告で仮説を生成できれば，それをもとに質的研究を実施したり，シングルシステムデザインなどの実験研究で仮説を検証したりすることができる．つまり，仮説を生成しておけば，事例報告が最初の一歩になって，他の研究を牽引することができるのである．したがって，事例報告では可能な限り，考察で事例を通した仮説を生成するようにしておこう．

文献

1) Pope C, 他(編), 大滝純司(監訳)：質的研究実践ガイド―保健・医療サービス向上のために．第2版, 医学書院, 2008

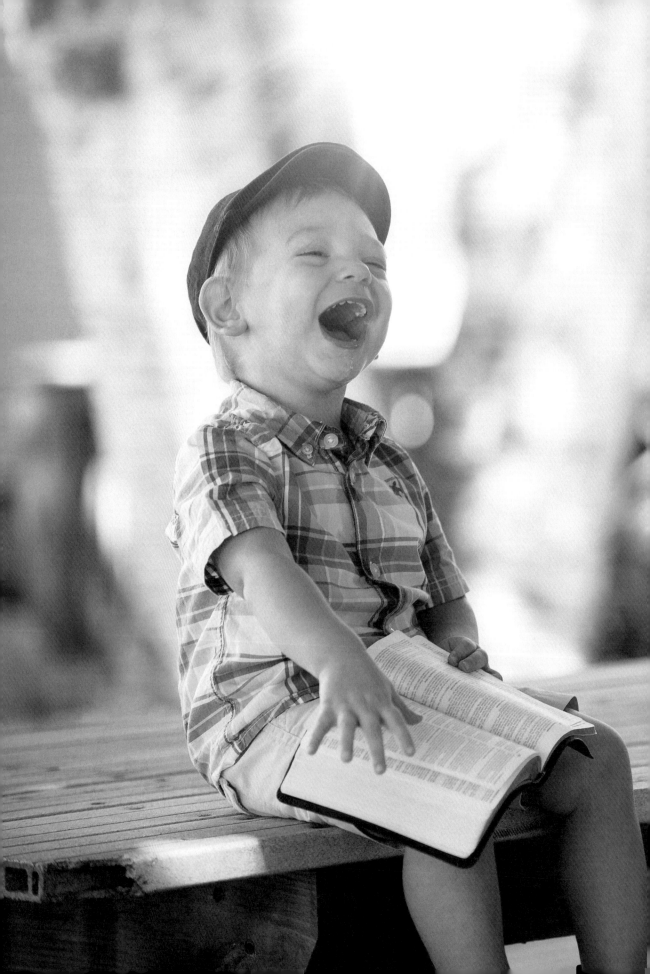

第7章 理論研究

作業療法は独自の理論が多い専門職であるが，おそらく作業療法関連書において，理論研究について解説がなされているのは本書が初めてではないだろうか．理論研究は研ぎ澄まされた原理的思考を中心に展開される研究手法であり，誰でも実施できる代物ではないが，本章ではその基本的な手続きを可能な限り言語化してある．既存理論の理解や，新たな理論開発に役立てていただければ幸いである．

作業療法独自の理論を作りたい

1 理論研究とは何か

　理論研究(theoretical research/theoretical study)は事柄を根源から問い直すことによって，新しい理論を創りだす方法である．理論研究は哲学研究の一部であり，原理的思考を通して理論を構築する．しかし，哲学研究と理論研究は同一ではない．哲学研究は存在，認識，価値などの基本性質について底の底から解明する営為である．他方，ここでいう理論研究は哲学研究の成果や哲学的思考を活かして，特定の領域を基礎づけたり，説明したりする営為である．つまり，哲学研究は理論研究の基礎であり，理論研究はその応用であるといえる．

　また理論研究は，実証研究(観察研究，介入研究，質的研究，開発研究など)とも異なる．実証研究は特定の仮説を前提に事実を明らかにする．原理上，仮説は無限に立案できるため，実証研究は領域の細分化へと導く．他方，理論研究は特定の仮説を前提にするのではなく，その仮説が成立する条件を含めて根っこから解き明かす．つまり，理論研究は世界を根源から問い直し，その全体性を描き出すことから，領域の細分化から(再)統合へと導くものになる．

　質的研究はデータから理論を構成することができるため，理論研究は質的研究の一種ではないか，と思う人がいるかもしれない．しかし，理論研究は根源性のある理路を構築するが，質的研究はデータに密着した理路の構成に留まる．理論研究は普遍妥当性を備えた理論を開発できるが，質的研究はデータに対する確実性を備えた理論の構築に限局される．つまり，理論研究と質的研究は理論を構築する点で同型であるものの，具体的な研究法と得られる結果がまったく違う．

　もちろん，理論研究と実証研究は対立するものではない．理論研究で構築した理論は実証研究で吟味するし，実証研究の次元を繰り上げるためには理論研究が必要である．理論研究と実証研究は車の両輪であり，どちらか一方では作業療法の健全な発展は望めない．作業療法士は理論研究と実証研究の両方に習熟する必要がある．

2 作業療法と理論研究

　国内外の作業療法研究法の書籍を見ると，理論研究に関する章は皆無である．それゆえ，作業療法と理論研究の関わりについて理解しがたいだろう．しかし，作業療法は誕生時から現在に至るまで理論研究と密接につながっている．

　作業療法のルーツは道徳療法，アーツアンドクラフト運動，プラグマティズムなどであるが，そのいずれも哲学研究や理論研究と密接に関連している．特にプラグマティズムは，作業療法でいう作業(occupation)の直接の起源を提供しているだけでなく，作業療法の創始者のひとりであるアドルフ・マイヤーが提唱した作業療法の哲学の設計思想そのものである[1]．

　プラグマティズムは，チャールズ・サンダース・パースが提唱したアメリカ哲学であり，当初は行為を通して意味を明らかにする哲学として提案された．その後，プラグマティズムはウィリアム・ジェームズ，ジョン・デューイらによって実用性を重視する哲学として発展した．パース，ジェームズ，デューイの論点はそれぞれ異なるものの，人間の行動を重視する点では一致している．

　マイヤーが提案した作業療法の哲学は，健康と幸福を促進するためには時間の使いかたが重要であり，作業(仕事・休息・遊び・睡眠)をバランスよく経験する機会を提供する必要があるというものであった．作業に対する意志の喚起，習慣＝時間の使用の重視，作業を通して健康と幸福の維持

という主張は，ジェームスやデューイのプラグマティズムの主張とほぼ同型である．両者の違いは，マイヤーがプラグマティズムのアイデアを作業療法という文脈に位置づけ，具体的な介入手段である習慣訓練を提案した点にある．マイヤーの作業療法哲学は初期の作業療法だけでなく，OBPに力点をおく現代作業療法の基礎としても決定的な影響を与えている．

このように，理論研究は作業療法の創設から現代まで深い関わりがある．むしろ，国内外の作業療法研究法の書籍に理論研究の方法が記載されていないことのほうが異常事態であるといえる．

3 理論研究の例

筆者はこれまで，エビデンスに基づいた実践，QOL理論，障害論，実践論，医療論，信念対立解明アプローチ，作業に根ざした実践などの理論を体系化してきた．本項ではそのうち作業に根ざした実践2.0(Occupation Based Practice 2.0；OBP2.0)について紹介する[2]．OBP2.0は，新進気鋭の研究者である寺岡睦氏と筆者が共同開発しつつある作業療法の超メタ理論である．超メタ理論とは，通常根本から相容れないパラダイムの壁をも越える理路を備えたものである．

1)目的

本研究の目的は，多職種連携のマネジメントと作業療法の専門性の発揮を促進する理論を構築することである．多くの先行研究が示しているように，作業療法は多職種が作ったにもかかわらず，多職種連携で生じる信念対立で制限されるうえに，作業療法の専門性を発揮しようとすると作業療法内外で摩擦が生じる．クライエントにとって最適な作業療法を実現するためには，多職種連携のマネジメントと作業療法の専門性の発揮を同時に実質化できる理論が必要である．

2)方法

本研究で採用した理論研究は，後述する理論統合法の一種であるメタ理論工学であった．メタ理論工学は既存の理論の問題点を精査し，それを解消できる理路を組み合わせて，新しい理論を構築する手法である[3]．特に，この方法は相反する理論の統合に適したものであり，本研究の目的に合致したものであった．

3)主な結果

その結果，OBP2.0は信念対立解明アプローチと作業療法を統合した新しい理論として提示された．作業療法の歴史は，この領域が創設時から信念対立で制約されてきたことを表しているため，信念対立を構造上根本解消する可能性を担保した信念対立解明アプローチを常時駆動するという理路が導入された．次に，作業療法士と多職種が作業療法の専門性を了解できる可能性を担保するために，作業療法が方法であるという側面に着目し，方法が問題解決のために存在しているという観点から，作業療法という方法で解ける問題の設定が行われた．それが，作業機能障害の種類（作業剥奪，作業不均衡，作業疎外，作業周縁化）という方法装置であり，人間の経験で生じる問題とその類型を示したものとして提案された．OBP2.0は作業療法の信念対立を解消する超メタ理論であるため，還元主義とシステム論という根底から相容れないパラダイムを横断でき，目的と状況に応じてあらゆる方法を活用できる理路を備えている．

4 まとめ

理論研究は物事の根源を問い，新しい理路を創りだす方法である．上記の例でいうと，OBP2.0は，作業療法士が作業療法を極めるだけでは作業療法を行えず，クライエントの生活を支えるために多職種連携と作業療法を同時に実行する必要があるという世界観をもたらした．作業療法は創設時から理論研究が基礎にあるため，次世代の作業療法を拓くためには理論研究の普及が必要である．

文献

1) Meyer A：The philosophy of occupational therapy. Arch Occup Ther 1：1-10, 1922
2) 寺岡 睦, 他：作業に根ざした実践と信念対立解明アプローチを統合した「作業に根ざした実践2.0」の提案. 作業療法 33(3)：249-258, 2014
3) 西條剛央：メタ理論を継承するとはどういうことか？ ーメタ理論の作り方. 構造構成主義研究1：11-27, 2007

理論研究の事始め

1 理論とは何か

　本項では理論研究をいつどう始めるかについて論じる．それにあたってまず理論という概念について整理する．理論研究は理論(theory)を開発するが，本章では理論を特定の関心のもとで論理的な一貫性をもって記述したものであると位置づける．例えば，人間作業モデルは人間が作業する理由を解き明かし，健康と幸福を高める作業への関与を促すという関心のもとで記述された論理体系であり，理論の典型例である[1]．理論に類似した用語に，学問(scholarship)，科学(science)，哲学(philosophy)，知識(knowledge)，原理(principle)，パラダイム(paradigm)，モデル(model)，概念的枠組み(conceptual framework)，アプローチ(approach)，メタ理論(meta theory)，超メタ理論(super meta theory)などがある．これらは理論の異なる側面に着目しているものの，ここでいう理論の一部に含まれる．理論研究では，これらの理論全般が対象になる．

2 いつ始めるか

　理論研究は，理論に何らかの問題が見出されたら開始する．理論の問題は，①パラドックスがある，②中核にある概念や仮説が不明瞭である，③理論の適用範囲にズレがある，④理論の説明力・予測力が乏しい，⑤理論の拡張が必要である，⑥既存の理論で対応できない問題がある，などに整理できる(表1)[2]．作業療法においても，こうした問題に対応する理論研究が取り組まれてきた．

3 どう始めるか

　他の研究法がそうであるように，理論研究もまた問題(研究テーマ)にあわせて方法を選ぶ必要がある．その際，研究者は研究する理論の次元を見定める必要がある(表2)．理論の次元は一般に，実践理論，中範囲理論，大理論，メタ理論に分類される．しかし近年，超メタ理論という次元が発見され，その理論開発が進められている[3]．超メタ理論はメタ理論よりも射程範囲が広く，あらゆるシチュエーションで機能する理論である．超メタ理論という理論的次元は発見から間もないため，その水準を満たす理論は少ない．作業療法の発展を考えると，超メタ理論を開発する理論研究の増加が期待される．

　次に，研究テーマにあわせて適切な方法を選択する必要がある．理論研究では基本的に原理的思考を活用する．原理とは特定の関心のもとで，論理的に考える限りにおいて，例外なく成立する可能性を担保した理路である．原理的思考とは原理を取り出すための思考法である．原理的思考は超メタ理論で最も頑健に実施する必要がある．超メタ理論は立場が違っても妥当する理論であるため，徹底した原理的思考によって反例のない理路を紡ぐ必要がある．他方，メタ理論以下になればなるほど，パラダイム，領域，専門などの制約を既知のものとするため，原理的思考の強度を緩める必要がある．

　原理的思考以外にも，理論構築はさまざまな方法を活用するが，理論研究では各方法に固有名がないことがある．しかし同時にそれは，初学者の理解を阻むものになる．そのため，本章では以前から固有名のある概念分析法や歴史分析法はそのまま採用し，それ以外は理論研究の諸方法の特徴を踏まえて理論統合法，理論修正法，理論継承法という固有名を提案する．理論研究にはさまざまな方法があるため，本章では最も基本的な手法にしぼって紹介する(図1)．これらの方法は単体で用いることもあれば，複数組み合わせることもある．

　例えば，人間作業モデルは理論構築の前に，歴

理論研究の事始め

表1 理論研究が必要な問題と例

問題	概説	例
パラドックスがある	パラドックスとは論理的な矛盾である．矛盾には理論内部と理論間のものがある	作業行動は作業療法という領域で，作業が使用されなくなったというパラドックスを解消するために体系化された
中核にある概念や仮説が不明瞭である	理論にとって重要な概念や前提にある仮説にはっきりしないところがあるという問題である	人間作業モデル(MOHO)第1版は作業機能障害という中核概念に曖昧な部分があったため，MOHO第2版で洗練された作業機能障害を理論化した
理論の一般性・包摂性に欠ける	特定の専門，領域，規範のなかでしか適用できず，異なる専門，領域，規範との間で対立が生じる問題である	OBP2.0は多職種連携と作業療法内外で生じる信念対立を解消するため，あらゆるシチュエーションに対応できるように体系化された
理論の説明力・予測力が乏しい	理論が焦点化している問題を説明したり，予測したりできない状態である	ICIDHは障害モデルとして提案されたが，個人特性や環境要因によって生じる障害を説明できず，理論の説明力を高めるために環境因子と個人因子を組みこんだICFとして再構築された
理論の拡張が必要である	理論に実装した機能が乏しく，理論が本来焦点化している問題に適切に対応できない問題である	structure-construction evidence-based practice(SCEBP)は従来のRCTのメタ分析を最上位にした疫学的エビデンスの考えかたを，構造構成主義という哲学を継承することによって疫学研究と質的研究の科学性を等価に基礎づける理論として体系化された
既存の理論で対応できない問題がある	①新しい問題が発見された，②既知の問題であるものの，適切に対応できる理論がないといった課題である	信念対立解明アプローチは，信念対立という哲学上の難題を，臨床という文脈に置き直し，既存の哲学を手がかりにしつつも，人間の原理，実践の原理，解明の原理などの諸原理を開発し，新しい理論として体系化したものである

（江川玟成：経験科学における研究方略ガイドブック―論理性と創造性のブラッシュアップ．ナカニシヤ出版，2002を参考に筆者が例を加算）

表2 理論の次元と作業療法理論

原理性	理論の次元	概説	例
高い ↑ ↓ 低い	超メタ理論	メタ理論の一段上(下)に位置し，パラダイムの壁を越えて柔軟に活用できる理論である	信念対立解明アプローチ，OBP2.0など
	メタ理論	大理論，中範囲理論，実践理論の基盤として機能する理論である	作業パラダイム，機械論パラダイム，作業行動パラダイムなど
	大理論	作業療法の本質に関わる現象の記述，説明，予測ができる理論である	作業科学，MOHO，CMOP-E，PEO，OA，OPTIM，川モデルなど
	中範囲理論	検証可能な仮説のもとで，特定の現象の記述，説明，予測を行う理論である	CI療法，CO-OP，マインドフルネス作業療法，感覚統合理論，認知障害理論など
	実践理論	ピンポイントの問題に対応できる理論である	生体力学モデル，物理療法など

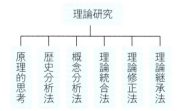

図1 理論研究の基本方法

史分析法を実施している．それによって，作業療法の歴史的視点に立って妥当化される理論の条件を導きだした．そのうえで，理論統合法によって作業行動理論とシステム理論を融合し，意志，習慣化，遂行能力，環境などの諸概念を実装した人間作業モデルを提案した．ただし，上述したように，理論研究は方法ごとに普及した名前がないため，人間作業モデルを開発したキールホフナーは自らの理論研究法をこのように呼称していない．

文献

1) Taylor R (ed)：Kielhofner's Model of Human Occupation：Theory and Application. LWW, 2017
2) 江川玟成：経験科学における研究方略ガイドブック―論理性と創造性のブラッシュアップ．ナカニシヤ出版，2002
3) 菅村玄二，他：人間科学のメタ理論．ヒューマンサイエンスリサーチ10：287-299，2001

理論研究に必須の知識

1 理論研究のデータは経験と知識

　理論研究は基本的に，研究課題を解決するために質的データや量的データを収集しない．理論研究は，自らの頭で徹底的に考え抜き，理論上の難題を解消し，その領域全体を一歩前進させる．究極の自己責任とでもいうべき覚悟が理論研究には求められる[1]．

　では，研究者は徒手空拳で理論研究するのか．その答えは否である．理論研究では自らの人生経験と膨大な先行研究を手がかりにしつつ，透徹した思考を駆使することによって理論上の難題を解消する理路を紡いでいく．言い換えれば，理論研究におけるデータは研究者の経験と知識であり，強靱な思考力に加えてデータが問題を根本解消に導いてくれる．経験とは思考，行動，感情の総体である．経験は生きかたの問題であり，技術でどうこうできない．したがって，本項では技術で対応できる知識に焦点化する．

　ただし，理論研究は本物の天才が取り組むことがあり，その場合は以下で論じる知識を必要としないことがある[2]．真の天才は，人知を超えた閃きによって圧倒的な解にたどり着く．理論研究は理解不能な大天才が活躍する領域でもあり，圧倒的な例外が存在すると理解しておくべきである．

2 必須の基本知識は3つ

　さて，筆者のような凡人が理論研究に取り組む話に戻す．筆者の経験則でいうと，理論研究で最低限押さえるべき必須の知識は①当該領域の理論，②哲学，③歴史の3つである．逆にいえば，このうちひとつでも知識が不足すると，妥当な理論研究を遂行することは困難である．

1）当該領域の理論

　理論研究は特定の研究テーマのもとで行うため，当然のことながら研究対象となる理論に関する知識が必要である．理論の知識はまず，主要な理論書や理論研究を丁寧に読むことで得る．その際，研究者は理論の開発者の思考を，自身の頭に移植するイメージで読むとよい．つまり，自身の頭の中に開発者と同型の理路を構築するのである．次に，理論が開発された根本動機とその方法，理論の開発者に影響を与えた人物と学問，理論のルーツ，理論が誕生した社会背景，基盤になる哲学なども調べながら徹底的に読む．

　また，理論の内容を素直に受け取るだけでなく，研究者自身が，開発者がその理論を開発した思考過程を内的に確かめ，開発者がなぜそうした理論を開発せざるを得なかったのか，その理論の最高度に冴え渡った理路はどこか，開発者はなぜ理論上の難問を生みだしてしまったか，開発者が現時点の世界最先端の知識をもつとどのような理論を構築するのか，開発者が本当に伝えたかったことは何か，といったことも読解していく．それによって，どのような方法で理論研究を展開すればよいかが見通しやすくなる．

2）哲学

　哲学とは，原理的思考によって問題を根底から解き明かす理路と思考の方法を見いだす領域である．原理的思考とは，特定の関心にしたがって論理的に考えると，例外なく成立する可能性を担保した理路を見いだす方法である．哲学は，この思考によって誰もが共通了解可能な理路と，それを導出するための思考の型を蓄積してきた．理論研究を行うためにはそれらを理解する必要があり，そのためには歴史に残る哲学書を深く読解するしかない．

　しかし，哲学書は門外漢がいきなり読んでもほぼ理解できない．ギター演奏をしたことない人が，ギターのコードを読んでも理解できないのと

同様に，哲学書も哲学の訓練を積んだことない人が読んでもすぐ理解できるものではない．哲学の専門家以外の人が哲学書を自力で読み解くにはまず，簡単な解説書（新書など）を読み，全体像を理解するとよい．哲学の解説書は，著者によって内容が随分異なることがあるため，必ず複数冊読むべきである．解説書を10冊ほど読めば，哲学の全体像がざっくりと把握でき，本格的な哲学書を読み進めやすくなる．

次に，哲学書を直に読んでいくことになる．哲学書は，研究したい理論の背景にある哲学を論じたものから順次読んでいけばよい．しかし，特定の哲学は必ずさまざまな哲学を背景にしている．例えば，作業療法の哲学であるプラグマティズムを理解するためには，提唱者のパース，ジェームズ，デューイの代表作を読むだけでなく，彼らが批判したデカルト主義に加えて，議論の足場にしたカント哲学，イギリス経験論，進化論，実証主義，超越主義なども把握する必要がある．それらを繰り返していくと，結局のところ2,600年間にわたる哲学史に残る名著はすべて読むことになるだろう．

哲学書の具体的な読みかたについて解説しておくと，まず全体を軽く通読し，その後，わからない用語を調べたり，重要なところに線を引いたりしながら読む．通常，哲学書は何度も繰り返して読むため，最初の通読は雑でもよいから速度を重視し，途中で投げださないようにしてほしい．また，哲学書が長大な場合は読書ノートをつけるとよい．読書ノートはきちんと書く必要はなく，重要なポイントを書き出したり，理解を深めるために図で記録したりする．どうしても理解できない箇所があれば，再び解説書に戻るとよい．

なお，哲学書は，翻訳書と原著のいずれを読むかという問題がある．理論研究者によって判断は異なるだろうが，まず翻訳書を読めばよいと考える．哲学書の原著はギリシャ語，ドイツ語，フランス語などで書かれており，哲学の専門家以外の人がすべて原著で読もうとすると理論研究に取りかかる時間がなくなるからである．ただし，1つの原著に対して複数の翻訳書が存在する場合は，すべてに目を通す．また原著を英語に翻訳したものがあれば，それも読む．複数の翻訳書を読む理由は，訳者によるバイアスを減らすためである．そうした工夫のうえで，重要なポイントは苦労しても原著で読むという戦略が実際的である．

3）歴史

理論研究に取り組む作業療法研究者は，作業療法の歴史と人類の歴史の両方を理解する必要がある．歴史は，史実を時系列で整理するだけでは理解できない．歴史から学ぶためには，人類がどのような問題に対して，いかなる方法で対応し，どういった結果に至ったのかを整理していく必要がある．それによって，当該領域の理論と哲学の意味を深く把握することでき，人類的課題を解決するために，本来どのような理論が求められているのかを理解することができるようになる．

作業療法の歴史は海外の歴史と日本の歴史の両方を押さえる必要がある．海外の歴史はアメリカの作業療法が有名だが，道徳療法やジモン精神科作業療法などはフランスやドイツが中心であるため，世界各国で起こった作業療法の展開を押さえておくとよい．日本国内の作業療法史は，第二次世界大戦後前後からはじまり，記録もある程度充実しているためそれをしっかり把握する必要がある．

人類の歴史は，人類誕生から現在に至るまで押さえる必要がある．例えば，作業療法の誕生（約100年前）の背景には産業革命（約200年前）に対する反省があるが，これは科学革命（約500年前），農業革命（約1万2,000年前），認知革命（約7万年前）という人類史上の大きな出来事がなければ起きなかったものである[3]．逆にいえば，作業療法が成立した意味は，4つの革命とその間に起こった主な出来事（帝国の誕生など）を把握しないと理解できないともいえる．人類史は広く深く理解するべきである．

文献

1) Husserl E（著），渡辺二郎（訳）：イデーン—純粋現象学と現象学的哲学のための諸構想（1-1）．みすず書房，1979
2) 黒川信重：ラマヌジャン探検—天才数学者の奇蹟をめぐる．岩波書店，2017
3) Harai YN（著），柴田裕之（訳）：サピエンス全史—文明の構造と人類の幸福 上下合本版．河出書房新社，2016

原理的思考

1 すべての理論研究に共通する思考法

　原理的思考は，別項「表1　理論研究が必要な問題と例」（⇒267頁）のすべてに対応できるため，歴史分析法，概念分析法，理論統合法などさまざまな理論研究で併用する．原理的思考とは，特定の関心のもとで論理的に考えれば，例外なく成り立つ可能性の理路を目指す考えかたであり，哲学的思考とも呼ぶ[1]．この方法は普遍的な理解を探求するものであり，絶対的な真理を捉えるものではない．原理的思考を徹底すると，前者は可能であるものの，後者は不可能だからである．原理的思考は，納得の範囲を拡大する方法であり，世界の共通理解をつかみ出す．

2 原理的思考の手順

　原理的思考の基本手順を図1に示した[2]．
　手順1では思考する目的を決める．例えば「○○とは何か」などと問う．○○には作業療法，作業，健康，幸福など任意の概念，仮説，理路を代入する．関心は多角的に検討する必要があるため，表1[1-3]にまとめた思考戦略を用いる．これらの思考戦略は図1の全手順で活用することになる．また後で論証の妥当性を吟味するときに，関心そのものの妥当性も検討するため，関心をもつに至った理由も整理しておくとよい．
　手順2では，原理的思考が常に0から考え直すため，自明な考えかたを判断停止するという操作を加える．判断停止という操作は，既存の理論に抗って，特定の関心のもとで可能な限り根本から考えるために実施する．
　その後，手順3では○○という構造が成立する条件を明らかにする．通常，条件は複数あるため，共通項を目指すとよい．例えば，「作業とは何か」と問うたならば，私たちにとって「確かにこれは作業だ」という確信が成立する条件を検討する．すると，例えば「作業とは行動である」とか「意味を感じる体験である」などの諸条件が浮かぶことだろう．さらに，共通項をめがけて行動や体験という構造が成立する条件を問うと，そうした確信が私たちの経験から到来するといえよう．
　手順4では，手順3で取り出した条件をさまざまな角度から吟味し，さらに洗練させる．例えば，人間の経験が作業という構造が成立する条件であるならば，逆発想で経験とは全く接点を持たない作業があり得るかを考えてみる．そうした吟味の結果として，構造成立の条件が特定の関心のもとであらゆる事態に妥当すると判断できれば，それは原理になり得る可能性があるといえる．
　原理になり得る構造成立の条件が見つかれば，次に手順5で他者が広く納得できる可能性を担保するために論証することになる．論証の基本は概念を使って論理的に首尾一貫した理路を構築することである．原理的思考は，普遍的な理解を深く広く担保する方法であるため，論証は論理的な難問やパラドックスを巧みに回避しつつ，展開

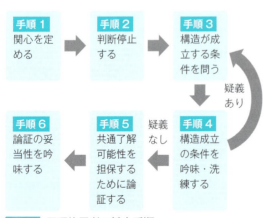

図1　原理的思考の基本手順
〔京極　真：理論的研究の方法論としての構造構成的本質観取．吉備国際大学研究紀要（保健科学部）21：19-26, 2011 より〕

表1 思考戦略

戦略	概説
方法的懐疑	共通了解可能な条件を構成するために,あらゆる角度から疑い,それに耐える理路になるよう鍛える
想定外	構造成立の条件の強度を確認したり,高めたりするために,想定外の例外や反例が妥当するかを考える
観点変更	理解の範囲を拡大するために,目的,関心,基準,理論,常識,学説などを柔軟に変える
逆発想	普遍的な理解を探求するために,既知の目的,関心,基準,理論,常識,学説などとは真逆の視点で考える
メタ視点	相反する構造成立の条件がある場合,一段上の視点から矛盾・対立を解消する条件を考える
拡張	幅広い理解を担保するために,構造成立の条件をさらに押し広げた内容に変える
焦点化	構造成立の条件を絞り込み,共通了解可能性の強度を高める内容に変える
類推	構造成立の条件がさまざまな事象に当てはまるかを吟味するために,異なる事象に妥当するかを検討する
分解	洗練された条件を構築するために,手順3で取り出した諸条件をさらに細分化する
変換	より妥当な構造成立の条件になるように,幅広い理解の担保をめがけて言い当てかたを変える
編成	洗練された条件を構築するために,手順3で取り出した諸条件を整理整頓する
加減	構造成立の条件を追加したり,減らしたりしながら,より広く共通了解が成立する可能性をめがける

(文献 1-3 をもとに作成)

する.

最後に手順6では,構築した理路の普遍性を高めるために,研究者自身や他者が論証の妥当性を吟味し続ける(表2).かりに,パラドックスなどが見つかれば,再び原理的思考のプロセスが始まる.

3 原理的思考の使用例

原理的思考は理論研究に共通する方法である.例えば,信念対立解明アプローチは「人間の原理」をこの方法によって構築している[4].議論の要点を示すと,信念対立解明アプローチでは原理的思考を通して,「『人間』という確信はいかにして成立するか」という関心を設定し,約2,600年間の人間哲学を通して吟味しつつ,共通条件として,人間という構造は他者承認を基盤にして,何らかの状況・環境と特定の身体・欲望・関心が交流しながら存在しているという条件を満たす形で成立している,と論証した.これは人間であると確信する事柄に対して例外なく妥当なものとして提案された.

文献

1) 西條剛央:構造構成主義とは何か—次世代人間科学の原理.北大路書房,2005

表2 吟味のポイント

関心
・定めた関心は妥当か?
・他に適切な関心はないか?
・関心は擬似問題に焦点化していないか?

判断停止
・判断停止はしっかり行えているか?
・研究者が暗黙のうちに前提にしていることはないか?
・より深く考える必要はないか?

構造成立の条件
・構造の捉えかたは適切か?
・構造成立の条件は根底から問えているか?
・他に適切な条件はないか?

吟味・洗練
・あらゆる観点から吟味しているか?
・構造成立の条件は十分洗練されているか?
・もっと根底から言い立てた条件はないか?

論証は適切に行えているか?
・詳細は「論証の技術」を参照のこと(⇒272頁)

2) 京極 真:理論的研究の方法論としての構造構成的本質観取.吉備国際大学研究紀要(保健科学部)21:19-26,2011
3) 江川玟成:経験科学における研究方略ガイドブック—論理性と創造性のブラッシュアップ.ナカニシヤ出版,2002
4) 京極 真:医療関係者のための信念対立解明アプローチ—コミュニケーションスキル入門.誠信書房,2011

論証の技術

1 論証とは何か

　理論研究は，原理的思考を基礎にしながら，新しい理論を創りだす方法である．原理的思考は，共通了解可能性を担保するために論証する．それによって，より広い範囲で理解される理路を組むことができる．

　論証とは，妥当な論理の形式にしたがって，論拠から判断を導出することである[1]．論拠には十分な裏付けが必要である．論理の形式が妥当でも裏付け不十分な論拠から判断を導き出した場合は否定される．図1では論証の最小単位を示したが，理論は複数の論証で構成される[1]．

　理論研究の論証は，学会発表，研究論文に加えて，書籍（理論書）で示す．実証研究は質的研究について書籍（研究書）で発表することがあるものの，多くの場合で学会発表，研究論文が中心である．理論研究は体系だった論証を示す必要があるため，多くの場合は最終的に分量のある書籍（理論書）で論証を示す．理論研究において，書籍（理論書）は研究論文と同等かそれ以上に学術的価値がある．

2 妥当な論証と妥当でない論証

　論証の形式は表1に示した[1-3]．妥当な論証は強い論証と弱い論証がある．強い論証は裏付けが十分である限りにおいて，必然的な結論を導出できる．他方，弱い論証は裏付けが十分でも蓋然的な結論しか導けない．強い論証と弱い論証はどちらも必要不可欠である．実際の論証では，例えば帰納法で確からしい仮説を複数立てておき，それをもとにモーダスポネンスで演繹したり，アナロジーで立てた仮定を仮説演繹法で吟味し，その後，さらに背理法で補強するということも行う．理論研究は体系的な議論を組み立てるため，単一の論証形式で足りることはまずない．むしろ，1つの理論研究でさまざまな論証の形式を活用し，納得する範囲を広げていく必要がある．したがって，理論研究を行う作業療法士は，強い論証と弱い論証のどちらも意識的に使えなければならない．

　妥当でない論証は，妥当な論証から逸脱するケースを指す．例えば「風邪をひいたら熱が高くなる．実際に熱が高い．だから風邪をひいたのだ」という論証はどうだろうか．一見するとモーダスポネンスっぽく見えるが，これは妥当でない論証の典型である．「風邪をひいたら熱が高くなる．実際に熱が高い」が正しいと仮定しても，他に「直前に全速力で走った」「感染症だった」「悪性腫瘍だった」などの理由をいくらでも考えることができるためである．理論研究者は妥当でない論証に陥らないように注意すべきといえる．

3 まとめ

　原理的思考は妥当な論証によって共通了解可能性を担保する．理論研究の正否は論証にかかっているため，研究者は妥当な論証の形式と批判のポイントを理解し，実行できる必要がある．

文献
1) 戸田山和久：新版　論文の教室—レポートから卒論まで．NHK出版，2012
2) 京極　真：作業療法士のための非構成的評価トレーニングブック—4条件メソッド．誠信書房，2010
3) 野矢茂樹：新版　論理トレーニング．哲学教科書シリーズ，産業図書，2006

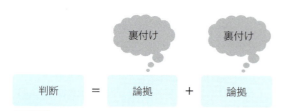

図1　論証の最小単位

表1 妥当な論証の形式

論証の強弱	論証名	論証の形式	例	吟味のポイント
強い論証	モーダスポネンス	論拠1：AならばBである 論拠2：Aである 判断：Bである	急性期で重度のクライエントは作業参加が困難である．クライエントは急性期で重度である．したがって，作業参加は困難である．	裏付けは十分か？ 論証の形式は正しいか？
強い論証	モーダストレンス	論拠1：AならばBである 論拠2：Bでない 判断：Aでない	役割がないと習慣が崩れる．習慣は崩れていない．何らかの役割がある．	裏付けは十分か？ 論証の形式は正しいか？
強い論証	定言三段論法	論拠1：すべてのAはBである 論拠2：CはAである 判断：CはBである	すべての人間にとって作業は必要不可欠である．クライエントは人間である．クライエントにとって作業は欠かせない．	裏付けは十分か？ 論証の形式は正しいか？
強い論証	構成的ジレンマ	論拠1：AまたはBである 論拠2：AはCである 論拠3：BはCである 判断：いずれにせよCである	クライエントは作業疎外か作業周縁化のいずれかである．作業疎外ならばQOLが低下する．作業周縁化ならばQOLが低下する．いずれにしてもクライエントのQOLは低下している．	裏付けは十分か？ 論証の形式は正しいか？ 場合わけは妥当か？
強い論証	背理法	論拠1：Aでないと仮定する．すると（ここで論証を行う） 論拠2：矛盾が生じた 判断：Aである	信念対立は存在しないと仮定する．この仮定が正しいならば，人間関係のトラブルは存在しない．しかし実際には人間関係のトラブルは存在している．これは先の仮定に矛盾する．したがって，信念対立は存在する．	裏付けは十分か？ 論証の形式は正しいか？ 仮定は正しいか？ 矛盾は本当に矛盾なのか？
弱い論証	帰納法	論拠1：AはDである 論拠2：BはDである 論拠3：CはDである 判断：おそらく他もすべてDである	Aさんは意味のある作業に取り組むと元気になった．Bさんも，Cさんも，Dさんも同様であった．したがって，人間はおそらく意味のある作業に取り組むと健康になる．	裏付けは十分か？ 論証の形式は正しいか？ サンプルサイズは十分か？ サンプルに偏りはないか？ 過剰な判断になってないか？ 例外はないか？
弱い論証	アブダクション	論拠1：Aである 論拠2：Bを仮定すると，Aである理由が適切に説明できる 論拠3：Bと同等にAを説明できる仮説がない 判断：おそらくBは妥当である	医学モデルと作業モデルの折り合いが悪い．背後に還元論と全体論の共約不可能性があると仮定すると，医学モデルと作業モデルの折り合いの悪さが説明できる．他にうまく説明できるものがない．おそらく，背後に還元論と全体論の共約不可能性という問題があると考えることは妥当である．	裏付けは十分か？ 論証の形式は正しいか？ 他に説得力のある仮定・仮説はないか？ 過剰な判断になってないか？
弱い論証	仮説演繹法	論拠1：Aという仮説が妥当ならばBが成り立つはずである 論拠2：Bである 判断：おそらくAは妥当である	作業は全ての人間に欠かせないならば，身体または精神に障害をもつ人だけでなく，明確な医学的疾患をもたない健常者でも作業機能障害を体験しているはずである．実際に調べてみると，障害者も健常者も作業機能障害を体験していた．したがって，全ての人間に作業が必要不可欠であるという主張はおそらく妥当である．	裏付けは十分か？ 論証の形式は正しいか？ 他に妥当な仮説はないか？ その仮説を前提に他に成立することはないか？ 過剰な判断になってないか？
弱い論証	アナロジー	論拠1：重要な点でAとBは類似している 論拠2：BはCである 判断：おそらくAもCである	人体と機械は部品の集合によって作動するという点で類似している．機械が壊れたら，部品を修理すると再び元に戻って動きだす．おそらく人体も病気や障害をもったら，その部分を改善すると再び元に戻るはずだ．	裏付けは十分か？ 論証の形式は正しいか？ 類似していないのではないか？ 仮に類似していても，重要な点は似ていないのではないか？

歴史分析法

1 歴史分析法とは何か

歴史分析法は，歴史学を中心に発達してきた方法である．基本方法は，過去の資料を収集し，明解に整理し，史実にそって解釈し，その意味を明らかにするというものである．とはいえ，歴史の整理と解釈は研究者の関心によって変わるため，どのような関心から読み解いたのかのプロセスを明確にする必要がある．歴史分析法の内実は極めて多様であるため，作業療法研究で活用するためには歴史分析法の方向性を絞る必要がある．

作業療法において，歴史分析法は，①作業療法という領域の存在理由の解明，②過去から現在までの出来事の整理と解釈，③新しい作業療法理論の条件の解明，などの目的で活用されてきた[1]．つまりこの方法は，別項「表1　理論研究が必要な問題と例」（⇒267頁）で示した問題が生じた歴史的背景を探求する方法として活用されてきた．したがって，本項ではその方向性で解説する．

2 歴史分析法の手順

歴史分析法の基本手順は表1に示すとおりである[2]．

手順1では，いかなる関心のもとで歴史を分析するかを明確にする．例えば，ある領域が成立したのはなぜか，その領域はどのように変化してきたか，いかなる未来が現出するだろうか，などが該当する．

手順2では，歴史的な出来事に関連する資料を集め，整理し，分析を行う（表2）．歴史は，過去の出来事と研究者の関心の相互作用によって構成されるため，どのような関心のもとでいかなる資料を読み解いたかを明確にしなければならない．

作業療法では，キールホフナーらの歴史分析の影響でクーンのパラダイム論を発展的に継承した手法がよく用いられる[1]．それによると，作業療法の歴史分析は横断分析と縦断分析が活用できる．

横断分析は，歴史のある時点における領域の特徴（パラダイム）を分析するものである（図1）[1]．基本的に5つの問いのもとで分析を進めると領域の特徴が明らかになる．縦断分析は，史実に基づいて領域の特徴の変化を分析するものであり，①前パラダイム期，②パラダイム期，③危機期，④新しいパラダイムの出現という枠組みで分析さ

表1　歴史分析法の基本手順

手順1	関心を定める
↓	
手順2	歴史的資料の収集と分析と解釈を行う
↓	
手順3	歴史を（再）構成する

（Howell MC, et al：From Reliable Sources：An Introduction to Historical Methods. Cornell Univ Press, 2001 より）

表2　手順2の詳細

収集	・一次資料，二次資料を集める ・資料には書類（日記，手紙，e-mail，公文書，研究論文，著書など），音声映像（音声録音，写真，ビデオ，絵画，ポスターなど），口伝，遺跡などが含まれる
分析	・膨大な資料から研究目的にあう内容を選択する ・研究目的に応えるための事実を探し，整理する ・時代的な文脈を背景に，当時の人々が何を問題視し，それに対してどう対応し，いかなる結果に至ったかを分析する
解釈	・入手した資料（事実）と分析した内容に基づき，何が起こったのか，なぜ起こったのかについてより多くの人が納得できる解釈を行う ・解釈は多様な事実を突きあわせ，それを指示する生データを適宜開示しながら行う ・また過去から現在までの事実と分析から，今後起こりうる事柄について解釈する

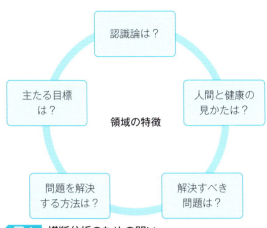

図1　横断分析のための問い

〔Kielhofner G, et al：Occupational therapy after 60 years, an account of changing identity and knowledge. Am J Occup Ther 31(1)：675-689, 1977 より〕

れる．①〜④の各期の特徴は図1をもとに分析し，各期がどう移り変わっていくかを描き出す．横断分析と縦断分析を組み合わせると，領域の特徴とその変遷を構造化できる．

なお，過去は現代まで残った資料でしか知ることができないため，現在わかっていることが過去のすべてであると勘違いしてはならない．また，人生経験や価値観は研究者の世界観に影響するため，歴史の分析と解釈にバイアスをもたらすことは自覚しておくべきである．例えば，医学モデルに価値観をもつ作業療法研究者が歴史分析を行えば，作業モデルの現代化に取り組む現在の動向を危機の時代として分析・解釈するであろう．

手順3では，手順2の結果に基づいて，関心に対する解答を詳述する．同一の資料をもとにしても，研究者の関心や能力によって歴史の（再）構成のされかたは異なったものになる．つまり，同一の領域であっても複数の歴史が生まれることがあり，その場合はより広く納得されやすい歴史が残っていくことになるだろう．

また，手順3では，手順2の新しいパラダイムの出現をもとに，当該領域における望ましい未来のありかたについて展望を示す．歴史を分析すると，その領域の根本的な問題がいかにして生じ，なぜそれが難問として成立しているのかを明確に把握することができる．それを踏まえたうえで，どうすれば当該領域の難題を克服できるかを論証する．それによって，理論統合法などの理論研究の戦略が明確になる．

3 歴史分析法の例

歴史分析法の例として，作業療法の超メタ理論を同定した研究がある．この研究は，1980年代から作業療法の新しいパラダイムとして台頭した作業行動パラダイムの次に出現するであろう未来のパラダイムを明らかにするために取り組まれた．未来のパラダイムの出現の前には危機期があるが，本論ではそれを還元主義パラダイムと作業行動パラダイムのメタ理論的対立（信念対立）であるということを歴史分析法を通して論証している．次に，原理的思考を駆使することによって，メタ理論的対立を根底から解消するためには，パラダイムの一段上の次元で成立する超メタ理論という理論的次元を整備する必要があると論証している．超メタ理論が成立する条件として①徹底した懐疑に絶えること，②何でもありの相対主義に陥らないことの2つがあると明らかにし，そうした条件を満たす理論が未来の作業療法に欠かせないと原理的に示した．後にこの議論を踏まえて，作業療法の超メタ理論の条件を満たす理論としてOBP2.0が体系化された[4]．

文献

1) Kielhofner G, et al：Occupational therapy after 60 years, an account of changing identity and knowledge. Am J Occup Ther 31(1)：675-689, 1977
2) Howell MC, et al：From Reliable Sources：An Introduction to Historical Methods. Cornell Univ Press, 2001
3) 京極　真：作業療法の超メタ理論の理論的検討―プラグマティズム・構成主義・構造構成主義の比較検討を通して．人間総合科学会誌 3(1)：53-62, 2007
4) 寺岡　睦，他：作業に根ざした実践と信念対立解明アプローチを統合した「作業に根ざした実践2.0」の提案．作業療法 33(3)：249-258, 2014

概念分析法

1 概念分析法とは何か

　概念分析法(concept analysis method)は，看護理論を開発する方法の1つとして発展してきた手法である[1]．これはウィルソンが示した方法を，チン＆クレイマー，ウォーカー＆アバント，シュワルツ・バーコット＆キム，ロジャーズらが深化させた．看護の理論研究は1960年代から活発化したが，アウトカム重視からプロセス重視へ，還元主義から全体論へとパラダイムシフトしたため，理論を構成する概念の修正が必要になって概念分析法が洗練されていった[2]．
　概念分析は①理論の中核にある概念が曖昧である，②当該領域で活用できる概念がない，③理論・実践・研究が結びついていない，という問題があるときに実施する[3]．概念とは現象を言語化したものであり，理論を構成する最小単位である．つまり概念分析は，明瞭な言葉で現象を表すことで理論を洗練し，さらには実践・研究で使ったり検証できるようにし，理論・実践・研究をリンクさせながら展開する営為であるといえるだろう．

2 概念分析法の手順

　概念分析法の手順は論者によって異なる．本項では，ハプシーらがさまざまな概念分析法の手順を比較する際に用いた分析の段階を参考にする[1]．これは，概念分析法を代表する研究者たちの手法を比較検討するものであり，概念分析の共通項を表していると考えられるためである．また，表1では簡略化するため便宜上，各手順が一方向で進むかのように示したが，実際には行ったり来たりしながら進行する．また，理論研究の目的は共通了解可能性の担保であるため，普遍的な理解を目指す原理的思考を背景に概念分析法を駆動させる必要がある．
　手順1では，分析する概念を選択する．ここでは先述したとおり，曖昧な中核概念などが選ばれることになる．選択する概念は，理論の中核にあればあるほど，理論研究が成功した後の影響力が大きくなる．例えば，作業療法の場合，作業と足関節を比べると明らかに作業のほうが中心にある概念であり，概念分析の結果が影響する範囲が大きくなるのは容易に理解できるだろう．
　手順2では，何のために概念を分析するのかを明確にする．例えば，手順1で作業を選んだとしたら，その理由と目標を明瞭にする．概念分析は方法であるため，手順2でその方向性を決めるのだ．
　手順3では，概念のあらゆる適用範囲を洗い出す．例えば，作業に関連する文献(研究論文，著書)を電子データベースとハンドサーチで徹底的に収集し，作業の定義，作業の意味，作業が使用される文脈などについて明らかにする．
　手順4では，手順3を踏まえて概念の特性を繰り返し吟味し，概念の最も重要なポイントを同定する．例えば，現存する作業の意味と定義の共

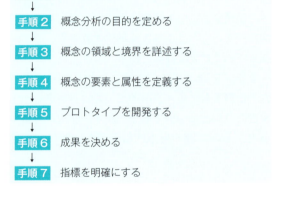

表1　概念分析法の基本手順

手順1	分析する概念を選ぶ
手順2	概念分析の目的を定める
手順3	概念の領域と境界を詳述する
手順4	概念の要素と属性を定義する
手順5	プロトタイプを開発する
手順6	成果を決める
手順7	指標を明確にする

通項を取り出し，操作的に特性を決める．

手順5では，手順4を踏まえて概念を洗練する．具体的な手順としては，理論研究または質的研究，およびその組み合わせ（ハイブリッドモデル）がある．理論研究では概念のモデル，境界，関連，創作，反対の事例を作成し，概念の洗練と深化を図る．次に，質的研究では概念を視点にしたフィールドワークを行う．質的データを収集し，モデル，境界，関連，創作，反対の事例を特定する．ともに，概念が明確になるまで，事例を通して分析を繰り返し行う．

手順6では，概念分析の実際的な意義を明確にする．例えば，手順4で作業の最も重要なポイントを見出し，手順5で作業の明確な概念化を行ったら，それによって作業療法という領域にどのようなメリットがあるのかを明らかにする．また，作業という概念の明確化によって，どのような懸念が生じるのかも明らかにする．

手順7では，明確化した概念に関連する評価指標を明らかにする．例えば，作業という概念を分析したら，それを捉えるためにいかなる方法があるかを明確にする．

以上，概念分析法に共通するであろう手順について概説した．論者によって具体的方法や力点が異なるものの，ひとまず基本手順を理解することによって概念分析法に取りかかりやすくなるだろう．また，基本手順は形式的な内容であるため，いかなる方法で概念を分析するかは手順2の概念分析の目的によって規定されることを忘れてはならない．

3 概念分析法の例

概念分析法の例として，構造構成主義という哲学を軸にQOLの再構築を試みた研究がある[4]．この研究の目的は，QOL最大の理論的難題である「QOLを主観と客観を軸に分析できるなら，主観的QOLと客観的QOLは一致するかどうか」というQOLの主客問題を根底から解消することで

あった．本論には，既存のQOL理論は100以上存在しており，玉石混淆の様相を呈しているが，QOLの主客問題を根こそぎ消滅できる理論がなかったという背景があった．この目的を達成するために，本論は原理的思考を基盤にした概念分析法を導入している．

具体的には，QOLという概念の一番中心にある意味を，ラテン語にまでさかのぼって同定するという概念分析法を用いている．こうした手法を採用した理由は，既存のQOL理論が混乱していたため，そこから共通項を見出しても論理上その混乱を内包してしまう恐れがあったからである．それゆえ，語源から最も根源にある意味を取り出し，それをQOLの主客問題を解くという目的のもとで再構成し，より広く納得を生みだしうる理路としてQOLを再定式化している．

この研究では結果として，QOLとは人間にとって善く生きることの意味を問い続ける営みであるという理路を構築している．そのうえで，QOLを目標にした実践を，患者／クライエントと実践家がお互いの"主観的QOL"を交流させて，"客観的QOL"を構築し続け，それを実現するために支援する営みであると論証している．本論では，こうした理路をQOL理論の軸に据えることによって，QOL最大の理論的難題であるQOLの主客問題を根底から解き明かす可能性の理路を担保している．

文献

1) Hupcey JE, et al：Wilsonian methods of concept analysis, a critique. Sch Inq Nurs Pract 10(3)：185-210, 1996
2) 上村朋子，他：「概念分析」の主な手法とその背景についての文献的考察．日本赤十字看護学会誌6(1)：94-102, 2006
3) Walker LO, 他(著)，中木高夫，他(訳)：看護における理論構築の方法．医学書院，2008
4) 京極 真，他：Quality of Life の再構築，構造構成主義的見解．人間総合科学会誌2(2)：107-114, 2006

理論統合法

1 理論統合法とは何か

　理論統合法とは，①理論間にパラドックスがある，②複数の理論が対立している，③理論の一般性・包摂性が欠ける，などの問題を解消するために，2つ以上の理論を統廃合する方法である．そうした状況は理論上の問題だけでなく，日々の実践においてクライエントにとって大切な共通目標の達成を妨げたり，心理的問題を引き起こしたり，多職種連携の質を低下させるなどさまざまな問題をもたらす[1]．実践の質を改善するために，理論が混乱・対立する事態を克服する必要がある．

2 理論統合法の手順

　理論統合法の基本手順を表1に示す．手順1～3，5は理論修正法と理論拡張法にも共通しているが，その内実は各方法で少しずつ異なる．

　手順1では，実践に悪影響を及ぼす可能性のある理論の混乱・対立を見つける．問題の存在は，先行研究で既に指摘されていたり，日々の実践で体験するトラブルから気づくこともある．理論の混乱・対立は，認知されていないため，放置されることがあり，先行研究が指摘されていないことがある．その場合，日々の実践経験を手がかりに潜在的な問題を顕在化する必要がある．

　手順2では，何のために複数の理論が混乱・対立する状態を克服するのかを明確にし，その価値を明らかにする．理論研究は高度かつ抽象的であるため，下手をすると言葉遊びに陥ることがある．それゆえ，手順2では理論研究本来のモチーフを尊重し，問題を解消する目的を明確に定め，その意義を打ち出す必要がある．

　手順3では，混乱・対立する理論を分析し，統合の仕かたを検討する．理論統合法における理論分析のポイントを表2に示す．理論統合法は混乱・対立する理論の特徴と異同を吟味したうえで戦略を決める．理論の比較検討は先行研究で既に実施されている場合があり，参考にするとよい．

　表2のうち長所と欠点は少しコツが必要である．理論統合法は混乱・対立する理論を包括する理論を構築するが，包括される理論を擁護する者からすれば「私たちの理論は正しい．理論統合しようとするあなたが間違っている」という判断になりやすい．理論の混乱・対立を解消しようとして，感情の衝突を引き起こしたら本末転倒である．

　そうした事態を方法論的に抑止するために，理論分析では，各理論に依拠している人でも簡単に気づけないぐらい高レベルで最もよい点を明らかにする．それによって，各理論を擁護する研究者や実践家の気を悪くさせない可能性を担保する．次に，理論分析では，各理論を遵守したい人でも納得せざるを得ないと感じる原理的問題を解き明かす．原理的問題とは，当該理論に依拠している

表1 理論統合法の基本手順

手順	内容
手順1	問題を同定する
手順2	目的を決める
手順3	理論分析を行う
手順4	理論を統合する
手順5	モデルを提示する

表2 理論分析のポイント

目的	・各理論の根本的な目的と意義を特定し，その異同を明らかにする ・各理論の目的に至る経緯を明らかにする
構造	・各理論が依拠する哲学を特定し，その異同を明らかにする ・各理論が採用した理論構造（根本仮説，概念，論理展開），適用範囲を特定し，その異同を明らかにする
長所と欠点	・各理論の最もよい点を特定し，その異同を明らかにする ・各理論に内在する原理的問題を突き止める

表3 原理性の高い理路

原理	概説
現象	あらゆる立ち現れである．どんなに疑っても最後まで残る思考の底板であり，共通基盤として機能する
志向相関性	意味・価値・存在などあらゆる構造は関心・目的・欲望・身体に応じて規定される，という考えかたである．現象を基盤に，目的に応じて各理論を構成する視点として機能する
構造	現象から志向相関的に構築された構築物であり，多様な理論の成立を支える機能などがある
契機相関性	構造がさまざまなきっかけで生成変化する事態を意味する．
実践の原理	あらゆる実践は目的と状況に応じて活用し，その有効性は事後的に決まるという理路である．現象を基盤に各理論を棲み分け，適宜使い分け，アウトカムを改善する機能がある

(西條剛央：構造構成主義とは何か―次世代人間科学の原理．北大路書房，2005／京極 真：医療関係者のための信念対立解明アプローチ―コミュニケーションスキル入門．誠信書房，2011をもとに作成)

限りにおいて，解消不可能な理論上の欠陥である．原理的問題の明確化によって，新しい理論の必要性について合意形成を促進する．

手順4では，混乱・対立する理論を統合していくが，基本戦略は「原理性を高めること」である．原理とは広く納得せざるを得ない理路である．複数の理論が混乱・対立する理由は，理論の壁を越えても通じる理路がないことに由来する．それゆえ，理論統合法の基本戦略は混乱・対立する理論に対して同等に機能する原理性の高い理路を組みこむ．原理性の高い理路は，手順3と別項で詳述した原理的思考を遂行すると同定できる．最も原理性の高い理論は超メタ理論である（「理論研究の事始め」参照⇒266頁）．なお，理論統合法で活用しやすい原理性の高い理路の一部を表3にまとめた[2,3]．

手順5では，統合した理論の構造，位置づけ，実践を提示する．理論の構造では，理論統合法で構築した理論を図示し，手順1で示した問題をいかに解くのかを明らかにする．また，既存の理論と比較して，新しい理論の特徴と限界を明らかにする．加えて，理論統合法で構築した新しい理論の実践での活用例を示す．その際，新理論にとって都合のよい事例だけでなく，境界，関連，創作，反対にあたる事例を示しながら論じる．

3 理論統合法の例

理論統合法によって開発された理論には，この方法名を使用しているかどうかは別にして，OBP2.0，信念対立解明アプローチ，MOHO（人間作業モデル），CMOP（カナダ作業遂行モデル）などがある．本項ではMOHOの例を示す．なお，MOHOは第5版までであるが，それはMOHO初版をもとにした理論修正法の例である．したがって，本項では理論統合法とでもいうべき方法で構成されたMOHO初版の概要を示す．

MOHOは，還元主義パラダイムに依拠する医学モデルと，システム論に依拠した作業モデルの統合を明確に意図して開発された．作業療法において，医学モデルは疾患・障害に対応した評価・介入を豊かに発展させたが，作業療法の本質を喪失させた．還元主義パラダイムは，作業という多様で複雑な現象を扱うには単純すぎたのである．

そこで，MOHOではシステム論という理路を導入し，医学モデルと作業モデルの統合を図った．その結果として，還元主義パラダイムで明らかになった評価・介入をシステムの一要素に置き，その他の意志，習慣化，環境などの要素間の関係を記述し，部分と全体の総和以上である作業行動の表現に成功した．

文献

1) 古桧山健吾，他：理論に根ざした実践で生じる信念対立の問題解明―複線径路・等至性モデルを用いて．日本臨床作業療法研究 3：10-16，2016
2) 西條剛央：構造構成主義とは何か―次世代人間科学の原理．北大路書房，2005
3) 京極 真：医療関係者のための信念対立解明アプローチ―コミュニケーションスキル入門．誠信書房，2011
4) Kielhofner G (ed)：A Model of Human Occupation：Theory and Application. Williams & Wilkins, 1985

理論修正法

1 理論修正法とは何か

理論修正法とは，①理論内にパラドックスがある，②中核にある概念や仮説が不明瞭である，③理論の説明力・予測力が低い，などの問題を解消するための方法である．理論は問題を適切に理解し，コントロールするためのツールである．それゆえ，こうした問題は，作業療法士のクリニカルリーズニングに混乱や制約をもたらし，作業療法のアウトカムの低下に関連していくため，理論上の問題を解消する研究が欠かせない．

2 理論修正法の手順

理論修正法の基本手順は表1のとおりである．

手順1では，修正が必要な理論構造を見つける．修正点は①原理的思考の遂行，②理論の実践応用，③理論の検証，などによって見つかることが多い．例えば，ICIDH（国際障害分類）は世界初の障害論として誕生し，世界中のクライエント，リハビリテーションの専門家に期待された．しかしこれを実際に運用し始めると，環境の影響で生じる障害という側面が完全に抜けていることが周知されるようになった．そのため，ICIDHに対して，主に障害をもつクライエント当事者が研究する領域である障害学から批判が集中し，理論が修正されることになった[1]．このように，理論の修正点は実運用すると明らかになりやすい．

手順2では，理論を修正する意図と理由を明確にする．基本的に，理論の修正は，理論上の不具合を解消し，質の高い実践を促進するために行う．何のために理論を修正するのか，という視点がぼやけると，理論を修正しても同型の問題が残るという事態に陥りやすい．

手順3のポイントを表2に示す．手順3では，理論の修正点を明らかにするために，理論で解決すべき課題を特定する必要がある．理論は問題解決・解明のツールであるため，その修正は課題に密着したかたちで行う．解決すべき課題を特定する過程で，課題の最も重要なポイントが明らかになり，課題そのものが深化することがある．その場合，理論の修正は，より本質的な課題に合わせて行う．

次に，理論の哲学的基盤や理論構造を分析する．理論は必ず何らかの哲学を背景に体系化されている．そのため，哲学に問題があると，理論にも問題が生じる．そのような場合，当該理論の構造を修正しても，問題を解消することはできない．それゆえ，理論の背景にある哲学まで降りて

表1 理論修正法の基本手順

手順1	問題を同定する
手順2	目的を決める
手順3	理論分析を行う
手順4	理論を修正する
手順5	モデルを提示する

表2 理論分析のポイント

目的	・理論で解決すべき課題（目的）を明らかにする ・理論の目的に至る経緯を明らかにする ・当該理論で解決しようとした課題は真の課題なのかを検討し，より本質的な課題があればそれを抽出する
構造	・理論が依拠する哲学を特定し，課題に対応できない箇所を特定し，その理由を分析する ・理論が採用した理論構造（仮説，概念，論理展開など）が，課題に対応できない箇所を特定し，その理由を分析する ・理論の最もよい点を特定し，理論の修正によって利点をさらに伸ばすにはどうしたらよいかを分析する

表3　理論修正法の戦略

戦略	概説
理路の最適化	理論で解くべき課題にあわせて，理路を最も適したかたちに修正する．つまり，目的にあわせた哲学的基盤，理論構造になるように修正する
理路の原理性の強化	理論で解くべき課題にあわせて，より強靭な理路になるように修正する．つまり，理論の修正は原理的思考を中心に進め，哲学的基盤，理論構造の強化を図る
新しい概念や仮説の導入	理論で解くべき課題にあわせて，新しい理路（概念，仮説）を組みこむ．論理的な首尾一貫性に問題が生じないように細心の注意を払う必要がある
論証の精緻化	理論で解くべき課題にあわせて，理論の論証過程を最適化する．無駄な論証を省き，最適解に向かって過不足なく論証する必要がある．

ゆき，修正が必要な箇所があるかを吟味する必要がある．また，仮説，概念，論理展開などの理論構造上の問題点も分析する．仮説や概念は明瞭か，論理的に首尾一貫しているか，課題に対応した仮説，概念があるか，課題に対応した論証が行われているかを入念に吟味する．さらには，理論の修正によってその理論をさらに改善に導くために，どう修正したら理論の利点を伸ばせるかを吟味する．利点を引き伸ばせるかどうかは，理論の修正を通して，従来の理論よりも強く深く課題を解消できるかという視点で判断するとよい．

手順4では，実際に理論を修正していくが，その基本戦略を表3にまとめた．これらの戦略は複数用いることが一般的である．

手順5では，修正した理論の構造，位置づけ，実践を明らかにする．元の理論と修正した理論を対比させ，共通点と相違点を明確に示す．

また，理論の修正によって，手順1や3で示した問題がどう解消されたのかを明らかにする．加えて，修正した理論のモデル提示を行い，その使いかたを示す．修正した理論の利点と欠点を示すために，モデル事例に加えて，境界，関連，創作，反対にあたる事例を示すと理解が深まる．

なお，筆者の考えでは，ICF（国際生活機能分類）は手順3と4で失敗している．実のところ，ICIDHが抱えた課題の最大のポイントは，健康問題としての障害に加えて，政治問題としての障害を，この理論でどう組みこむかという点にあった[1]．ところが，ICFの理論構造を見ればわかるように，すべての障害は個人の健康状態に集約されている．つまり，ICFは解くべき課題に合わせて適切に修正されておらず，今後さらなる理論修正が必要になるだろう．

3 理論修正法の例

理論修正法はこの名称を用いていないものの，ICF第2版以降のMOHO，CMOP-E（作業遂行と結びつきのカナダモデル）などさまざまな理論研究で活用されている．本項では，CMOP-Eを例にこの方法をモデル提示する[2]．

CMOP-Eの前身であるCMOPは，作業遂行に焦点化した理論として提案され，作業療法士を作業の可能化へと導いた．

ところが，CMOPを実運用し続けるうちに，作業療法士は作業に関する幅広い視点をもっており，特に作業を通して健康と公正に責任をもって関わる必要があることが明らかになった．しかし，作業遂行を強調するCMOPは作業・健康・公正の幅広い関係を適切に説明できなかった．

そのため，理論修正が行われ，作業遂行に加えて，人間と作業の結びつき（engagement）という概念が新たに導入され，論理的に首尾一貫性したかたちで論じ直された．そして，その名称もCMOPからCMOP-Eへと変更された．

文献

1) 杉野昭博：障害学―理論形成と射程．東京大学出版会，2007
2) Townsend EA, 他（編），吉川ひろみ，他（監訳）：続・作業療法の視点―作業を通しての健康と公正．大学教育出版，2011

理論継承法

1 理論継承法とは何か

理論継承法は，①パラドックスがある，②理論の一般性・包括性に欠ける，③理論の拡張が必要である，④既存の理論で対応できない問題がある，などの場合に活用する研究法である．理論継承法の特徴は，問題を解消するために他の分野の理論を転用・援用することに力点が置かれている点にある．理論統合法や理論修正法でも理論継承法の要素があり，文脈によってはそれらにからめながらこの方法を論じることもできる．しかし，理論継承法は単純に他分野の理論を転用・援用すれば成り立つものではなく，独立した方法論として位置づける必要があるぐらい高度な研究法である．それでは，理論継承法の要諦を確認していこう．

2 理論継承法の手順

理論継承法の基本手順を表1に示す．

手順1では，他領域の理論の転用・援用が必要な問題を特定する．そうした問題が成立する条件として，当該領域の理論では，①説明できない事象がある，②予測できない事象がある，③制御できない事象がある，などがある[1]．例えば，初期の作業療法には，作業は人間にとって不可欠であり，作業すること自体が健康と幸福を形成する，という理路が組みこまれていた．しかし，当時はそのメカニズムが未解明であったため，作業を通して健康と幸福を高めるという事象を説明・予測・制御することが困難であり，作業療法のなかにそうした理論もなかった．それゆえ，そうした問題を解決するために，還元主義に基づく生理学，解剖学，運動学，精神力動医学などが転用・援用されることになった[2]．このように，手順1では他領域の理論の転用・援用によって解ける問題を見定める必要がある．

手順2では，他領域の理論を転用・援用する目的と意義を明らかにする必要がある．理論継承法で陥りがちな問題のひとつに，他領域の理論の転用・援用それ自体が目的になってしまい，それによって達成すべき目的が不明瞭になり，理論の意義が不明瞭になるということがある．他領域の理論の転用・援用は手段に過ぎないため，これによって達成したい意図と理由を明確化しておくべきである．

手順3では，他領域の理論の転用・援用によってバージョンアップさせたい当該領域の理論と，転用・援用で活用する他領域の理論自体の分析を行う．当該領域の理論分析は，理論修正法の項で示した「表2 理論分析のポイント」（⇒280頁）で対応できるため，詳細は割愛する．他領域の理論の転用・援用にあたってはこの図に加えて，表2[1,3]に示したポイントに沿って理論分析を進める必要がある．この重要性は，過去の作業療法の失敗をふり返るとよく理解できる．

作業療法は上述した還元主義に基づく生理学，解剖学，運動学，精神力動医学などの転用・援用によって，作業療法の核である作業に着目しなくなった過去がある．それによって，作業療法はその存続自体が危ぶまれる危機に直面している．このような事態に陥った一番の理由は，転用・援用する他領域の理論の分析が不十分だったことに由

表1 理論継承法の基本手順

手順1	問題を同定する
↓	
手順2	目的を決める
↓	
手順3	理論分析を行う
↓	
手順4	理論を継承する
↓	
手順5	モデルを提示する

表2 他領域の理論を転用・援用するための理論分析

ポイント	概説
問題の明確化	あらゆる理論は解決すべき問題への対応に特化したかたちで構築されている．それゆえ，当該領域の問題と他領域の理論が焦点化している問題の共通点と相違点を明らかにする必要がある
他領域の理論の修正	領域が異なれば，解決すべき問題は異なることが多い．問題の明確化で相違点が明らかになれば，当該領域で扱う問題にあわせて，転用・援用する他領域の理論を修正する必要がある
論じかたの修正	仮に，当該領域と他理論が焦点化する問題の構造が同型であれば，他領域の理論の修正を行わず，当該領域の実情にあわせて論じかたを変えるかたちで対応する

（文献1，3をもとに作成）

表3 理論継承法の戦略

戦略	概説
基礎づけ	当該領域の理論とその理論で対応する問題を，転用・援用した他領域の理論で土台から作り直す
説明	当該領域の理論とその理論で対応する問題を，転用・援用した他領域の理論で解読する
解釈	当該領域の理論とその理論で対応する問題を，転用・援用した他領域の理論で理解する
予測	当該領域の理論とその理論で対応する問題を，転用・援用した他領域の理論で制御する

（文献1，3をもとに作成）

来する．初期の作業療法において，人間は作業的存在であり，精神と身体は統一されており，作業を通して健康と幸福を維持・増大する，という視点があった．これは，還元主義に基づく理論が焦点化した問題，つまり人間は生理的，解剖的，運動的，心理的な存在であり，精神と身体は分離しており，精神と身体のメカニズムを変えることで健康と幸福を改善できるという視点とはかけ離れている．しかし，両者には決して小さくない相違点があるにもかかわらず，初期の作業療法理論家は他領域の理論の修正を行うことなく作業療法に直接援用・転用した．還元主義はシンプルで理解しやすいため，作業療法界に瞬く間に広がってしまい，その結果として作業療法は存続自体が危ぶまれる危機に陥った．理論継承法は有益な理論研究であるものの，他領域の理論の転用・援用で失敗すると望ましくない結果を引き起こす．手順3はこの点にしっかり注意しながら取り組むべきである．

さて，次に手順4では当該領域の理論と，転用・援用する他領域の理論を修正しながら理論構築を進める．修正の戦略は理論修正法の項で示した「表3 理論修正法の戦略」（⇒281頁）を活用するとよい．次に，修正した他領域の理論を継承し，当該領域の理論の修正を行う（表3）[1,3]．他領域の理論の転用・援用は部分的に活用する，全体的に活用する，ヒントを得るために活用する，の3パターンがある．そのいずれにおいても，基礎づけ，説明，解釈，予測を用いる．これらの戦略は複数同時に活用することが多い．

手順5では，構築した理論の構造，位置づけ，実践を明らかにする．ここでは，他領域の理論の転用・援用によって構築した理論を図示し，当該領域における理論との比較検討を通して独創と意義を明確にする．また，モデル事例に加えて，境界，関連，創作，反対にあたる事例で検討すると理論の応用可能性を明らかにしやすい．

3 理論継承法の例

多くの作業療法理論は大なり小なり理論継承法を活用している．例えば，キールホフナーは作業療法の歴史を理解し，未来の作業療法の方向性を予想するために，クーンのパラダイム論を転用・援用している[2]．その際，パラダイム論が純粋科学の問題に最適化した理論であるため，作業療法という応用科学の問題を扱えるように理論修正を行っている[2]．その結果として，作業療法のパラダイムを分析するために適したパラダイム論が構築されており，理論継承法の具体的な成功例として参考にできる．

文献

1) 江川玟成：経験科学における研究方略ガイドブック―論理性と創造性のブラッシュアップ．ナカニシヤ出版，2002
2) Kielhofner G（著），山田 孝，他（監訳）：作業療法の理論．三輪書店，1993
3) 西條剛央：メタ理論を継承するとはどういうことか？―メタ理論の作り方．構造構成主義研究1：11-27，2007

理論研究の質の吟味と理論論文の書きかた

1 理論研究の評価基準

理論研究の質の評価は，表1[1,2]に示すような基準で行う．他方，理論論文の質そのものの評価はどうしたらよいだろうか．実は，質的研究や観察研究など他の研究法では，国際的にコンセンサスが得られた研究論文の型があり，どのような内容であれば質が高い（あるいは低い）と判断されるのかが明確であった．ところが，理論論文の場合はそれがない．したがって，何らかのかたちで理論論文の質を吟味できる基準を用意する必要がある．

2 公共性評価法チェックリスト

本項ではあらゆる研究法の評価基準として提案された「公共性評価法チェックリスト」を紹介する[3]．これは，あらゆる研究法の上位モデルとして考案された構造構成的研究法（SCRM）における研究論文の質を評価する基準として開発された．SCRMは臨床介入研究，観察研究，質的研究，理論研究，開発研究などあらゆる研究法を基礎づける研究法の超メタ理論である．公共性評価法チェックリストは，徹底した原理的思考を通して，あらゆる研究論文の質を吟味するための評価視点を導出している．その結果を表2に示す．

3 公共性評価法チェックリストを踏まえた理論論文の書きかた

1）問題セクション

ここでは，理論研究で取り組む課題とその研究史，社会的背景，学術的意義を論じる．課題が対応する理論がない未知の現象であるならば，他者が了解できるように先行研究を踏まえつつ，問題として認識した理由を説明する．他方，既知の課題であるものの，既存の理論で対応できないなら

表1 理論研究の評価基準の例

チェック	項目
☐	理論の起源は明らかになっているか？
☐	論理的に首尾一貫しているか？
☐	論拠は頑健か？
☐	中核にある概念は明確に定義しているか？
☐	概念間の関係は明確か？
☐	過不足なく単純化できているか？
☐	一般性・包摂性はあるか？
☐	説明力・予測力はあるか？
☐	設定した問題に対応できる理路か？

（文献1，2をもとに作成）

ば，先行研究を踏まえつつ，理論構造上の根本問題について根底から指摘し，他者が問題設定の妥当性を判断できるようにする．また，その問題を解消する社会的，学術的な意義を説明する．

2）目的セクション

目的は問題セクションで明らかにした課題に関連付けて，明確にかつ具体的に説明する必要がある．目的が複数の小さな目的から構成されるときは，主目的と副目的に分けて示すとよい．

3）方法セクション

ここでは，目的を達成するために，どのような理論研究の方法を用いたのかを論じる．現状の理論論文では，方法セクションを記載していないものもある．理論論文は思考法で展開するため，質的研究や量的研究のように方法を独立に記載し難いからである．したがって，方法セクションの記載がない場合は，ここは飛ばして表1を参考に論証の精度を評価する．

なお，今後は，理論論文の質を吟味しやすくするために，理論研究の方法を開示したほうがよい．歴史分析法や概念分析法は既知の方法名であるため，方法セクションでそう記載するとよい．

表2　論文の公共性評価法チェックリスト

セクション	評価視点
問題	□読み手が研究関心の妥当性を検討できるように 　□(1)関連する先行研究に位置づけながら 　□(2)研究を行う意義を論じているか
目的	□明示的に研究目的が書いてあるか 　□(1)その研究の成否が判断できるほど明確に書いてあるか 　□(2)「結果」からみて整合性のある(過大ではない)目的設定となっているか
方法	□(1)目的を達成するために有効と考えられる方法枠組みを採用しているか □(2)その選択理由の妥当性を含めて検討できるように論じてあるか 　例「その目的を達成するために〜に特化した○○が適切と考えられるため本研究では○○を採用することとする」
結果	□「結果」が研究の目的を達成できているか □方法と照らして整合性のある結果となっているか □そこでの目的を踏まえつつ，「〜〜(根拠)〜〜こ とから，××といった解釈／批判／選択／結論／を示すことができる」といった形で根拠を示したうえで議論が展開されているか
考察	□目的に照らして関連する先行研究に位置づけながら 　□得られた知見の学術的意義／実践的意義／社会的意義を論じているか 　□知見の射程(有効な範囲と限界)について具体的に論じているか
引用文献	□引用先が辿れるよう(各種雑誌のフォーマットに沿った形で)正確に明記してあるか
留意点	この表は，(1)論文の型を巡る難問が生じている状況を打開するために(目的)，(2)「公共性」が「研究論文」として成立するための一般条件になることを論証し，(3)公共性を担保するための方法視点である「関心相関的論文構成法」を評価法へと反転させて「SCRM論文型」に組み込む形で導出したものである．したがってそうした目的や導出プロセスを踏まえずに，このチェックリストを単なるマニュアルとして受け取ると，この評価法を十全に活用できないため，基本的には本論とセットで活用したほうがよい．

(西條剛央：SCRMにおける「論文の公共性評価法」の定式化—論文の「型」を巡る難問解消に向けて．構造構成主義研究5：240-273, 2011より)
註：「留意点」にある本論とは本項で引用した文献3を意味する．本項とあわせて読んでほしい．

他方，本章で名付けた理論統合法，理論修正法，理論継承法は方法にその名を記載しても他者に通じないため，ていねいな説明が必要である．

4)結果セクション

結果では表1を参考に，目的を達成するために過不足なく論証する．また本項冒頭で示した表1を視野に入れ，問題に関連付けながら一般性・包摂性や説明力・予測力を高める論じかたを行うとよい．論証した結果を明瞭にかつ具体的に示すために，理論の構造を図示し，明確に定式化する．そのうえで，典型的なモデルを提示し，境界，関連，創作，反対にあたる事例を示しながら論じる(これは考察セクションで行ってもよい)．

5)考察セクション

ここでは表1を参考にしつつ，理論論文の新規性・独創性を示し，社会的，学術的意義，限界，展望を論じる．本論で構築した理論が，問題セクションで設定した課題をいかに解消するのかを過不足なく論じる．また新しい理論と関連する他の理論と比較検討し，新しい理論との共通点や相違点を論じる．新しい理論に対して想定される批判や疑問を示し，解答を述べる．新理論の限界を率直に述べ，今後求められる研究を説明する．

文献

1) 江川玟成：経験科学における研究方略ガイドブック—論理性と創造性のブラッシュアップ．ナカニシヤ出版，2002
2) Walker LO, 他(著), 中木高夫, 他(訳)：看護における理論構築の方法．医学書院，2008
3) 西條剛央：SCRMにおける「論文の公共性評価法」の定式化—論文の「型」を巡る難問解消に向けて．構造構成主義研究5：240-273, 2011

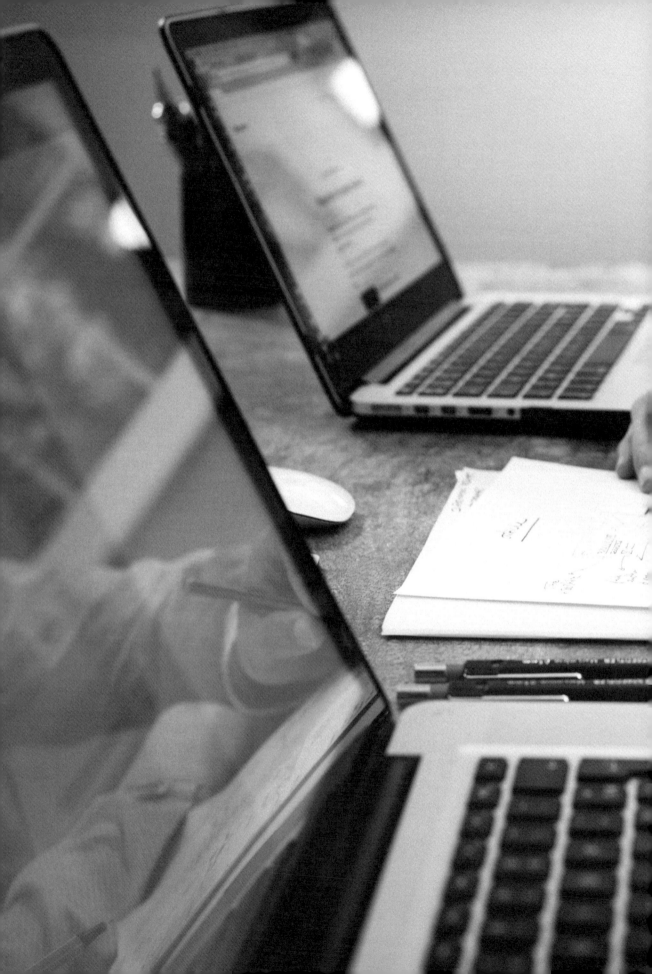

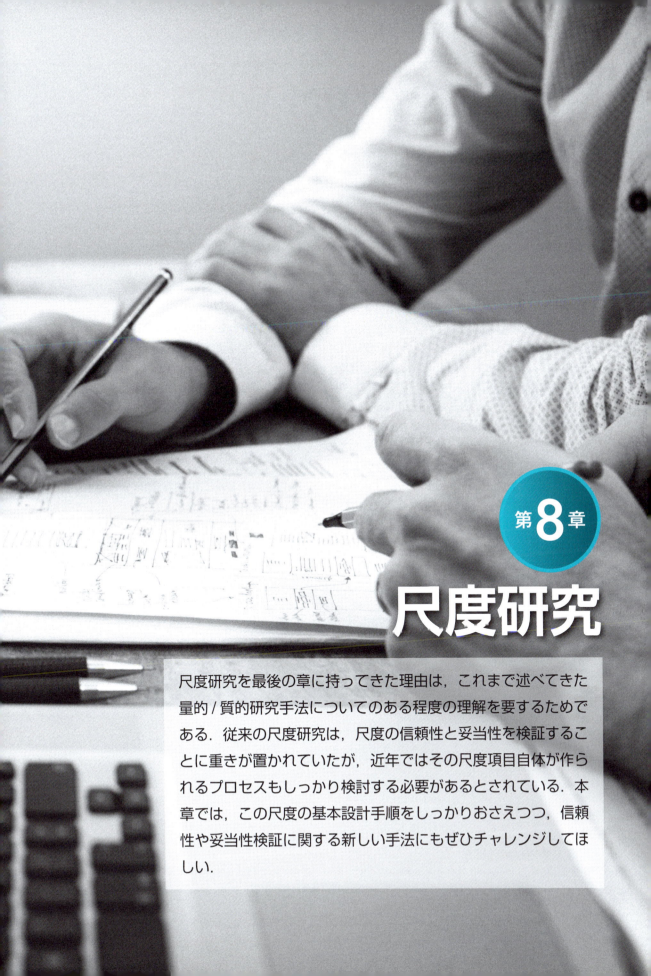

第8章 尺度研究

尺度研究を最後の章に持ってきた理由は，これまで述べてきた量的/質的研究手法についてのある程度の理解を要するためである．従来の尺度研究は，尺度の信頼性と妥当性を検証することに重きが置かれていたが，近年ではその尺度項目自体が作られるプロセスもしっかり検討する必要があるとされている．本章では，この尺度の基本設計手順をしっかりおさえつつ，信頼性や妥当性検証に関する新しい手法にもぜひチャレンジしてほしい．

評価尺度を作りたい

1 尺度研究とは何か

　尺度研究の目的は，科学的に適切な方法で現象の数量化を目指すことである．作業療法で扱う現象は，脳波，活動量，関節可動域などのように直接的に測定できるものもあれば，作業の意味や価値，作業機能障害，作業参加，作業遂行などのように直接的に測定できないものもある．尺度研究は特に後者に焦点化したものであり，作業療法の評価の可能性を押し広げることができる．

　本章はCOSMIN（consensus based standards for the selection of health. measurement instruments）を参照に，作業療法のための尺度研究を解説している．COSMINとは尺度開発の国際基準である[1]．これは，疫学，心理学，臨床医学，統計学の専門家43名を対象に実施されたコンセンサスメソッド（デルファイ法）を通して開発された尺度研究のための標準的な基準である[2]（246頁）．COSMINは尺度特性を妥当性，信頼性，反応性，解釈可能性で捉えている（図1）．尺度研究は，これらの尺度特性に留意しながら実施する必要がある．

　なお，本書は2010年に提案されたオリジナルCOSMINを参考にしているが，これはすでに使用が推奨されていないため，必要に応じてCOSMIN Risk of Bias checklistなども参照している．最新の動向については必ず文献1のサイトを確認してほしい．

2 作業療法における尺度研究

　尺度研究は領域によって対象にする現象が異なる．例えば，心理学では感情，幸福，ストレスな

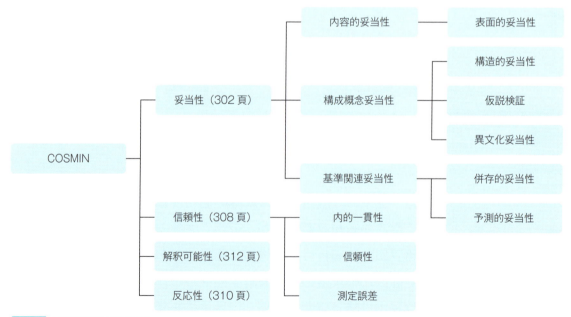

図1　尺度開発の国際基準
〔Mokkink LB, et al：COSMIN checklist manual.（http://www.cosmin.nl/images/upload/files/COSMIN%20checklist%20manual%20v9.pdf）より〕

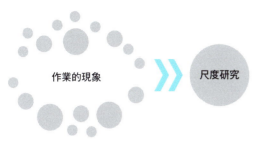

図2 作業療法における尺度研究

どの心理的現象に焦点化する．また看護学では，患者・看護師の治療関係，ケアの質，倫理的ジレンマなどの看護的現象に焦点を当てる．このように，対象にする現象は領域のアイデンティティを反映したものになる．

作業療法は作業中心の実践であり，作業科学は作業の知識の体系化を目指している．両者に共通する現象は「作業」である．作業とは人間の経験である．作業療法は良質な人間の経験を成立させる技術であり，作業科学は作業の成否を決める条件を解明する学問である．それゆえ，作業療法の尺度研究は作業的現象（occupational phenomenon）に焦点を当てる必要がある（図2）．

3 尺度研究の例

作業療法では多数の尺度研究が取り組まれている．その例として，近年，活発に研究開発が進められている作業機能障害の種類と評価（Classification and Assessment of Occupational Dysfunction；CAOD）を紹介する[3]．

1)目的

現在，CAODは健常者，障害者ともに適用できる評価である．しかし，開発当初は，予防的作業療法を実質化するために健常者を対象に研究された．作業療法では，作業があらゆる人間の基本条件である，という前提を置いている．そうである以上，作業の不具合＝作業機能障害は原理上あらゆる人間が体験する可能性の問題という話になる．ところが，作業療法は障害者の支援が中心であるし，予防的作業療法も基本的には虚弱高齢者で障害者予備群を念頭においたものである．CAODは作業療法が人類一般に貢献できるようにするために，青年期，中年期，壮年期の健常者の作業機能障害を測定する方法として開発された．

2)方法

CAODは上述のCOSMINを参考に開発している．基本的な手順は構成概念の整備と項目プールの作成，尺度開発であった．通常，1つの研究論文で図1の国際基準をすべて満たすことは困難である．CAODの場合，公表された研究論文だけでも6つあり，2018年10月現在で異文化妥当性と反応性の一部が未検討である．しかし，現在もCAODの尺度研究を継続しており，いずれ国際基準に耐えるものになるだろう．

3)主な結果

ここでは文献3の主な結果を紹介する．対象者は419名の大学生であり，CAODが想定するモデルである作業機能障害の種類（作業不均衡，作業剥奪，作業疎外，作業周縁化）がデータに極めて適切に当てはまることが明らかになった．また，CAODは軽度の作業機能障害から重度の作業機能障害まで幅広く測定することができ，性別や学科が異なっても同様の結果が得られる頑健性を示すことが明らかになった．

4 まとめ

尺度研究は作業療法の質を高めるために欠かせない．作業療法における尺度研究は作業的現象の数量化に取り組むものであり，COSMINを参考に実施する必要がある．

文献

1) COSMIN（http://www.cosmin.nl）
2) Mokkink LB, et al：COSMIN checklist manual.（http://www.cosmin.nl/images/upload/files/COSMIN%20checklist%20manual%20v9.pdf）
3) Teraoka M, et al：Development of the Final Version of the Classification and Assessment of Occupational Dysfunction Scale. PLoS ONE 10(8)：e0134695, 2015. doi：10.1371/journal.pone.0134695

尺度研究の手順

1 尺度研究最大のポイントは妥当性

　評価尺度の質は妥当性，信頼性，反応性，解釈可能性で検討される（前項図1参照⇒288頁）．このうち，最も重要なのは妥当性である．基本的に，妥当性が高ければ信頼性は高いが，逆に妥当性が低ければ信頼性も低く，しかも信頼性が高くても妥当性は高くならないからである．つまり，妥当性の高い評価尺度を開発すれば信頼性を高めることができる．同様に，反応性は測定対象の変化を適切に捉えるか否かを表しており，妥当性のバリエーションであるといえる．また，解釈可能性は尺度得点と臨床の解釈をつなぐものであり，そもそも妥当性が高くなければどうにもならない．したがって，尺度研究で最も重要なポイントは，いかに妥当性の高い評価尺度を開発するかにあるといえる．

2 妥当性の高い評価尺度を開発する手順

　尺度研究の基本手順を表1に示す[1,2]．妥当性の高い評価尺度を開発するためには，表1の太線で囲った箇所が重要である．詳細は他項でも述べるため，手順1から手順6を中心に解説する．

　手順1では，臨床・研究から生じた尺度開発に関する研究疑問を明確にする．研究疑問はクライエントにとっていかなる価値をもたらすかという視点で検討し，意義がありそうだと判断できる場合に手順2に進む．なお，研究疑問が既存の評価尺度を検証するものであれば研究計画立案後に手順5に進む．

　注意すべきは，手順2と手順3で失敗すると，手順4から手順8でいくら頑張っても妥当性の高い評価尺度を開発することはできないということである．手順2と手順3は評価尺度の設計図であるため，その後で大量にデータ収集し，最新の統計手法で尺度特性を検討しても，設計図そのものを修正することはできないためである．

　手順2では，妥当性の高い評価尺度を開発するために，構成概念の操作的定義を行う．研究したい対象に関連する先行研究から理論，概念などを調べる必要がある．その際，理論研究を活用してもよい．また関連する評価尺度があれば，構成概念とその操作的定義を確認する．可能な限り広く深く調べたうえで，研究疑問に紐づけながら構成概念を操作的に定義する．その後，専門家を対象にした内容的妥当性の検討を通して，構成概念と質問項目の吟味を行い，質問項目の修正とともに，より妥当性のある操作的定義に洗練させる．

　手順3では，尺度項目の作成を行う．その際，構成概念に関連する評価尺度を収集し，既に妥当性が明らかになっている尺度項目を選抜するとよい[1]．妥当性には内容的妥当性，構成概念妥当性，基準関連妥当性があるが，ここでは特に基準関連妥当性に注意を払いながら尺度項目を収集す

表1	尺度研究の基本手順
手順1	研究疑問を定める
手順2	構成概念の操作的定義
手順3	尺度項目の作成と修正
手順4	試作版の作成
手順5	データ収集の実施
手順6	妥当性の検討
手順7	信頼性，解釈可能性，反応性の検討
手順8	尺度構成
手順9	論文化し，対象を変えて手順5から再度行う

る．それによって，基準関連妥当性が確認された尺度項目を集められる．尺度項目を作成したら，構成概念にさらに密接に関連するように修正を行う．修正は大幅に行うと，妥当性が明らかな尺度項目を集めた意味がなくなる[2]．そのため，尺度項目は文意を損なわない範囲で修正する．その際，構成概念に関連する専門家を対象に内容的妥当性の検討を行うが，①構成概念の洗練，②構成概念と尺度項目のつながりの強化，③構成概念に関連した尺度項目の内容への修正，④構成概念を多角的に捉える尺度項目の構成，に配慮してもらうとよい．それによって，構成概念妥当性が高い尺度を開発しやすくなる．

手順4では，構成概念と尺度項目からなる評価尺度の試作版を構成する．その際，評価尺度の回答形式を決める必要がある．回答形式は2件法から7件法の範囲の順序尺度が主流である．2件法は「はい」「いいえ」で回答する形式である．3件法は「はい」「どちらでもない」「いいえ」で回答する形式である．2件法は結果を区別しやすいが，該当しない尺度項目があると欠損値が生じる．同様の問題は回答形式が偶数（4件法，6件法）のときに生じる．他方，3件法は「どちらでもない」があるため欠損値が生じにくいものの，「どちらでもない」の回答が増えて結果を区別しにくい欠点がある．同様の問題は回答形式が奇数（5件法，7件法）のときに生じる．件法の数字が大きくなると情報量が増えるものの，実施時間が長くなるという欠点がある．しかし5件法以上は順序尺度であるにもかかわらず間隔尺度としても解析できるため，使える推定法が増えるという利点がある．それに比べると，4件法以下は使える推定法が減るため，データにバイアスがある場合の対処で困ることがある．こうした利点と欠点を比較考慮したうえで回答形式を決めるとよい．

手順5では，試作版を実施し，データを収集する．その際，構成概念に関連する他の評価尺度も実施し，基準関連妥当性に関するデータも集めるとよい．対象者数は測定誤差を考慮すると最低でも200名は必要であり，基本的に多ければ多いほどよい[1]．しかし，研究疑問によっては多くの対象者を見込めない場合がある．そのときは，ベイズ推定法を活用したり，別の研究で結果の再現性を示すなど，評価尺度の質を高める工夫を行う必要がある．また，試作版の実施は何度も行うこともあり，1回のデータ収集ですべてが完了するわけではない．実際には，トライ＆エラーを繰り返しながら，データ収集を進めることになる．

手順6では，収集したデータをもとに，妥当性の検討を行う．ここでは構成概念妥当性と基準関連妥当性の検討を実施することになる．作業療法研究では，基準関連妥当性の検討が多いが，これは妥当性の一部に過ぎない．妥当性の高い評価尺度を開発するためには，構成概念妥当性を入念に検証すべきである．構成概念妥当性は単一の概念ではなく，構造的妥当性，仮説検証，異文化妥当性から構成される．このうち，特に重要なのは構造的妥当性である．これは，手順2と手順3で構成した設計図（構成概念と尺度項目）が，実際のデータにどの程度当てはまっているか，を明らかにするものである．構造的妥当性が不適合であると，研究者が意図したとおりのモデルが成立しておらず，結果の解釈にも支障が生じる．つまり，構造的妥当性に問題があれば，基準関連妥当性がいくら高くても，評価尺度の妥当性を主張し難い．したがって，妥当性の検討では構造的妥当性を高めつつ，併せて基準関連妥当性，仮説検証，異文化妥当性を検証するとよい．

3 まとめ

尺度研究では妥当性の高い評価尺度を開発する必要がある．そのためには，表1の手順2から手順6が重要であるが，なかでも手順2の尺度項目の作成で失敗すると，手順4以降を頑張っても妥当性の高い評価尺度を開発することはできないので，「尺度項目の作りかた」の項（⇒294頁）を参照してほしい．

文献

1) 村上宣寛：心理尺度のつくり方．北大路書房，2005
2) Streiner D, et al（著），木原雅子，他（訳）：医学的測定尺度の理論と応用―妥当性，信頼性からG理論，項目反応理論まで．メディカル・サイエンス・インターナショナル，2016

潜在変数と観測変数

1 直接測定できないとはどういうことか？

先に作業療法における尺度研究は，直接的に測定することが不可能な作業的現象を数量化するために行うと述べた（⇒288頁）．直接的に測定できないとは，長さや重さなどのように，実際に観測できる物理的現象が伴わないという意味である．逆にいえば，角度や質量などの物理的現象は直接測定できる．物理的現象は第2章の尺度水準で述べた比率尺度で表される．比率尺度は数値が等間隔であり，物理的に存在しない「0」を含むものである．存在の有無を判断できるということは，比率尺度には数値に対応した物理的現象があることになる．したがって，これは直接測定できることになる．

他方，作業的現象は作業参加，作業遂行，作業技能，作業機能障害などであるため，尺度水準も間隔尺度以下であることが多く，物理的に存在しない絶対的な0がない．そのため，比率尺度で表現できないことから，直接的に測定不可能だという話になる．つまり間接的測定となる．

2 潜在変数と観測変数

直接測定できない現象を観測するためには，潜在変数と観測変数という方法概念を理解する必要がある[1]．潜在変数とは観測できない変数である．潜在変数は因子と誤差から構成される．因子は構成概念とも呼ぶ．観測変数は観測できる変数である．ひとつの因子は複数の観測変数から間接的に観測することができる（図1）．因子が複数あり，相互に関係し合っている構造の場合も多い．誤差は因子と観測変数で表せない変数であり，例えば個体差の特殊因子，制御できない測定誤差などがある．尺度研究を行う場合は，潜在変数と観測変数を明確にしておく必要がある．なお，一般に図示するときは，潜在変数を円または楕円，観測変数を四角で表す．

因子と観測変数の理解を促すために，国語力を例に考えてみよう．この場合，国語力は直に観測できないため，因子であるといえる．国語力を図るためには，漢字，文法，読解などの試験問題に応答してもらう必要がある．試験問題は，成否を直に判断できるため，観測変数であるといえる．つまり，国語力という因子は漢字，文法，読解などの複数の観測変数によって構成されていると理解できる．これらの試験問題に全問正解すれば極めて高い国語力があると推測でき，逆に全問不正解であれば極めて乏しい国語力であると推測できる．

構成概念である因子は操作的定義が重要である．例えば，QOLは物理的現象ではないため，その意味は多義的で曖昧になりがちである．こうした状態では，QOLという言葉で表したい事象を測定することができない．QOLを数量化するためには，それを測定可能なかたちで意味を確定

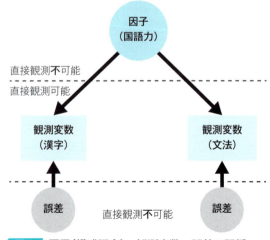

図1 因子（構成概念），観測変数，誤差の関係

させる必要がある．これを操作的定義という．つまり，操作的定義は構成概念の意味を同定する手続きによって，複数の観測変数から因子を表現可能にするものであるといえる．

3 因子分析

私たちは，直接観測できない事象に対して，潜在変数と観測変数を導入すると間接的に観測できるようになる．これを現実化する方法を因子分析と呼ぶ．因子分析では，観測変数間の相関行列から背後にある因子を観測することができる．基本的に，尺度研究は図1で示したモデルを扱うため，複数の観測変数から因子を推測できる因子分析が極めて重要な方法になる．因子分析は探索的因子分析と確認的因子分析から構成される[2]．

探索的因子分析（exploratory factor analysis；EFA）は，観測変数間の相関行列から背後にいくつの因子があるかを明らかにする手法である．つまり，観測変数から構成される因子数が不明な場合に，探索的因子分析を活用することになる．因子数は，最小平均偏相関（minimum average partial；MAP），対角SMC平行分析の結果を中心に，固有値や寄与率なども考慮しながら決めることになる[3]．これらの指標は異なる因子数を示すことが多く，開発したい尺度にあわせて最終判断する．その他に因子抽出法，因子回転法なども決める必要がある．

他方，確認的因子分析（comfirmatory factor analysis；CFA）は，観測変数間の相関行列から背後にある因子を探索するのではなく，前もって想定した潜在変数と観測変数からなるモデルがデータに対して適切に当てはまるか否かを検証する手法である．つまり，確認的因子分析は探索的因子分析とは異なって，因子数も因子と観測変数の関係も前もって決まっているときに活用する．尺度研究で開発した尺度のモデルがおおよそ決まっているときは，最初から確認的因子分析でモデルがデータに当てはまるか否かを調べてもよい．その際，かりに，探索的因子分析と確認的因子分析を同時に行い，両者の結果が異なる場合，確認的因子分析の結果が優先される．

順序尺度を対象にした因子分析はカテゴリカル因子分析と呼び，これにも探索的因子分析と確認的因子分析がある．カテゴリカル因子分析は，順序尺度の項目群から背後にある連続量の因子を推定する方法である．作業療法の尺度研究は順序尺度の場合がほとんどであり，カテゴリカル因子分析を非常によく使う．特にカテゴリカル確認的因子分析は，尺度開発の国際基準であるCOSMINで推奨される項目反応理論と数学的に同一であるという便利な性質を持つ．

また，構造方程式モデルの発展に伴い，両因子分析は構造方程式モデルの下位モデルに位置づけられ，探索的因子分析と確認的因子分析を統合した探索的構造方程式モデル（exploratory structural equation modeling；ESEM）という手法が提案されている．探索的因子分析と確認的因子分析のいずれも適合度が低い場合，探索的構造方程式モデルを使うと適切なモデルを同定できることがある．

因子分析は，潜在変数と観測変数の関係を可視化するために欠かせない．尺度研究に関心のある作業療法士はこれらを適切に活用できるようになる必要がある．

4 まとめ

尺度研究では，直接観測できない作業的現象を把握するために，潜在変数と観測変数という方法概念を導入し，因子分析によって数量化するという手続きをとる．構成概念（因子）は物理的現象と対応しておらず，一意に決めることができないため操作的定義を行う必要がある．それは，因子分析によって因子数を決めたり，モデルがデータに当てはまるか否かを調べたりした際の解釈の基盤として機能する．

文献

1) 荘島宏二郎（編）：計量パーソナリティ心理学．ナカニシヤ出版，2017
2) 小杉考司，他（編）：M-plusとRによる構造方程式モデリング入門．北大路書房，2014
3) 堀　啓造：因子分析における因子数決定法―平行分析を中心にして．香川大学経済論叢 77(4)：65-70，2005

尺度項目の作りかた

1 尺度項目の作成はなぜ重要か

因子(構成概念)は観測変数間の相関関係から間接的に観測する．尺度研究において，観測変数とは尺度項目である．尺度項目は，開発したい尺度にあわせて準備する必要がある．通常，尺度研究は因子(構成概念)の同定を行い，それに関連する尺度項目を用意し，その後，妥当性や信頼性の検証を通して良質な尺度特性を備えたツールを開発していく．それゆえ，尺度項目の作成は，予備的な工程として受け止められがちである．

しかし，作成した尺度項目に問題があると，その後でどれほど大規模なデータで最新の統計手法によって尺度特性を検証しても修正することができない．尺度項目は尺度全体を支える基礎であり，それの作成は決して予備的な工程ではない．むしろ，開発する尺度の正否を分けかねない重要な工程であるといえる．

2 尺度項目の作成手順

尺度項目の作成は基本的に表1に示す手順で行う．構成概念の整備は別項(⇒302頁)で述べるため詳細を割愛するが，基本的に先行研究を調べたうえで測定したい概念を決めて操作的定義を行うとよい．以下では，手順2と手順3を中心に解説する．

表1 尺度項目の作成手順

手順1	構成概念の整備
↓	
手順2	尺度項目の収集
↓	
手順3	構成概念と尺度項目の検討と修正

3 尺度項目の収集のコツ

尺度項目はいくつかの情報源から収集し，項目プールを作成していく(図1)[2]．

既存の評価尺度から尺度項目を集める理由は，既に妥当性と信頼性が証明されており，新しい尺度項目の精度を高められることに求められる[1]．また別の理由として，因子(構成概念)は既に何らかのかたちで検討されており，適切な尺度項目の幅に限界があることも挙げられる[2]．例えば，CAODは作業に関する自己評価改訂版，ワークファミリーコンフリクト尺度，孤独感の類型判別尺度，ベック抑うつ尺度などから尺度項目の一部を抽出している[3]．

先行研究から集める理由は，構成概念に関連した理論や実質科学的な知見を，尺度項目に反映させるためである．例えば，信念対立評価14(Assessment of Belief Conflict in Relationship 14；ABCR-14)は，信念対立解明アプローチという理論命題から尺度項目の一部を作成している[4]．

また，構成概念に関連する人々を対象に質的研究を実施し，生成したカテゴリーや概念から尺度項目を収集することもある．例えば，専門職のための信念対立評価尺度(Assessment of Belief Conflict for Profession；ABCP)はTEAを実施し，その結果から項目プールの一部を作成した[5]．

その他にも，構成概念に精通する臨床家や研究者の意見から項目を作成することがある．既存の評価尺度から尺度項目を集めない場合，①わかりやすく明瞭に書く，②副詞(まれに，しばしばなど)はなるべく使用しない，③深い解釈が必要な表現はしない，④1つの文章に2つ以上の意味を乗せない，などの工夫を行うとよい[1]．

作成する評価項目数は，最終的に完成する評価

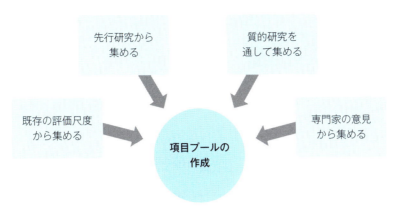

図1 尺度項目
〔Streiner D, 他（著）, 木原雅子, 他（訳）：医学的測定尺度の理論と応用―妥当性, 信頼性からG理論, 項目反応理論まで. メディカル・サイエンス・インターナショナル, 2016をもとに作成〕

尺度の数倍必要である[1]. 例えば, ABCR-14は最終的に14項目で構成されたが, 実際に作成した尺度項目数は100項目以上あり, 試作版の作成まで生き残った項目は40であった[4]. その後, データ収集し, さまざまなデータ解析を行った結果, 最終的に14項目しか残らなかった. 作成する項目プールは最終的に残したい項目数に対して大きくするとよい[1].

4 構成概念と尺度項目の検討と修正

手順3では, 作成した項目プールと構成概念の内容的妥当性を検討する. 具体的な方法は, 質的研究の一種であるコンセンサスメソッドを用いることが多い（⇒246頁）. コンセンサスメソッドは, 質的研究の一部であるものの, 尺度研究の内容的妥当性の検討で活用することができる.

内容的妥当性は表面的妥当性を含むため, コンセンサスメソッドでは, 尺度項目が構成概念に適しているか否か, 構成概念が尺度項目で測定できる操作的定義になっているか否かに加えて, 尺度項目が端的明瞭な日本語表現になっているかどうかも検討してもらう. また, 手順3の目的を達成するためには, 対象者が構成概念や関連する知見を理解しておく必要がある. それゆえ, コンセンサスメソッドの実施に先立って, 対象者に構成概念や関連する知見を共有し, 複数回にわたってやり取りを行い, 共通の理解を形成するなどの工夫を実施することになる. コンセンサスメソッドも繰り返しデータ収集することから, 途中で対象者と研究者間でやり取りし, 構成概念や関連する知見の理解で齟齬が生じていないかどうかを確認しながら進めるとよい.

5 まとめ

本項では尺度項目の作りかたを論じた. 尺度項目は, ①既存の評価尺度から集める, ②先行研究から集める, ③質的研究を通して集める, ④専門家の意見から集めるとよい. そして, その後はコンセンサスメソッドを通して内容的妥当性を検討する必要がある.

文献

1) 村上宣寛：心理尺度のつくり方, 北大路書房, 2005
2) Streiner D, 他（著）, 木原雅子, 他（訳）：医学的測定尺度の理論と応用―妥当性, 信頼性からG理論, 項目反応理論まで. メディカル・サイエンス・インターナショナル, 2016
3) Teraoka M, et al：Development of the Final Version of the Classification and Assessment of Occupational Dysfunction Scale. PLoS ONE 10(8)：e0134695, 2015. doi：10.1371/journal.pone.0134695
4) Kyougoku M, et al：Development of the Assessment of Belief Conflict in Relationship-14（ABCR-14）. PLoS ONE 10(8)：e0129349, 2015.（https://doi.org/10.1371/journal.pone.0129349）
5) 古桧山建吾, 他：専門職のための信念対立評価尺度（Assessment of Belief Conflict for Profession, ABCP）の開発―作業療法士を対象にして. 作業療法36(5)：470-482, 2017

項目反応理論

1 尺度研究と項目反応理論

　尺度開発の国際基準であるCOSMINでは，項目反応理論を用いた尺度研究を重視している．項目反応理論は能力値を連続評価できる方法であり，①標準化できる，②測定精度を緻密に検討できる，③複数の評価尺度を容易に比較できる，などの利点がある．項目反応理論を活用した尺度研究の基本手順を表1に示す．尺度研究で活用できる項目反応理論には，ラッシュモデル，段階反応モデル，一般化部分採点モデルなどがある．本項では，尺度研究でよく使用される段階反応モデルを中心に解説する．

2 一次元性，局所独立性，単調性などの確認

　項目反応理論には一次元性，局所独立性，単調性などの仮定があるため，事前にこの仮定を満たすか否かを確認する[1]．
　一次元性の確認はカテゴリカル確認的因子分析，項目得点多列相関分析などで行う．カテゴリカル確認的因子分析は1因子モデルがデータに当てはまるかを確認し，CFI(comparative fit index)，TLI(Tucker-Lewis index)，RMSEA(root mean square error of approximation)などの適合度指標が基準を満たせば一次元性の仮定を満たしたと判断する．カテゴリカル確認的因子分析の適合度が良好であれば，内的整合性と構造的妥当性があると解釈できる．カテゴリカル確認的因子分析の結果が悪ければ，カテゴリカル探索的因子分析を行い，第一因子の寄与率が20%以上を示した場合に一次元性があると判断する．また項目得点多列相関分析は0.2以上あれば一次元性を仮定する[2]．一次元性は程度の問題であり，ときに2因子以上が仮定されることもある．そのときは，多次元項目反応理論も試してみる．
　局所独立性は，因子を1つの値に固定すると，観測変数間の相関係数が0になるという意味である．つまり，観測変数間の相関は因子を介在した場合にのみ認められる，という仮定である．しかし，各尺度項目は構成概念に関連した内容であり，実際に尺度項目間の相関係数が0になることはない．現実的な対応として，尺度項目間の相関係数が0.8以下であれば，局所独立性を満たしたと仮定し，それ以上になれば関連する項目のいずれかを削除する必要がある[1]．あるいは，カテゴリカル確認的因子分析で因子の影響を除いた残差相関行列から残差相関を検討し，0.2以上であれば局所独立性の仮定を満たしていないと仮定し，該当するいずれかの項目の削除を検討する．
　単調性は，評価尺度の得点の上昇に伴って，期待得点が単調増加するという仮定である．項目反応理論の特性値は能力や状態を表すものであり，単調増加という仮定を満たさないと得点の上昇や低下に伴って能力や状態が連続的に変化するという解釈ができなくなる．それゆえ，項目反応理論は単調性という仮定を置いている．単調性という仮定を満たす程度は，ノンパラメトリック項目反応理論で視覚的に確認できる．ノンパラメトリック項目反応理論は識別力母数や困難度母数などを直接推定できないため，尺度研究に直に活用することは少ないが，項目反応理論の前処理

表1 項目反応理論による尺度研究の基本手順

手順1	一次元性，局所独立性，単調性などの確認
↓	
手順2	識別力母数と困難度母数の確認
↓	
手順3	特異項目機能の確認
↓	
手順4	項目情報曲線，テスト情報曲線の確認

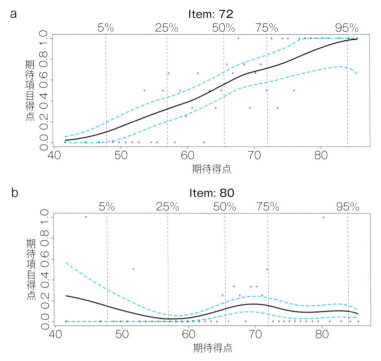

図1 ノンパラメトリック項目反応理論による単調性の検討

で活用できる．RのKernSmoothIRTパッケージ（https://cran.r-project.org/web/packages/KernSmoothIRT/KernSmoothIRT.pdf）を使うと図1のような結果が出力される．図1aの項目は期待得点が一貫して右肩上がりであるため単調増加していると解釈できるが，図1bの項目は下方で波打ちながら推移しており，単調増加が認められない．よって，図1bの項目は最終的に評価尺度から除外したほうがよいという解釈になる．

3 識別力母数と困難度母数の確認

　識別力母数とは，特性値を適切に反映している程度である．識別力母数の値が大きいと，対象者を区別することができる．困難度母数とは，尺度項目のある評定値に反応する確率が50％のときの特性値を表す．困難度母数の値が大きい尺度項目は難しく，逆に小さい尺度項目は易しいと解釈できる．識別力母数の基準はおおよそ0.2から2.0，困難度母数の基準はおおよそ絶対値4.0以内になる．識別力母数と困難度母数の推定値が基準外になる場合は，尺度項目の削除を検討する．これは信頼性を検討している．

　識別力母数の推定値はソフトウェアによって異なる．項目反応理論は正規累積モデルとロジスティックモデルがあり，ソフトウェアによって採用しているモデルが異なるためである．項目反応理論は正規累積モデルから始まったため，以前はロジスティックモデルの推定値を正規累積モデルの結果に近似させるソフトウェアが主流だった．しかし実際のところ，正規累積モデルで考察することはほぼないため，現在の主要なソフトウェアはロジスティックモデルの推定値をそのまま出力している．なお，ロジスティックモデルの識別力母数を正規累積モデルのそれにあらわすには，1.702で割るとよい．

　尺度項目の推定値がこの範囲を超える場合は削除検討対象になる．評価尺度を構成するにあたっては，基本的に識別力母数は高いほうがよく，困難度母数はバラついているほうが評価尺度の守備範囲が広くなるのでよい．両母数の基準値に目を配りつつも，識別力母数が高く，困難度母数がバラつく尺度項目になるようにしたい．

　また，識別力母数と困難度母数の特徴は，項目反応カテゴリ特性曲線を描くと理解しやすいた

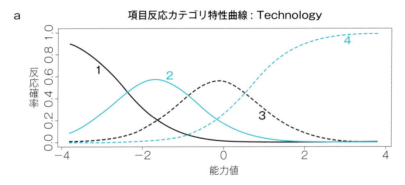

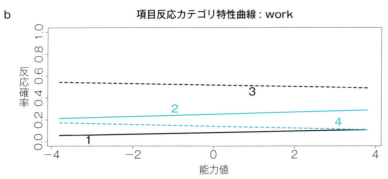

図2 項目反応カテゴリ特性曲線

め必ず出力する．図2はRのltmパッケージ（https://cran.r-project.org/web/packages/ltm/ltm.pdf）のサンプルデータで描いた．項目反応カテゴリ特性曲線の解釈を例示すると，図2aの1～4項目は識別力母数と困難度母数が適切に機能しているが，図2bの項目は識別力母数と困難度母数が適切に機能していないといえる．図2aは特性値の違いにあわせて，各評定値が独立にピークを迎えており，適切に反応していることがわかる．他方，図2bはいずれの特性値においても3点しか反応していない．実際の尺度研究では図2bのような項目は最終的に除かれる．

4 特異項目機能の確認

項目反応理論の利点は結果が対象者集団に依存しないところにあるが，現実の尺度項目は対象者集団によって反応が異なる場合がある．これは異文化妥当性と頑健性の検討で使える．特異項目機能（differential item functioning；DIF）は，集団によって異なる反応を示す項目を明らかにする手法である．DIFにはuniform DIFとnon-uniform DIFの2種類がある．uniform DIFはどのような特性値であっても，他方の集団が高い／低い値を示す状態であり，集団によって困難度が異なる事態を表す（図3）．non-uniform DIFは特性値の高低によって任意の集団が入れ替わる状態であり，集団によって識別力が異なる事態を表す（図4）．DIFはRのlordifパッケージを使うと検出できる．図3と図4は同パッケージのサンプルデータで描いた．その他にも，構造方程式モデルの多重指標多重原因モデルや多母集団同時分析などでもDIFを検出できる．

DIFへの対応は開発する評価尺度の目的によって変わる．例えば，異なる集団であっても等しく機能する評価尺度を開発したいのであれば，DIFが検出された尺度項目は基本的に削除あるいは修正する必要がある．他方，集団の違いを区別できる評価尺度を開発したいという目的であれば，DIFが検出された尺度項目を残すことはむしろ利点になるかもしれない．このように，DIFへの対応は尺度研究の目的によって変わるため，研究の方向性を見定めながら知力を振り絞って判断する必要がある．

5 項目情報曲線，テスト情報曲線の確認

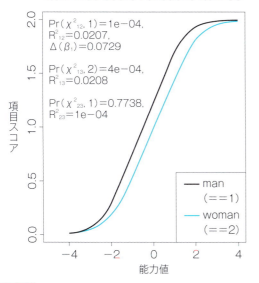

図3 uniform DIF

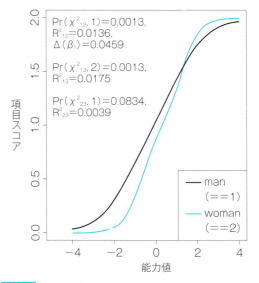

図4 non-uniform DIF

項目情報曲線は，各尺度項目がどの特性値のときに最も情報量が多くなるかを示したものである．テスト情報曲線は尺度項目全体でどの特性値で最も情報量が大きくなるかを示したものである．情報量が大きいと正確に測定できるため，項目情報曲線とテスト情報曲線から信頼性を検討できる．図5aを見ると，項目3は特性値0（平均的な状態）のときに情報量が一旦落ちるものの，それを挟んで高い判別力を持つことがわかる．他の尺度項目は全体的に判別力が低いものの，特性値が極端に高いときに項目3を上回る情報量を持つことがわかる．図5bを見ると，評価尺度が全体として十分広く高い判別力を持つことがわかる．項目情報曲線，テスト情報曲線を描くと評価尺度の特徴が理解しやすい．

6 等化

等化とは，複数の評価尺度の品質を統一し，異なる尺度項目から構成される評価尺度間の結果を比較検討できるようにする手続きである．等化のメリットは，①異なる評価尺度で反復測定するため，それによる結果の歪みを抑えられる，②①の結果として，正確な効果判定を行いやすくなる，③異なる評価尺度間で比較できるため現象を理解しやすい，などがある．項目反応理論による等化の例として，共通項目法と共通被験者法がある（図6）．共通項目法は異なる被験者群に，尺度項目の一部が共通した項目プールを配布し回答してもらい，項目反応理論によって比較可能な評価尺度を開発する手法である．共通被験者法は，共通する尺度項目を持たない項目プールを作成し，一部の被験者に両方の項目プールに回答してもらい，それ以外には項目プールごとに独自の被験者が回答してもらい，項目反応理論で比較可能な評価尺度を開発する手法である．これ以外にも，項目反応理論にはさまざまな等化の手法があるため，研究目的によって使い分ける必要がある．

作業療法研究では，共通項目法によってAssessment of Belief Conflict for Profession test-A・test-B（以下，ABCP，ABCP-A，ABCP-B）という等化尺度が開発されている[3]．これは，専門職がよりどころにする知識基盤が異なるために生じる信念対立を測定するものである．ABCP-A，ABCP-Bという2種の評価尺度の品質を統一しているため，例えば介入の前後で信念対立の変化を測定したときにより正確に変化量を推定できるようになっている．

7 まとめ

前項と本項では，尺度研究に焦点化するかたち

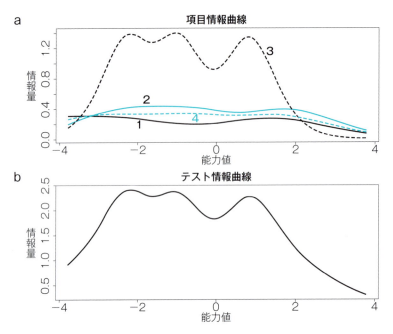

図5 項目情報曲線(a)とテスト情報曲線(b)

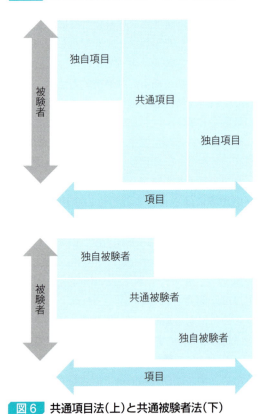

図6 共通項目法(上)と共通被験者法(下)

で項目反応理論の機能を紹介した．項目反応理論は尺度研究で重視されている手法である．作業療法士の皆さんにはこの手法を積極的に活用してもらいたい．

文献

1) Streiner D, 他(著), 木原雅子, 他(訳)：医学的測定尺度の理論と応用―妥当性, 信頼性からG理論, 項目反応理論まで．メディカル・サイエンス・インターナショナル, 2016
2) 豊田秀樹：項目反応理論 入門編．第2版, 朝倉書店, 2012
3) 古桧山建吾, 他：専門職のための信念対立評価尺度(Assessment of Belief Conflict for Profession, ABCP)の開発．作業療法 36(5)：470-482, 2017

Column 作業機能障害の種類と評価(CAOD)

作業機能障害の種類と評価(Classification and Assessment of Occupational Dysfunction；CAOD)(表)[1]はOBP2.0を基盤に開発され，作業機能障害を作業不均衡，作業剝奪，作業疎外，作業周縁化の4因子16項目で測定できる．元々は予防的作業療法を促進するために開発されたが，現在は通常の作業療法でも使えることが明らかになっている．CAODは解釈可能性がカットオフ値と潜在ランクで担保されており，クライエントの作業機能障害を深く理解しながら介入に取り組める利点がある．

文献

1) Teraoka M, et al：Development of the Final Version of the Classification and Assessment of Occupational Dysfunction Scale. PLoS ONE 10(8)：e0134695, 2015. doi：10.1371/journal.pone.0134695

表 CAOD

	質問文	当てはまる	おおむね当てはまる	どちらかといえば当てはまる	どちらとも言えない	どちらかといえば当てはまらない	おおむね当てはまらない	当てはまらない
1	忙しくて，生活のリズムが乱れている							
2	趣味を楽しめる場所がない							
3	日々の生活に達成感がない							
4	自分の意見をあまり聞いてもらえない							
5	好きな活動を楽しめない							
6	熱心に仕事をしても，認めてもらえない							
7	日々の生活が忙しすぎて疲れがたまっている							
8	話して楽しくない相手と無理に会話をしている							
9	自分にとって大切なことをする機会がない							
10	日々の生活が退屈である							
11	周囲の人と違う扱いをされているように感じる							
12	休む時間がなくてしんどい							
13	日々の生活を無駄に過ごしているような気がする							
14	自分が好んで行っていることを友達や仲間から批判されたり，からかわれたりする							
15	忙しすぎるため，睡眠不足が続いている							
16	知人のストレス発散に無理に付き合わされた							

〔Teraoka M, et al：Development of the Final Version of the Classification and Assessment of Occupational Dysfunction Scale. PLoS ONE 10(8)：e0134695, 2015. doi:10.1371/journal.pone. 0134695 より〕

妥当性

1 妥当性概念の変遷

尺度研究において，妥当性は極めて重要な概念である．妥当性とは，評価尺度が測定したい事象を意図したとおりに測定できている程度である．それゆえ，尺度研究では必ず妥当性の問題がつきまとう．図1に示したように，妥当性の考えかたは時代によって変わってきた[1,2]．

妥当性概念は基準関連妥当性から始まったが，これには外的基準との関係のみでしか妥当性を論じられないという限界があった．そうした問題を克服するために，観測変数の背後に何らかの因子＝構成概念が存在すると仮定し，それが実証できるか否かで妥当性を捉える構成概念妥当性という考えかたが台頭した．

次に，基準関連妥当性と構成概念妥当性は，妥当性の種類が違うだけで本質的に異なるわけではないという考えかたが表れた．それが妥当性の三位一体論である．妥当性の三位一体論は，妥当性を構成概念妥当性，基準関連妥当性に加えて内容的妥当性も含めるかたちで成立した．ところが，妥当性の三位一体論には，本来的に妥当性の検討はプロセスであるにもかかわらず，ひと通りの手順で検証したら完了するかのような誤解を与える，3つの妥当性間の関係を検討しがたい，3つの妥当性で妥当性を適切に捉えられると保証できない，などの問題があることが明らかになった[2]．

そこで，1980年代から現代にかけて，総合的な妥当性概念が提案されるようになった[3]．これは，構成概念妥当性こそが妥当性そのものであり，基準関連妥当性や内容的妥当性などのサブタイプがあるわけではないという立場である．つまり，総合的な妥当性概念は，構成概念妥当性という総合概念で妥当性を示すという考えかたであるといえる（図2）[2]．

本書では内容的妥当性，異文化妥当性，構造的妥当性，仮説検証，基準関連妥当性，信頼性，反応性，解釈可能性，頑健性を詳解している．これらを図2に対応させると，内容的証拠は内容的妥当性，本質的証拠は反応性，構造的証拠は構造的妥当性，仮説検証，一般化可能性は異文化妥当

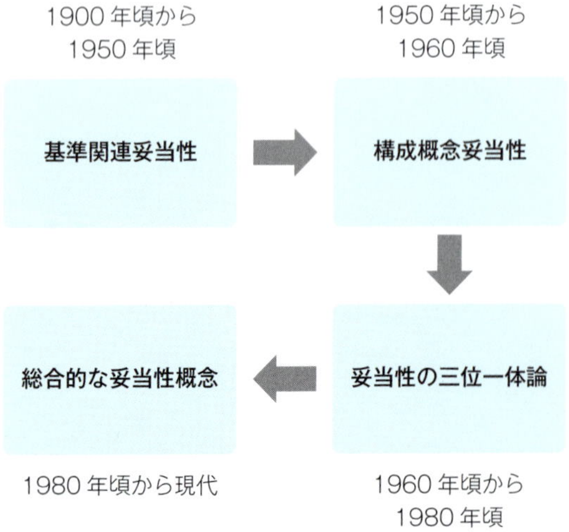

図1 妥当性の考えかたの歴史的変遷

1900年頃から1950年頃：基準関連妥当性
→ 1950年頃から1960年頃：構成概念妥当性
→ 1960年頃から1980年頃：妥当性の三位一体論
→ 1980年頃から現代：総合的な妥当性概念

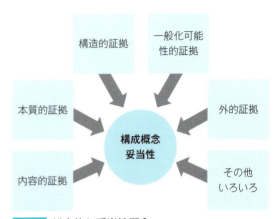

図2 総合的な妥当性概念
（村山 航：妥当性概念の歴史的変遷と心理測定学的観点からの考察．教育心理学年報 51：118-130，2012 より）

性，信頼性，頑健性，外的証拠は基準関連妥当性，その他に解釈可能性，というようになる．総合的な妥当性概念では，本書で詳解する妥当性や信頼性などは妥当性のサブタイプではなく，構成概念妥当性を支持する証拠であると考えることになる．例えば，基準関連妥当性はそれ自身が妥当性を表すのではなく，関連する評価尺度との間に認められるパターンに関する証拠を示していると理解する．そう捉えることによって，研究者は構成概念妥当性を支持する証拠を集める必要性が生じ，妥当性の検討はプロセスであり，研究目的に照らして構成概念妥当性に関するさまざまな証拠を提出していくという理解が芽生えることになる[3]．尺度開発の国際基準であるCOSMINは，表現こそ妥当性の三位一体論に留まっているものの，検証プロセスとして妥当性を捉えている側面があるため，認識論的には総合的な妥当性概念に近いと解釈できるだろう．

以下では，尺度開発の国際基準であるCOSMIN[4]を参考に妥当性概念の意味を解説していくが，読者は評価尺度の妥当性の検討は繰り返し行う必要があり，いくつもの実証を通して妥当性を明らかにしていく必要があると理解しておこう．

2 内容的妥当性

内容的妥当性とは，尺度項目の「内容」が構成概念を反映している程度を表す．内容的妥当性のサブタイプに表面的妥当性がある．表面的妥当性は，尺度項目の「表現」が構成概念を反映している程度を表す．表面的妥当性の検討は内容的妥当性の検討とまとめて行う．

内容的妥当性の検討に関する基本的な手続きを表1に示す．内容的妥当性の検討では，尺度項目と構成概念の関連性の程度を吟味するだけでなく，尺度項目が構成概念を包括的に捉えている程度も明らかにしていく．

内容的妥当性の手順は「尺度項目の作りかた」でも論じたが，この基本手順はコンセンサスメソッドという質的研究法を基本フレームにしている．これに，内容的妥当性比（content validity ratio；CVR）の導出を加えると，より精緻な方法になる[3]．内容的妥当性比は専門家の合意の程度を−

表1 内容的妥当性の検討の基本手順

手順1	専門家を集める
手順2	調査用紙を配布する
手順3	内容的妥当性について4件法で回答してもらう
手順4	結果の集計を行い，合意に至らなかった項目は修正し，手順2から再度行う
手順5	2〜3回の調査で合意に至らなかった項目は削除し，残った項目で試作版を作成する

1〜+1の範囲で示すものであり，0の場合に半数の専門家が内容的妥当性に合意したと解釈できる．具体的な方法は，専門家に尺度項目を配布し，各尺度項目の内容的妥当性について4件法（4＝同意，3＝やや同意，2＝やや不同意，1＝不同意）で評定してもらう．その結果は

$$CVR = \frac{n_e - N/2}{N/2}$$

の式に代入する．n_e は尺度項目に対して4点あるいは3点と評定した専門家の数，N は全専門家数を意味する．内容的妥当性に達した程度を判断する基準は，全専門家数が5〜6名で0.99，7〜8名で0.85，9〜10名で0.62とされており，全対象者数に対して値がそれに満たない場合はその尺度項目を採用しない．

3 構成概念妥当性

構成概念妥当性はさまざまな妥当性の証拠を含み，妥当性そのものという議論もあり，特に重視される[1]．構成概念妥当性とは，評価尺度で測定したいモデルを適切に反映している程度を表す．例えば，構成概念妥当性の検討では，作業機能障害は作業不均衡，作業剥奪，作業疎外，作業周縁化から構成されるというモデルを想定し，それが実際のデータに反映されているか否かを検証することになる[5]．評価尺度に構成概念妥当性があれば，尺度で測定したいモデルを意図したとおりに測れているという結果が得られることになる．他方，そうでなければ評価尺度が想定したモデルを適切に測定できていないという結果が明らかになる．COSMINによると，構成概念妥当性は異文化

妥当性，構造的妥当性，仮説検証から捉える[4]．

4 異文化妥当性

異文化妥当性は，翻訳された評価尺度の性能が，原版の評価尺度の性能を適切に反映している程度である[6]．異文化妥当性を検討する基本手順を表2に示す[6]．基本的には手順2から手順7を繰り返し行い，異文化妥当性が担保された翻訳版の尺度を開発する．盲点になりやすいのは，手順2である．ここでは，英語から日本語に翻訳するため，英語力が高い者を対象に選びがちである．しかし，英語から日本語への翻訳は，実のところ日本語力が高い必要がある．英語と日本語は言語体系が異なる．そのため，普通に読んで理解できる翻訳を行うためには，英語で表現している内容を適切な日本語に落とし込めるだけの日本語力が必要になる．したがって，手順2では英語だけでなく，日本語が達者な者を選出するようにしたい．

5 構造的妥当性

構造的妥当性とは，尺度得点が測定対象の構造的次元を適切に反映している程度を表す．構造的妥当性を検討する方法の例は図3に示すとおりである．構造的妥当性は因子分析を使うが，基本は確認的因子分析である．構造的妥当性はデータが想定したモデルを反映する程度を見るものだからだ．したがって，確認的因子分析と探索的因子分析の結果が異なる場合，構造的妥当性では確認的因子分析の結果が優先されることになる．なお，図3にはのせなかったが，確認的因子分析と探索的因子分析のいずれでも適合度が不良な場合，探索的構造方程式モデルという統計手法で検討してもよい．これは確認的因子分析と探索的因子分析の統合を図った統計モデルであり，両者の利点を活かすことができる．

データが順序尺度の場合，カテゴリカル確認的因子分析とカテゴリカル探索的因子分析を使う．カテゴリカル確認的因子分析は数学的に項目反応理論と同一である．カテゴリカル確認的因子分析の結果は標準化推定値，項目反応理論の結果は非標準化推定値をみるとわかる．別項で述べた項目反応理論は項目分析のほかに，構造的妥当性を検討していることにもなる．統計ソフトウェアはRのlavvanパッケージやpsychパッケージ，HAD，Mplusなどが対応している．

適合度はモデルがデータに当てはまる程度を表す絶対基準である．適合度指標にはCFI，TLI，RMSEAなどがある（詳細は「第2章 統計」参照⇒46頁）．適合度指標は複数であるため，できる限りそれらが良好な結果になるとよい．また，CFIは基準を満たすのに，RMSEAはそうならないなどのように，適合度指標間で異なる結果を示す場合がある．基本的には採用する全適合度は良好な結果になるように工夫する．

データによっては適合度不良どころか，分散が負になるなどして不適解になることがある．不適解が生じる理由は，単純ミス，モデルが不適切，原因不明などがある．単純ミスはデータの入力ミス，解析コードのミスなどがある．モデルが不適切な場合は，データに対してモデルが複雑過ぎる，モデルの設定に不備がある，データに推定法があっていない，などがある．モデルが複雑またはデータに推定法があわない場合はベイズ推定法に変えると不適解がでなくなることがある．ベイ

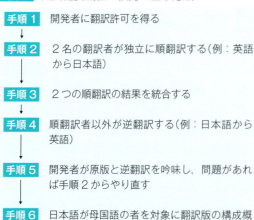

表2 異文化妥当性の検討の基本方法

手順1	開発者に翻訳許可を得る
手順2	2名の翻訳者が独立に順翻訳する（例：英語から日本語）
手順3	2つの順翻訳の結果を統合する
手順4	順翻訳者以外が逆翻訳する（例：日本語から英語）
手順5	開発者が原版と逆翻訳を吟味し，問題があれば手順2からやり直す
手順6	日本語が母国語の者を対象に翻訳版の構成概念や尺度項目が適切かどうかを検討する
手順7	手順6で修正が必要であれば手順2からやり直す

〔稲田尚子：尺度翻訳に関する基本方針．行動療法研究 41(2)：117-125, 2015 をもとに作成〕

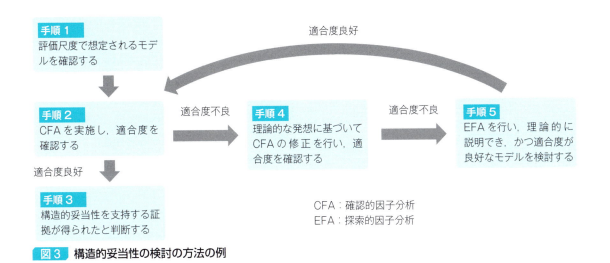

図3 構造的妥当性の検討の方法の例

ズ推定法はデータやモデルにあわせて柔軟に計算してくれるためである．モデルの成否はRhat，情報量規準，適合度，事後予測p値，95%信用区間，ベイズファクターなどで判断する（詳細は「第2章 統計」参照⇒46頁）．

評価尺度によっては，先行研究で構造的妥当性が検討されていることがある．対象が類似している場合，研究論文で確認的因子分析の母数が示されていれば，手順2でそれを使って母数を制約すると，より厳密な検討を行うことができる．

6 仮説検証

仮説検証は前項の異文化妥当性，構造的妥当性に並ぶ構成概念妥当性のサブタイプである．仮説検証は理論的に想定したとおりに測定できている程度を表す[3]．つまり，仮説検証は理論的知見に基づき，事前に想定した相関，回帰，差，程度などの仮説に対してどの程度当てはまるかを調べるものであるといえる．仮説検証は，収束的妥当性と弁別的妥当性という切り口から行うことが多い．

収束的妥当性とは，理論的に関連の強い構成概念と観測変数や他の構成概念のつながりの程度である[3]．つまり，収束的妥当性では理論的に予想されるとおりに変数間で関連しているかを検討することになる．他方，弁別的妥当性とは，理論的に関連の弱い構成概念と観測変数や他の構成概念の差の程度である[3]．つまり，弁別的妥当性とは

理論的に予想されるとおりに変数間で関連していないかを検討することになる．

仮説検証はさまざまな方法で検討でき，例えば，多特性多方法行列（multitrait-multimethod matrix；MTMM）による検討，構造方程式モデルのCT-CMモデルなどによるMTMMの検討，平均分散抽出と因子間相関の平方による検討，ベイズモデルによる研究仮説が正しい確率の推定などがある．ここではMTMMによる検討，平均分散抽出と因子間相関の平方による検討を紹介する．

MTMMとは，異なる方法で異なる構成概念（特性）を測定した結果の相関行列から収束的妥当性と弁別的妥当性を評価する方法である．MTMMの例を表3に示す．楕円で示した対角要素は同一特性・同一方法の相関，実線で示した三角は異特性・同一方法の相関，点線で示した三角は異特性・異方法の相関，実線と点線の三角で囲まれた同一特性・異方法の相関を示す．同一特性・異方法の相関が高ければ収束的妥当性が高く，異特性・同一方法および異特性・異方法の相関が低ければ弁別的妥当性が高いと解釈できる[7]．

平均分散抽出と因子間相関の平方による検討ではまず，確認的因子分析を実施する[8]．次に，確認的因子分析の因子による観測変数に対する標準化推定値から平均分散抽出を計算する．平均分散抽出とは標準化推定値の平方を算出し，因子別に観測変数分を合計し，その平均を求めたものであ

表3 MTMMの例

		方法1			方法2		
特性		A	B	C	A	B	C
方法1	A	0.91					
	B	0.61	0.85				
	C	0.39	0.36	0.88			
方法2	A	0.51	0.24	0.08	0.95		
	B	0.19	0.55	0.12	0.65	0.89	
	C	0.12	0.23	0.51	0.61	0.59	0.96

る．一般に，平均分散抽出が≧0.5であれば収束的妥当性があると解釈できる．次に，因子間相関係数を平方し，その値と平均分散抽出と比べて，平均分散抽出の値が大きければ弁別的妥当性があると解釈できる．これはMTMMとは異なって手計算でできる．

7 基準関連妥当性

基準関連妥当性とは，評価尺度が至適基準（gold standard）を適切に反映している程度を表す．至適基準には，新しい評価尺度によって測定したい事象に関連した事象を，最も適切に測定できるツール（評価尺度や測定法など）を用いる．したがって，至適基準になるツールは，先行研究において良質な尺度特性が確認されている必要がある．

基準関連妥当性は併存的妥当性と予測的妥当性から構成される．併存的妥当性とは，新しい評価尺度と至適基準を同時に実施し，両者の相関係数の程度を表す．例えば，作業機能障害は理論的に抑うつ状態との関連が予想されることから，CAODの至適基準には国際的に良好な尺度特性があると確認されている，うつ病自己評価尺度が選択されている[9]．

予測的妥当性とは，新しい評価尺度を実施し，後日あらためて至適基準を実施し，両者の相関係数や回帰係数の程度，受信者動作特性曲線下面積（area under the curve；AUC）の程度を表す．例えば，作業参加は理論的にQOLが関連すると予想されることから，作業参加の状況を測定する自記式作業遂行指標（SOPI）を実施した6か月後に健康関連QOLの至適基準であるSF-36を実施し，回帰係数を求めている研究がある[10]．

このように，基準関連妥当性は横断研究と縦断研究によって検討していくことになる（図4）．

なお，妥当性概念は基準関連妥当性から始まったため，尺度研究で古くから実施されている．しかし，至適基準が至適基準たりえるためには，別の至適基準が必要になるなど際限なく推論が連鎖する問題がある．また，すでに論じたように，妥当性概念の本質は構成概念妥当性である．作業療法研究では基準関連妥当性のみで妥当性を検討したかのような報告が散見されるため注意が必要である．

前述したように，妥当性の検討はプロセスであり，対象や状況を変えながら繰り返し実施する必要がある．ひとつの研究で妥当性が確立されたと早急に結論を出さず，地道に検討を重ねてほしい．

文献

1) Linn RL（編），池田 央，他（監訳）：教育測定学 上巻．学習評価研究所，1992
2) 村山 航：妥当性概念の歴史的変遷と心理測定学的観点からの考察．教育心理学年報 51：118-130，2012
3) Streiner D，他（著），木原雅子，他（訳）：医学的測定尺度の理論と応用—妥当性，信頼性からG理論，項目反応理論まで．メディカル・サイエンス・インターナショナル，2016
4) COSMIN（http://www.cosmin.nl）
5) Teraoka M, et al：Development of the Final Version of the Classification and Assessment of Occupational Dysfunction Scale. PLoS ONE 10(8)：e0134695. 2015. doi：10.1371/journal.pone. 0134695
6) 稲田尚子：尺度翻訳に関する基本方針．行動療法研究 41(2)：117-125，2015
7) 久保沙織，他：多特性多方法行列に対する確認的因子分析モデルにおいて信頼性および妥当性の解釈を一通りに定める方法—方法因子の因子得点の和が0になるという制約の下で．パーソナリティ研究 22(2)：93-107，2013
8) 池上直己，他（編）：臨床のためのQOL評価ハンドブック．医学書院，2001
9) 寺岡 睦，他：医療従事者に対する作業機能障害の種類と評価（Classification and Assessment of Occupational Dysfunction：CAOD）の尺度特性の検証．作業療法 34(4)：403-413，2015

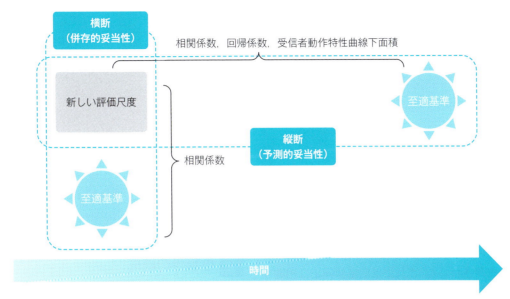

図4 基準関連妥当性の検討

10) 今井忠則, 他：意味ある作業の参加状況が健康関連QOLに及ぼす影響—健康中高年者を対象とした6ヵ月間の追跡調査. 作業療法 30(1)：42-51, 2011

 ## 尺度研究で使用する統計モデルの一覧

目的	統計モデルの例
内容的妥当性	記述統計, 内容的妥当性比　など
構造的妥当性	因子分析, 項目反応理論　など
仮説検証	多特性多方法行列, CT-CM モデル, 平均分散抽出と因子間相関の平方による検討　など
異文化妥当性	多母集団同時分析, 特異項目機能(項目反応理論)　など
併存的妥当性	相関分析　など
予測的妥当性	相関分析, 回帰分析, 受信者動作特性曲線下面積(AUC)　など
信頼性	古典的テスト理論, 項目反応理論, 級内相関係数　など
内的整合性	ω 係数, α 係数　など
測定誤差	測定の標準誤差(SEM), 最少可変化量, 誤差の許容範囲　など
反応性	感度と特異度, AUC, 相関係数　など
解釈可能性	標準化, カットオフ, 最小限の重要な変化量(MIC), 最少可変化量, 潜在ランク理論　など
頑健性	多母集団同時分析　など

信頼性

1 信頼性とは

信頼性とは，測定誤差を含まない程度である．測定誤差とは，個体差，場所差，時間差などコントロールできない要因によって生じるバラツキである．信頼性は「測定値＝真値＋測定誤差」という公式で表現される[1]．これには測定値同士は相関するものの，真値と誤差ならびに誤差間は無相関であるという前提が伴う．信頼性と妥当性は図1の関係が成り立つ．評価尺度の正確さは，測定値がまとまった結果になるという意味であり，必ずしも測定したい事象を適切に測定できているという意味ではない．

古典的テスト理論(classical test theory；CTT)の信頼性係数は100年近くにわたって尺度研究で活用されてきた．古典的テスト理論は伝統的手法であるため，尺度研究を遂行するために理解する必要があるものの，さまざまな問題があることもわかっている(表1)．こうした問題を克服するために項目反応理論が開発されたが，いまなお古典的テスト理論による信頼性係数も現役で活用されている．

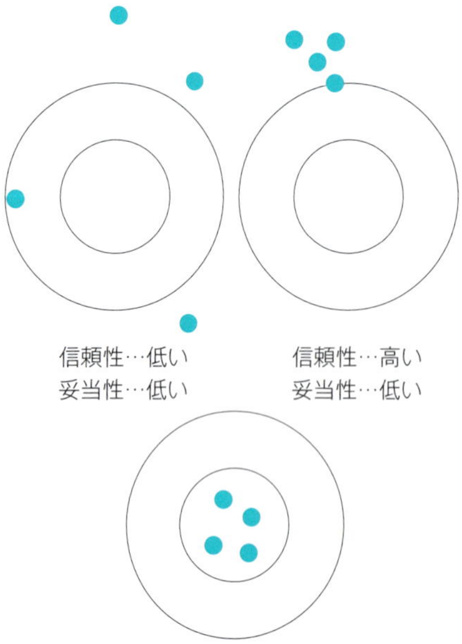

2 信頼性の構成

信頼性は内的一貫性，信頼性，測定誤差から構成される．内的一貫性とは，尺度項目間の関連性の程度である．つまり，内的一貫性は評価尺度のまとまりの状態を表す．信頼性とは，真値の差に関連する全分散の割合の程度である．つまり，信頼性は評価尺度の安定性の程度を表している．測定誤差とは，測定された構成概念の真値の変化に起因しない系統誤差および偶然誤差の程度である．つまり測定誤差とは，測定値に対するコントロール不可能な要因の影響を示すものである．

3 内的一貫性

内的一貫性はα係数やω係数などで確認できる．α係数やω係数も0.7や0.8以上あると内的一貫性があると解釈できる．0.5以下になるようであれば，内的一貫性に問題があると解釈できる．ただし，内的一貫性は評価尺度内部のまとまりを示すのみであり，日々の変化や対象者間のバ

図1 信頼性と妥当性の関係

信頼性…低い 妥当性…低い
信頼性…高い 妥当性…低い
信頼性…高い 妥当性…高い

表1 古典的テスト理論の問題

問題	解説
サンプル依存性	結果が対象者にしか当てはまらない 評価尺度の特性を対象者の特性から切り離せない
項目の等価性	項目の個性を結果に組み込めない
測定の標準誤差	標準誤差の等分散性という仮定がある
尺度の比較	異なる評価尺度間の比較ができない

ラツキを考慮していない点は留意してほしい．

α係数は，各尺度項目は同じ因子を測定しており，その因子負荷量も同じであるという前提のもとで真値の分散割合を求める[1]．したがって，評価尺度のα係数が0.7の場合，その得点に占める真値の分散割合が70%であると解釈できる．しかし，α係数の各尺度項目の因子負荷量が同一であるという仮定は大変厳しい．現実には，各尺度項目の因子負荷量はそれぞれ異なるためである．

それに対して，ω係数は各尺度項目は同じ因子を測定しているが，その因子負荷量は各尺度項目によって異なるという前提のもとで真値の分散割合を求める[1]．こちらのほうが，データに対するモデルの当てはまりがよく，真値を正確に表すことができる．ω係数よりもα係数が使用される理由は，ω係数を計算するためには因子分析を行う必要があり，手計算でも求められるα係数のほうが簡便だからである．現代は，因子分析も簡単にできるため，ω係数を報告すべきである．

4 信頼性

信頼性は2回以上の測定を行うと計算できる．測定値が間隔尺度以上であれば級内相関係数（intraclass correlation coefficients；ICC），順序尺度以下であればκ係数，W係数で検討できる[2]．κ係数，W係数は制約が多いため，ここでは汎用性のある級内相関係数を中心に解説する．級内相関係数は再現性・安定性の程度を表し，評価者内信頼性，評価者間信頼性に分類できる．評価者内信頼性とは，同一の評価者が同一の事象を複数回測定した際の再現性・安定性の程度を示し，Case 1と呼ぶこともある．評価者間信頼性とは，複数の評価者が同一の事象を測定した際の再現性・安定性の程度を示す．評価者間信頼性には絶対一致を計算するCase 2，相対一致を計算するCase 3が含まれる．いずれにおいても級内相関係数は0から1の値をとる．級内相関係数の判定基準を表2に示したが，基本的に0.7以上であれば良好な信頼性があると判断する[3]．なお，信頼性の検討にはピアソンの相関係数がよく用いられるが，級内相関係数に比べて常に高い値になるなど，信頼性の指標としては緩いという問題がある[2]．

表2 級内相関係数（ICC）の判定基準

相関係数	解釈
0.00−0.20	わずか
0.21−0.40	まずまず
0.41−0.60	適度
0.61−0.80	十分
0.81−1.00	ほとんど完全

5 測定誤差

級内相関係数と同時に測定誤差の検討も行う．信頼性は「測定値＝真値＋測定誤差」という公式で成り立つため，測定誤差の情報があると結果を解釈しやすくなるためである．測定誤差は，測定の標準誤差（standard error of measurement；SEM），最小可検変化量（minimal detectable change；MDC），誤差の許容範囲（limits of agreement；LOA）で計算できる[2]．なお，これらの測定誤差はBland-Altman plotを見ながら行うとよい．このように，測定誤差を算出することによって，信頼性の検討を行いやすくなる．

6 まとめ

信頼性の検討では内的一貫性，信頼性，測定誤差を計算する必要がある．ここで紹介した以外にも一般化可能性理論による信頼性の検討もある．これは実験計画を立ててデータを収集し，分散分析を行い，主効果や交互作用などから信頼性に関する分散成分を特定する．しかし，これは研究デザインもデータ解析も複雑でコストもかかることから，信頼性の検討は本項で紹介した方法で十分であろう．オルタナティブな信頼性の検討を行いたい人はぜひ一般化可能性理論を調べてみてほしい．

文献

1) 植野真臣，他：学習評価の新潮流．シリーズ行動計量の科学．朝倉書店，2010
2) Streiner D，他（著），木原雅子，他（訳）：医学的測定尺度の理論と応用―妥当性，信頼性からG理論，項目反応理論まで．メディカル・サイエンス・インターナショナル，2016
3) 対馬栄輝：信頼性指標としての級内相関係数．統計学資料②（http://www.hs.hirosaki-u.ac.jp/~pteiki/research/stat/icc.pdf）

反応性

1 反応性

　反応性とは，評価尺度が経時的な変化を検出する能力の程度である[1]．反応性は時間経過によって変化した得点の妥当性を意味する．別項で述べたが，妥当性とは，評価尺度が測定したい事象を意図したとおりに測定できている程度である．妥当性はある1時点における測定を意味しているが，反応性は少なくとも2時点の測定を含むという特徴がある．反応性は妥当性の類縁概念であるため，妥当性の検討で用いた方法を反応性の検討で使うことができる[1]．

　具体的にいうと，反応性の検討は，至適基準があるか否かによって使える妥当性検討の方法が決まる（図1）[1]．図1の太枠は後で述べるように，ベイズモデルで仮説が正しい確率を比較的簡単に計算できる．

2 至適基準・無

　至適基準がない場合，仮説検証によって反応性を検討できる．仮説検証とは，データ収集する前に先行研究や予備研究から仮説を決めておき，それを基準にデータ収集後の解析結果を検討するという方法である．相関係数，差の検定，効果量などで調べることができる．ポイントは，研究計画段階から反応性に関する研究仮説を設定しておき，それに対して結果がどうであったかを明らかにするということにつきる．つまり，反応性を検討するときは，設定する仮説を後付けしてはいけない．

　例えば，作業機能障害という構成概念を測定する評価尺度が2つあり，ひとつは反応性が明確だが，もうひとつは不明確だとしよう．反応性を検討するときは，データ収集前に，両評価尺度の変化得点の相関係数が0.6以上あるという仮説を立てておき，データ収集後に実際にそうなったか否かを明らかにするとよい．あるいは，3つ以上の評価尺度を使い，A尺度とB尺度の相関係数はA尺度とC尺度の相関係数に比べて0.2以上高いという仮説を前もって立てて検討する方法も

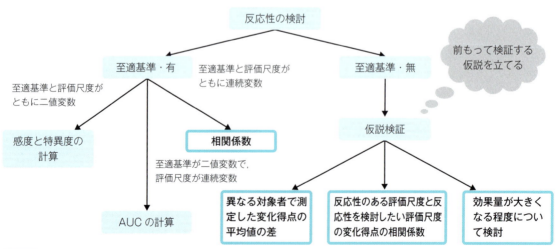

図1 反応性の検討の方法例
AUC：受信者動作特性曲線下面積

〔COSMIN（http://www.cosmin.nl）をもとに作成〕

ある.

COSMINでは明記されていないが,ベイズモデルを活用すると反応性の検討はさらに行いやすいだろう.例えば,作業参加という構成概念の反応性を測定するために,地域で暮らす対象者と職場復帰の過程にある対象者で測定を行い,変化得点の差が後者のほうが大きいという仮説を検証したとしよう.そのとき,ベイズモデルであれば,差があるという研究仮説が正しい確率を直に計算することができる.すると例えば,A尺度とB尺度で変化得点に差があるという研究仮説が正しい確率は90%であると示すことができる.もちろんこれは,相関係数でもできる.従来は差の方向性をあらかじめ決めておき,棄却率でその正否を判断していたが,それだと直感的にわかりにくい.個人的にはベイズモデルの活用がお勧めである.

なお,相関があるという研究仮説が正しい確率を推定するには,StanやJAGSなどでコードを記載する必要がある.

3 至適基準・有

至適基準の選択は難しく,存在しない場合が多い.反応性を検討したい評価尺度が短縮版で,別にオリジナル版がある場合は,それを至適基準にすることができる.そのようなかたちで運よく至適基準が存在していれば,尺度水準によって具体的な検討法が決まる.

至適基準と検討したい評価尺度がともに連続変数の場合,変化得点の相関係数を計算する.これもベイズモデルとの相性がよく,例えば,A尺度とB尺度の変化得点の相関係数が0.7以上ある確率は91%以上であるといった結果を明らかにすることができる.ベイズモデルを使わない場合,相関係数の強さに加えて決定係数も示すと解釈しやすい.

次に,至適基準が二値変数,反応性を検討したい評価尺度が連続変数の場合,変化得点のAUC(受信者動作特性曲線下面積)を計算する.AUCとはROC曲線下面積であり,0.5〜1.0の範囲で値をとる.AUCの値が大きければ大きいほど,変化に対する評価尺度の反応性の精度が高いと判断できる.「第2章 統計」でも述べたが(⇒ 68頁),AUCは0.5〜0.7が低精度,0.7〜0.9が中程度の精度,0.9〜1.0が高精度と解釈できる.一般に,中程度の精度以上が望ましい.

最後に,至適基準と検討したい評価尺度がともに二値変数の場合,変化なしに対する変化ありの感度と特異度を計算する.これは,AUCを計算しても算出されるが,特にCOSMINでは二値変数の場合に感度と特異度の計算を推奨している.感度とは,例えば作業機能障害がある者を,正しく「作業機能障害・有」と判定できる割合である.特異度とは,例えば作業機能障害がない者を,正しく「作業機能障害・無」と判定できる割合である.感度と特異度はともに0.0〜1.0の範囲の値でとる.感度,特異度がともに高ければ高いほど,その評価尺度で疾患・障害の有無を正しく判定することができる.

4 不適切な反応性の検討

反応性とは,評価尺度が経時的な変化を検出できる能力の程度であるが,COSMINでは不適切な反応性の検討方法を明記している.それによると,至適基準がある場合の効果量,臨床における最小重要差(minimal important change;MIC),2時点の有意差検定(t検定など)がある.反応性を検討したい場合はこれらの方法は用いないほうがよい.

5 まとめ

反応性の検討は,評価尺度が対象者の変化を検出できる機能を有しているか否かを明らかにするために実施する.基本は妥当性の検討で用いた方法が使える.

文献
1) COSMIN(http://www.cosmin.nl)
2) 豊田秀樹:基礎からのベイズ統計学—ハミルトニアンモンテカルロ法による実践的入門.朝倉書店,2015

解釈可能性

1 解釈可能性

　解釈可能性とは，評価尺度の得点に対して意味を割当てることができる程度である[1]．解釈可能性を検討する方法を図1に示す[1-3]．尺度開発の国際基準であるCOSMINでは，尺度得点分布の記述と最小重要差(minimal important change；MIC，または，minimal important difference；MID)を推奨しているが，他にも有力な方法はいくつかある．ここではCOSMINで推奨される方法のほかに，Z得点による標準化，潜在ランク数の解明を紹介する．

2 尺度得点分布の記述

　評価尺度の得点の解釈を容易にするために，研究に参加した対象者の得点分布をヒストグラムなどで図示し，平均値±標準偏差などの代表値を明らかにする[1]．代表値は対象者全体だけでなく，男女別，年齢別，診断別など研究目的に応じて細分化したかたちで示す．対象者のうち何%が得点分布の最高または最低に位置するのかも明らかにするとよい．

3 MICまたはMIDの提示

　尺度得点の変化を解釈したい場合，COSMINではMICまたはMIDの計算を推奨している[1]．MICは個人内の変化，MIDの提示は群間の変化を表す．これらを計算するためには，評価尺度は変化が生じる可能性が見込まれる期間の前後で実施する必要がある．

　MICまたはMIDの計算にはさまざまな方法があり，一長一短が指摘されている[4]．そのため，COSMINはMICまたはMIDを決めるために推奨される方法を明示していない．しかし，システマティックレビューでは，MIDは標準偏差の約半分に等しいことがわかっている[5]．そのため，あえて計算するならMICにしたほうがよいだろう．

　MICの計算はアンカー(外的基準)に基づく方法，分布に基づく方法に加えて，両者を組み合わせたアンカーに基づくMIC分布(anchor-based MIC distribution)，臨床的有意性(clinical significance)などがある．アンカーに基づく方法はROC分析によるカットオフ値を計算し，それをMICとする．分布に基づく方法は，最小可検変化量(minimal detectable change；MDC)とも呼ぶ．MDCは2つの測定値の変化量から測定誤差の限界域を示すものである．MDC以下の変化であれば測定誤差の範囲であると判断でき，逆にそれを超える値になれば臨床的に意味のある変化であると判断できる．ただし，上述したように，これらの方法にも一長一短があるため，作業療法士

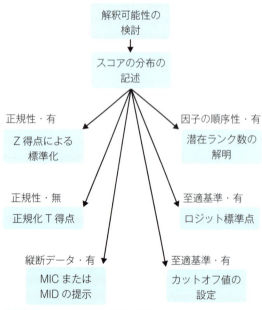

図1 解釈可能性の検討方法の例
(文献 1-3 をもとに作成)

は研究課題に沿って適宜最適であろう方法を決める必要がある．

4 Z得点による標準化

尺度得点が正規分布する場合，尺度得点の相対的な高低を解釈できるようにするためにZ得点を計算し，標準得点換算表を作成する．Z得点は偏差値とも呼ばれる．評価尺度の標準化は「Z得点＝50＋10×（尺度得点－平均点）／標準偏差」で計算できる．

5 潜在ランク数の解明

対象者の症状，障害，能力などを段階ごとに分類する場合，潜在ランク理論を活用できる[3]．潜在ランク理論は，尺度項目の特性（識別力，困難度など）とそれに対する反応パターンから背後にある潜在的に異なる集団を推定し，対象者が各集団に所属する確率を計算する（第2章「潜在ランク理論」の項参照⇒94頁）．

表1はCAODの結果から対象者の作業機能障害の重症度を推定した結果である．IDは対象者個人を表す．重症度推定は所属する確率が最も高いランクを表す．ランク1は問題なし，ランク2は日常生活の困難感出現，ランク3は軽度の作業機能障害，ランク4は中等度の作業機能障害，ランク5は重度の作業機能障害と解釈できる．

この例では，重症度推定がランク5になった対象者のみ示す．例えば，ID023はランク5の確率が約55％，ランク4が約43％であるが，ID044はランク5の確率が約92％，ランク4が約8％である．つまり，同じランク5でもID023はランク4へ移行する可能性が高い一方で，ID44はより重度の作業機能障害に陥っている可能性が高いと解釈できる．

潜在ランク理論は新しい統計モデルであり，COSMINの解釈可能性でも取り上げられていない．しかし，作業療法においてさまざまな統計手法のうち潜在ランク理論は解釈可能性を担保する強力な武器になると考えられる．これから尺度研究に取り組む方は潜在ランク理論で解釈可能性を担保していくとよいだろう．

6 まとめ

開発した評価尺度で臨床の在りかたを変えるためには，解釈可能性の担保が欠かせない．COSMINで推奨される方法以外にも強力な統計手法が存在しているため，作業療法士には広い視野で解釈可能性の担保に取り組んでほしい．

文献

1) COSMIN（http://www.cosmin.nl）
2) 村上宣寛：心理尺度のつくり方．北大路書房，2005
3) 寺岡 睦，他：作業機能障害の潜在ランク数の推定―医療従事者を対象として．作業療法 36(3)：309-319，2017
4) de Vet HCW, et al：Minimally important change determined by a visual method integrating an anchor-based and a distribution-based approach. Qual Life Res 16：131-142, 2006. doi：10.1007/s11136-006-9109-9
5) Norman GR, et al：Interpretation of changes in health-related quality of life, the remarkable universality of half a standard deviation. Med Care 41(5)：582-592, 2003

表1 作業機能障害の重症度推定

ID	作業機能障害 重症度推定値	ランク・メンバーシップ・プロファイル				
		ランク1	ランク2	ランク3	ランク4	ランク5
023	5	0.0%	0.0%	1.5%	43.4%	55.1%
044	5	0.0%	0.0%	0.0%	8.3%	91.7%
051	5	0.0%	0.0%	1.1%	24.3%	74.6%

頑健性

1 COSMINの3部作

　尺度開発の国際基準であるCOSMINは，①研究デザインチェックリスト（オリジナルCOSMINと呼ぶ），②バイアスのリスクチェックリスト，③報告の質チェックリストの3部作で構成され，現在マニュアルが整備されているのは①のみである[1]．本章も基本的には①を手がかりに論じてきた．

　最近になって，②に関する研究論文が発表された（③は研究中）．これは，尺度研究のシステマティックレビューのためのチェックリストで，個別の研究デザインを評価するものではない[2]．①と②は目的が異なるためにいくつか重要な違いがあるが，その中でひとつ評価尺度の測定不変性（measurement invariance）に関するものがある[2]．

　測定不変性は，評価尺度が異なる集団で妥当する程度を表す．測定不変性を担保するためには，例えば，男女間で同じモデルを仮定できるのか，因子負荷量や誤差は同じなのかなどの疑問に答える必要がある．尺度項目の測定不変性は項目反応理論の特異項目機能で検討できる．他方，評価尺度全体の測定不変性は多母集団当時分析を活用するとよい．多母集団同時分析は測定不変性の他にも，配置不変性，弱因子不変性，強因子不変性などが検討できる．

　これらは総じて評価尺度の頑健性（robustness）を示す．オリジナルCOSMINで明記されていないが，評価尺度の頑健性の検討は尺度研究の質を高めるために必要である．本項では，多母集団同時分析を中心に頑健性を検討する方法を紹介する（特異項目機能は本章『項目反応理論』参照⇒296頁）．

2 多母集団同時分析とは

　多母集団同時分析は，構造方程式モデルの下位モデルの一種である（構造方程式モデルは第2章「統計」参照⇒88頁）．例えば，作業機能障害は作業不均衡，作業剥奪，作業疎外，作業周縁化に分類されるが，身体障害者と精神障害者など異なる集団で同じモデルを想定してもよいのかという問題がある．実のところ，この問題は，身体障害者または精神障害者を対象に，CAODの尺度特性を個別に検討しても解決できない．個別に検討するとそれぞれ異なる共分散行列を説明することになるためである．この問題を解決するためには，多母集団同時分析で解く必要がある．

　多母集団同時分析の基本方法を表1に示す[3]．手順3から手順6は適合度や情報量規準を参考に最適なモデルを選択する．なお，研究者によって手順や表現が若干異なることがある．

　手順1と手順2は前分析である．手順1では，研究に参加したすべての者を対象に，評価尺度で想定するモデルがデータに当てはまるかを確認する．良好な適合度であれば，手順2に進む．なお，手順1で適合度が悪ければ，モデル修正を行うこともある．

　手順2では，男女別，障害別，地域別など異なる集団ごとに，評価尺度で想定するモデルがデータに当てはまる程度を確認する．対象者の属性別にデータ解析するため，個々のサンプルサイズが小さくなり，適合度が悪くなりがちである．そのため，適合度が悪くてもモデル修正を行わず手順3に進む．

　手順3以降が実際の多母集団同時分析である．手順3では，配置不変性を検討する．配置不変性とは，異なる集団で因子構造のみ同じと仮定するモデルである．手順4では，弱測定不変性を

表1 多母集団同時分析の基本方法

太線で囲ったところが実際の多母集団同時分析に該当する

手順1 全対象者の適合度の検討
↓
手順2 集団ごとの適合度の検討
↓
手順3 配置不変性の検討
↓
手順4 弱測定不変性の検討
↓
手順5 測定不変性の検討
↓
手順6 強測定不変性の検討
↓
手順7 平均構造の検討

〔小杉孝司，他（編）：M-plusとRによる構造方程式モデリング入門．pp104-105，北大路書房，2014をもとに作成〕

検討する．弱測定不変性とは，配置不変に加えて因子負荷量が同じと仮定するモデルである．手順5では，測定不変性を検討する．測定不変性とは，弱測定不変に加えて分散，共分散も同じと仮定する．手順6では，強測定不変性を検討する．強測定不変性とは，測定不変に加えて誤差分散まで同じと仮定する．この後，手順7で集団間で観測変数の切片に等値制約し，他方の集団に対して因子平均を0に固定するという設定を行い，平均構造を検討する．

評価尺度の頑健性は，①配置不変性，②弱測定不変性，③測定不変性，④強測定不変性の順で向上する．再テスト信頼性も多母集団同時分析で検討できる．その場合，1回目と2回目が異なる集団であると仮定し，手順3から手順6の手続きで評価尺度の頑健性を検討する．単純な級内相関よりも厳密に検討できる．また項目反応理論などの順序尺度の場合，多母集団同時分析は潜在クラスモデルで実施する．この場合，閾値に等値制約をかけるなどシンタックスが複雑になるものの，基本的な制約箇所は上記で説明したとおりである．また，多母集団同時分析は評価尺度の頑健性だけでなく，回帰分析，パス解析，多重指標モデルなどさまざまな統計モデルで検討できる．

3 使用例

さて，上述の「作業機能障害は作業不均衡，作業剥奪，作業疎外，作業周縁化に分類されるが，身体障害者と精神障害者など異なる集団で同じモデルを想定してもよいのか」という問題に対する解答を示そう．この研究では，身体障害者と精神障害者を対象に，CAODという作業機能障害の種類を評価できる尺度に対して多母集団同時分析を実施し，その頑健性を調べたところ，弱測定不変性が最も当てはまりのよいモデルであることがわかった[4]．

弱測定不変性とは，異なる集団間で評価尺度の因子構造（因子と観測変数の関係）と因子負荷量が同じと仮定するモデルである．つまり，この研究では，身体障害者と精神障害者という異なる母集団に対して，作業機能障害とその種類（作業不均衡，作業剥奪，作業疎外，作業周縁化）という因子構造が当てはまるだけでなく，因子と観測変数の関係の程度も同じと見なせるという結果であった．多母集団同時分析によって，CAODの頑健性が明らかになったわけである．

4 まとめ

多母集団同時分析は，評価尺度の頑健性を検討し，汎用性の高い知見をもたらす統計モデルである．集団の違いを越えて使える評価尺度を開発するために活用するとよい．

文献

1) COSMIN（http://www.cosmin.nl）
2) Mokkink LB, et al：COSMIN risk of bias checklist for systematic reviews of patient-reported outcome measures. Qual Life Res. 2017 Dec 19. doi：10.1007/s11136-017-1765-4.［Epub ahead of print］
3) 小杉考司，他（編）：M-plusとRによる構造方程式モデリング入門．北大路書房，2014
4) 寺岡 睦，他：臨床における作業機能障害の種類と評価（CAOD）の尺度特性．作業療法37(5)：508-517，2018

開発した評価尺度と実践をつなぐ

1 尺度研究は臨床の未来を現出させる

　尺度研究は単一の研究法で成り立つわけではない．これは，文献検索（1章），統計（2章），観察研究（4章），臨床介入研究（5章），質的研究（6章），理論研究（7章）で学んだ知見を総動員しながら実施する必要がある（表1）．つまり，尺度研究を十全に実施するためにはさまざまな研究法に通じることが求められる．

　尺度研究がさまざまな研究法によって成り立つ理由は，これが単純に物作り研究だからである．例えば，iPhoneはガラス，金属，プラスティック，電子機器などさまざまな部品の芸術的な集合によって成り立っている．これを作るには，どれかひとつに秀でているだけでは駄目で，関連するさまざまな科学と技術を集合させる必要がある．尺度研究も同じである．

　研究者は，クライエントと実践家の日々の体験を変えるために評価尺度を開発する．作業的現象を単に数量化するだけでなく，それによって臨床における体験を良質なものに変え，最適な介入に集中できる機会を提供する．本来の尺度研究は，実践の未来を現出させるものである．だからこそ，尺度研究者はさまざまな研究法に通じる必要がある．

2 尺度研究のヒントは実践現場にある

　未来につながる評価尺度を開発するためには，いま目の前にある実践現場の声に耳を傾ける必要がある．研究の最先端は，いつも実践現場の課題にある．その例としてポジティブ作業評価（Assessment of Positive Occupation；APO）を紹介する[1]．なお，APOはAPO-15とEAPOがある．

　APOは，精神障害をもつ方々と作業療法士の協働を促進するために評価と介入をシームレス化したいという想いから開発された評価尺度である．従来の精神障害作業療法は，評価から介入というプロセスをほぼ同時並行で行いつつも，作業療法士が評価結果から介入計画を練り上げる作業を行う必要があった．対象者と作業療法士が話しあいながら作業療法を行っても，この部分は作業療法士の体験のなかで展開しがちで，対象者にとってブラックボックスであった．また，評価結果から介入計画を練り上げる作業の質は，作業療法士の知と技に委ねられており，レベルの低い作業療法士にあたった対象者はただただ不幸である．

　そうした事態を解決するために，APOは先行研究から健康と幸福の促進に影響を与える作業を尺度項目化し，対象者がそうした作業に関われている程度を測定できるようにした．作業療法の目的は，作業を通して健康と幸福を促進することである．APOは，健康と幸福を促進する作業への参加状況を示す．そのため，APOの評価結果は，

表1　尺度研究と各章の対応

尺度研究の手順	関連する章
研究疑問の設定	研究法概論（1章）
構成概念の形成	文献検索（1章），理論研究（7章）
項目プールの作成	文献検索（1章），質的研究（6章）
妥当性の検討	統計（2章），観察研究（4章），臨床介入研究（5章）
信頼性の検討	統計（2章），観察研究（4章），臨床介入研究（5章）
反応性の検討	統計（2章），観察研究（4章），臨床介入研究（5章）
解釈可能性の検討	統計（2章），観察研究（4章），臨床介入研究（5章）
頑健性の検討	統計（2章），観察研究（4章），臨床介入研究（5章）

対象者がどのような作業に参加すれば健康と幸福を促進できる可能性があるかを直に教えてくれる．対象者はAPOの評価結果を見れば必要な作業が把握しやすいし，作業療法士は以前に比べれば相対的に自身の知と技に依存せずに必要な作業を提供しやすくなると期待できる．

評価と介入をシームレス化するというAPOのアイデアは，日々の実践で困った体験がベースにあった．そして，それを解決する手段として尺度研究がある．有益な尺度研究は実践現場のなかにある．

3 開発した評価尺度と実践をつなぐ

尺度研究はさまざまな尺度特性が良好な評価尺度を開発したら終わりというわけではない．本来の尺度研究は，望ましい実践の未来を現出させるものであるため，開発した評価尺度は実践にしっかり結びつける必要がある．その具体的戦略は大きく3つある（図1）．

1つ目の戦略は，実践家が評価尺度を入手できる経路を明確にすることである．例えば，CAODやAPOはインターネット上から無料ダウンロードできるし，そのことは研究論文にも記載されている．また，情報を周知するために，研究者はソーシャルネットワーキングサービスを活用し，評価尺度に関する情報提供を習慣的に行い，実践家が関心をもったときに平易にアクセスできる機会を提供し続けるとよい．もちろん，開発した評価尺度は販売してもよいが，そのときも可能な限り入手経路が明確になるようにシンプルな手続きで購入できるようにしよう．

2つ目の戦略は，実際に評価尺度を使った結果を報告し続けることである．報告の内容は事例研究でも観察研究でも臨床介入研究でも追加の尺度研究でもよい．報告の手段は研究論文が望ましいが，最初は学会発表レベルでもかまわない．開発した評価尺度は使われてこそ存在する意義がある．それゆえ，多くの人が使いたくなるように，実践で活用するノウハウを報告したり，アウトカ

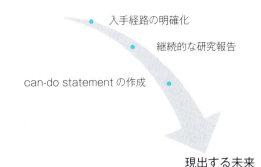

図1 評価尺度と実践をつなぐ戦略

ムで活用したり，実態調査を行ったりするなど地道な取り組みを継続する必要がある．その際，尺度研究者は実践家と共同研究を行い，研究の展開に厚みを持たすとさらによい．

最後の戦略は，can-do statementを作成することである．can-do statementは，評価尺度の解釈可能性を基盤に，何をどうすれば変化を引き起こせるかを明確にするものである．can-do statementは，評価尺度で測定した因子に関連するシステマティックレビューやメタ分析などのエビデンスと実践家の専門的判断をミックスさせて作成する．can-do statementは，潜在ランク理論との相性がよい．例えば，対象者が所属する母集団をランク1からランク2に向上させるためには，何を行う必要があるのかをリスト化する．これによって，評価と介入が切れ目なくつながるため，開発した評価尺度と実践をリンクさせやすい．

4 まとめ

尺度研究のゴールは，単に作業的現象を数量化することではない．その先で実践の未来を現出させることが重要である．

文献

1) Noguchi T, et al：Psychometric properties of the Assessment of Positive Occupation 15 final version in individuals with mental disabilities. PeerJ PrePrints 4：e1722v1, 2016

あとがき

　医学書院に企画を持ち込んで始まった「作業で○○」も何となくシリーズ化してしまい，本書で3作目となりました．作業に焦点を当てた実践(OBP)を広めるための「事例本」(『作業で語る事例報告』，2014)，OBPをリアルな臨床現場で実践するための「マネジメント本」(『作業で結ぶマネジメント』，2016)，そしてOBPの成果を検証するための本書「研究本」．作業療法の楽しさをシェアするために，いずれも無我夢中で取り組んできました．

　今回は研究法ということで，作業療法界では僕が最強と思う研究者，京極 真氏と竹林 崇氏に共著をお願いしました．執筆の大半をお願いしたにもかかわらず，二つ返事でご快諾いただき，しかも短期間で書き上げてくるという…．お二人のおかげで現時点では他に類をみない研究本に仕上がったと自負しています．それに脇をしっかり固めてくれた執筆協力の長山洋史氏にも感謝申し上げます．

　無才な私が研究を続けられるのも，ひとえに指導者に恵まれたからです．曲がりくねった僕の研究人生において，ご指導いただいた先生がたは数えきれないほどおりますが，僕が研究の道に進むきっかけをくださった奥村チカ子先生，研究の基礎をご指導いただいた沖田 実先生，中野治郎先生，故吉村俊朗先生，故竹倉宏明先生，研究人生をいつも支えてくださった東 登志夫先生，長谷龍太郎先生には特に感謝申し上げます．そのほか，多数の先生がたからいただいたご指導も含め，本書において多くの作業療法士の皆様へ還元できればと思っています．

　ともに成長させてもらった仲間である上江洲 聖氏，澤田辰徳氏，齋藤佑樹氏，金城正太氏にも感謝申し上げます．みんなと出会えて僕の人生は180度変わりました．

　また，まったくの無名の頃から拾っていただいただけでなく，僕らの変なこだわりも聞き入れてくださる医学書院の北條立人氏にも感謝を申し上げたいと思います．

　多くの方々のご指導とご支援により，本書が出版されました．正直，エビデンス構築という観点では多くの領域から周回遅れとなっている作業療法ですが，本書によって先頭集団の背中が見えるくらいに追いつくことができたら本望です．

友利幸之介

索 引

頁の太字は主要説明箇所を示す.

数字

5Ds　173
95%信頼区間　51

欧文

ギリシャ文字

α係数　308
ω係数　308

A

ABABデザイン　179
ABCP（Assessment of Belief Conflict for Profession）　294,299
ABCR-14（Assessment of Belief Conflict in Relationship 14）　294
ADOC　22
AIC（Akaike's Information Criterion）　79
AMSTAR（a measurement tool to assess the methodological quality of systematic reviews）　207
anchor-based MIC distribution　312
approach　266
APO（Assessment of Positive Occupation）　316

B

B-tDCS（bilateral-transcranial direct current stimulation）　180
BIC（Bayesian Information Criterion）　79
blavaan パッケージ　90
Bonferroni 法　65
brm パッケージ　87
Brunner-Munzel 検定　64

C

can-do statement　317
CAOD（Classification and Assessment of Occupational Dysfunction）　289,301
CARE ガイドライン　178
case-cohort study　163
case-control study within a cohort　163
causal discovery　166
causal inference　166
CFI（Comparative Fit Index）　78
CHEERS（Consolidated Health Economic Evaluation Reporting Standards）　215
CiNii Books　18
CI 療法　133,135,180194
classical test theory（CTT）　308
clinical question（CQ）　24,130,205
clinical significance　312
CMOP-E, 理論修正法における　281
Cochrane Handbook for Systematic Reviews of Interventions Version 5.1.0　205
comfirmatory factor analysis（CFA）　293
community walking training program（CWTP）　127
concept analysis method　276
conceptual framework　266
confounding　150,**197**
CONSORT　192
content validity ratio（CVR）　303
COPM　173
COREQ（COnsolidated criteria for REporting Qualitative research）　232
COSMIN　288,303,311,312
―― の 3 部作　314
covariance structure analysis（CSA）　88
covariate　150

D

decision trail　232
descriptive study　156
differential item functioning（DIF）　298
direct medical cost　215
Dunnet 法　65

E

EBP
―― の実践　132
―― の手順　130
ecological fallacy　157
ESEM（exploratory struetural equation modeling）　293
Euro-Qol（EQ-5D）　215
evidence-baced medicine（EBM）　122,**129**
evidence-based practice（EBP）　12, 14,**122**,129
Exametrika　95
exclusion criteria　172
exploratory factor analysis（EFA）　293

F

fixed effect　86
FIRM2NESS　24
Friedman 検定　65

G

GLM（generalized linear model）　83
GLMM（generalized linear mixed model）　86
gold standard　306
Google ブックス　18
Google Scholar　20
GTA（grounded theory approach）　252

H

HAD　99
heterogeneity　210
Hierarchical Bayesian Model　87
historically structured inviting（HSI）　242
HUI（Health Utilities Index）　215

I

ICF　281
ICIDH, 理論修正法における　280
Impact Factor（IF）　34
inclusion criteria　172
incremental cost effectiveness ratio（ICER）　216
independent and identically distributed（IID）　53
information bias　150
Informed consent model　128
intraclass correlation coefficients（ICC）　309

J

JAGS　71
JASP　100
JBI-MAStARI（the Joanna Briggs Institute Meta-Analysis of Statistics Assessment and Review Instrument）　208

K

KJ 法　254
knowledge　266
Kruskal-Wallis 検定　65

L

latent class analysis　95
latent rank theory　94
lavaan パッケージ　90
limits of agreement（LOA）　309
LiNGAM（linear non-Gaussian acyclic model）　166
lme4 パッケージ　86
LMM（linear mixed model）　86

M

M-GTA（modified grounded theory approach）　235,**252**
Mann-Whitney U 検定　64
Markov chain Monte Carlo methods（MCMC）　107
MBOT（mindfulness based occupational therapy）　241
mean difference　210
measurement invariance　314
meta theory　266
meta-analysis　210
MIC 分布　312

minimal clinically important difference
　　（MCID）　183
minimal detectable change（MDC）
　　　　　　　　　183,309,312
minimal important change（MIC）
　　　　　　　　　183,312
minimal important difference（MID）
　　　　　　　　　312
missing at random（MAR）　76
missing completely at random（MCAR）
　　　　　　　　　76
missing data　76
missing not at random（MNAR）　76
missing value　76
mixed methods research　256
model　266
MOHO　266,279
Mplus　89
multitrait-multimethod matrix（MTMM）
　　　　　　　　　305

N
n-of-1 研究　177
nested case-control study　163
nominal group technique（NGT）　246
non-uniform DIF　298
NUTS（no-u-turn sampler）　108

O
OBP2.0　265
observational study　140
occupational phenomenon　289
OPAC（Online Public Access Catalog）　18
opportunity cost　215
OTseeker　136

P
P-NMES（peripheral neuromuscular electrical stimulation）　180
paradigm　266
Paternalism model　128
PECO　25,130
perspective　216
philosophy　266
PICO　25,130, 136
principle　266
PRISMA（Preferred Reporting Items for Systematic Reviews and Meta-analyses Statement）声明　205
PRO（patient-reported outcome）　173
PROBE 法　172,198
propensity score　202
prospective cohort study　163
PROSPERO（International prospective register of systematic review）　205
PubMed　18

Q
QALY（quality adjusted life year）　214

QOL　277

R
R　104,108
R コード　83
random effect　86
random error　150
raw data　236
Real World Data（RWD）　147
Real World Evidence（RWE）　147
ReoGo　132
research question（RQ）　24,205
response shift　173
retrospective cohort study　163
Review Manager　210
RMSEA（Root Mean Square Error of Approximation）　78
robustness　314
ROC 解析　68
Rstudio　105

S
SCAT（Steps for Coding And Theorization）　235,244
scholarship　266
science　266
SCQRM（Structure- Constructive Qualitative Research Method）　240
selection bias　150
shaping　182
shared decision making　127
shared decision making model　128,131
Stan　71,107
standard error of measurement（SEM）
　　　　　　　　　309
standard mean difference（SMD）　210
Steel-Dwass 法　65
STROBE（Strengthening the Reporting of Observational Studies in Epidemiology）声明　144
Structural Equation Model（SEM）　88
substitute end point　173
super meta theory　266
synthetic case-control study　163
systematic error　150
systematic review（SR）　26,176,205

T
t 検定　64
task practice　182
tDCS　180
TEA（trajectory equifinality approach）
　　　　　　　　　235,242
Tetrad　167
The Cochrane Collaboration's tool for assessing risk of bias　207
theoretical research/theoretical study
　　　　　　　　　264

theory　266
three layers model of genesis（TLMG）
　　　　　　　　　242
TLI（Tucker-Lewis Index）　78
trajectory equifinality model（TEM）　242
trans-view　242
transfer package　182,189,194
translational study　135
trustworthiness　232
Turkey 法　65

U
uniform DIF　298

W
WAIC（Widely applicable Information Criterion）　79
WBIC（Widely applicable Bayesian Information Criterion）　79
Welch の t 検定　64
Well Elderly Study　230
willing to pay　216

X
Xbox Kinect　127

Z
Z 得点（偏差値）　313

和文

あ
相づち　237
アプローチ　266

い
医学中央雑誌　18
意思決定のためのコミュニケーション手法　128
異質サンプリング　234
異質性，研究の　210
一元配置分散分析　65
一次元性　296
一次資料　17
一般化可能性理論　309
一般化線形混合モデル（GLMM）　86
一般化線形モデル（GLM）　83
一般線形モデル　83
移転可能性　232
異文化妥当性　304
意訳　237
医療経済的評価　214
因果　154
因子　292
因子分析　293
インタビュー　236
インタビューガイド　236
インフォームド・コンセント（IC）　31

う
ウィルコクソン符合付順位検定　64

321

索引

う
ウェルチのt検定　64
後ろ向きコホート研究　160,163
促し　237

え
疫学研究（量的研究）　26
エスノグラフィー　238
エビデンス　122
エビデンスレベル　123
エンドポイント　173

お
横断研究　26,144,155,158
横断分析　274
オッズ比　68

か
解釈可能性　290,312
階層ベイズモデル　87
階層ランダム化　190
外的妥当性　131
　──の低下　170
介入　174
介入研究　13,26,170
概念的枠組　266
概念分析法　266,276
ガウス分布（正規分布）　74
科学　258,266
学習　10
確認可能性　232
確認的因子分析（CFA）　91,293
学問　266
確率抽出法　54
確率的感度分析　216
確率分布　54,73,84
仮説　24
仮説検証　305,310
仮説検定モデル　50,70
学会発表　33
カットオフ値　68
カテゴリカル因子分析　293
カテゴリカル確認的因子分析　296,304
カテゴリカル探索的因子分析　304
間隔尺度　56
頑健性，評価尺度の　314
観察　238
観察研究　26,140,142,154
観察者としての参与　239
患者報告式アウトカム（PRO）　173
関心相関的アプローチ　240
関心相関的サンプリング　234
完全
　──な観察　239
　──な参与　239
完全情報最尤推定法　77
観測変数　89,292
感度　68,311
感度分析　216

き
偽・非ランダム化比較試験　194
機会費用　215
危険率（有意水準）　51,61,70
疑似相関　154
記述的研究　13,140,142,156
記述統計学　48
基準関連妥当性　291,306
基礎研究　26
帰無仮説　50,70
客観主義　258
級内相関係数（ICC）　309
境界カテゴリ参照プロファイル　97
共感　237
共著者　33
共通項目法　299
共通被験者法　299
共分散　66
共分散構造分析（CSA）　88
共分散分析　202
共変量（交絡）　150
局所独立性　296
記録
　──，インタビューの　237
　──，観察の　239
吟味　271

く
偶然誤差　150
グラウンデッドセオリーアプローチ（GTA）　252
クラスターランダム化　191
クラスターランダム化比較試験　171
クリニカルクエスチョン（CQ）
　　　　24,130,205
クルスカル・ウォリス検定　65
クロスオーバー試験　171
クロスオーバー無作為化比較試験　198
群間比較デザイン　170
群内前後比較研究　26,171,177,188,194
群内比較デザイン　170

け
ケア・カフェ®　257
経験　230
傾向スコア　202
傾向スコアマッチング　202
経済的評価，医療技術の　214
傾聴　237
系統誤差　150
ケースコホート研究　163
ケースコントロール研究
　　　　26,140,144,155,160,162
ケースシリーズ　26,179,184
ケースシリーズ研究　188
ケースレポート　179
欠損値　76

研究　10
　──の3つの側面　14
研究仮説　70
研究疑問　24
研究計画書　28
研究者間トライアンギュレーション
　　　　248
研究デザイン　26
研究倫理　30,174
検定力　51
ケンドールの順位相関分析　66
原理　266
原理的思考　266,268,270
原理的問題　278

こ
効果量　51, 61
公共性評価法チェックリスト　284
構成概念妥当性　291,303
構成主義　259
構造化インタビュー　236
構造構成主義　259,277
構造構成的研究法（SCRM）　284
構造構成的質的研究法（SCQRM）　240
構造的関連性　144
構造的妥当性　291,304
構造方程式モデル（SEM）　88
項目カテゴリ参照プロファイル　97
項目参照プロファイル　97
項目情報曲線　299
項目得点多列相関分析　296
項目反応カテゴリ特性曲線　298
項目反応理論　95,296
交絡（共変量）　150,154,157,197
交絡因子（バイアス）　123
国際障害分類（ICIDH）　280
国際生活機能分類（ICF）　281
誤差　150,292
　──の許容範囲（LOA）　309
個人情報保護　31,174
固定効果　86
固定効果モデル　210
古典的テスト理論（CTT）　308
コホート研究　140,144,155,162
コホート内ケースコントロール研究
　　　　163
コミュニケーション，EBPのための　128
コミュニケーションエイド　127
根拠に基づいた実践（EBP）
　　　　12,14,122,129
混合研究法　256
コンセンサスメソッド　246,295,303
コントロール　160
困難度母数　297

さ
最小可検変化量（MDC）　309,312

最小化法　191
最小重要差（MIC）　312
最小二乗法　80
最頻値　59
最尤推定法　81
作業
　――と健康との関連性　11
　――と質的研究　230
作業科学　289
作業機能障害の種類と評価（CAOD）
　　　289, 301
作業遂行と結びつきのカナダモデル
　（CMOP-E）　281
作業的現象　289
作業療法　289
　――の定義　10
作業療法研究　10
査読　16, 35
三重盲検　201
サンプリング，質的研究の　234
サンプリング法　54, 149
サンプル　53
サンプルサイズ設計　61
参与者としての観察　239

し
時間的の関係　155
識別力母数　297
思考戦略，原理的思考の　270
自己組織化マップ　96
事後分布　70
システマティックレビュー（SR）
　　　26, 176, 205
　――の批判的吟味　136
実証研究　264
実践理論　266
質調整生存年（QALY）　214
質的研究　12, 26, 230, 264
　――のサンプリング　234
　――のための統合基準（COREQ）　232
　――の評価基準　232
質的研究フローチャート　231
質問　237
至適基準　68, 306, 310
時点マッチング　164
四分位範囲　60
社会許容ライン　216
社会参加と認知症発症の関係　141
社会的ガイド　243
社会的方向づけ　243
弱測定不変性　315
尺度研究　288, 316
尺度項目の作成　294
尺度水準　56
修正版グラウンデッドセオリーアプロー
　チ（M-GTA）　235, 252

収束的妥当性　305
縦断分析　274
収斂デザイン　256
循環論法　155
順序尺度　57
準ランダム化比較試験　171
情報収集　149
情報バイアス　152, 201
情報量規準　79
除外基準　172
事例研究　12, 26, 178, 184, 188, 194
事例コードマトリックス　241, 249
事例報告　176, 178, 260
新規性　176
　――，研究の　18
シングルシステムデザイン　177, 179, 186
真実性　232
シンセティック・ケースコントロール研
　究　163
真値　53
信念対立解明アプローチ　265, 271
信念対立評価14（ABCR-14）　294
シンプソンのパラドックス　66
信用可能性　232
信頼性　143, 308
診療ガイドライン　126

す
推奨グレード分類，診療ガイドラインに
　おける　126
推測統計学　48, 50, 53
推定法　80
スティール・ドゥワス法　65
スノーボールサンプリング　234
スピアマンの順位相関分析　66

せ
正規分布　74
生産性費用　215
精神障害作業療法　136
生成トポグラフィックマッピング　96
生態学的研究　156
生態学的錯誤　157
切片化，データの　252
説明的順次デザイン　256
線形混合モデル（LMM）　86
線形予測子　84
潜在クラス分析　95
潜在変数　89, 292
潜在ランク分布　96
潜在ランク理論　94, 313
全数サンプリング　234
選択基準　172
選択バイアス　150
専門職のための信念対立評価尺度（ABCP）
　　　294

そ
相関　154
相関係数　66
相関分析　66
装具療法　133
操作的定義　293
増分効果　216
増分費用　216
増分費用効果比（ICER）　216
層別解析　202
層別サンプリング　164
測定誤差　308
測定の標準誤差（SEM）　309
測定不変性　314
尊重　237

た
対照群　172
対象者数，質的研究の　235
態度　237
代表値　58
代表値代入法　76
代用評価項目　173
対立仮説　50
大理論　266
多施設共同無作為化比較試験　198
多重指標モデル　91
多重代入法　77
妥当　237
妥当性　143, 290, 302, 310
多特性多方法行列（MTMM）　305
ダネット法　65
多母集団同時分析　91, 314
探索的・分析的研究　13
探索的因子分析（EFA）　293
探索的構造方程式モデル（ESEM）
　　　293, 304
探索的順次デザイン　256
探索的ランダム化比較試験　198
単純無作為化　190
単純盲検　201
単調性　296

ち
知識　266
中央値　59
中心極限定理　74
中範囲理論　266
超メタ理論　265, 266
直接医療費　215
沈黙　237

て
データ，理論研究における　268
データトライアンギュレーション　248
適応的ランダム化　191
適合度　304
適合度指標　78

テスト参照プロファイル 96
テスト情報曲線 299
哲学 266,268
哲学研究 264
哲学的思考（原理的思考） 270
テトラコリック相関分析 67
テューキー法 65
デルファイ法 246

と
等化 299
統計改革 50
統計学 48
統計的異質性 210
統計的因果推論 166
統計的因果探索 166
統計モデリング 50
統計モデルの評価 78
同質サンプリング 234
等至点 243
等至点的飽和 243
特異項目機能 298
特異度 68,311
匿名化 32
独立同分布（IID） 53
度数分布表 59
トライアンギュレーション 248
トランスビュー 242
トランスレーショナルリサーチ（橋渡し研究） 26,135

な
内的一貫性 308
内的妥当性 131,170
内容的妥当性 303
内容的妥当性比（CVR） 303
生データ 236

に
二元配置分散分析 65
二項分布 75
二次資料 17
二重盲検 201
二重盲検化 175
ニューロモデュレーション 180
人間作業モデル 266,279
認識論，質的研究の 240

ね
ネステッド・ケースコントロール研究 163

の
脳卒中に対する作業療法ガイドライン 127
ノンパラメトリック検定 64
ノンパラメトリック項目反応理論 296

は
バーチャルリアリティプログラム 127

バイアス（交絡因子，系統誤差） 123,150,238
——，系統誤差 150
——，交絡因子 123
バイシリアル相関分析 67
配置不変性 314
橋渡し研究（トランスレーショナルリサーチ） 26,135
パス解析 90
発生の三層モデル（TLMG） 242
パラダイム 266
パラメータ 50,53,73
パラメトリック検定 64
反映 237
半構造化インタビュー 236
反応性 143,290,310

ひ
ピアソン
——の積率相関分析 66
——の相関係数 309
非可逆的時間 243
非確率抽出法 54
非構成的評価 247
非差異誤分類 152
ヒストリカルコントロール研究 171
非直接医療費 215
必須通過点 243
批判的吟味 130
ヒュームの呪い 155
評価者間信頼性 309
評価尺度の測定不変性 314
評価者内信頼性 309
費用効果分析 214
費用効用分析 214
費用最小化分析 214
標準化した平均値の差（SMD） 210
標準正規分布 74
標準偏差 60
費用対効果評価 214
費用便益分析 214
表面的妥当性 303
比率尺度 56,292

ふ
ファンネルプロット 211
フィールドノート 239
ブートストラップ法 216
フォーカスグループ 246
フォレストプロット 210
複線径路等至性アプローチ（TEA） 242
複線径路等至性モデル（TEM） 242
プラグマティズム 256,264
プラセボ 175
プラセボ効果 201
フリードマン検定 65
ブルンナー・ムンツェル検定 64

プレインタビュー 236
ブロックランダム化 190
文化心理学 242
分岐点 243
文献検索 16
分散 59
分析的研究 140,142
分析の立場 216

へ
ペアワイズ法 76
平均値 58
——の差 210
平均分散抽出 305
平均偏差 60
ベイズ推定法 61,70,81,305
ベイズファクター 101
ベイズモデル 310
併存的妥当性 306
ベルヌーイ試行 75
便宜的サンプリング 234
弁別的妥当性 305
変量効果 86
変量効果モデル 210

ほ
包括基準 172
方法論的トライアンギュレーション 248,256
ポジティブ作業評価（APO） 316
母集団 50,53,148
ボツリヌス療法 132
ポリコリック相関分析 67
ポリシリアル相関分析 67
ボンフェローニ法 65

ま
マインドフルネス作業療法（MBOT） 241
前向きコホート研究 163
末梢電気刺激療法 133
マッチング 171
マルコフ連鎖モンテカルロ法（MCMC） 107
マルチレベル構造方程式モデル 92
マン・ホイットニーU検定 64

め
明解性 232
名義尺度 58
メタ・アナリシス 26,177,210
メタ研究法 240
メタ理論 266

も
盲検化 172,201
モデル 266

ゆ
有意水準（危険率） 51,61,70

よ
予測的妥当性 306

予測分布　81
四重盲検　201

ら

ランク・メンバーシップ・プロファイル　97
ランク・メンバーシップ分布　96
ランダム化　**172**,175
ランダム化比較試験　26,170,194,**198**
ランダム割付け　190

り

リアルワールドエビデンス（RWE）　147
リアルワールドデータ（RWD）　147
利益相反　32
リサーチクエスチョン（RQ）　24,205
離散確率分布　74
リスク比　68
リストワイズ法　76
リッカート尺度　247
理路，原理性の高い　279
理論　266
理論継承法　266,**282**
理論研究　12,**264**
　── の評価基準　284
理論修正法　266,**280**
理論的サンプリング　234
理論的トライアンギュレーション　248
理論的飽和　235,241,253
理論統合法　266,**278**
理論分析，理論統合法における　278
リンク関数　84
臨床疫学　176
臨床介入研究　142
臨床疑問　24
臨床研究　26
臨床的異質性　210
臨床的有意性　312

れ

歴史　269
歴史構造化ご招待（HSI）　242
歴史分析法　266,**274**
レスポンスシフト　173
連続確率分布　74

ろ

ロボット療法　132
論拠　272
論証　271,**272**
論文発表　33